U0199537

论治经略

周铭心 著

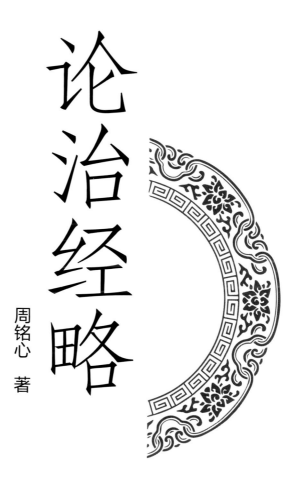

人民卫生出版社
·北京·

图书在版编目（CIP）数据

论治经略 / 周铭心著. — 北京：人民卫生出版社，
2021.9

ISBN 978-7-117-31941-6

Ⅰ.①论… Ⅱ.①周… Ⅲ.①辨证论治 Ⅳ.
①R241

中国版本图书馆 CIP 数据核字（2021）第 162386 号

论 治 经 略
Lunzhi Jinglüe

著　　　者：周铭心
出版发行：人民卫生出版社（中继线 010-59780011）
地　　　址：北京市朝阳区潘家园南里 19 号
邮　　　编：100021
E - mail：pmph @ pmph.com
购书热线：010-59787592　010-59787584　010-65264830
印　　　刷：廊坊一二〇六印刷厂
经　　　销：新华书店
开　　　本：710×1000　1/16　印张：26　插页：2
字　　　数：453 千字
版　　　次：2021 年 9 月第 1 版
印　　　次：2021 年 9 月第 1 次印刷
标准书号：ISBN 978-7-117-31941-6
定　　　价：89.00 元
打击盗版举报电话：010-59787491　E-mail：WQ @ pmph.com
质量问题联系电话：010-59787234　E-mail：zhiliang @ pmph.com

著者简介

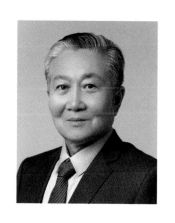

　　周铭心，男，1948 年生，山东安丘人，新疆医科大学教授、主任医师、博士研究生导师，享受国务院特殊津贴专家，第四批、第六批全国老中医药专家学术经验继承工作指导老师，第一批全国中医药传承博士后合作导师，首届全国名中医，首届新疆中医民族医名医，全国中医药杰出贡献奖获得者。1975 年毕业于北京中医学院（现北京中医药大学），1978 年考入中国中医研究院（现中国中医科学院）研究生班，1981 年毕业，为首届中医硕士研究生。曾任新疆医科大学副校长兼中医学院院长，中华中医药学会常务理事、方剂专业委员会副主任委员、中医体质分会副主任委员，《新疆医科大学学报》（汉文版）主编等职。现为中华中医药学会顾问，新疆中医药学会会长，《新疆中医药》主编。从事中医临床、科研、教学工作 46 年，致力于中医内科、妇科疑难杂病及新疆多发病辨证论治，临床经验丰富，颇多独到见解。主持完成国家自然科学基金项目 4 项，新疆维吾尔自治区自然科学基金项目 2 项，获自治区科技进步奖 4 项；带教徒弟多名，培养博士后研究人员 2 名、博士研究生 18 名、硕士研究生 42 名；发表学术论文 180 余篇，主要专著有《中医时间医学》《中医脾病临床实践》《西北燥证诊治与研究》《汶阳艺医》《杏林品题》等。业医之余，或借诗词以陶冶性情，所著《汶阳诗话》，亦已出版。

学海朝宗，上医治谋与思维
——喜读《论治经略》

辨证论治是中医药临床操作体系的特点，论治是在辨证理论和逻辑循引下的核心应效环节。经略者，筹划治理枢要之谓。本书以治国之经略阐述论治，昭乎上医之医心与学养。

辨证论治是一个由理、法、方、药四个环节构成的体系，是从对证候判别开始，运用辨证思维把握证候，循序而立法、选方、议药，堪为一个逻辑体系。最早，《伤寒例》和《脉经序》提出了"证候"一词，为后世医者尊用至今，并有时简称为"证"。辨证论治大异于西医学之诊病处治。从方法论看，辨证论治是演绎法寻特性；诊病处治是归纳法检押共性。一是量体裁衣之"证"；一是号对"病名"。辨证论治的重点，诚如上海名医夏仲方先生言："不求病之命名，但求证之切当。"

清人王船山先生在《周易外传》中说："学成于聚，新故相资而新其故。"辨证论治形成的过程是这样，《论治经略》从立题到告竣也是这样。不仅是新故相资，而且有自己在实践中的见解体会、对概念的补益和多处创新。自有人类始有医药，开始是随机治疗，之后是对症治疗，继后是针对一组症状、体征同时出现（证）而治的对证治疗，张仲景概之为"平脉辨证"。他以"六经辨，圣道彰，垂方法，立津梁"理法方药一线贯通，开辨治之先河。南宋陈言在《三因方》中用"因病以辨证，随证以施治"十字来概括这一辨证理念和程式。后世按易简的理念，明徐春圃在《古今医统》中简为"因病施治"，周之干在《慎斋遗书》中概之为"辨证施治"，张介宾在《景岳全书》中谓为"诊病施治"，清徐灵胎在《证治指南》中称"见证施治"，至清中叶，医家陈惠民、章虚谷则在《证治新义》与《医门棒喝》中使用了"辨证论治"一词，由是而被医家使用至今。

同学之幸，每以先快而见其佳构，益品味之福。钦佩三端：一是铺陈源流，拓其境界的经典性；二是论出己见，案例明证的创新性；三是文艺其从、言简旨远的个人专著。

辨证论治笃重病机，从病机切入是铭心教授的创新。"病机"典出《神农本草经·序录》和《素问·至真要大论》。金元医家刘完素提出"脏腑六气病机论"，后世多举用病机十九条而有病机辨证。千余年来讲辨证论治体式，有从病切入者，有从症切入者（包括秦伯未先生的辨主症），逐渐演为从证候切入。本书对病机的定义为："病机者，患病之机理，人体气机之异常变化也。"并强调"病因病机，辨证论治之所本"，同时指出病机有"本""末"之别。

病机的命题引出了几个相关定义和推理。引动病机者为病因，证候是病机的应象。从辨证审视，按病机可分本证、从证；始证、变证；也有间、甚、繁、简之分。依病、症、证的层次看，就病机来审视，不是所有一些症都可为病或证。依这些要素看，辨证论治的辨证过程有四个步骤：一是确认主症之症状；二是据与主诉关联定病名；三是辨本证，以本证之有无定病之有无；四是于有是病前提下辨从证以识证候类型。以咳嗽、腰痛及胃炎为例阐述病机及推论，又昭明了病证一体的主张。并从病机给治未病概念以定义："发于机先"为治未病。此足堪一个独特的逻辑思维体系。按爱因斯坦的说法，科学要有合理性、逻辑性、间接性（数学性）。以此看铭心教授关于病机辨证之论，已经进入科学之境界。

治病之道，本书分三而论，治策、治法、蹊径。以治策最为超迈绝尘。策者谋略之谓。《内经》有论而无概括。张介宾《类经》称论治，李念莪《内经知要》称治则，陈修园《灵素集注节要》称审证。铭心教授在本书中独标新意称治策，体现了辨证论治的智慧与主观能动性。咸以三策六论（正治策、权变策、矫正策，逆从论、旁证论、主次论、取舍论、本末论、补泻论），三策上善国谋，六论真髓其里。治法是辨证论治环节之一，也是中医药治疗的学术特点。"法"既为"明法"，有公认的合理性，如《灵枢·逆顺肥瘦》所言："圣人之为道者，上合于天，下合于地，中合于人事，必有明法，以起度数，法式检押。""法"也是技巧的概括，如《医宗金鉴·正骨心法要旨》言："机触于外，巧生于内，手随心转，法从手出。"习以八法概之，前人在治疗实践中，不断探索创新，多以四言为句，以意象艺术性之语，标称治法，如甘温除热、提壶揭盖、釜底抽薪、引火归元等等。秦伯未先生在《中医入门》中胪列了72法，下合地数。本书精概为10部治法，以部括类，法中有法。此十部大法，传承衍生于历代，也有依据经典和本人的识见而创造者，如：

弛张罢极法。《素问·六节藏象论》有"肝为罢极之本"。罢，典出《易·中孚·六三》："得敌，或鼓或罢，或泣或歌。"《礼记·少仪》："朝廷曰退，燕游曰归，师役曰罢。"肝为将军之官，班师后劳累休息曰罢，是松弛调整。这一创立法，经以哲理，妙为有机。弛张罢极法，是补肝肾、疏脾胃、调气血的合法，代表方弛张敷和汤，通治痉挛、痛泻、淋、筋痹、痿废，也可施于膝关节退行性病变、肠易激综合征和运动员赛后疲劳恢复等。

排闼宗阳法。这个治法立得好。王安石诗句："一水护田将绿绕，两山排闼送青来。"有声有色，用它表达的病机及症状治法也皆有声有色。此法针对胸痹心痛、肺气短咳喘、胃胀呕逆及清阳不升眩晕等，病机皆是宗气郁滞所致。排闼者，排起宗阳之气，则宗气从胸中得升，沿心肺胃的路径能升至头。至于阳郁因素或气虚或血瘀或痰湿，作者研制了排闼宗阳汤方药应对病机，本属四方面证候，依宗气原理，一个病机一主方通治。中医的人体观以气为本，体现了理论治疗的整体观，神乎神，客在门者也。立法及方剂创名，本源一体，祖示心声，达到了治病必求于本的境界。

世言真数开心意。本书语言文字上有知其要者一言而终的简明性，全书将以文艺其从成为中医药理论研究的现代经典之作。

孟庆云

2020 年 5 月 19 日于中国中医科学院

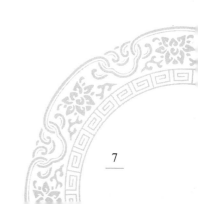

王序

　　周铭心教授寄其新著《论治经略》书稿，请序于余。展读一过，甚为感慨，诚大医高论也！窃思序将安出？宜以文也，抑以诗乎？医者意耳，是书意蕴，诗可喻之；医者义也，是书义理，非文莫达。然则两兼之何如？姑且信笔为文，联句为诗，以叙所悟。

　　是书谓"论治经略"，而不称"证治经略"或"辨证论治经略"，其偏重论治也可知矣。盖作者欲以是书之偏而矫时下重辨证轻论治之偏也。书分五篇，名纵论篇、治策篇、治法篇、蹊径篇、自省篇。

　　首列纵论篇。纵论者，岂非无拘无束、纵情而论乎？意在推原辨证论治本义，述说新辟之论，另立之说，歧出之识，以铺陈后叙之文。篇内共列辨证本义卮言、论治要旨约说、病机本末别解三节。正是：

　　论治依据是辨证，病因病位及病性。正邪强弱细区分，辨证结果需厘清。

　　筹划治理或要略，上医善谋思路阔。经营天下略四海，巧辨杰构如治国。

　　次论治策篇。该篇将《内经》所载治策分作正治策、权变策、矫正策、规诫策四类，并分述其纲目，胪列其条款，示例其原理。继而则举述治策之临证验例，以确证其理法概况、结构形式和运用时机。

　　次论治法篇。治法即临证治疗疾病之法。治法可分治疗大法，如汗吐下和温清补消八法，以及从各大法中拆解之具体治法，如辛温解表、涌吐痰涎、峻下热结等，都是临床常见之法。该篇举述作者屡验之十法，出具方药，详其主治，证以病案，尤觉可贵，值得借鉴参考与学习研究。诗曰：

　　论治策略即治策，由证求治需舟车。正权矫规分四类，举凡七项为常则。

　　施治方法即治法，巨细奇偶辨证发。大医半世集灵验，屡试不爽十箱匣。

　　次论蹊径篇。作者临证几半世纪，得之新识，集于历验，见奇于恒而出于矩者，立为法式。

末置自省篇。检点临证，自我觉察也。作者取其自省而悟者，逐一条陈，用以自勉而勉人。诗曰：

特立独行辟蹊径，胪列十项见奇恒。其与法策别有义，相得益彰求共鸣。

检点临证已觉察，自省而悟七条达。旧咎巧以新策代，前愆后功得升华。

周教授为首届全国名中医、首届新疆中医民族医名医、全国中医药杰出贡献奖获得者，曾任新疆医科大学副校长兼中医学院院长，并兼任多项中医药学术职务。曾先后受教于国内诸多中医名家，如钱伯煊、王绵之、方药中等中医耆宿，获益良深；其后有幸成为第一批全国老中医药专家学术经验继承工作指导老师张绚邦教授学术继承人，得其亲授，术业根基坚实。周教授中医基础理论精到，文儒底蕴深厚，临床经验丰富，教学育人因势利导、循循善诱，科研工作思路新颖、悟性极高。不但开启中医时间医学、方剂计量学，而且首创西北燥证等学术概念及研究领域。周教授在中医内、妇科常见病与新疆多发病诊治中积累了丰富经验，有独到辨证见解和论治方略。倡导"旁治法""证势""病机本末"等辨证论治思想；凝练疏风强卫、弛张罢极、排阃宗阳、习尚破立、节律服药等治策与治法，临床疗效显著。

其所立旁治法，颇具特点。旁治即旁证论治，与正治、反治鼎足而立，为重要论治策略。周教授基于古人证此治彼、一证歧治、数证一治之证治关系，首次明确提出旁治法之名。临证与病性逆行而治者为正治；与病性相从而治时为反治；与病性非逆非从时，是为旁治。如养血以祛风、理气以化痰等皆属旁治之法。临证据情灵活使用旁治，往往凸显特色，效如桴鼓。赞曰：

正反旁治鼎足立，以名古贤所未及。正法反法阵地战，旁法取巧乃偏师。

周教授在书中凝练十部论治大法，几乎都是发前人之未发者。如排阃宗阳治法即是依据经典与本人识见所特立独创。此治法立得好，特色突出。排阃宗阳，阃者，门也，如排阃直入，王安石有"一水护田将绿绕，两山排阃送青来"的诗句。排阃宗阳法之独到之处为一举四得：心——胸痹心痛，肺——气短咳喘，胃——胃胀呕逆，头——清阳不升眩晕。古无调治宗气专方，作者从心、肺、胃、头部治法中提取公共因素，综合而成排阃宗阳法，以治宗气郁滞、胸阳不振所致诸症。赞曰：

排阃宗阳辟新创，心肺胃头遣一方。大凡宗气胸阳阻，开阖四维效力强。

周教授医教科管实力雄厚，学识幽奥，著述良多。今此《论治经略》，允为一部中医药理论与临床研究之现代经典之作。周教授读破万卷书，行走万里路。不唯精通医药，还多才多艺，涉猎广泛，诗词歌赋，书画意匠，无所不及，兴趣爱好不一而足。2020年5月，在诗词交流中，余偶开思路，遂以"大腕全才"为题复诗评价周教授。诗曰：

但凡大腕必全才，铭心尊兄首位排。发微岐黄索幽奥，精研诗书洞词牌。

锹镢锄镰稼蔬果，斧凿锯刨筑亭台。名医国师杏林誉，妙思良药定魂来。

周教授总是从国家战略大局思考，特别重视边疆地区人才培养，积极倡导并躬亲参与新疆中医药传承教育，为祖国边疆培养了一大批中医药博硕研究生与徒弟，迄今仍在带教徒生，不遗余力。周教授正像胡杨一树，昂扬向上，坚毅挺拔，根扎祖国边陲，励志奉献毕生。以诗表之：

森森胡杨林，挺挺千年身。盛夏挂翠玉，深秋披黄金。

根植西域地，情系中华魂。颂君不屈志，感此永铭心！

笔末，制名诠五字谜诗以赠杏林奇人，祝科寿长青，医龄永年！

有言调得百事安，金榜题名美誉传；疏星三点伴新月，大有可为无二天。

爰以为序。

国家自然科学基金委员会
原中医中药学科教授博导

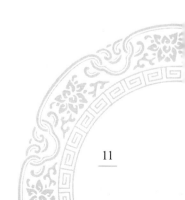

王昌恩

庚子季夏谨识于京华

立德、立功、立言，古人所称三不朽者也。人能三立，将不朽于世；弗能三立，则碌碌过客；或竟所立非德非功，立言非正，又将有愧于世矣。居庙堂之高，经略一国者如是；为疆土之吏，经略一方者亦是；处江湖之远者，治家有道，和睦邻里，榜样群众，无非经略社会，亦复如是也。吾侪操医道者，既知有良相良医之比，则治病救人，几与经略国家、社会者等耶。以精诚之心待病人，差可立德；以纯正之术愈其疾，差可立功；以平和之文著所验，差可立言。古人又曰："正其谊，不谋其利；明其道，不计其功；圣贤其事，日月为昭；人能本此意以行之，内省可无惭矣。"然则德也，功也，言也，存公心以利人济世者欤，非以自炫也。仆固鲁钝，然欲尚三立而避自炫，夙夜为怀，俾不去心，笃而行之也。今将四十余年临证历验、用药心悟，收罗筛簸，弃除榛芜，取其窃谓庶裨实用者，疏理条分，勒为一部，冠名《论治经略》。自愧浅陋，非敢称许高明，唯表立言之志而自勖耳！

是书既谓《论治经略》，盖述论治实践之经营谋略也。分作五篇：首纵论篇，推原证治本义，述明新识别解，纵言无讳无拘，全书冠盖也；次治策篇，概叙论治策略，分析逆从旁治，阐发权衡取舍，论治所本也；次治法篇，胪列历验十法，立方选药处治，举以疗病案例，论治主体也；次蹊径篇，揆度临证奇恒，树立心悟方略，开辟别出新径，论治羽翼也。末自省篇，检点诊治所误，记述自觉自察，评骘损益得失，论治警示也。各篇概况如此，要皆论治之经略欤。

或问：中医讲求辨证论治，子何不言辨证，独表论治，得勿厚此而薄彼乎？曰：所问极是，仆撰斯集也，确乎推重论治，然非有忽辨证，仆有说焉。夫辨证论治者，中医特有理法。自《内经》发其端绪，至《伤寒杂病论》而详其运用，复经历代医家传承拓展，迄清方臻完善。其间曲折起伏，左右增损，又莫可胜道。大端自仲景以降，代有所偏；其偏既久，遂有医家起而矫之：则前偏甫伏于彼，而后偏又起于此矣。然恰因其偏也，新说于是立焉，流派于是分焉，学术于是茂焉。是以宋出《和剂局方》，时医宗之，则用药渐偏温燥矣。金元四家出，完素主寒凉，从正主攻下，东垣主和中，丹溪主养阴，俱欲纠局方之偏者也；厥后趋宗四家者风起，乃有养阴、寒凉、攻下、补脾等学派矣；而医风为转，药偏阴寒，遂有盛阴伤阳之弊欤！迄至明代，寒凉用药之风尤烈，景岳起而力斥丹溪之非，出新方以避寒凉而主温补，欲纠金元之偏也；医者复宗而习之，于是有温补学派行世；而医风又转，药偏温热，遂有助火耗阴之弊欤！医至清代，温病学兴起，复有医家指斥景岳而矫其温补之偏，内中以叶天士《景岳全书发挥》责伐最烈。要之，丹溪之于《局方》，景岳之于丹溪，天士之于景岳，俱乃存其正而彰其咎，补偏救弊者也。故张肇辰序《景岳全书发挥》曰："大抵正学流传，一毫之差，不能无偏；既有偏即有救偏者出；救偏者，正偏之功臣，而或过焉，亦流于偏。则偏与偏互相病，要其各有所得，各见其偏，各救其偏，斯无偏之不可归于正也。"然有不同者，《局方》、丹溪、景岳，皆偏一隅，独天士得其正耳。故天士之书，流布海内，未有以偏议之者也。

今时之医，又见偏矣！第其偏也，不在寒温与补泻之运用，而在辨证与论治之权衡耳。近代现代，受西学启迪，于疾病诊断更行深入，认证、识病渐趋细腻。尤于新中国成立后，中医医、教、研机构相继建立健全，中医学走向教材化、规范化、系统化，辨证论治理论备受推崇而得以集中整理，形成八纲辨证、六经辨证、卫气营血与三焦辨证、气血津液辨证、病因辨证、脏腑辨证等辨证论治程式，且有中西医结合医家创立微观辨证，总览其法，可谓详且备矣。然所不足者，偏倚辨证而疏于论治也。而此偏流布，已成时俗，直令论治勿复有论，惟余对证而治已矣。医者只顾埋头辨证，而于同证异治、异证同治，乃至从治、旁治、先后论治、取舍论治等，渐不之问欤！长此以往，恐医道因以式微，临证欲收显效也鲜矣！良可浩叹。医而罔知斯偏为失察，知斯偏而听之为失责，知斯偏而矫正之方为明医之道。仆既知矣，复愿奋起而矫之，是书其始耶！然虑力微言轻，讵敢效丹溪、景岳、天士之事哉！权为引玉之砖，以俟博雅君子，匡余未逮，矫而正焉。

是书撰写，得蒙孟庆云研究员与王昌恩教授垂教，并各赐序，谨表谢忱。庆云先生，曾任中国中医科学院基础理论研究所所长并《中国中医基础医学杂志》主编等职，复参与领军诸多中医药学术团体与文化组织。先生素钟灵秀，才思敏锐，广览群书，识见博远，精研学术，著作等身，尤长于学理探索，中医学之巨擘也。1978年，仆有幸得与先生同读于中国中医研究院首届研究生班，屡蒙教诲，交谊深厚，而仆往还中必师事之，未尝敢以同学称也。昌恩先生，仆之同乡而校友也。身为中国医学科学院、中国协和医科大学教授，曾任国家自然科学基金委员会生命科学部中医中药学科主任，尚兼多家国家中西医学类学术团体领导职务。服其天姿伟迈，博闻强识，而兼勤奋好学，豁达谦和，故术业精深，观瞻高远，学贯中西；且又诲人不倦，乐于奖掖同仁，提携后学，允为大家耆宿也。其虽公务繁忙，而未忘临证，疗效每著；更出余绪以寄情诗词，往往下笔成韵，而精淳工巧，情景俱佳，造诣颇深。仆受孟、王二先生惠泽多矣，又何止是书之垂法赐序，数十年间，过从尤密，时将中医学术悬难者求教，辄能辟开觉路，指涉迷津，所当志之焉。

弁言略记撰著意旨与感悟如此。

周铭心 谨识于乌鲁木齐
时 2020 年 7 月，岁次庚子季夏

书既成，谓之《论治经略》。论治，对应病证，议论治疗也；经略，经营治理，谋略筹划也。是书载仆疗病经验，重在阐述论治实践之经营谋略，故名。所以但表论治，未言辨证者，盖欲矫正今时重辨证轻论治之偏也。辨证既已详矣，人皆道之，仆何以复加哉？论治尚见忽也，人莫之问，我勉力挽之焉。

书分五篇，曰纵论、曰治策、曰治法、曰蹊径、曰自省。纵论篇开启全书，厄言辨证，约说论治，别解病机，旨在述明仆所识见思维之有异于时医者，无非张本下文，为其后诸篇先注解脚耳。

自省篇置于书尾，检点临证失察与谬误，回顾觉悟改过之情，用以自勉，或将勉人之有类于斯者也。

治策、治法、蹊径三篇，是书之主体也。治策为立法之引领，治法为用药之依据，两篇为论治正宗，推为主体，自不待言；而蹊径篇所述，如外揣内揣、拓扑启新、有故无殒等，虽不能径直归类为治策或治法，然与两者不无相关，故仍属于论治，亦作重点撰述。

三篇所辖，固有不同，第皆论治之条目也。各条之下，先道其理，次论其法，后举医案以佐证之。虽将理法置前而医案置后，然详略则恰相反，细于后而约于前。何也？盖以实践经验为侧重耳。

是书收载医案 191 则，其中属作者亲治者 186 则，他人医案 5 则。诸案分在各篇，治策篇 43 则，治法篇 112 则，蹊径篇 35 则，另有 1 则载纵论篇。每案标目之前，必加 "■" 符号，以求醒目，便于检阅。

医案以病证之名为目，有西医病名，亦有中医病名或证名；倘病人罹病非一，如有二三疾病，而案中均予施治者，便一并标于案目；虽患某病，而案中未曾治疗者，则不以为目。计数各案标出之病名证名，共涉及西医疾病 55

种，中医病证 68 种。

　　凡为中医，所开具临证处方殆分四类：经方加减，一也；时方加减，一也；今方（当代医家所立方剂）加减，一也；己方（医者本人素间自立之方）加减，一也。仆亦尝自立方剂若干，载入是书凡 23 首。每首方剂，述其药品与功治，并附方歌，以便记忆。

　　是书文后，附以自拟方剂索引，以便查阅。

周铭心 谨具

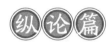

一 辨证本义卮言 002

（一）辨证者辨识证据也 002

（二）辨病证并辨三才证 003

（三）辨病者固属辨证耶 003

二 论治要旨约说 004

（一）论治涵义说 004

（二）治策治法说 006

  1. 治策具常变故治法多歧用 006

  2. 病治有异同而证治亦如之 006

（三）有方有药说 007

（四）忌口慎食说 010

  1. 勿犯寒热之忌 010

  2. 勿犯虚实之忌 010

  3. 勿犯激发之忌 011

  4. 勿犯腻补之忌 011

  5. 切勿忌而太过 012

三 病机本末别解 013

（一）病机有本末之情 014

  1. 本病病机 014

  2. 旁从病机 014

（二）从本末病机辨证 015

  1. 辨病之本证与众从证 015

  2. 辨病之有无间甚繁简 015

  3. 辨证候之结构与类型 017

  4. 常见证候之经验判断 017

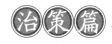

一　治策概论 020

（一）论治宜注重治策 020

（二）正治策与权变策 022

　　1. 正治策简析 022

　　2. 权变策简析 023

（三）矫正策与规诫策 026

　　1. 矫正策简析 026

　　2. 规诫策简析 027

二　逆从论治 028

（一）补泻之逆从 028

　　1. 实则泻之 028

　　2. 虚则补之 029

　　3. 补泻从治 030

（二）寒热之逆从 032

　　1. 寒者温之 032

　　2. 热者清之 033

　　3. 寒热从治 034

（三）气机之逆从 036

　　1. 陷者举之 036

　　2. 亢者降之 038

　　3. 闭者开之 039

　　4. 散者收之 041

　　5. 滞者行之 042

　　6. 气机从治 044

三　旁证论治 045

（一）旁治之证治关系 046

（二）旁治之立论基础 047

　　1. 人体一统 047

　　2. 病因相关 047

　　3. 正邪对立 047

（三）旁位而治与旁性而治 048

　　1. 证具三要 048

　　2. 旁位而治 048

　　3. 旁性而治 049

（四）旁治之运用时机 049

　　1. 正治不宜，姑施旁治 049

　　2. 正治未应，改从旁治 050

　　3. 正治不逮，求之旁治 050

　　4. 正治之末，继以旁治 050

　　5. 料证将发，先行旁治 050

（五）旁治案例 051

四　主次论治 054

（一）轻重难易分主次 054

　　1. 重者主治轻者次治 054

　　2. 易者主治难者次治 055

（二）脏腑经络分主次 057

　　1. 脏病主治经病次治 057

　　2. 脾胃虚者所当主治 059

五 取舍论治 060

（一）因果取舍 061
1. 先其所因 061
2. 亦因亦果 061

（二）间甚取舍 063
1. 间者并行 063
2. 甚者独行 064
3. 先治卒病 064

（三）特症取舍 066
1. 先治中满 066
2. 先治小大不利 067

六 本末论治 069

（一）订定治法 069
（二）治本治末 070
（三）治本为主 071
（四）惟本是治 073
（五）舍本治末 076

七 五味补泻 078

（一）五脏苦欲五味补泻 078
1. 五脏苦欲五味补泻程式 078
2. 临证运用实践 079

（二）六气淫胜五味补泻 081
1. 六气淫胜五味补泻程式 081
2. 临床运用实践 082

（三）六气邪气反胜五味补泻 084
1. 六气邪气反胜五味补泻程式 084
2. 临床运用实践 086

（四）六气胜复五味补泻 087
1. 六气胜复五味补泻程式 087
2. 临床运用实践 088

（五）六气主客五味补泻 090
1. 六气主客五味补泻程式 090
2. 临床运用实践 091

八 经方用法 092

（一）全方运用 092
1. 单方运用 093
2. 合方运用 093

（二）加减运用 095
1. 加减君臣药 095
2. 加减佐使药 095

（三）模块运用 098
1. 君药模块 098
2. 佐药模块 099

（四）方意运用 100

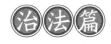

一　宣肃肺气　104

　（一）治法梗概　104

　　1. 基本治法　104

　　2. 预制方药　104

　（二）临证运用　108

　　1. 过敏性鼻炎　108

　　2. 慢性咽喉炎　110

　　3. 慢性支气管炎　113

　　4. 支气管哮喘　117

　　5. 皮肤瘙痒症　121

　　6. 习惯性便秘　123

二　清热和中　125

　（一）治法梗概　125

　　1. 基本治法　125

　　2. 预制方药　126

　（二）临证运用　127

　　1. 慢性胃炎　127

　　2. 消化性溃疡　132

　　3. 口腔溃疡　135

　　4. 食管溃疡　138

三　疏风强卫　141

　（一）治法梗概　142

　　1. 基本治法　142

　　2. 预制方药　142

　（二）临证运用　144

　　1. 荨麻疹　144

　　2. 银屑病　149

　　3. 神经性皮炎　154

　　4. 皮肤瘙痒症　157

　　5. 面斑（黄褐斑）　160

　　6. 鹅掌风（手癣）　164

　　7. 皮肤角化症　167

四　搜风定痛　169

　（一）治法梗概　169

　　1. 基本治法　169

　　2. 预制方药　170

　（二）临证运用　171

　　1. 偏头痛　171

　　2. 经行头痛　175

　　3. 关节痛　178

　　4. 痛经　180

五　弛张罢极　184

　（一）治法梗概　184

　　1. 基本治法　184

　　2. 预制方药　186

　（二）临证运用　187

　　1. 尿路结石　187

　　2. 慢性结肠炎　190

　　3. 肠易激综合征　192

　　4. 膝关节退行性病变　195

六 利涩兼行 197

（一）治法梗概 198

1. 基本治法 198

2. 预制方药 198

（二）临证运用 200

1. 尿路炎症 200

2. 前列腺疾患 202

3. 遗尿与尿失禁 210

七 益气清固 215

（一）治法梗概 216

1. 基本治法 216

2. 预制方药 216

（二）临证运用 217

1. 功能性子宫出血 217

2. 子宫肌瘤月经过多 220

3. 经间期出血 223

4. 先兆流产 225

八 清解郁火 228

（一）治法梗概 229

1. 基本治法 229

2. 预制方药 229

（二）临证运用 231

1. 痤疮 231

2. 痈疖 234

3. 口腔溃疡 236

4. 乳腺炎 238

5. 慢性盆腔炎 240

6. 痛经 243

7. 孢子丝菌病 246

九 排闷宗阳 247

（一）治法梗概 248

1. 基本治法 248

2. 预制方药 249

（二）临证运用 250

1. 冠心病 250

2. 支气管炎哮喘 254

3. 反流性食管炎胃炎 256

4. 头痛眩晕 258

十 潜阳和阴 260

（一）治法梗概 261

1. 基本治法 261

2. 预制方药 261

（二）临证运用 263

1. 失眠 263

2. 头痛 265

3. 高血压 268

4. 汗证 272

5. 遗精 275

6. 更年期综合征 277

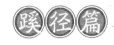

一 以身试药　　284

（一）自身体验　　284
1. 中药亦有速效　　284
2. 持久颐养之功　　288
3. 偶得因果信息存疑　　289
（二）家人体验　　291
1. 急症遽治　　291
2. 奇恒历验　　292

二 外揣内揣　　295

（一）以外揣内揣为辨证途径　　296
1. 更新外揣，突破宏观　　296
2. 兼行内揣，利用微观　　297
（二）从揣内揣外以拓展证治　　297
1. 有证无病，外揣论治　　298
2. 有病无证，内揣论治　　300
3. 病证交见，内揣外揣　　302

三 发于机先　　304

（一）治从先天　　305
1. 具糖尿病、高血压病家族史者防治方略　　305
2. 具肿瘤病家族史者防治方略　　307
3. 具过敏性疾病家族史者防治方略　　310
（二）治从素质　　312
1. 调补气血阴阳不足　　313
2. 调整心肺脾胃肝肾亏虚　　314
（三）治从旧病　　317
1. 亟防旧病复萌　　317
2. 犹防旧病转化　　318

四 拓扑启新　　321

（一）人体拓扑之情　　322
（二）从拓扑启新法　　323
1. 上下假借　　323
2. 内外通用　　326
3. 凹凸视同　　328

五 升因升用　　330

（一）用补中益气法治呃逆　　330
（二）用补中益气法治梅核气　　331

六 惯性破立　　332

（一）破旧立新两法　　332
（二）便秘论治策略　　333
1. 防治便秘六字诀　　333
2. 通便方药运用　　334
3. 荡秋千与鞭陀螺法　　335

七 弹性利用　　338

（一）木曰曲直，肝具弹性　　339
（二）解结缓急，曲者伸之　　339
（三）潜肝抑木，直者屈之　　341
（四）矫枉过正，曲直得中　　342

（五）医案举例 343
1. 痛经 343
2. 不寐（失眠） 346

八 有故无殒 347

（一）破血有故无殒 347
1. 治策概要 347
2. 医案举例 348
（二）降气有故无殒 349
1. 治策概要 349
2. 医案举例 349
（三）止血无碍月经 351
1. 治策概要 351
2. 医案举例 351

九 众寡跌宕 353

（一）众寡方味 353
1. 方味多少所宜 353
2. 方味宁少勿多 354
3. 方内宜有疏密 356
4. 医案举例 357
（二）跌宕剂量 358
1. 方内药量错落 359
2. 方间药量变异 360
3. 医案举例 360

十 节律服药 361

（一）短期服药节律 362
1. 脉冲式 362
2. 虎头式 363
3. 豹尾式 363
4. 蜂腰式 364
5. 豚腹式 364
6. 张弛式 364
7. 重密式 365
8. 交互式 365
（二）长期服药节律 365
1. 重复式与复合式 366
2. 周期叠用式 366
3. 乐曲式 366
（三）节律服药效应分析 366
1. 加强疗效 367
2. 规避耐药 367
3. 减弱副效 367
4. 增多信息 367
5. 节省药材 367
6. 乐曲谐振 367

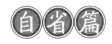

一　四诊不全　370

（一）以不假问诊而鸣高　370

（二）自省所失，悟脉真谛　371

二　以方套症　373

（一）学成方以套病症　374

（二）不能化板为活，因证
变通　375

三　放大所验　376

（一）放大既得经验　376

（二）小验弗遍，适足障目　377

四　轻信偏方　378

（一）信偏方以求捷径　378

（二）偏方乖僻，效必不偶　379

五　执稳当方　381

（一）执稳当方以避颠覆　381

（二）求稳得稳，愈病则难　382

六　求通治方　383

（一）欲一方通治多病　383

（二）治证宽泛，鲜能显效　384

（三）陈药既广，伤及无辜　385

七　从师宜忌　385

（一）似与勿似，为学至理　386

（二）初学求似，当忌勿似　387

（三）已似莫止，复期勿似　387

（四）既成辟新，自出机杼　388

 跋　389

自拟方剂索引　390

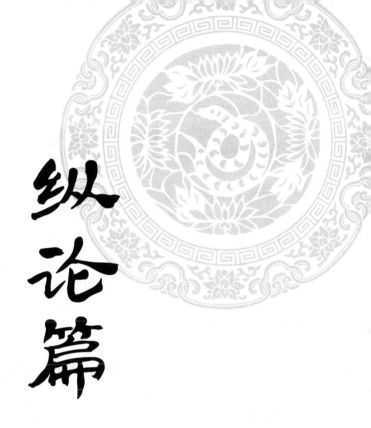

纵论篇

本书冠名《论治经略》，而所述者则非止论治，亦关乎辨证也。首列纵论一篇，意在推原辨证论治本义，述明作者新辟之论、另立之说、歧出之识，以利后文叙述之便焉。篇内凡三节：曰辨证本义卮言，曰论治要旨约说，曰病机本末别解。举述辨证乃辨证据、辨证当及三才、辨病亦属辨证、论治包罗宏广、治策左右治法、有方有药相依、忌口慎食所宜、病机有本有末、病证有主有从等情，持论俱属作者管见，第求本书前后呼应，自圆其说，弗敢奢望公允也。因敞怀为言，径直而述，无讳质说，不掩浅陋，故曰纵论。

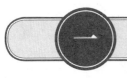

辨证本义卮言

中医无日不行辨证论治，而于辨证之义，往往熟视而若无睹，弗作深究也。盖今时凡言辨证者，多认作辨证分型。辨证固有分型之义，然认分型即为辨证，则小其义而狭其意矣。辨证之源，当推仲景《伤寒杂病论》，其六经辨证、杂病辨证，足可为后世法。至金元则有李东垣内外伤辨证，后世复代有拓展。明清两朝，发祥温病、瘟疫，辨证论治渐趋完善。乃有八纲辨证、病因辨证、气血辨证、卫气营血辨证、三焦辨证、脏腑辨证等类目。虽然，仆于辨证尚有另说，容作阐释。

（一）辨证者辨识证据也

何谓辨证？辨证者，辨识疾病之证据也。今称证者，证据之简称耳。故《景景室医稿杂存》曰："病之生于人身以内，至隐也，至微也；而证之形于人身以外，灼然可见也。就其可见者而揣详之，则隐者见、微者显矣。所谓证者，证（按：指症状）固证也，脉亦证也，舌亦证也，形、色、情形，无一非证也。凡可据以为外候者，比比皆是。夫治病如治狱，然详辨证候，不犹搜证物凭证人乎？"其论明示证之涵义者凡三：其一，以治狱比治病，病之证，如同狱之物证人证，乃证据也。其二，病隐于内，证显于外，证为病之外候也。其三，症状为证，舌象脉象亦证，形体色泽等无一非证也。

例如，《难经·十六难》曰："假令得肝脉，其外证善洁，面青，善怒；其内证脐左有动气，按之牢若痛；其病四肢满，闭淋，溲便难，转筋。有是者肝也，无是者非也。"此言外证，即肝病在外形可察之证据；内证，即肝病在腹内可触之证据：合为肝病之证也。再如，《张爱庐临证经验方》载："王（左），灼热旬余，咽痛如裂，舌红起刺，且口干不思汤饮，汗虽畅，表热犹壮，脉沉细，两尺空豁，烦躁面赤，肢冷囊缩。显系少阴证据。"此中舌与脉，并症状数条，合而为少阴病之证据，简称少阴证也。又如，《伤寒论浅注补正》曰："其病脏寒，蛔上入膈，是下寒之证据也。消渴、心中疼热，是上热之证据也。"此中下寒与上热之证据，合之而为脏寒病之上热下寒证也。

或问：证据之为义，较之于证，将何有与辨证论治耶？曰：殆可复原辨证之本义，莫为分型辨证所囿也。凡四诊采集之信息，均为疾病之证据；并人体素质之禀性，情志之常变，与夫社会人事、自然环境之状况，俱乃疾病之背景证据，无非辨证所当及者也。

证候者，病证之候察也。其实互广其义，则证候，亦证也。如《伤寒论汇注精华》曰："脏厥既属少阴，亦是一大证候，何以少阴篇中无此专条？"意者脏厥乃少阴病之一证，此言证候，犹言证也。再如《伤寒论集成》曰："不知麻黄葛根发汗之后，而见本节证候者，别有何等救法哉。"《增订通俗伤寒论》曰："合成轻扬清散之良方，善治风温、风热等初起证候，历验不爽。"内中两处证候，均指证也。然则证也，证据也，证候也，皆指辨证之证焉。将证据依据病机加以聚类，便为证型也。

方药中研究员曾著《辨证论治七讲》，释解辨证概念，认为"证"乃"证据"，非只证候，举凡关乎疾病之全数信息并当时、当地及病人体质等背景状况，皆在当辨之列；尤详论辨证顺次与论治程序，式为七步。其推重证当明辨、治须审论之情，足可效法。

（二）辨病证并辨三才证

凡疾病皆有证。如头痛之气虚、血虚、痰厥、湿郁等证，心悸之血虚、虚火、水饮等证，均属病之证也。证有大小宽狭之分。如阴证、阳证、虚证、实证、寒证、热证，证之大而宽者也；肾虚、心火、表寒、胃热、脾湿，证之小而狭者也。诸如此类，俱在当辨之列。

而辨证又不止于辨疾病之证，尚需辨识天、地、人三才之证。辨天证，以识天时气化之情也；辨地证，以识方域水土之情也；辨人证，以识人体人事之情也。人体，即人之素质，或称体质也；人事，人之社会交往也。今时所谓体质辨证者，固乃传统辨证所包涵者，本应隶属于常规辨证之内也。奈何今人将辨证局限于分辨证型之内，遂反认为体质辨识乃独立于辨证之外者。虽然，主张体质辨证者，挽回人们忽视体质之疏漏，亦允其有功于辨证论治欤。

（三）辨病者固属辨证耶

中医向尊辨证论治为诊疗至宝，而数年前却兴辨病与辨证孰轻孰重之争，竟有谓辨病比辨证尤为重要者，当时便见中医者宿愤然训斥之，其挫伤中医凤心者实匪浅耶。身为中医，自当认辨证为首要；然觉辨病似亦不可或缺。于是乃有折衷之论，倡言既辨病又辨证，方俾相得益彰也。意者辨病与辨证截然不同，似可独立而行也者。仆则不以为然。盖辨证本为辨识疾病之证据，凡疾病之所有征象，皆为证据，皆须辨识。病之所以称其为病，乃有证可征也。成病之证，称为病之本证；分型所辨之证，乃本证兼以从证而已。后文将详述之。必先辨识成病之本证，病方成立；病既成立，然后方可进而辨识其从证，以定其证候类型。是以所谓辨病者，固属辨证耶；不可认作辨证而外，尚有辨病一事焉。否则将于辨证论治有所贬损矣。比如，咳嗽为中医之病，若遇病人临诊，当其主诉为咳嗽时，医家必当就咳嗽之情状加以辨识。问咳嗽频否？有呛咳气急否？咽喉涩痒否？呼吸畅利否？胸次憋闷否？倘咳仅几声，或咳嗽稍频，而旁及症状缺如，俱非咳病，第肺脏宣肃之气欲疏利气道之反应耳。若咳嗽频频，胸次不舒，或咽痒不利，呼吸欠畅，则可认作其病已成，盖已见肺失宣肃之本证矣。此即辨咳嗽病之证，辨其本证也；兹后再辨其从证，而分辨风寒、风热、燥热，与夫痰湿、肝火、阴虚等类型可矣。

二 论治要旨约说

仆有臆度之论曰："今人重辨证而忽论治，故动辄称辨证一明，则治法方药可定焉！乃有所谓辨证论治规范化之诊疗常规，此受西医重诊断、尚规范影响之举也。古人则知辨证而重论治，称内科为大方脉，儿科谓小方脉，临床医籍每称方论，推方药为关要也！故其记述论治尤详。"仆持此论，欲借前贤理法以矫目下之枉也。参照古代医家诊治经验，反观当前中医临床实际，便觉今时辨证论治规范化之行，乃受还原论束缚所致。其规范化也，确乎已成矣；然其灵活变化之长，则遗弃殆尽焉。检点所失，以轻忽论治者尤甚。兹就今时论治所略而不述者，摘而论之。兹固步武前辈遗踪，间亦窃附一己之见。词理虽简而会归有自，说法虽粗而向趋尚正，权称约说。

（一）论治涵义说

何谓论治？论治者，议论治疗也。证由辨识，治以论施；辨证非易，论治尤难。其以论治为易者每谓：因辨证而施治，理法方药，四者如环，紧相扣合，辨证既出，治法遂立，而方药因以选定，则何难之有哉？噫！言之自易，履行则否，盖不晓论治涵义之广耶。以仆所见，论治包罗尚多。首当议论治策，即论治策略（按：治策乃仆所称谓，医家多称治则，即论治原则）如何：宜正治，或反治，抑旁证而治乎？宜治标，或治本，抑标本兼顾乎？宜从常，或从变，抑寓变于常乎？宜全治，或有舍，抑有取有舍乎？宜寒者热之，热者寒之，或寒热从之，抑诸寒之而热者取之阴，热之而寒者取之阳乎？等等。治策乃治法之引领，以指示治法之运用。

其次议论治法，即治疗方法如何：治法多矣，有八法，治之大者也；有气血治法、六经治法、卫气营血治法、三焦治法、脏腑治法，治之中者也；有散风寒法、清肝火法、补肾阳法、养胃阴法，治之小者也。等等。诸法也，无论大小，均因治策以用。如清法用治热证，因"热者寒之"治策而行，治之常也；犹可反佐以治寒证，因"热因寒用"治策而行，治之变也；而遇冬令天寒，及逢岁气之寒，勿用或慎用清法，因"用寒远寒"治策而行，此又治之忌矣。殆以常者多而易，变者少且艰，忌者稀以遐，医者往往习常而安易，避艰而忽遐，既久则唯治法是知，竟罔顾治策之有无哉！

其次议论方药，即如何选方用药：方药之运用，不惟依从于治法，亦秉承于治策也。如遇热证，据"热者寒之"治策，当用清热法；由清热法所指，当用清热方药。然此清热方药当如何组织？仍需由治策引导。斯时可遵循"热淫于内，治以咸寒，佐以甘苦酸"治策，选取咸寒之药任君臣，而佐之以甘苦酸之药，共成临证处方而施治。或问：治法既定，便有古人经方时方可供选用，何必寻乎治策而自组其方哉？曰：不然。经方时方，俱乃古人尊奉《内经》治策治法而立者，我辈当目为预案而学，临证加减而用；其加减之法，仍需据治策以行之也。他如方药用法、服药禁忌、预后医嘱，等等诸情，无非论治所事者也。

论治又不止于治病，治其病固为必须，然唯病是瞻，虽可获效，亦可因病外之情而减其效，甚或变生他故焉。是以经训曰："故治不法天之纪，不用地之理，则灾害至矣。"（《素问·阴阳应象大论》）此言治病宜顾及天时方域之情也。又曰："凡治病必察其下，适其脉，观其志意，与其病也。"（《素问·五脏别论》）此言治病四要，一要察二阴开闭，以明肾窍胃关守与不守也；一要察脉象有无胃气，以明吉凶生死之候也；一要察志意七情，以明有神无神之变也；一要察病因病性，以明标本逆从之用也。其前三要，病外之情当

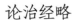

察而顾之者也。然则论治岂简而易者乎？安能忽之勿论哉！

（二）治策治法说

俗谓证候与治法一一对应，仆则不以为然。何也？盖有治策之故，遂令证之与治，参差错落，其间饶多变化也。如见肝之病，治肝为正法，然复可治脾；若见燥证，润燥为正治，然尚可辛疏开结；若见血虚证，养血为正治，还可借益气以养血。则治脾之于肝病，辛散之于燥证，益气之于血虚，均系旁治之法欤。不唯如此，医家所持识见又有不同，复使相同病证而治法迥异。比如，《怡堂散记》曰："《内经》有九气不同之说，东垣发脾胃之论，统而为一，以升降之，振衣揭领之法也，故《直指方》有橘皮一物汤治诸气病。"又曰："河间治五志独得言外之意，凡见喜怒悲思恐，皆以平心火为主，致于劳者伤于动，动便属阳，惊者骇于心，心便属火，亦以平心火为主。今之医者不达此旨，遂有寒凉之谤。"九气之病，即《素问·举痛论》之"怒则气上，喜则气缓，悲则气消，恐则气下，寒则气收，炅则气泄，惊则气乱，劳则气耗，思则气结"也。此九气病证，在东垣，则一概从脾胃以升降之；在河间，则一概从心火以清散之。是病证虽同，而两家治法却相去殊远矣。

1. 治策具常变故治法多歧用

治法之运用，补法治虚证，实证用泻法，清心治心火，血虚用养血，凡为医者，尽皆知之也。然若惟此是知者，充其量仅粗工而已。盖以治策有常尚有变，而治法随之而多歧用焉。譬如，益气一法，治气虚乃其正治，由"气病治气"，"虚者补之"治策指示而用也；治策又有"益气以养血""益气以助阳""甘温（益气）以除热"等条，则益气法复可治血虚与阳虚，甚至可治热证欤。近年开展中医动物造模实验，有建气虚模型者，用四君子汤治疗以验证造模成功。其立论者全然罔知益气治法之多歧，倘以益气治疗有效，便反推其证为气虚，焉知其非血虚、非阳虚哉？是故谓不晓治策治法之情者，开口动手便错，彼其有也。

2. 病治有异同而证治亦如之

医者惯于称道八字曰："同病异治，异病同治。"目为辨证论治特征。倘若仅此两句，尚不足以彰显辨证论治之优。盖其只可表述正治治策，未涉及从治、旁治之事也。同病异治，乃因病虽同而证有异，则治法因证异而异之；异病同治，乃因病虽异而证则同，则治法因证同而同之：斯则证同治同，证异治异，第正治之情耳。若以从治、旁治立论，体现辨证论治关系者，尚有另外两句，谓之"同证异治，异证同治。"所谓同证异治者，证虽相同，而治其证者，正治而外，尚有旁治从治，故见不同其治焉。如肺气虚证，补肺气固可，而培土可以生金，补脾即能补肺，故肺气虚一证而见两治矣。所谓异证同治者，证虽相异，而治法之中，当有其一者，由正治而治一证，复由旁治而治一证，更由从治而反佐一证，则一法可治三证焉。如肺气虚有痰湿，直接补肺恐有留邪之弊，故用补脾化湿法；而肾阳虚又有下焦湿热，助阳或虑有增邪气，故亦用补脾化湿法。是则一法而可治两证耶。

（三）有方有药说

中医师运用方药医治病证，譬犹书画家运用笔墨为书作画，其药即墨，方即笔，盖可互通其理而互为借鉴也。是以清代医家徐灵胎所指斥医中之"有药无方""有方无药"者，恰与书学画论所忌"有墨无笔""有笔无墨"者等；而推其见墨见笔之理至于有药有方之中，当有新得焉。

仆于少年时喜画人物，先以墨笔画出轮廓细线，再以彩色涂染线内纸面，而所画人物固有其形，却难分明暗向背，平平如剪纸。后经师辈指点，方知国画讲究用笔用墨，尤重见笔见墨。非独写意画如是，即便工笔画亦然。作画要如写字一般，故画家题款，每曰"写"而不曰"画"；一字之差，已见画法以笔墨为根本焉。画尚如此，则书学以用笔墨为首务者，盖可知矣！国画大家黄宾虹先生曰："古人言有笔有墨，虽是分说，然非笔不能运墨，非墨无以见笔。故曰：但有轮廓而无皴法，即谓之无笔；有皴法而不分轻重、向背、明暗，即谓之无墨。"然则笔者，书画之利器，墨者，书画之材质；墨非有笔，无以彰其色，笔非有墨，无以尽其用；笔得墨以妙，墨依笔而美焉。

由笔墨而推至方药，其理亦然。药以比墨，方以比笔，用方如用笔，用药如用墨。清医徐灵胎有《方药离合论》曰："方之与药，似合而实离也。得天地之气，成一物之性，各有功能，可以变易血气，以除疾病，此药之力也。然草木之性，与人殊体，入人肠胃，何以能如人之所欲，以致其效？圣人为之制方以调剂之，或用以专攻，或用以兼治，或相辅者，或相反者，或相用者，或相制者，故方之既成，能使药各全其性，亦能使药各失其性。操纵之法，有大权焉。此方之妙也。若夫按病用药，药虽切中，而立方无法，谓之有药无方；或守一方以治病，方虽良善，而其药有一二味与病不相关者，谓之有方无药。譬之作书之法，用笔已工，而配合颠倒，与夫字形俱备，而点画不成者，皆不得谓之能书。"内中已以方药比喻书法，其谓"用笔已工，而配合颠倒"，盖指只见笔法而不合结体；而谓"字形俱备，而点画不成"，则指但合结体而不见笔法。本处借此发挥，将其有药与有方，直比于见墨与见笔。

医中固有专一于选药治病者，从不择用合于该病之成方，亦无计所选药充当君臣佐使之何职，只用一味或多味与此病相应之药。因其无方无法，既少君臣合力攻治主证，复无佐药牵制药性偏颇，亦缺使药作向导或缓和，结果或应或不应，不致毒现病添者已幸，欲收良效者盖无望欤。此即有药无方，见墨而不见笔耶。更有甚者，医界误导，视化瘀与软化血管等同，鼓动众人皆服三七，以防动脉硬化，三七固良药，非不可用，第未知其以止血为本，非专化瘀，用之不当也，故尝见有女子因久服三七而闭经者。又有鼓动常服生姜，常服红豆，常服薏米，常服西洋参、虫草，甚至常服当归、黄芪者，公然置辨证论治于不顾，好在短暂满足心理贪欲，而毒副作用未曾即显，尚无定罪问责者。似此非但无方，亦复无药；不见笔复不见墨矣！宁非任笔乱飞，由墨胡涂哉？敢望其书画可观乎？

另有专一于套方治病者，倾心背诵方歌，却疏于药性，每以成方扣合病证，偶或巧合而能愈病者有之，而不尽相合或尽不相合而收效未著甚至有害者更复不少。此正仆早年临证所历也。尝遇病人，见其一症与某成方所治恰应，即便选取。再依其方所涉他症问病人有否？曰：似有之。则认为有证可据，直以原方不变用之。若见有效，必自鸣得意，无效则茫然无识，或怨古方难治今病，此即有方无药也，与书画之见笔不见墨者等耳。责其误，当在循规蹈矩而不晓变化也。近年临证经验渐广，知病有隐显，证有奇恒，弗能刻舟求剑也。是以临床见证有与方证尽合者，而更多与方证不尽合者，故用成方须化裁加减之时必多于可用原方之时，即便有似与方证合者，尚要虑及病人是否着意迎合医家而使问诊失实：岂可以方套证乎？而敢望弋获哉？

又有一类，观其方而未曾失证，察其药而尚有加减，似属有方有药，实亦无方无药者。何也？方药徒有其名，却失其实也。盖方药建制，须赖剂量成就，若不审剂量，则君臣佐使无分，既失原方主旨，复与今证参差。譬犹书画，虽用毛笔，第行均匀笔画如线，并无启收起伏轻重平直之变；虽用烟墨，只染单一玄色如布，绝少浓淡浅深干湿润涸之异：所谓无笔复无墨者也。曾见某医治案，其方药尽为 9 克之量，其所述疗效允为有之，而所释案中某方某药功治云云者，则弗之信耶。

或问：若以方药比之笔墨，本有笔自为笔，墨自为墨者。用墨舍笔，而以他物如竹枝树条者代之，或用笔舍墨，而取他物如水彩油粉者代之，依然可书可画，复何须笔墨相依而见笔见墨哉？推其理，只用成方而不加减，只陈众药而不为方，又复何说？曰：所问亦是，然非尽然也。见笔见墨，乃中国书画独到境界，其画其书之妙，恰存此笔此墨之内，若非国画书法，不用毛笔与玄墨，固无不可耶。毛笔之着笔有起启收停，行笔有迟速顿折，持笔有立卧中侧，笔锋有显隐露藏，俱其能事；玄墨之墨质不厌细腻，墨色当有浓淡，墨汁可见枯润，墨渍自有浅深，皆斯可为。然毛笔虽极关要，不能独全其能，必合以墨方可；玄墨本一黑体，何以展现五色，必从之笔以成。若非有墨，只以笔为之，即如刀之刻石、指之划沙，徒有其形，虽或可观，而玄微变化者，则莫之能见；若非依笔，但由墨染之，当似炭之涂地、灰之污帛，黑雾一片，而生云成雨者，则无之可望欤。是故观赏书画，能就中看出着笔、行笔、持笔、笔锋之运为者，乃因墨而见笔；可自内察见墨质、墨色、墨液、墨渍之情势者，实由笔以见墨耶。笔以墨显，墨因笔施，笔之与墨，相得益彰也。然则独见墨，或独见笔，非为不可，实乃不美也。

医家治病亦确有有药无方，或有方无药者，甚至有执一方，或用一药而治百病者，或美其名曰"全息法"。因其求诊者不少，时受恭维，而自认得计，于是作成功经验而不断放大或传播之，意欲与辨证论治抗衡比肩。直令年轻中医生疑入惑，降低自信。容辨析之。其有药无方可收效者，以所选一药或多药本已对证也。然每药非专一能，其一能用之宜，而他能并未闲置，亦将尽其或补或泻之责，斯时若无当补当泻之证，势必犯虚虚实实之戒。又或药有偏颇毒性，因无佐制之设，便伤及正气矣！此其失于规矩，虽趋利而未避害也。其有方无药可收效者，以所选成方固与病证有相应处也。然其方仅君臣药治对主证，而佐使药或有相左相悖，本当替以另药而行佐治佐制引导之职，却未之及。是以旁从病证失于应对，而佐制之药无的放矢，遂胜于彼而负于此焉！此其削足适履，虽有得而先有失矣！

综上所述，医家未可因小效而放大己验，落得专方专药，从而故步自封，甘为匠医，而应上学古人，旁及众家，广采博取，提升经验，练得有方有药，以能不断进步，蔚成大家。

（四）忌口慎食说

疗病有忌口慎食之戒，犹征战有断敌粮草之计。断粮之敌，奄奄而弱，不远败亡；忌口慎食，正可令病邪生计无继而式微，不得不退却也。中医疗病，看重忌口慎食。医家每严嘱之，病家多厉行之。仆于临证时，付方与病人，多有反问要否忌口者，可见民众推重之情。然医家所操忌口慎食，屡有欠当者，亦有过当者，更有竟借忌口慎食而粉饰医技，抑或掩饰医过者。曾见某医许病人以三剂药病愈，病人因未愈而问故。则曰：忌辛辣未？曰：已忌。曰：炒菜放葱花否？曰：曾放。曰：是矣，故不愈也，又何怪焉？医如此类，正不胜道，况芸芸病人，望其尽晓所以忌口慎食之情，免受误导，不亦难乎？宁容其误之谬之而不予之正哉？

何情而必当忌口慎食？虽具常识，亦有隐曲焉。忌口慎食，本为病邪而设，譬犹断敌粮草也。认准敌粮，固当断之，知乃邪食，方可忌之，其理一也。是以欲令忌口慎食相宜无误，必先分辨邪气果何食而嗜？果何食是恶？然后可也。邪气为我敌，凡体性与邪相同相近者便为敌粮，故寒凉食饮，寒邪嗜之而热邪恶之；温热食饮，热邪嗜之而寒邪恶之；辛辣食饮，燥邪嗜之而湿邪恶之；油腻食饮，湿邪嗜之而燥邪恶之：俱乃敌粮，敌不同耳，所当慎忌者也。然则诸邪与诸食之亲疏，各不相同，交互万端，实难尽述，是以欲尽知而尽行者不易，第知其大端，使勿犯之可也。

1. 勿犯寒热之忌

《素问·六元正纪大论》："用寒远寒……用热远热。""热无犯热，寒无犯寒，从者和，逆者病。"非止药治如是，食养亦当如是。若为寒邪致病，性寒者如黄瓜、冬瓜、香蕉、螃蟹等，所当慎食，体凉者如冰棒、冷饮等，所当忌用；若为热邪致病，性热者如酒醴、辣椒、胡椒等，所当禁用，体温者如火锅、辣汤、热饮等，所当弗食。尝见有经水适来因无忌冰冷或过食瓜果而致闭经者，亦尝见崩漏治愈以贪食火锅或饮酒食辣而复发者，得无慎乎？

2. 勿犯虚实之忌

《素问·五常政大论》："必先岁气，无伐天和，无盛盛，无虚虚，而遗人夭殃，无致邪，无失正，绝人长命。"张介宾曰："邪气实者复助之，盛其盛矣；正气夺者复攻之，虚其虚矣。不知虚实，妄施攻补，以致盛者愈盛，虚者愈虚，真气日消，则病气日甚，遗人夭殃，医之咎也。"补泻为虚实而立，本宜规避与天地气化盈亏相叠之时，亦当审慎于食饮，莫犯虚虚实实之戒也。若体形盛壮之人，无论平病，所当少食或忌食肥腻颐养食品，勿盛其盛也；若体形瘦弱之人，无论平病，所当少食或忌食辛辣宣泄食品，勿虚其虚也。各地有各地之食风，各人有各人之食习，盖与其地其人恰相适宜而养成者也，是以彼地彼人所习所尚，未便移易于此地此人也。曾见意气高傲者，学人饮食习尚，尝曰："人既能是，我即能是；人敢食之，我亦敢食。"谈何容易，若果行如此言，其不伤身致病者鲜欤！

3. 勿犯激发之忌

此项专为风邪致病设戒。风善行而数变，风性主动，故凡风邪为病，无非动而多变者，在头为眩冒振摇，在四肢为抽挛麻木，在躯体为强直反张，在肌肤为疹疮瘙痒，等等。而风病之调治过程，其有别于他邪者，亦在变之多而动之速也。其中最为殊情处，莫过于激发，激而即发，小激大发，一激多发，直令未病而生之，旧病而复之，小病而加之，迁延难愈。欲防激发，便须忌口慎食。俗称"发物"者，盖指激发风邪者为言也。据古人经验，鱼虾、螃蟹、牛马肉、韭菜等品，以及过于辛辣者，多属发物，是以凡有风疹、瘾疹、湿疮、痤疮、疥癣等风邪为患之皮肤病者，或有痫疾、哮喘等伏风在肺者，便当慎食或忌食。然非所有患者当忌食慎食所有发物，尚需依据各人生活经验而左右调整。若有罹患者果曾食某发物而激发，便勿再食，若平素曾食却未见激发，何妨继续食之，未可固执既有忌食之见也。

4. 勿犯腻补之忌

此项专为病愈康复调养设戒。凡病愈之后，必当将息颐养，以杜疾患复萌。然将养之法多矣，无患不及，而苦太过也。尤其补益之品、营养之食，人皆喜之，不知余邪或有未尽，脾胃运化未复，强食之则无裨我用，适增敌粮也，其不致所病再发者稀矣。病初愈，因食而复发，称作"食复"。《疫疹一得》："瘟后余热未尽，肠胃虚弱，不能食而强食之，热有所藏，因其谷气留搏，两阳相合而病者，名曰食复。"食复又远不止温热之邪，风邪、湿邪、燥邪为病，当其初愈，中气未全振作，余邪或有未去，多食强食者，亦可致食复。不唯外邪，即内生邪祟为病，如水饮蕴湿、气滞血瘀、癥瘕积聚等，凡经攻伐疏利，大势已挫，斯时固宜将养，然最忌腻补，只以淡味平性小小补之即可。是故无论何病，当其初平，为免食复，大致肉食、鱼腥、肥腻者，所当少食，或竟不食。古人戒曰："诸食多复，犯酒最剧！"则诸酒尤当慎饮。

5. 切勿忌而太过

医家病家，皆言忌口，然有不宜忌口、不当忌口之情，又不得不知也。忌口慎食，断敌粮草之策耳，非敌粮草，便不当忌，忌而有害也。若寒邪为病，其忌辛辣何用？若热邪为病，其忌清茶奚为？无论敌粮我粮，其在人体，仓廪无专用，道路无专设，皆由脾胃贮存而运输也。然则欲断敌粮，当思我粮有否滞运；欲送我粮，须虑交错或增敌粮。临证所见，其贪恋口腹痛快，不慎忌食，以使旧病复发，缠绵难愈者，往往而有；然反斯以行，盲目忌口，而令给养无继，气血日馁，身况愈下者，亦复不少。是以仆于临床中，常嘱患者，莫听他人误导，诸如"服中药忌茶""服中药忌食辛辣""服中药忌食鱼虾"等，皆非正论，要在因病因人因时因地而有所宜忌也。

■ **荨麻疹治案：**葛某，男，54岁。2014年3月11日初诊。患荨麻疹7年，近3年又罹过敏性鼻炎。西医测过敏原，建议40余种食品不能食，包括苹果、梨、鸡蛋等不少常见食品。来诊述其已近两年未吃苹果等，馋瘾难耐。几乎每天必用西药抗过敏，否则遍身发起丘疹，而鼻塞、喷嚏、流涕，目痒流泪亦见之。脉细小弦，舌质黯红，苔薄白。伏风藏于肺窍及其外合，非搜索剔除不能已。疏方：

羌活20克，白芷15克，辛夷10克，薄荷（后下）12克，黄芩10克，炙麻黄10克，白芥子15克，紫苏子15克，白鲜皮15克，地肤子20克，生黄芪30克，荆芥12克。5剂（1110110），水煎服（前面括号内数字表示服药顺序，"1"表示当天服药1剂，"0"表示当天不服药，下同。此系仆所创节律服药法，详见蹊径篇）。并嘱停服西药，放开饮食，勿再忌口。病人连称不敢，经再三说明方才应允。

3月25日二诊。上诊后未及时来诊，曾料为疾症复发加重，不再信任之故。不想今日欣然相告：服上药，并停西药，且未再忌口，所喜者荨麻疹与鼻炎均不曾发作，虽已辍药一周，体况仍好。故问是否再继续服药。仆亦以为喜。仍与原法，亟防复发。疏方：

羌活20克，白芷15克，辛夷10克，薄荷（后下）12克，黄芩10克，炙麻黄10克，白芥子15克，荆芥12克，白鲜皮15克，地肤子20克，生黄芪30克，乌梢蛇12克。9剂（11010110101101），水煎服。

4月29日三诊：上方服竟，又自取9剂药续服，仍未见有复发症状，脉舌如昔。再与原方12剂。并嘱服后停药，谨防感冒受寒，海鲜等食品及火锅等过于辛辣者还须忌食。

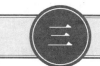 过敏性疾病忌口固为重要，但似本例之过分忌口，未必恰当；至于西医所查过敏原，仆以为亦不必顾忌太多。须知过敏性疾病根本内因乃人体阴阳气血失调，正邪交争机制变异，故于外侵之轻微邪气，本不必与争者而与之争，本小争而可平者而争之太过，乃有风疹、湿疹、瘾疾等症。故其治也，重在祛除伏邪，燮理气血，令人体反应回复恒常状态。至于忌口慎食，虽属重要，可有而不可过也，否则将因噎废食，欲断敌粮而反绝我给养矣。本例即忌口太过者，反其道而行之，解除禁忌，竟获全胜，非独药战之力，亦粮战之功也。仆近年治愈不少过敏性疾患，包括荨麻疹、鼻炎、皮肤瘙痒症、湿疹等。治法以祛风强卫为本，佐以养血益气宁神，方用消风散加减，取羌活、白芷、辛夷、薄荷、白鲜皮、地肤子、荆芥、防风、麻黄、白芥子、威灵仙、乌梢蛇等祛风搜邪，又用参、芪、归、芍以培补正气，复加天麻、合欢皮、五味子、白芍、炒酸枣仁等和肝宁心。本例组方盖本于此。后文治法篇将有专论。

概上所述，唯有认真遵照辨证论治规律实施疾病防治，识其证而论其治，知正治而达权变，明矫正而晓规诫，耐得寂寞，坚守不懈，锤炼既久，定能得心应手，运用自如。言已絮繁，实未周备，冀可于论治之理，得其约略，还其真面，而后遇辨证论治研用者，以知何者为正，可作借鉴，何者为误，引以为戒。

三　病机本末别解

辨证论治，临病诊疗之所依；病因病机，辨证论治之所本。二者向为医家熟知，毋庸置辩者也，何故而复赘言？盖既往所论，详则详矣，然有引而不发、及而未透者，兹欲明之。仆自业医以来，就所历验，复及旁观，总有疑惑难解处，有执一方而治某病者，常见弋获颇丰，而据辨证而治病，收效未必显著。岂辨病重于辨证？抑有所谓通治之方乎？疑虑之生，乃未晓病因病机之意蕴使然。推究再三，幡然有悟，盖当求之于病机本末，本末既知，则关乎辨病与辨证之疑问可解也。

（一）病机有本末之情

凡病必有病机。病机者，患病之机理，人体气机之异常变化也。无论中医所称之病，或西医所称之病，均可从中分析病机。自古迄今，医家所论病机，实已昭然详备，本文无意蛇足，第欲划分类型耳。病有千百，病机万端，类目虽多，却可以矩则概之，曰本曰末也。所谓本，"本病病机"也；而其末，"旁从病机"也。

1. 本病病机

本病病机，乃疾病本体病机，为本病所特有，贯穿于疾病全程，始终存在。有此病机，则其病成立，无此病机，则不成其病。此病机情势强劲，则病深重，情势减弱，则病缓解。如咳嗽为中医之病，其本病病机当为肺失宣肃；再如腰痛，其本病病机当为肾府气结；另如慢性胃炎，系西医之病，据其临床表现，当以胃气郁滞为本病病机。

2. 旁从病机

病机之除去本病者外，有与其病相关，引发本病病机，或为本病病机所引发者，便为"旁从病机"。旁从者，言其旁枝末节。较之本病病机，旁从病机并非本病所特有，亦非疾病过程所必具，乃病机之或见者，可见于疾病之初，可见于之中之末，亦可与本病病机相兼于疾病全程。仍举上例，若咳嗽，其见有风热袭肺，或脾虚失运等，是为旁从病机；若腰痛，其见有湿着肾府，或寒凝肾府，亦即旁从病机；而于慢性胃炎，若见肝气犯胃，或食滞胃脘等，皆属旁从病机。

旁从病机又有始发与转化之别。其发病之初即见者便为"始发病机"，病变过程中才见者便为"转化病机"。前者或为本病之病因，或为诱因；后者则为本病病机以及始发病机所从化、兼化而生出者。

至此，可根据传统医理与古今经验对中西医疾病作两类病机分析。再举咳嗽之例，其病机如附图所示：中间肺失宣肃为本病病机，两侧者为旁从病机。左侧一排属始发病机，分别为风寒袭肺、风热犯肺、风燥伤肺、肺气虚滞、脾虚及肺、肝火犯肺等；右侧属转化病机，分别为邪郁化火、滞津化燥、痰火阻肺、停饮生痰、气滞血瘀、伤阴动血等。图中箭头符号表示病机传变方向。其他疾病，亦可仿此分析。

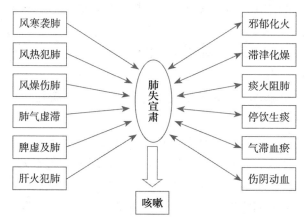

附图　咳嗽病本病病机与旁从病机示意

（二）从本末病机辨证

有诸内，必形诸外，况中医病因病机理论，概由审证求因而立。故在内之病机，无不具外察之证者。然则疾病内在之本末病机，必有外在证候与之相应。

1. 辨病之本证与众从证

证候之应于本病病机者，为本病之证，简称"本证"；其应于旁从病机者，为旁从之证，简称"从证"。从证又复两分，其应于始发病机者，为始发之证，简称"始证"；其应于转化病机者，为转化之证，简称"变证"。因证候向以病机为名表述之，故于疾病之本证、从证，其具体证候之名，仍以相应病机之名为名。上例咳嗽病之本证，即为肺失宣肃；其从证之始证，则为风寒袭肺、风热犯肺等；其从证之变证，则为邪郁化火、滞津化燥等。须加注意者，因本病病机贯穿于疾病始终，必然存在，故其所对应之本证，亦随之见于疾病全程，是以本证又可视为"当然证"。而旁从病机所对应之从证，并非必见于疾病全程，亦非数证同时见之，是以始证与变证，又可视为"或然证"。

2. 辨病之有无间甚繁简

从病机本末类分疾病证候，究竟何益于辨识病证？盖可因以判别疾病之有无、间甚、繁简也。其一为辨病有无。或问：中医之病，多取症状为名，有是症，便有是病，何须以有无辨之？曰：不然。夫成证之症，方可谓病；症未成证，唯症而已，未允为病。辨识之法，分作四步：先定主诉症状，即在病人症状表现内选定某者为主诉症状；次联病名，即以主诉症状联系相应病名；次辨本证，即辨识所联病名之病其本证是否成立；之后判断其病有无，若本证成立，则知有其病，否则便无其病。

对待西医之病，亦当辨其有无。先宜行西法诊断，若断为某病时，再辨其病之本证。若本证成立，则判为某病之病显而证显者；若未见本证，则判为某病之病显而证隐者。若西法尚难诊断为某病，却可辨为某病之本证成立者，则当判属某病之证显而病隐者。勿论证显而病隐，抑病显而证隐，均可作某病本证论治，所谓发于机先，治未病耶。

至于辨识证候之成立与否，可依证候情势轻重分级而定。笔者曾依据证势强弱或证情指数大小，将证候分为潜证、准证、显证、重证，前二者为亚临床证候，后二者为临床证候。若辨为显证、重证，则证候成立；若辨为潜证、准证，则证候暂难成立。特殊情况下，见准证即可视为本证成立，此时亦作患有其病论。

其次为辨病间甚。病有间甚，言病之情势轻重也；甚者病重而急，间者病轻而缓。辨识之法，概由本末病机所系本证、从证而定，以本证证情为主，参以从证。若本证为重证，则病甚，否则为间；倘本证非重，而为显证，且从证亦为显证，则病属较甚；另有本证为显证，而从证却见重证，固属病之甚者，然非本病之甚，当属他病，或为由本病引发者，或为旧病复发者。例如已经辨为咳嗽病，当以本证即肺失宣肃辨其间甚。若咳重或频急，气逆痰多胸闷，便属咳嗽病甚者；若虽见咳嗽，却已不急不频，胸次已舒，有痰无多，则为间者。若见肺失宣肃与邪郁化火两证均为显证，则可认为较甚者。设有咳嗽经久，兼见气滞血瘀较重，胸闷而痛，唇黯紫而舌瘀斑，则已发为胸痹，其病反甚于咳嗽矣。

再次为辨病繁简。病有繁简，言病繁杂与否也。繁者病多歧曲，简者病纯而直。亦可从本末病机辨别之。凡病见有本证而外，其始证已消除，且变证又未出现者，谓之病简；反之，本证以外，始证仍在，而变证已见者，谓之病繁。此论专指本病而言，倘兼有他病，则当再由他病之本证与从证判别之，以示他病繁简之情。仍以咳嗽为例，若肺失宣肃而外，并无他证，便属咳嗽病简易者；若见始发之风寒表邪未去，又兼见化燥、痰火、伤阴、动血等变证，则属咳嗽病繁杂者。若咳嗽而并见喘证，以肺失肃降为主，尚兼有肾不纳气、肾虚水泛、气滞寒凝等证，则可认作咳嗽之病简，而喘证之病繁者。

3. 辨证候之结构与类型

上述所言之主证、从证，均为理论分析之单元证（由单一病机所现之证），并非实际临床见证。后者可以为一个单元证，更多者乃多个单元证组合而成。任何疾病，其临床见证无非本病病机与旁从病机之外在表征，体现为本证与不同从证之组合状态。换言之，任何疾病之任何临床见证，概由本证与从证证组两部分构成，所谓从证证组，即始证与变证之不同组合形式。

由此推知，不同疾病之间，其临床见证之证候差别，取决于疾病之本证；而同一疾病，其不同临床见证之间之证候差别，取决于疾病之从证。故某疾病之临床见证种类数等于该病从证组之组数。例如，若某病有 3 种旁从病机，即可能共有 8 种证候。依此计算，当某病有 4 种、5 种旁从病机时，可能分别有16 种、32 种证候。所以有如此之多，乃将旁从病机所有不同组合均视为可能之故。其实，旁从病机之组合，有合理与不合理之分，若能去除其中不合理者，则实际临床见证屈指可数。

4. 常见证候之经验判断

既然理论证所含证候较多，其中唯有旁从病机之合理组合所见之证，方为实际临床见证，本处特称之为"实现证"。至于如何选定实现证，当求之医家临床经验。任何疾病之实现证皆由医家临床经验而得。单一医家经验有限，尚难认识某病之全部实现证，必汇集古今众多医家诊治该病之经验，方能得到正确认识。

由是而知，从经验辨证可以推知某病之本证及其常见从证。其法：先将每一常见经验证分析为由多个单元证构成之组合证，比较多个常见经验证，则其共有之单元证便为本证，而除去本证之后所余部分，便为含有不同单元证组合之从证组，由此可辨识从证。唯如是，则某病之常见证，与夫所隐含之本证、始证、变证，并相维系之本末病机，俱能得以揭示或验证。

如上可知，病机之有本末，而证候遂有本从，于是诊病由之而辨有无、分间甚、别繁简，识证以之而定结构、计类型、验奇恒，于是治疗因之而订定治法模式、谋划不同治策，便有治本治末、治本为主、唯本是治、舍本治末等施治方案。病机本末之关乎辨证论治者如此。惟其病有本证，故辨病无非辨证，

论治经略

所云辨病宜重于辨证者，实则辨本证重于辨从证耳。而所虑屈辨证于辨病之下者，其疑可释之矣！然本末病机及夫本证从证之情，固非易知者也。此等功夫，不在临阵铸兵，而在素间磨炼，历年积淀。医者亟须注重自身经验总结，然不可自我封闭，务必效法古贤，旁及众家，方可系统认识病证本从，俾辨证论治臻于完善。

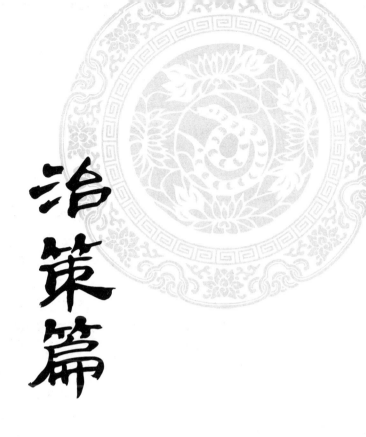

治策篇

本篇专论治策，首设治策概论，将《内经》所载治策分作四类，曰正治策，曰权变策，曰矫正策，曰规诫策，分述其纲目，胪列其条款，示例其原理。

次则举述治策之临证屡用且历经验证者凡五项，依次为逆从论治、旁证论治、主次论治、取舍论治、本末论治。分叙其理法概况，阐发其结构形式，详明其运用时机，并举医案佐证。

因虑及医家之临证用药，最重者莫如四气五味，而《素问·脏气法时论》《素问·五运行大论》《素问·至真要大论》中所载五味补泻法则向为医家组方遣药之宗旨，故取其要者，以"五味补泻"为目，列于五项之次，亦作治策之类。

又，运用古人成方，乃医家临证常事，其中以经方运用尤为推重，故而复将运用经方之拙见，特立"经方用法"一项，视同治策之一，辅翼于后。

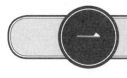

治策概论

　　论治策略，简称治策，即运用治法之方略，乃由证求治之津梁。治策可分为正治策、权变策、矫正策、规诫策四类。正治策用于指示行施正治法；权变策用于指示行施权变治法，如反治、旁治等；矫正策则用于裁剪、修正既定治法，使之更契合于病证及病证所处内外环境；规诫策即告诫规避之策，用于临证时提醒医生避免发生治疗错误。兹概述治策要点，并列举四类治策之示例。

　　中医传统理论所含治策殊多，诸如标本缓急、正治反治、三因制宜等皆然，古代医家曾辟有专论，如明·张介宾《类经》称"论治"，明·李念莪《内经知要》称"治则"，清·陈修园《灵素集注节要》称"审治"，均指治策，第冠名不同尔。如今教科书则称治策为"治法总则"，或称"治疗原则"，然此类称谓尤易与治法混淆，故本书特立治策为名，并作汇集梳理、分类标识，期能独立于治法之外而成专门，冀有裨于辨证论治研究与运用。

（一）论治宜注重治策

　　辨证论治过程极其复杂，辨证中证候之广，论治内治法之众，自不待言，况证与治又非径直相接，其间殊多歧枝与错节，故学习、掌握、运用辨证论治，决非易事。有感于斯，古今医家，每以识病尤须辨证、知常犹得达变诚勉后学，唯恐术业难传也。虽然，仍有为医而不知辨证、无问论治者，故清·陈修园鞭笞医不自重曰：医者"本非可贱之术，缘近今专业者类非通儒，不过记问套方，希图幸中，揣合人情，以为糊口之计，是自贱也。"今近虽重辨证，却受西医影响，偏倚诊断，力主规范，而将胪列病名、分型设证习为常则，遂使证候辨识，囿于樊篱，而于论治功夫，研习渐荒，直令辨证论治退化为辨证分型而依证型套用方药治疗，至于治策，已少问津矣！辨证论治包罗宏富，内涵深邃，易学而难精者也。必审慎辨证而又细绎论治者，方可探知堂奥，而浅尝辄止，或以简易目之、粗疏行之者，概莫能味其甘旨。辨证固为枢要，而论治实乃关键，若夫治策者，则又关门之锁钥也，岂可或忽！

　　所谓论治，即议论施治，议论之后，方得施治。而议论以证候为据，议论所出，便为策略，策略所指，便为治法。故治策者，运用治法之方略也。譬如寒证，《经》言"寒者热之"，故当施以温（热）法；又见寒甚已露假热之象，而《经》言"甚者从之"，故复于温法内稍佐从治之清法（寒凉药）。其中"寒者热之""甚者从之"均为治策，而温法、清法仅为治法而已。考治策条目，《内经》已详，如劳者温之、燥者濡之、散者收之、诸寒之而热者取之阴、因其轻而扬之、月生无泻、西北之气散而寒之、形乐志苦病生于脉治之以灸刺等，均系典型治策，从中可见一显著标志：每条治策分作前后两项，其前项劳者、燥者、散者、诸寒之而热者、其轻、月生、西北之气、形乐志苦等，或属疾病证候，或属病人所处时空环境；而其后项温之、濡之、收之、取之阴、因而扬之、无泻、散而寒之、治之以灸刺等，则属相应治疗措施、方法或禁忌。然则治策者，由证求治之津梁，治法之所本也，治策既定，治法才可奉行，故论治尤当注重策略。兹立下式以示治策之功：

> 辨证论治 = 辨证→论治
> = [四诊→（辨病证 + 辨病证背景）→证] → [据证设定治策→治法实施]
> = [四诊→（辨病本证 + 辨病从证 + 辨三才之情）→证] →
> [（对病本证从证正治策 + 标本权衡迎让策 + 三因制宜左右策 + 矫正规诫取舍策）→治法实施]

式中可见，辨证之际，首当辨识病证，包括本证与从证，其次辨识病证背景，即考察病证所处人体内环境与夫人体所处自然及社会外环境，亦即辨天、地、人三才之情，而后形成辨证结果，作为论治凭据。而论治之际，首当据证设定治策，之后借治策选定治法，实施治疗。其中治策类型尤多，既有切合病证之正治策，又有标本权衡迎让并三因制宜左右策，复有矫正规诫取舍策。医家若果熟知治策而灵活运用之，则其临证必能游刃有余，可同病异治、异病同治，亦可同证异治、异证同治，势将弋获丰厚而效应多彩。治策虽繁，盖可以四类目之：曰正治策，曰权变策，曰矫正策，曰规诫策。容概述于次。

（二）正治策与权变策

1. 正治策简析

正治策与权变策为主要治策，内容广博而条目繁多。正治策属常规策略，用于各类治法之正常运用。经言"正治者，逆治也。"正治策特征为证与治针锋相对，不偏不倚，此病治此，彼病治彼，逆病之性，补偏救弊，以平为期。如寒者热之、坚者削之、客者除之、陷者举之、结者散之等皆为正治策。正治策用于创立治法，如治疗八法便为古代医家依据《内经》"其高者，因而越之；其下者，引而竭之；中满者，泻之于内；其有邪者，溃形以为汗；其在皮者，汗而发之；虚则补之；实则泻之"等等正治策创建而成。临证时，正治策可指示治疗方向，引导各类治法之正治运用。比如，病遇虚证用虚则补之策而取用补法，遇热证用热者寒之策而取用清法等。临床病证复杂，常须采用多项正治策以指导治疗。如某病辨证为少阴阳虚、外被风寒，可运用经病治经、阳病治阳、在皮者汗而发之、里虚表寒可兼治之等多项正治策，指导选择温经助阳、解表散寒法治疗。兹将常见正治策列具表 1。

表 1　正治策分类示例

策略类型	策略亚类	策略条款	具体策略举例
立法正治策	邪正虚实	1. 实则泻之、虚则补之 2. 正虚邪实、补泻兼之	如坚者削之、损者益之等 如津亏热结宜增液攻下等
	阴阳寒热	3. 阳病治阳、阴病治阴 4. 阴阳俱病、治阴治阳	如热者寒之、寒者热之、散者收之等 如阴虚火旺宜滋阴降火等
	气血津液	5. 气病治气 6. 血病治血 7. 津病治津	如气虚补气、气滞行气等 如血虚补血、血瘀活血等 如津亏液枯者增液润燥等
	表里内外	8. 表病治表、里病治里 9. 表里同病、兼治表里	如在皮者汗而发之、太阴病温里等 如里虚表寒宜温经散寒等
	脏腑经络	10. 脏腑病治本脏腑 11. 经络病治本经络 12. 两脏同病兼治之	如肝病治肝、胃病治胃等 如循经取穴针刺等 如肝胃同病而肝胃同治等

策略类型	策略亚类	策略条款	具体策略举例
立法正治策	异法宜用	13. 病有宜药者 14. 病有宜针者 15. 病有宜导引者	如病生于内宜毒药等 如挛痹宜微针等 如痿厥寒热宜导引按跷等
拟方正治策	拟方配伍	16. 方剂性味配伍 17. 方剂奇偶组织	热淫于内,治以咸寒,佐以甘苦酸等 近者不以偶,远者不以奇等
	拟方剂型	18. 方剂剂型异施	急用汤、缓用丸、结用散等
	拟方秉性	19. 方剂缓急宜用	补上治上制以缓,补下治下制以急等
遣药正治策	遣药	20. 药味所宜	补下治下宜气味厚药, 补上治上宜气味薄药等
服药正治策	服药	21. 服药约制 22. 服药时间 23. 服药数量 24. 服药寒温	如大毒治病十去其六等 如一般病饭前服药,虚证空腹服药等 如一般病每日一剂二服,病急顿服等 如一般病温服;治温以清、冷而行之, 治清以温、热而行之等
选穴正治策	选穴	25. 按病经病位选穴 26. 按病证病位选穴	如脏病取经荥输,经络脏腑病取其俞 募穴等 局部病就近取穴 如血病取膈俞,心下满取井穴等
施针正治策	施针	27. 针深与留针之常 28. 行针之常	病位深、实证、寒证宜深刺留针; 病位浅、热证、虚证宜浅刺疾出等 度病之位调针向之, 度病之位随呼吸进退之等

2. 权变策简析

权变策为权变性治策,较之正治策,其证与治并非相逆针对,而属相从或相旁关系,乃行使从治法或旁治法之治策。权变策之特点为此病治彼,彼病治此,未病而治,病而缓治,病众治寡,病寡治众,先后分治,三因变治。权变策用于开辟治疗途径,拓广治疗领域。当正治策运用有碍或正治不能应手,抑或因病人内外环境差异不宜用常法治疗时,便须采用权变策而行从治、旁治或其他治疗。权变策范围甚广,可为治疗提供多种方法。诸如"虚则补其母,实则泻其子""见肝之病,知其传脾,当先实脾""先热而后生中满者治其标""塞

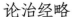

因塞用、通因通用"，等等，皆属权变策。兹将常用权变策汇集于表2，以便运用。曾治一肝阳亢盛之高血压患者，依正治策采取平肝潜阳法治疗，获效甚微，后改为从心论治，用清热宁心法为主治疗，却收显效。是即运用权变策"此病治彼、实则泻其子"之例也。

表2　权变策分类示例

策略类型	策略亚类	策略条款	具体策略举例
立法权变策	邪正虚实	1. 实则以补为泻， 虚则以泻为补	如癃闭用补中益气汤， 虚劳用大黄䗪虫丸等
		2. 邪实泻而兼补， 正虚补而兼泻	如调胃承气汤之用甘草， 四君子汤之用茯苓等
		3. 邪实正虚迭用补泻	如病情虚实先后因果补泻迭用之
		4. 邪实正虚次第补泻	如正虚耐攻时先祛邪后扶正
		5. 虚实反治则	如塞因塞用、通因通用等
	阴阳寒热	6. 阳病治阴， 阴病治阳	如诸寒之而热者取之阴，热之而寒者取之阳；壮水之主以制阳光，益火之源以消阴翳；甚寒下夺，甚热发汗等
		7. 阳病治阳治阴， 阴病治阴治阳	如补阳者于阴中求阳， 补阴者于阳中求阴等
		8. 阴阳俱病先后分治	阳不足阴有余先补阳后泻阴， 阴不足阳有余先补阴后泻阳
		9. 寒热反治则	如热因热用、寒因寒用等
	气血津液	10. 气病治血、血病治气	如气虚养血以益气、血脱益气以摄血等
		11. 津病治气、治血	如津伤者益气生津，津枯者养血润燥等
	表里内外	12. 表里俱病治表或治里	如从内之外者调其内、里虚夹表先救其里等
		13. 表里俱病先后分治	如从内之外而盛于外者，先调其内而后治其外；中寒下利有表寒者先温里后攻表等

策略类型	策略亚类	策略条款	具体策略举例
立法权变策	脏腑经络	14. 脏病治腑、腑病治脏 15. 本脏病治他脏或兼治他脏 16. 本经病治他经或兼治他经	如肾实泻膀胱、小肠火泻心等 如子脏虚补母脏,母脏实泻子脏等 如表里经互治等
	综合标本	17. 此病治彼,围魏救赵 18. 两病同在,治其先病 19. 中满癃闭,当先治之 20. 急则治标、缓则治本 21. 避锐就衰、甚者从之	如有其在本而求之于标,病在上取之于下等 如先病而后生寒者治其本等 如先病而后生中满者治其标,先小大不利而后生病者治其本等 如血崩者先止血、肺痨咳嗽者滋阴润燥等 如病始可治,其盛待衰,病盛格拒者从治等
	三因权变	22. 因人权变 23. 因时权变 24. 因地制宜	如形乐志苦,病生于内,治之以灸刺等 如厥阴司天、少阳在泉,以辛调上,以咸调下;夏宜清、冬宜温 如西北方宜散而寒之,东南方宜收而温之等
拟方权变策	拟方权变	25. 和合兼施 26. 反道行之	奇偶和合、缓急并用、丸散兼施等 奇之不去则偶、偶之不去则反佐以取之、寒热温凉反从其病等
遣药权变策	遣药权变	27. 药味三因权变矫正	如能毒者以厚药,不能毒者以薄药等 *
服药权变策	服药权变	28. 以食助药 29. 以粥助药 30. 以盐汤助药 31. 寒热病甚者从之	如病所远,中道乏味者食而过之等 如表证以热粥助药等 如肾虚以盐汤服药等 治热以寒,温而行之,治寒以热,凉而行之等

策略类型	策略亚类	策略条款	具体策略举例
选穴权变策	从病位	32. 远道取穴	如上病下取、左病右取、中病旁取等
	从病经	33. 表里经取穴 34. 同名经取穴	如阳明经病取太阴经穴等 如手阳明经病取足阳明经穴等
	从时序	35. 因时选穴	如灵龟八法于60天内按时选取八脉交会穴,子午流注纳甲法于10天内按时选取五输穴等
施针权变策	施针权变	36. 因人权变施针 37. 因时权变施针	如壮年体盛深而留之等 如春夏刺浅、秋冬刺深;纳甲法某穴不开取其合日互用穴等

注:＊此条既为权变策,又为矫正策。

（三）矫正策与规诫策

1. 矫正策简析

矫正策与规诫策虽无正治策及权变策之众,却同为辨证论治重要内容,殊不可缺。矫正策即矫正治疗之策,用于裁剪、修正治疗措施或方法,使之更加适宜病证状态或内外环境之情。其证多半为疾病之时空背景,即病人体质、人际关系、时令气候以及地理环境等。如"妇人重身……大积大聚,其可犯也,衰其大半而止",积聚用毒药攻之,治之常规,但孕妇患此,则须小其制、减其量,使病去大半而止,故本条即为矫正策。矫正策只能修正经由正治策及权变策指示选出之既定治法,而不能创立新法或选择治法。临证之际,治法初定之后,应当复习矫正策,根据人体、人事、时令、方土之情,修正既定治疗方案,以避免治疗偏差。如虚寒病人,按常则当取温法热药治疗,若遇盛夏,或逢少阳相火司天而时交三气,便当依"用热远热"或"司气以热、用热无犯"之矫正策而减轻热药用量或推迟治疗时间。表3举例列出矫正策数条,仅供参考。

表3　矫正策分类示例

策略类型	策略亚类	策略条款	具体策略举例
立法矫正策	三因矫正	1. 因人矫正	治孕妇病,衰其大半而止等
		2. 因时矫正	如司气以热,用热无犯,司气以寒,用寒无犯;用热远热,用寒远寒等
		3. 因地矫正	如江南岭表,用药轻省;关中河北,用药重复等
		4. 勿伐天和	如用热远热,天寒勿刺,月生勿泻,月满勿补,月空勿治等
	其他矫正	5. 莫致邪伤正	无盛盛,无虚虚,无致邪、无失正等
遣药矫正策	遣药矫正	6. 药味三因矫正	如能毒者以厚药,不能毒者以薄药等
施针矫正策	施针矫正	7. 根据临诊状态而矫正针刺时机	如乘车者卧而休之,如食顷乃刺之等

2. 规诫策简析

规诫策为临证时提醒医生避免发生治疗错误之策略。如"亡血家,不可汗",告诫医生虽有可汗之证,本当发汗,若病人素患失血,便不能发汗,故为规诫策。规诫策之指导意义在于规避治疗失误。如心火亢盛病人按常规当用苦寒直折,而时逢盛暑,为心旺时令,则应依据规诫策"不治王气"而罢用苦寒,否则将治而无功,甚至有"病热者,寒之而热"之虞。此时应改用权变策"壮水之主以治阳光",取滋阴降火变法治疗。传统理论中规诫策尚多,只摘其要者示例于表4。至于治策之运用,下文将作详论,兹不赘述。

表4　规诫策分类示例

策略类型	策略亚类	策略条款	具体策略举例
立法规诫策	三因规诫	1. 不治旺气	如春不以清治肝,夏不以冷治心等
		2. 治法因病而忌	如夺血者无汗,夺汗者无血;咽喉干燥者、淋家、疮家、衄家、亡血家、汗家等不可发汗表未解、胃中虚冷、津液内竭、三阳合病、心下硬满等忌用下法
	偏颇规诫	3. 忌偏味久补	五味各增五脏之气,增久必夭等

续表

策略类型	策略亚类	策略条款	具体策略举例
遣药规诫策	遣药规诫	4. 药味过用禁戒	如气病无多食辛，血病无多食咸等 大毒治病，十去其六，常毒治病，十去其七，小毒治病，十去其八，无毒治病，十去其九，谷肉果菜，食养尽之，无使过之，伤其正也
施针规诫策	施针规诫	5. 四时刺戒 6. 深浅刺戒 7. 临刺状态戒	如春不刺络等 如刺骨无伤筋等 新内勿刺等

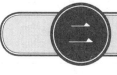

逆从论治

逆从，论治策略也。逆者，逆病机趋向而治；从者，从病机趋向而治。《内经》曰："逆者正治，从者反治。"逆治为治策之常，故曰正治；从治与逆治相反，既以逆治为正，故称从治为反。治法之由逆从运用者盖广。概而言之，各类治法，无论大小巨细，俱可由逆从而施行，第有全逆偏逆、从多从少之别耳。至于仆曾尝试于正治反治之外，另立旁治策略，乃对奇恒之证或难已之治所设偏师焉。分而言之，便有补泻之逆从、寒热之逆从、气机之逆从。容作分析。

（一）补泻之逆从

1. 实则泻之

实则泻之，为逆治策略之用于实证施以泻法者也。或问：实证固当泻之，何用赘言！曰：非欲繁琐，盖此条为常法常用，必先论之，后论变法，则可知常而达变也。何谓实？《经》云"邪气盛则实"，盖即有形之邪为病也，凡燥屎之结于肠，宿痰之阻于肺，瘀血之积于心，水饮之聚于胸，诸如此类者，皆谓之实。而荡涤肠胃，肃肺除痰，活血化瘀，逐水蠲饮，等等祛邪之法，无非泻之者也。此一治策，医家临证运用极多，然亦有所遵循，必认准的属实邪为病而无虚证者方可用之。至于实中夹虚之用泻内寓补，则属兼用虚则补之；纯实证而不用泻反用他法，则属运用旁治、反治策略。仅举一例，以示梗概。

■ **咳嗽治案**：张某，男，37 岁，1996 年冬初诊。咳嗽半月不平，以致气急喘息，西医诊断为上呼吸道感染，并疑有过敏性哮喘倾向。服西药数日不应，延仆诊治。视其身形壮实，询知向无疾苦，只半月前醉饱受凉后发病如此，大便素不畅，近已五日未得如厕。脉小弦，寸滑而尺沉，舌尖红，苔黄腻。此纯实之证也，直与宣肃肺气，兼利阳明。疏方：

炙麻黄 10 克，紫苏子 15 克，葶苈子 12 克，鱼腥草 30 克，黄芩 12 克，厚朴 18 克，制大黄（后下）6 克，桔梗 12 克，前胡 12 克，陈皮 10 克。5 剂（1101101），水煎服。

一周后再诊。述服药 3 剂，咳嗽尽平，喘亦不作，大便已通，后几日大便日可一行。遂将原方稍事加减，并小其制以善后：

炙麻黄 8 克，紫苏子 10 克，鱼腥草 18 克，黄芩 10 克，厚朴 12 克，杏仁 10 克，桔梗 10 克，前胡 10 克，五味子 8 克。3 剂（101001），水煎服。

按 发病半月非久，醉饱知能生痰，咳喘乃肺失宣肃；便结不畅，知为阳明之气素碍，不与太阴谐和，在在实邪实证也；而身体壮实，脉滑而弦，舌红苔腻，俱可佐证之矣。既有肺与大肠之实，故当泻之。立麻黄为君，伍以桔梗，宣发肺气；臣以苏子、葶苈子、前胡，肃肺化痰；佐以鱼腥草、黄芩，清除肺中郁热，所以泻之于上者也；佐以大黄、厚朴、陈皮，承顺胃肠之气，兼以除痰，所以泻之于中下者也。斯案实则泻之，常证常法，固当获效耶。

2. 虚则补之

虚则补之，为逆治策略之用于虚证施以补法者。何谓虚？《经》云"精气夺则虚"，盖即正气不足之证也。凡脏腑经络形气有亏，无论在气、在血、在阴、在阳，第有所亏欠，俱可谓虚。而填补脏腑经络形质之亏缺，振奋其功用之式微，无论补气、养血、滋阴、助阳，无非补之者也，此亦寻常治策，然须认准确属虚而无邪者方可用补。至于虚中夹实之用补内寓泻，则属兼用实则泻之；纯虚证而不用补反用他法，则属运用旁治、反治策略。举例以示之。

■ **汗证治案**：严某，男，43 岁，住五家渠，2013 年 3 月 15 日初诊。罹汗证四五年，近两月加重。汗出无度，昼则自汗，夜则盗汗，伴心烦，寐不实，手心热，余无所苦，饮食二便如常。西医查无所获，或认作自主神经功能失调。脉细小弦，舌淡红，微现齿印，苔薄白。此气阴不足，津液不固，心神失养也，所当益气养阴。疏方：

西洋参 12 克，麦冬 18 克，五味子 10 克，熟地 30 克，山茱萸 12 克，白芍 30 克，茯苓 18 克，天麻 8 克，合欢皮 15 克，夜交藤 15 克，炒酸枣仁 15 克，乌梅 10 克。9 剂（111011011011），水煎服。

3 月 29 日二诊。服药过程中，汗出逐渐减少，近两日自汗盗汗几平，且寐已转实。上方去茯苓，加砂仁，小其制：

西洋参 10 克，麦冬 15 克，五味子 10 克，熟地 20 克，山茱萸 12 克，白芍 30 克，天麻 8 克，合欢皮 15 克，夜交藤 15 克，炒酸枣仁 15 克，乌梅 10 克，砂仁 10 克。9 剂（111011011011），水煎服。

2013 年 4 月 19 日三诊。前此服药后，自汗盗汗痊愈，睡眠安和。近因受凉咳嗽，欲求中药治疗。遂与宣肃肺气法（方从略）调治。

【按】汗证之发，有虚有实。其实者或被邪火，或蕴湿热；虚者或因气虚，或由阴亏。本案脉症无实邪可察，有不足之征，料非实证。其自汗为气不足以固表，盗汗为阴不足于敛阳；心烦、手心热、寐不实，亦属阴分不足，无以敛阳养神所致。故施行益气养阴法收效显著，虚则补之正治也。

3. 补泻从治

虚则补之，实则泻之，为正治之策；虚反用泻，实反用补，则属从治之策。或问：补于实，泻于虚，得毋有犯虚虚实实之戒乎？曰：虽然，亦确有不得不如此之机，即假虚假实也。古医尝谓，"至虚有盛候"，则有假实，"大实有羸状"，则有假虚，此物极而反者也。当此之时，病既有反，治当有从，故于真虚假实证，取补虚为主，稍佐以泻；真实假虚证，取泻实为主，稍佐以补；佐者皆属从治，所云塞因塞用、通因通用，即此也。如阴虚于下则阳浮于上，脉见浮洪数大，反按之无力，证似纯火，非火也，病由水亏，法宜壮水以制火，或用桂附以引火归原，即属从治。

施从治于假虚假实之候，乃古人见地，而仆却有另说焉。盖假虚假实，终非常见，仆则于真虚真实之证，亦时取从治之法。凡遇实证之重者，泻实固当必用，然纯用泻实，恐或伤正气，故常于泻法中加一二味补药，以其非为虚证而设，却为防邪伤正、防泻伤正以加，乃因实而用补，故谓从治。而遇虚证之重者，补虚亦当必用，然单用补虚，恐虚不受补，故常于补法中加一二味泻药，以其非为实证而设，却为防滞正气或生邪气以加，乃因虚而用泻，亦谓从治。前者取法于黄龙汤（《伤寒六书》方，药用大黄、芒硝、枳实、厚朴、甘草、人参、当归），泻中兼补；后者取法于一贯煎（《柳州医话》方，药用沙参、麦冬、当归身、生地黄、甘杞子、川楝子），补中寓泻。

■ **闭经治案**：代某，女，39 岁，住米泉，2011 年 4 月 14 日初诊。月经逾三月未行，乳房胀痛，大便干结，心烦易怒。舌尖红，苔白中根黄腻而厚，脉细弦。肝胃郁火，逆上不下，以致冲脉结涩，经血难下。所当清热解郁，达滞下瘀。疏方：

当归 18 克，桃仁 12 克，红花 12 克，益母草 30 克，泽兰 15 克，天麻 12 克，川牛膝 30 克，制大黄（同煎）12 克，黄芩 10 克，栀子 10 克。5 剂（1101011），水煎服。

5 月 12 日二诊。上药服后大便已畅，烦躁有减。因故未及时来诊，自行再取上方 10 剂，服药中觉体况转和，虽然月经未行，然白带增多，似有来潮之兆。脉小弦，舌尖红，苔黄腻。郁火有散，冲脉将释，经或将至，当通经活血以助之。疏方：

当归 18 克，肉桂 20 克，桃仁 12 克，红花 12 克，益母草 30 克，泽兰 15 克，天麻 12 克，川牛膝 30 克，土鳖虫 12 克，水蛭 10 克，刘寄奴 18 克，党参 10 克。4 剂（1111000），水煎服。

5 月 19 日三诊。月经喜于昨日来潮，今日量增多，体无不舒。脉小滑，舌苔变薄。再与和血益气善后。

〔按〕 本案闭经，属郁火阻滞实证，病程较短，先以清热解郁活血，使肝火疏散，胃气承顺，冲脉郁滞之血渐开；继之以破血开结通经，肝气得以疏泄，冲脉遂和，胞宫血溢而下，经血来潮。闭经虽为难治病，内中亦有区分，大抵虚证寒证病久者难愈，实证热证病暂者易治，本案为实为热未久，是以治得显效也。案中方药，用大黄、黄芩、栀子清热，当归、红花、益母草、泽兰、牛膝活血调经，土元、水蛭、刘寄奴、桃仁破血通滞，俱属常法；而加天麻则在平息肝经或生之风。郁火血瘀之证而加党参，固无所应之现证，第以预补或伤之气，并防经血过多耳，实而用补，从治之设耶。

（二）寒热之逆从

1. 寒者温之

寒者温之，寒证当施温法治之，逆治之常策也。所谓寒证，脉症之见寒象者也。如脉迟或沉或紧，舌淡或黯，苔白滑，面白神倦，形寒肢冷，便溏溲清，畏凉喜热等便是。寒证之因，盖见三端：一曰外伤风寒，一曰内伤生冷，一曰阳虚生寒。而所成之证便有表寒、里寒、虚寒之别。是以寒者温之，便有三类：表寒者用辛温法，里寒者用温中法，虚寒者用温阳法。仅举一例。

■ **痛经治案**：石某，女，37 岁，住米泉，2012 年 7 月 19 日初诊。痛经二十年，近一年内加重。自述发病始于经期游泳受凉。今每于行经第一日小腹冷痛，牵及腰骶，伴有头痛、恶心，常须服止痛西药，并以热水袋外敷方可忍受，月经量亦较前减少，妇科检查有盆腔炎症。末次月经 6 月 24 日，5 天净，其痛如昔甚剧。近日将至行经，头已觉微痛。脉小弦尺沉，舌淡有齿痕，苔腻滑。认作寒凝而致，所当温之。疏方：

黑附片（先煎）15 克，白芍 30 克，艾叶 8 克，延胡索 15 克，肉桂 18 克，姜黄 15 克，威灵仙 30 克，白芷 12 克，羌活 15 克，泽兰 12 克，砂仁 10 克。5 剂（1011011），水煎服。

7 月 26 日二诊。月经于 22 日潮，今日已净，腹痛大减，未再服止痛西药，头痛、恶心未作，经量仍较少。脉小弦，舌淡红苔腻。寒凝半开，未尽除也。上方加益肾养血之味：

黑附片（先煎）10 克，当归 12 克，白芍 20 克，丹参 10 克，延胡索 10 克，杜仲 15 克，姜黄 12 克，白芷 12 克，羌活 10 克，泽兰 10 克，砂仁 10 克。12 剂（110101101010101101011），水煎服。嘱 20 天后来诊。

8 月 16 日三诊。云服药后体况觉佳，唯近日鼻中生疮如黄豆大，未见头痛。脉细弦，舌淡红苔白。寒凝气滞渐散，而余邪之尽除，尚须时日。月经将至，恐至期经血仍为之郁阻，所宜再施温通。疏方：

黑附片（先煎）15 克，当归 15 克，白芍 30 克，艾叶 8 克，延胡索 15 克，肉桂 15 克，姜黄 15 克，威灵仙 30 克，白芷 15 克，羌活 15 克，蒲公英 15 克，砂仁 10 克。9 剂（1101101101101），水煎服。

12 月 3 日四诊。上诊后，因工作繁忙，数月未得来诊。连续三个月行经俱无腹痛，头痛等亦未作，只于最末一次（11 月 20 日，6 天净）又小见痛经，近欲再加调理，脉见细弦，舌淡红，苔白而腻。病已有年，邪根必深，当假之时日方可，仍施原法。疏方：

黑附片（先煎）12克，肉桂20克，白芍30克，艾叶5克，延胡索12克，羌活12克，姜黄15克，白芷12克，泽兰10克，砂仁10克。9剂（11010110101101），水煎服。嘱20天后来诊。

2013年1月7日五诊。上药服竟，未再服药，而月经12月19日行，5日净，再无腹痛等苦，经量较昔有增。寒气已除，气血向和，所当温养下元，以为善后之计。疏方：

黑附片（先煎）10克，当归12克，白芍30克，丹参10克，延胡索10克，杜仲15克，木香10克，白芷12克，紫河车6克，益母草10克，砂仁10克。10剂（11010101010101101），水煎服。嘱慎起居，勿犯寒凉。

按 经期游泳，水中寒湿，极易入侵血室；出水之际，蒸发殊速，最能感受风寒。是以本案病人罹患痛经，且伴头痛等症。若及时调治，早当痊愈，奈何未加注意，迁延迄今，寒伏下焦，滞气凝血，以致痛经加剧。寒者温之，滞者行之，案中治法，温通者也。药用附子、肉桂、艾叶，所以温之而除其寒；延胡索、姜黄，所以行之而止其痛也；风寒伏藏，故有经期头痛；胞宫寒滞，肝经为之拘紧，复加羌活、白芷、白芍、威灵仙，所以散伏风而缓肝急也。仆治痛经，常行此法。

2. 热者清之

热者清之，热证当行清法治之，亦逆治之常策。所谓热证，脉症之见热象者也。如脉洪数有力，或滑实鼓指，舌红芒刺，苔黄而干，面红目赤，烦热燥渴，恶热喜冷，便秘溲赤等即是。热证之成，亦有三途：一曰外感暑热之邪，一曰风寒从阳化热，一曰阴虚津亏生热。其所成热证，有表热、里热、虚热之分，而热者清之，便有三类：表热者用辛凉法，里热者用清泻法，虚热者用滋阴法。兹以举例。

■ **支气管肺炎治案**：陈某，女，9岁，住乌市，1997年4月8日初诊。发热、咳嗽5天。其母代述：患儿先有咳嗽数日，近5日始有发热，体温波动于38～39.5℃之间，咳嗽多痰而黄，伴有神疲乏力，恶心食少，西医诊断支气管肺炎，虽已用针剂3日，而热未退，咳嗽频仍。去岁曾罹病如斯，住院西药治疗十余日方退。旧年儿母曾患痛经由仆治愈，故延仆以治儿病。见其气息急促，口唇紫黯，脉滑而数，舌红苔黄欠津。审若脉症，风寒外袭肺系，入里化热，肺失宣肃。治当清热肃肺。疏方：

生石膏 30 克，知母 10 克，黄芩 10 克，鱼腥草 20 克，金银花 10 克，连翘 10 克，炙麻黄 8 克，厚朴 10 克，新贝母[1] 10 克，桔梗 8 克，陈皮 8 克，炙甘草 8 克。3 剂，水煎服。

4 月 10 日二诊。当日服药一剂而热退，连二日未再发热，咳嗽已去强半，纳食稍加，惟大便溏泻，今日已三行。切其脉小弦寸觉滑，舌淡红，苔微腻根厚。热势虽挫，而肺气未畅。仍清余热，宣肺和中。疏方：

生石膏 18 克，桑白皮 12 克，前胡 10 克，黄芩 8 克，鱼腥草 20 克，连翘 10 克，炙麻黄 8 克，新贝母 10 克，桔梗 8 克，炒白术 18 克，陈皮 8 克，炙甘草 8 克。5 剂（1101101），水煎服。

4 月 17 日三诊。发热未作，咳嗽已平，大便微溏，饮食仍钝。脉小弦，舌淡红，苔白微腻。痰热已除，气阴之伤未复，所宜清养。疏方：

炒白术 18 克，茯苓 18 克，陈皮 6 克，桑叶 8 克，桑白皮 12 克，新贝母 8 克，麦冬 10 克，沙参 12 克，太子参 15 克，五味子 8 克。4 剂（101101），水煎服。

按 世俗每谓中医专治慢性病，故来诊发热患者鲜少。本案患儿之母曾由仆治愈痛经，笃信中医，是以来诊。肺热咳喘气急，以麻杏石甘汤加减治之，委实常证常法常方也，允其获效。或问：明晰之证，胡不专用经方，而加减何为？曰：仆亦自责如是。盖虽知经方之灵，然觉药力或有不足，故每加强之。恐石膏之独力难当，故佐知母、黄芩、鱼腥草、金银花、连翘，并清肺家邪热；虑麻黄虽长于宣肺，而肃清缺焉，故佐以厚朴、桔梗、贝母、陈皮，以兼肃肺化痰。至于不用杏仁者，乃仆早年治喘一案，曾发吐泻中毒之征，疑为杏仁过量所致，迄今鲜用此药。想来终属术业未淳，定力亏欠，运方瞻前顾后耶。此固前贤之所以为前贤，后学之所以为后学欤！

3. 寒热从治

寒者温之，热者清之，乃正治策略。然寒证未必尽用温法，尚有反施清法者，热证未必皆行清法，亦有反用温法者，斯则寒热之从治焉。《瘴疟指南》："凡间之火得木则炎，得水则伏，其疾之小者似之，故立方有正治；龙雷之

---

[1] 注：新疆贝母，或称伊贝母。

火，得木则燔，得水则炎，日出则灭，其疾之大者似之，故立方有从治。"盖从治当施于寒热势盛之际，权宜之策也。其临床运用，计有三类：其一，有假寒者，于清热方内加一二品温药；或有假热者，于温寒方中佐一二品凉药。其二，有假寒者，治以清热方药却趁热而服之；或有假热者，治以温寒方药却候冷而服之。其三，凡见寒证势盛者，虽无假热，亦可于温寒方内稍加清热之味；而见热证势盛者，虽无假寒，亦可于清热方少佐温寒之味。后者乃从治之引申运用也。《济阴纲目》以金华散（延胡索、当归、瞿麦穗、牡丹皮、干姜、石膏、桂心、威灵仙、蒲黄）治血室有热之崩漏，其干姜、桂心便为从治而施。

■ **腹痛治案**：摆某，女，10 岁，回族，住昌吉，2015 年 8 月 17 日初诊。腹痛反复发作两年，近发三日。其痛绕脐，阵发日数次，发时面色㿠白，欲以手搦之，食凉则甚，好在尚无腹泻，西医检查无获，曾服中药，而痛仍之。舌淡有齿印，苔滑润，脉细而紧。询之起因不详，料必伤于食饮，寒气直中太阴，迁延疏治，寒伏未去而中气已伤。治当温脾理中。疏方：

干姜 10 克，炒白术 20 克，白芍 20 克，党参 10 克，黄芩 10 克，防风 10 克，砂仁 8 克，延胡索 10 克，藿香 10 克。4 剂（1101010），水煎服。

8 月 27 日二诊。上诊 4 剂药，服药中腹痛减轻，发作次数减少，停药三天，偶有小发，而痛势已缓。寒邪已散，未尽除之。仍当温补中阳。疏方：

干姜 10 克，炒白术 20 克，白芍 20 克，党参 12 克，黄芩 10 克，防风 10 克，延胡索 10 克，白芷 10 克，藿香 10 克，砂仁 8 克。3 剂（1010100），水煎服。

按 虚寒腹痛而用理中丸法，寒者温之，正治耳；而于方中加黄芩，则寒反用寒，从治者也。仆治腹痛腹泻，常用理中丸法。若为腹泻无痛，则理中丸加茯苓、炮姜、藿香、车前子以健脾化湿，并佐以黄连、黄芩，一作从治，一清或生之火；腹痛无泻，则理中丸加延胡索、白芍、防风等以理气缓肝止痛，亦佐黄芩从治；腹痛而泻，则以理中丸与黄芩汤合方，并加黄连、木香、肉桂、茯苓等，便成肝脾两调、温清兼施之制矣。本案即腹痛无泻者，故用党参、白术、干姜、藿香、砂仁健脾温中，白芍、延胡索、防风柔肝缓急止痛，却用黄芩之寒以反佐之焉。二诊效不更方，只加白芷，无非芳香行气，灶内添薪耳。

（三）气机之逆从

1. 陷者举之

陷者举之，气机病变论治策略之一。气机，乃人及生物生命活动之机理，概括为两对四类，曰升与降，曰出与入也。《内经》以内根与外根区分动植之物。《素问·五常政大论》曰："根于中者，命曰神机，神去则机息。根于外者，命曰气立，气止则化绝。"无论动物植物，皆具升降出入气机，第显隐稍异耳。植物升降显而出入隐，动物升降隐而出入显。《素问·六微旨大论》曰："出入废则神机化灭，升降息则气立孤危。故非出入，则无以生长壮老已；非升降，则无以生长化收藏。是以升降出入，无器不有。故器者生化之宇，器散则分之，生化息矣。故无不出入，无不升降，化有大小，期有近远，四者之有，而贵常守，反常则灾害至矣。"

是以人体升降出入不常，皆能致病，而调节升降，理顺出入，则可愈病。故陷者，升降不常，升少而降过也；治以升举，气机逆治之常策也。陷者所病，血脱之崩漏下血，气陷之脱肛泻利，津脱之带下淋浊，阳陷之遗精滑精，皆此类也。及论其治，益气固脱，升阳举陷，收气敛津，莫非举之也。至于用药，多选黄芪、升麻、人参、党参等为主，伍以或温或清，或止血敛阴，或收津完带，或止泻涩精等品，组成临证处方。成方如补中益气汤、升阳举陷汤等可量情选用。仅举一例。

■ **虚淋阴挺治案**：陈某，女，57 岁，汉族，2012 年 8 月 28 日初诊。尿频数，咳而遗尿，一年有余，月内加重，几至失禁。患有慢性尿路炎症多年，常因感冒或生气时急性发作，而见尿痛、尿急、尿频，每须住院治疗方平。近年急发已少，但尿频夜甚，咳嗽则尿液溢出，稍劳尤然，且有子宫脱垂，伴疲乏无力，腰酸肢软。舌淡黯，边现齿痕，苔薄白，脉细。认作脾虚气陷，升举无力，膀胱失约，津液不固。当从益气升阳，敛津固胯。疏方：

生黄芪 40 克，党参 30 克，炒白术 30 克，升麻 8 克，柴胡 6 克，瞿麦 15 克，萹蓄 18 克，车前草 12 克，桑螵蛸 30 克，砂仁 10 克。5 剂（1101101），水煎服。

9 月 4 日二诊。服药间气力有加，夜尿次数有减，咳嗽时尿液溢出亦减。但昨日受凉，头痛身热，夜间及今晨小便频急，腰酸痛，小腹觉坠胀不适。脉小弦微数，舌淡黯，苔薄根腻。内邪稍却，奈何外邪复侵，恐已两相狼狈，亟当祛风散寒于表，清热利湿于下。疏方：

羌活18克，白芷15克，茯苓30克，淡竹叶10克，石韦10克，瞿麦15克，萹蓄18克，车前草12克，杜仲20克，砂仁10克。3剂（111），水煎服。

9月7日三诊。一剂药后，便觉头目清爽，身热不再。三剂服竟，小便已无频急，腰痛腹胀亦除，唯咳而尿遗有之，内裤觉湿，夜尿仍四五次，胞宫之坠脱依然。外邪已清，湿热亦微，而脾肾之气久见不足，清阳无力升举，非健脾益气升阳不办。疏方：

生黄芪40克，党参30克，炒白术30克，升麻8克，杜仲18克，瞿麦12克，萹蓄15克，车前草12克，桑螵蛸30克，砂仁10克。7剂（1101101101），水煎服。

9月25日四诊。上诊服药7剂后病情锐挫，身况转佳。其夜尿减为一二次，咳时未再遗尿。病人又自取药5剂，服后觉体力精神遽爽，且其子宫脱垂之情亦见减轻。病非一日成者，虽其几平，仍宜再治，冀其不发。疏方：

生黄芪30克，党参24克，炒白术30克，升麻8克，杜仲18克，白芍20克，萹蓄15克，车前草12克，桑螵蛸30克，砂仁10克。9剂（11010110101101），水煎服。

10月16日五诊。上诊后，前数日诸症几除，夜尿偶有一次，再无尿液溢出之苦。正值国庆节假，外出游玩劳顿，遂致腰痛而小腹坠胀，胞宫又复下坠外脱。终系脾肾阳气未得充足，难抵烦劳复伤，所当再施原法。疏方：

生黄芪40克，党参30克，炒白术30克，升麻8克，柴胡6克，瞿麦15克，萹蓄18克，木香10克，车前草12克，桑螵蛸30克，杜仲20克。10剂（110110101101101），水煎服。

12月4日六诊：上药服竟，又自取10剂，并加休养，诸症已平。为善后计，仍不便即行停药，可用成方。疏方：补中益气丸，上午服1次；六味地黄丸，下午服1次。服1周，停药1周，连服两月。

按 遗尿淋浊，湿热者居多；久病则虚实夹杂，邪虽少而不能尽除，正气虚而不能固敛。本例即邪微正虚，而兼见子宫脱垂，中医旧称阴挺，是以知其为湿热蕴结于下焦隐曲之中，脾肾阳气升举无权者。施以益气升阳、利湿清热，佐以固摄精气，遂得痊愈。黄芪、党参、炒白术、杜仲，所以补脾肾之气也；升麻、柴胡，所以升举清阳也；桑螵蛸、白芍，所以固敛精气也，俱乃扶正者。而瞿麦、萹蓄、车前草、淡竹叶、茯苓、木香等，则利湿清热于下焦，为祛邪而设；其间所加羌活、白芷，则疏风于上，皆为本例用方之佐助。

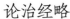

2. 亢者降之

亢者降之,与陷者举之趋向相反,亦气机病变治策之一。所谓亢者,升降失常,升太过而降不及也;治之以降,气机逆治之常策也。亢者所病,肝阳亢奋之头痛目眩,肺气不降之咳嗽哮喘,胃气上逆之呕吐呃逆,俱属此类。而平肝潜阳,肃肺平喘,降逆和胃,无非降之之法也。至其方药运用,大致分作三类,一以平肝,多选天麻、白芍、钩藤、石决明、龙骨、牡蛎等药为主,而配以滋阴养血等品;一以肃肺,多选苏子、白芥子、莱菔子、葶苈子、杏仁、前胡等药为主,而配以化痰止咳等品;一以降胃,多选半夏、旋覆花、代赭石、枳壳、大腹皮、丁香、柿蒂等药为主,而配以健脾理气等品。兹予举例。

■ **眩晕治案:** 于某,男,56 岁,汉族,住五家渠,2013 年 5 月 20 日初诊。头晕目眩年余。患有高血压病 6 年,已用降压药,一向并无眩晕,一年前因与人争执生气,遂见头晕目眩,且伴心慌、心烦、耳鸣,迄今不平。虽仍用降压药,而血压时有波动,难以降至正常。诊其脉弦而双寸小滑,舌黯红,舌尖芒刺,舌苔根厚而腻。肝家阳气亢逆之候,所当平肝潜阳,佐以宁心。疏方:

生龙骨 30 克,生牡蛎 30 克,珍珠母 30 克,天麻 10 克,白芍 30 克,合欢皮 15 克,夜交藤 15 克,白芷 15 克,羌活 15 克,五味子 12 克,茯苓 30 克,薄荷(后下)10 克。5 剂(1101101),水煎服。

5 月 27 日二诊。药后头晕目眩之症半平,而仍有心烦,耳鸣,不耐与众人相处,周内每日测血压,有两天偏高,脉细弦,舌黯红尖刺,苔腻。肝阳亢逆未尽平之,心经郁火未散,潜降之法不变,而加清心之味。疏方:

生龙骨 30 克,生牡蛎 30 克,珍珠母 30 克,天麻 10 克,白芍 30 克,合欢皮 15 克,石菖蒲 12 克,栀子 10 克,炒酸枣仁 15 克,五味子 10 克,茯苓 30 克,薄荷(后下)10 克。9 剂(11010110101011),水煎服。

6 月 17 日三诊。用药期间,眩晕几平,即便不服药之日(即"0"之日),亦未见头晕,且心烦顿减,血压已在正常水平,自以为无需再治,遂停药一周。不期昨日饮酒,似有感冒,头身觉热,眩晕复见,并胸闷脘胀,晚间呕吐一次,胸脘稍宽,而晕眩仍在,心烦、耳鸣时作,脉弦寸小滑而尺沉,舌苔厚腻欠津。亢阳甫潜,而冒风外引之,酒伤内激之,肝家焉得安和?乌能不忿奋亢逆哉!终属治未尽量也,必当假之时日,方得久安。再施原法,佐以和中。疏方:

生龙骨 30 克，生牡蛎 30 克，珍珠母 30 克，天麻 10 克，钩藤 15 克，夜交藤 15 克，栀子 10 克，黄芩 10 克，炒白术 20 克，藿香 10 克，木香 10 克，砂仁 8 克。5 剂（1110110），水煎服。

6 月 24 日四诊：晕眩、胸闷、脘胀尽除，心烦亦减，血压未再升高，耳鸣减弱，脉细弦，舌苔已变薄。中气已复，肝阳已降，为防疾症复萌，仍须潜降宁心，小其制可也。疏方：

生龙骨 30 克，生牡蛎 30 克，珍珠母 30 克，天麻 10 克，白芍 30 克，合欢皮 15 克，夜交藤 12 克，栀子 10 克，茯苓 15 克，五味子 8 克，龟甲 10 克，砂仁 10 克。12 剂（110101101010110010101），水煎服。

9 月 16 日五诊：上诊后体况安和，再无目眩头晕之苦，担心复发，又照原方取药两次间断服用。迄今仍服原降压药，血压平稳，诸症未发，只是耳鸣偶有。此来专为询问是否继续服药，诊其脉小弦，舌黯红，苔薄腻。为疏原方加麦冬 15 克。9 剂（1101001101001011），水煎服。嘱其服毕可停药一个月观察，若无所苦，即不再服药，倘若又发，再来诊不迟。

按 前人论眩晕有责外感风寒、暑湿、燥火者，有责内伤气虚、血虚、痰饮、火冲者。时至今日，民众保健意识空前陡增，外感治疗及时，其致眩晕者渐少，而凡见眩晕，多为内伤。且近世生活节奏变快，人易烦劳，而稍有条件者，又极重进补，故临床所见眩晕，肝阳痰火冲逆者，往往而多。以仆经验，眩晕之作，或由痰火，或因阴虚，要皆肝阳化风，上扰清空所致。是以无论虚实，治法莫外潜阳息风。至于消痰、清火、滋阴，诸般治法，固当施之，然必于大剂潜降之中，同时用之，且令潜降之法为主方可。本案即肝阳亢逆化风之证，肾阴自已有虚，痰火亦或有蕴，施治并未顾及起病所因之虚实，第全从重镇潜阳，佐以宁心，只在病愈而善后方中加用益阴之味。此仆治疗眩晕常法，举此例以证亢者降之之策耳。案中诸症经治皆平，并血压亦已正常，唯耳鸣仍时而见之，不无遗憾。仆于耳鸣一症，迄今尚少治疗良策，同道有以教我者，将恭听之。

3. 闭者开之

闭者开之，闭塞之证而行开启之法，气机逆治之常策。闭塞之证，气机出入障碍，当出而不得出者也。汗当出于肌肤而不得出，则为汗闭；溲当出于前阴而不得出，则为尿闭；粪当出于魄门而不得出，则为便闭。及其治也，无非发汗于腠理，利尿于膀胱，通便于大肠。《内经》治肿胀，首义以平治于权衡，去菀陈莝，开鬼门，洁净府。其开鬼门，发汗也；洁净府，渗利小便也。除肿胀而外，亦有因风寒束表而无汗者，仍从发汗治；有沙石、瘀血、癥积而致尿闭者，仍从利小便治。至于大便之闭塞不通，则有虚实寒热燥结之诸因，皆当承气通便于阳明，兼以补泻温清润解可也。俱为闭者开之策略也。兹予举例。

■ **荨麻疹汗闭治案**：管某，女，43 岁，汉族，2005 年 4 月 29 日初诊。患荨麻疹反复发作，已逾五年。其先皮疹只在上肢，后则延及全身，头面亦见发生，几近每日朝发而夕隐，或昏发而夜平，久经抗过敏治疗，终难痊愈。近两年来，复增皮肤干涩，虽炎夏亦无汗出，伴见烦闷燥热。脉来弦而小滑，舌淡黯，有齿痕，苔薄白。风寒伏于腠理，遇外风则发为瘾疹；卫气滞于肌肤，阖毛孔而遂成汗闭。正当疏风散寒，开启鬼门，振奋卫阳。疏方：

炙麻黄 10 克，桂枝 10 克，羌活 15 克，白芷 12 克，白芥子 12 克，白鲜皮 12 克，地肤子 15 克，川芎 8 克，浮萍 10 克，薄荷（后下）10 克，荆芥 10 克。4 剂（1101010），水煎服。

5 月 6 日二诊。药后病症并无明显改善，周内曾有 4 日发出疹块，仍苦肤燥无汗烦闷，脉舌如前。明明伏风卫郁之候，施以疏风达卫，何以未应？不可即认证治不确，盖或郁滞既久，治疗尚欠也。再用原法，稍事加减，原方去桂枝，加党参 15 克，乌梢蛇 10 克。6 剂（1110111），水煎服。

5 月 13 日三诊。上诊 3 剂药后，未见发疹；6 剂服竟，一周内不见疹发；更喜两年无汗，今则汗出肤润矣！故又自行取药 6 剂服之，其间再无发疹。既已显效，未可变更原法，加强益气之制。上方加生黄芪 30 克。9 剂（11010110101101），水煎服。

6 月 3 日四诊。上药服后，又停药一周。凡三周内已无发疹，且身肤润爽，烦躁郁闷顿平。伏邪已除，卫气复振，肌肤气血畅达，病即告愈。为防复发，尚需再作善后之治，取益气固表法，以玉屏风散方加味可也。疏方：

生黄芪 20 克，党参 15 克，炒白术 20 克，防风 10 克，炙麻黄 6 克，白芷 10 克，白鲜皮 10 克，地肤子 10 克，五味子 6 克，陈皮 6 克。9 剂（110101101001001001），水煎服。

按 荨麻疹多由风寒、风热伏郁于肌肤而发，慢性者则有气血不足。本例兼有汗闭，当知非风热者，参以其他脉症，认作风寒伏于腠理，卫气滞于肌肤。经发表祛风散寒，振奋卫阳，益气开结，而得两症俱愈，正所谓闭者开之也。自此而后，仆治荨麻疹，多用汗法为主。即便风热之证，虽用黄芩、金银花、连翘、薄荷、浮萍，亦必加麻黄、白芷、白芥子等，所以强卫气、开肌表、散郁结也。

4. 散者收之

散者收之，散失之证而行收拢之法，气机逆治之常策。散失之证，凡指气机出入乖张，不当出而反出，或虽当出而出之太过者。津气不当出，而反溢出之于肌肤，则为自汗盗汗；津液不当出，而反溢出之于溺孔，则为遗尿失禁；精液不当出，而反涌出于精关，则为遗精滑精；肺气允随呼吸有出，而反过多逆出于气道，则为久嗽虚喘；肠气允推粪便下出，而反过多脱出于魄门，则为久痢久泻；血液允依月经有出，而反失时过量出于阴门，则为崩中漏下；阴液允作白带润于阴道，而反不时淋漓出于前阴，则为久带清稀。既云夫散，治当收之。收之所法，益气养阴固表，收津气以止汗也；补肾益阴缩泉，收津液以敛脬也；调元堤肾锁关，收遗滑以固精也；强肾益阴平息，收肺气以定喘也；健脾调中涩脱，收肠气以止泻也；养肝育阴塞漏，收血液以固崩也；补中益肾益气，收阴液以治带也。斯皆散者收之策略耶。举例于次。

■ **盗汗治案**：陈某，女，45 岁，汉族，住米泉，1998 年 3 月 28 日初诊。夜间盗汗三年，近半年加剧，几乎夜夜汗出，以头颈、下肢汗出最多，浸渍被褥。晨间口舌干燥，周身困乏，腰酸痛，心烦头晕。近两年月经量锐减，两天即净。脉细小弦，舌黯红苔薄。此肾阴肝血不足，阴不涵阳之的候，所当滋养阴血以收敛阳气。疏方：

当归 12 克，白芍 30 克，干地黄 24 克，麦冬 15 克，山茱萸 15 克，五味子 10 克，夜交藤 12 克，茯苓 18 克，泽泻 12 克，生黄芪 30 克，生龙骨 30 克，生牡蛎 30 克。5 剂（1101011），水煎服。

4 月 4 日二诊。服药 3 剂后，夜间汗出有减，5 剂服竟，汗出已去强半，头汗几无，而口干仍见，大便溏稀，脉细舌黯。阴分有补，卫阳稍得收固，然虚者非暂，补难即足，尚待时日。原方去当归，加炒白术 20 克。9 剂（11010110101101），水煎服。

4 月 18 日三诊。盗汗之苦几除，夜间仅于股阴处稍有汗出，头觉清爽，口干不再，大便成形，舌黯红，苔薄白，脉细小弦。月经甫过，量仍少。气阴渐复，肝血未充，是以汗证虽平，而经血不足。当于养阴之上，酌加养血，以调补冲任。疏方：

当归 15 克，菟丝子 15 克，白芍 30 克，干地黄 24 克，阿胶（烊化）10 克，山茱萸 15 克，茯苓 18 克，丹参 10 克，生黄芪 30 克，生龙骨 30 克，生牡蛎 30 克。15 剂（110101101001101001101001101），水煎服。

按 昔贤之论盗汗病机者，吾独服《医灯续焰》之说："盗汗者，睡中偷出。多发于夜，如盗之乘人不觉而夜出也，属阴虚。盖人之卫气昼行于阳，出外；夜行于阴，入内。入内则内热。内热，则不足之阴受其蒸。入内则表虚。表虚，则蒸泄之液无从固。于是阴失其守，阳失其卫，而汗淋漓于睡梦间者有矣。"其阴虚内热阳浮液出，乃关钥之处，是以前人屡用当归六黄汤、六味地黄丸、麦味地黄丸、大建中汤之类，无非补其阴、敛其阳、固其表也。后人亦多宗法。仆则于运用上述方药时，每加生龙骨、生牡蛎，却不用煅制品，盖取其潜纳浮阳，非为收敛而施也。本例汗出于夜，腰酸头晕心烦，肾阴不足的证，故取六味地黄丸法，稍事加减，一诊而应，再诊几平，三诊已愈，转而治其月经量少之症。

5. 滞者行之

气机之常，升降出入也；其失于常，四者之太过不及也。失常之病，治有策略，曰亢者降之，陷者举之，闭者开之，散者收之，俱气机逆治之策，已如上述。另有气机所病，非亢、非陷、非闭、非散，第升不能尽升，降不能全降，出不能畅利，入不能通达者，乃诸气郁滞之过也。肺气郁滞，则胸闷气短；心气郁滞，则胸痹心痛；脾气郁滞，则食积腹胀；肝气郁滞，则胁肋胀痛；肾气郁滞，则溲便不利。六腑之气郁滞，亦各有相应病症。又有两脏或三脏相累同病、脏腑相兼共患者，复见更多疾症矣。及其治也，无非郁者开之，滞者行之，此又气机逆治常策。所谓行之，通行五脏六腑之气也。至于用药，则以行气为主，亦有降气，犹有开合气化。方如越鞠丸、半夏厚朴汤、加味乌药汤、瓜蒌薤白白酒汤、天台乌药散、金铃子散、良附丸、丹参饮，以及旋覆代赭汤、橘皮竹茹汤、丁香柿蒂汤、四磨饮、苏子降气汤、金匮肾气丸等，俱可临证选用。举例如次。

■ **梅核气治案**：冶某，女，37 岁，回族，1996 年 9 月 3 日初诊。自觉咽喉不爽，如有物阻，咯吐不出，吞咽不下，进食则无障碍，已历两年，近因生气加重，且见呃逆、咽痛。素间或见胸胁胀满，烦闷易怒。西医检查，报告为慢性咽炎。此前曾经由中西医调治，或见减轻，旋又复现。脉细小弦，关上小滑，舌淡红，边见齿印，苔薄白根腻。情志失调，肝气郁滞，肺胃宣降违宜，气滞痰阻于咽道也。所当开结解郁，行气消痰。疏方：

法半夏 12 克，厚朴 15 克，茯苓 30 克，紫苏叶 10 克，麦冬 15 克，桔梗 10 克，黄芩 10 克，栀子 10 克，香附 10 克，合欢皮 15 克，生姜（自备）12 克。5 剂（1101011），水煎服。

9 月 10 日二诊。服药后呃逆、咽痛已平，胸次觉宽，但咽结不利、如有物梗者未变，脉舌如前。疾症既久，非指日可除，证治相应，法勿更改。原方去黄芩、生姜，加海浮石 15 克，玫瑰花 8 克，生甘草 10 克。9 剂（11010110110101），加米醋 1 汤匙，水煎服。

9 月 24 日三诊。上诊后服药过半，顿觉咽结似开，物塞之感几除，胸次畅达。唯昨日行经，小腹作痛，便溏泻。脉小滑，舌淡苔腻，边有齿痕。改从健脾化湿，和血温经。疏方：

党参 15 克，炒白术 30 克，茯苓 30 克，法半夏 10 克，陈皮 10 克，车前草 12 克，黄芩 10 克，白芍 30 克，香附 10 克，木香 10 克，延胡索 12 克，益母草 15 克。5 剂（1110101），水煎服。

10 月 22 日四诊。上诊服药，小腹疼痛、便溏泄泻遂平，腹痛已消，咽痛物塞之感亦未再发。今值经前，恐再腹痛，故来求治。脉小弦，舌淡黯，苔薄白腻，仍有齿痕。当从温经和中。疏方：

当归 10 克，白芍 30 克，延胡索 12 克，香附 10 克，法半夏 12 克，陈皮 10 克，厚朴 15 克，茯苓 30 克，桔梗 10 克，麦冬 15 克，砂仁 10 克。7 剂（110110010101），水煎服。

按 梅核气因于气滞。肝气有滞，可生郁火；脾气有滞，可生湿浊；肺气有滞，可生痰涎，俱令升降之机迟缓，而郁火痰浊胶结于咽道，病于是生焉。治疗之策，自当滞者行之。《仁斋直指方论》曰："梅核气者，窒碍于咽喉之间，咯之不出，咽之不下，如梅核之状者是也。始因惠怒太过，积热蕴隆，乃成厉痰郁结，致有斯疾耳。治宜导痰开郁，清热顺气。如半夏、陈皮、香附、川芎、山栀仁、黄芩、枳壳、苏子之类是也。如老痰凝结不开，以咸软之坚，海石是也。"本案病人，恰如此论所述，故治疗亦宗其法其药，方取半夏厚朴汤加减。仆于该病，除以半夏厚朴汤为主方外，每加栀子、桔梗、麦冬、黄芩、生甘草、合欢皮、香附、牡蛎、海浮石、浙贝母等药，不外清其郁火，化其痰涎，散其结滞。本例属治程较速者，若遇病期更长，治需经久者，尝以玄参、桔梗、麦冬、茯苓、生甘草、桑叶、金银花、芦根等打为粗末，开水浸泡，代茶频饮慢咽，可获持久积渐之效。

6. 气机从治

气机治策，既以降而治亢、举而治陷、开而治闭、收而治散、行而治滞为正治矣，则反其道而治之便为从治。闭反用敛，即所谓塞因塞用也，散反用开，即所谓通因通用也，此前贤既有从治策略。李士材治泄泻而用疏利之法，乃因"痰凝气滞，食积水停，皆令人泻，随证祛逐，勿使稽留"，即通因通用之策。仆又增补两策，一曰亢反用升，即升因升用也；一曰陷反用降，即降因降用也。其实古亦有之，第未冠以斯名尔。如王安道论五郁："如肝性急怒气逆，肢胁或胀，火时上炎，治以苦寒辛散而不愈者，则用升发之药，加以厥阴报使而从治之。""又如龙火郁甚于内，非苦寒降沉之剂可治，则用升浮之药，佐以甘温，顺其性而从治之，使势穷则止，如东垣升阳散火汤是也。"此皆升因升用之属也。从治之用药，尚有全从与半从之别。全从者，方药功用之或升、或降，或开、或合，止于一类，不杂他治。半从者，以潜治亢，少佐升品；以举治陷，少佐降药；以通治闭，少佐固涩；以收治散，少佐疏达也。亦举一例。

■ **泄泻治案：** 苗某，男，52岁，汉族，1995年3月2日初诊。大便泄泻有年，已难记清始发年月。春节期间饮酒而恼怒，泄泻加重，日可七八行，便泄前必有脐腹疼痛，泄后痛减。西医诊断为慢性结肠炎，给服西药消炎止泻，虽亦有应，终无显效。近日仍见腹痛而泻，日三五次。素罹高血压，已由西药控制。舌边尖红，苔薄白，脉微沉而弦。肝郁脾虚，湿邪困滞也，当调二脏而除湿导滞，取痛泻要方加味：

白芍30克，炒白术24克，陈皮12克，防风10克，木香10克，茯苓30克，黄芩10克，香附10克，车前子（包煎）15克，砂仁10克。4剂（1101010），水煎服。

3月28日二诊。服药两剂，腹痛泄泻仍之，便次未减反加；后两剂服竟，便次稍减，痛泻如前。明明肝脾不调，凿凿痛泻之症，真真切对之药，奚效之不果？或病家向服西药，从未中治，不耐中药？抑药力未达，疗程尚暂，病难即平？俱未可知。先守原法，其方加延胡索12克，加大白术之量至30克，余药不变。5剂（1101101），水煎服。

4月4日三诊。近三日来，便次已减，日仅三两次，而腹痛亦减，且痛处由脐腹周围渐缩至左下腹处，摸之似有结块状。药既有应，所宜守方。然腹痛有块，必有燥屎结于阳明，何不稍事通下！原方去黄芩，加制大黄（另包后下）10克，秦皮10克。4剂（1101010），水煎服。嘱服两剂后，若大便每日仍见三次之上，则后两剂中不再加大黄。

4月11日四诊。初服一剂，当日大便六次，溏便中混有屎块几枚，第二剂服后腹已无痛，但便次仍多，故后药未再加大黄。近三日来，腹痛不作，便仅一二行。肠中积滞已除，湿浊渐少，可与调理肝脾之法善后之。疏方：

党参12克，炒白术20克，茯苓30克，白芍30克，陈皮12克，木香10克，香附10克，车前子（包煎）15克，砂仁10克，炙甘草8克。12剂（11010101100101010101），水煎服。

后又来诊多次，每以参苓白术丸法加减调治，腹痛便泄未发，身况平和。

按 肝郁脾虚泻下而用痛泻要方，的治也。后方加大黄，以泻下药而治泻下，通因通用，从治之策也。而方中又用众多调理肝脾药，泻下才大黄一味，非全从者，第半从而已。亦《内经》所论"从多从少，观其事也"。仆顷岁治泄泻，与治本案时又有变化，每于上述方药中加黄连，并加肉桂或炮姜，一以助黄芩清既生之郁火，一以佐苓术温已虚之脾阳。凡西医诊为慢性结肠炎，或肠易激综合征，以及慢性痢疾等，均可用芍药汤或痛泻要方据临证所见而加减化裁调治。

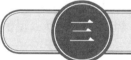

三 旁证论治

自20世纪50年代推行中医院校教育迄今，辨证论治法则已为广大中医同仁所普遍接受，以往只辨病不辨证等弊端几至悄然无存。中医师已习惯于认病、辨证（分型）、对证处方用药程式，讲求治法必须切对病证，使证与治"丝丝入扣"，强调"证同治同，证异治异"原则，体现"同病异治、异病同治"特色。然其既定证治模式却已促成重辨证而轻论治倾向。不少医师临病，一经辨为某证，遂施以既定之某法，若不奏效，往往自责辨证之不确，较少检点论治之得失。其于临床所偶见不对证却能获效者，不探究其理，反视为乖异。其实，论治过程极其复杂，治法有常有变，远不限于"证同治同，证异治异"之内。作者探讨旁治法之想，盖感此而发。前贤曰："人身之病，变端无穷，其治法则千态万状，有不可以一例拘者。"（《质疑录》）尝涉阅古籍，见其证此治彼、一证歧治、数证一治者颇多，遂参以临证经验，提出旁证论治之法，即旁治法，以与正治、反治鼎足，庶几补古法名目所未备。

　　所谓旁治，即从旁而治。对既定之证，施以与其病位相合而病性相逆之法治疗，为逆证而治，即正治；施以与其病位相合而病性相从之法治疗，为从证而治，即反治。当所施治法与病位不相合，或虽与病位相合，却与病性非逆非从时，便为旁治。如养血以祛风、理气以化痰、培土以生金等，均属旁治策略。

（一）旁治之证治关系

　　证与治为辨证论治之两极。证即病证，为辨证之目标；治即治法，为论治之结果。治策则为建立证治关系之津梁。证与治均可视为一种特定矢量。证矢量由病机决定，治矢量则由药物（或其他治疗措施）之性能决定。证治关系从矢量角度而言，不外三者，即相逆、相从、相旁。证治方向相反为相逆，相同为相从，方向错置偏斜为相旁。

　　对应于相逆、相从关系，其治策为正治与反治。如《内经》谓："逆者正治，从者反治。"正治之逆证而治，并无异义，反治之从证而治，却有从少从多、从真从假之别。从假即从证之假象而治，仍属正治；从少从多，则指部分用药从证之性，有反佐用药及反佐服药之例。对于从真（真正从证性而治）之反治，唯清医何梦瑶曾有论述，其直以热药治热证（见《医碥》），开真反治之法门，论治之变通性于此足见一斑。进而推究，对应于相旁关系之旁治策略，果能祛病愈疾否？求之于古贤，"旁治"二字虽未经见，而行旁治之实者并不乏其例。如朱丹溪有顺气以治痰之论，言道："善治痰者不治痰而治气，气顺则一身之津液亦随气而顺矣。""古方治痰饮用汗、吐、下、温之法，愚见不若以顺气为先，分导次之。"（《丹溪心法》）其言古法用汗、吐、下、温诸法，皆为祛痰而设，当属正治，而丹溪用顺气为法，由气机之通达而间接消痰，却为痰证之旁治。

　　由是而知，旁治策略，固与正治、反治并列而时有运用，其客观存在不应忽视。旁治既不同于正治之逆证而治，也不同于反治之从证而治，而取旁敲侧击，借重偏师。惟其如此，同一证候可用不同治法，不同证候亦可用相同治法，对某证为正治，可用作他证之旁治。主动使用旁治法，可为病证治疗开辟更广阔途径，从而令辨证论治更行深入，尤显特色。

（二）旁治之立论基础

证候乃一定病机之表征，治法之应于证候，实为应于病机，以能消去病机而愈病也。旁治法既属旁证而治，法不应证，则与病机未切，何如而愈病疗疾？究其道理，尽在整体观念之中。

1. 人体一统

人体乃一有机系统，各部位之间，紧密联系，诸功能之间，相互协调，一响而多应，牵此而动彼，是则整体治疗之依据，尤为旁治之立论基础。举凡经络之维系，阴阳之相济，五脏之生制，等等，无不可据以施行旁治。例如，张景岳驳斥"左血右气"论有云："血与气原相维……果属血虚，亦当补气，以气有生血之功；果属气虚，亦当养血，以血有和气之力；若血自血，气自气，则阴阳乖格，岂云治病之权衡乎？"（《质疑录》）此言气血互化，益气即可生血，养血即可益气。再如，周慎斋云："补（脾胃）者不必正治，但补肾令脾土自温，谓之补，补者，补其母也。"（《慎斋遗书》）此言肾阳能温煦脾阳，温肾即所以健脾。又如，李士材有"土旺则金生，无区区于保肺；水升则火降，勿汲汲于清心"（《医宗必读》）之论，用母子相救、水火相济之理，而行培土生金、滋阴清火之法，可谓深谙旁治之妙者。

2. 病因相关

诸般病因，原非孤立，其间多有关联，此亦旁治法立论所据。无论六淫、七情，或为痰饮瘀血，其为邪致病，常相呼应，证候层出。正治之法，往往应酬不暇，此时可正治其一而旁治其余。如风火兼证，可只祛其风，使火无相煽，其势自折；或只清其火，使风无附炎，其力自散。燥湿相兼，专化其湿，寒湿相异，只散其寒，令无狼狈相依，可望尽除。其中祛风之于火证，清火之于风证，化湿之于燥证，散寒之于湿证，皆属旁治之例。正所谓"数病而合治之，则并力捣其中坚，使离散无所统，而众悉溃"（《医学源流论》）。六淫而外，凡七情之胜制，痰饮之转化，等等，亦可辟出旁治之门径。

3. 正邪对立

正之与邪，相对而立，攻之与补，虽反有成，利用其间关系，可施行旁治。邪正对立于证候中表现为虚实错杂。实证以祛邪为正治，虚证以扶正为正治，不祛邪而扶正为实证之旁治，不扶正而祛邪为虚证之旁治。古人多有论及此情者。如张景岳曰："治虚邪者，当先顾正气，正气存则不致于害，且补中自有攻意。盖补阴即所以攻热，补阳即所以攻寒，世未有正气复而邪不退者。"（《类经》）又如，周学海借鉴前人补泻经验，倡论补泻常变曰："有正补、正泻法，如四君补气，四物补血是也……有以泻为补，以补为泻法，如攻其食而脾自健，助其土而水自消是也。"（《读医随笔》）可见，从正邪关系而施行旁治，亦有广阔领域。

（三）旁位而治与旁性而治

旁治法既与证候未切，可否忽略辨证？恰恰相反，旁治法更须以辨证为依据。只有确切辨证，掌握病机趋势，方可治分逆从，法行旁正，相机而用，用之得宜。

1. 证具三要

病证具三要，曰证位，曰证性，曰证时也。证位者，病变部位，所以指示证候发生处所之在脏在腑在经在络也；证性，病变属性，所以判别证候之属寒属热属虚属实也；证时，病变时相，所以标志证发时态相位之当春当夏及昼夜晨昏也。例如，眩晕者届春而发，辨证为春发肝阳上亢，其证位在肝，证性阳亢，证时当春。又如，喘证隆冬必作，辨证为肺失宣肃，肾不纳气，其证位当肺与肾，证性为阳虚气逆，证时在冬。诚然，证位有窄泛之分，证性有显隐之别，证时有久暂之异，至于某些复杂证候，不必作如此区分。将证分解为三要，可从中认识不同治策之特点：正治为当位、逆性、即时而治；反治为当位、从性、即时而治；旁治则属旁位、旁性、旁时而治。

2. 旁位而治

治法理应针对证位，当治法不宜针对证位时，不得已方取旁位而治。周学海尝有斯论："虚处有邪，则补虚之药不免固邪矣。此施治之最棘手者，古人补母泻子法，殆起于此。如肺气虚，而又有风热或痰饮之实邪，此宜补脾而攻肺，不得补肺与攻肺并用也。"又曰："病在气分，而虚不任攻者，补其血而攻其气……不致连邪补著矣。"（《读医随笔》）此外，周慎斋、李冠仙、王旭高等医家，亦曾提出不少旁位而治理论，可谓俯拾即是。不难体会，旁位而治乃于明确辨证、确立治法之后，选择与该证位相关之其他部位而施以相应治法。旁位而治运用甚广，五脏之间，可因五行生克而行旁治；脏腑之间，可由表里经、同名经、母子经关系而行旁治；他如气分血分、阴分阳分、脏腑经络之间亦皆能互用旁治。

3. 旁性而治

若所用治法与病机性质相偏，便为旁性而治。正邪对立，病因相关，病机维系，均能成为旁性而治之路径。从证治关系以观，旁性而治常表现为寒不用温、热不用清、风不用散、湿不用利、虚者不补、实者不泻等形式。例如，《寿世保元》载："伤寒大热，累用寒凉疏转，其热不退，但与调和胃气，自然安愈。"热证而不用清法，反用和中之法，盖系旁性而治之典则。

此外尚有旁时而治，乃指不作即时治疗，却于证发前后施以治疗。此处不作详论，将于后文先后论治之内叙述。旁位、旁性、旁时，仅为旁治法之理论划分，临证时或用其一，或用其二，或复合使用，或与正治合用，则须相机而行，灵活掌握。

（四）旁治之运用时机

正治反治，用各有时，此即《内经》所谓"微者逆之，甚者从之"。而于旁治策略，亦当明辨其运用时机。要之，任何证候，总以正治为恒常之策；从治与旁治，终属权宜之计，实不得已而用之。据前人论述及作者体会，旁治之用，殆见如下时机。

1. 正治不宜，姑施旁治

程芝田谓："在表宜散，须审其不宜散；在里宜攻，须审其不宜攻处。寒当宜温，须审其不当温；热者当清，须审其不当清处。虚者当补，须审其不可补；实者可泻，须审其不可泻处。"（《医法心传》）此明言正治多有不宜之时，当此之际，正可起用旁治之法。如遇表不宜散，可与和营强卫；里不宜攻，可用外治经络；寒不当温，可设益气和阳；热不当清，可施养阴增水；虚不可补，可进补母之剂；实不可泻，可荐泻子之方。此仅举例而言，至若临证运用之妙，更有旨趣难尽者。

2. 正治未应，改从旁治

正治不宜，固须旁治，亦有正治非不相宜，但久治不效，仍当改弦易辙，从旁治中求变通之法。周慎斋谓："诸病不愈，必寻到脾胃之中，方无一失""治病不愈，寻到脾胃而愈者甚多。"（《慎斋遗书》）此言治脾调中可作诸多病证旁治之用。脾胃既健，水谷给养精血，正气充足，邪气避却，故其病见轻减或痊愈。他如诸证正治不愈，求之补肾法，或求之化瘀法等，亦属此类。

3. 正治不逮，求之旁治

正治非不宜不应，惟其力有不逮，不敷于用时，亦当求助于旁治。张景岳于"论肝无补法"中曰："凡此皆肝血不荣也，而可以不补乎？然补肝血又莫如滋肾水。"（《质疑录》）是则肝血虚直补肝血，无如旁补肾水有效，兹从乙癸同源、精血互化之机而行旁治。汪绮石则曰："有形之精血不能速生，无形之真气所宜急固，此益气之所以切于填精也。助衰甚之火者，有相激之危，续清纯之气者，有冲和之美，此益气之所以妙于益火也。"（《理虚元鉴》）是则精亏填精，火衰补火，未必得力，皆不若从旁益气。兹从气血相生、气能固精、气可助阳之机而行旁治。

4. 正治之末，继以旁治

《内经》有"衰其太半而止"之治策（《素问·六元正纪大论》），病去强半，余者不假药治，而委以"谷肉果菜，食养尽之"，是诫人当知约制，进止有度。后世医家秉承其旨，又有发展，认为食养而外，亦可进旁治之药。如怀远谓："热者清之，及半即止，继以益阴；寒者热之，大半即安，继以调和，此机之从权者也。"（《医彻》）正治及半辍药，是防过用伤正，然邪终未尽，食养犹嫌渴近井远，故继以养阴与调和。盖养阴即增水，固可清热，调和而达气，原能散寒。正治于前，旁治于后，俾邪尽而正安，了无遗弊。

5. 料证将发，先行旁治

旁治策略尚可试用于预防疾病。一般而言，六淫、疫疠之将行，先予旁治，以杜绝发病，或虽发病而能减轻病情，有防微杜渐之功。诸如风寒之将行，先事益气强卫；燥热之将至，先事养阴和营；暑湿之未著，先事健脾调中，等等，均可酌情而用。

掌握治疗常变，为论治过程之关键。正治为治疗之常，反治为治疗之变，医所共知。本处则于正治反治之外，另立旁治一法，古籍中有其理论渊薮可察，临证试用，常能出奇制胜，可补正治反治之未及。然此旁治法初经立论，未臻完善，仍须不断借鉴古法而耕耘临证，俾能推广运用。

（五）旁治案例

■ **通腑法治肝阳眩晕**：张某，女，58 岁，退休教师。1984 年 5 月 12 日初诊。患原发性高血压病十余年，常觉眩晕胸闷，心电图提示有左室肥厚，虽屡用中西药物而血压总难降至正常。近来眩晕较重，兼见耳鸣，头痛而胀，不耐烦劳，急躁易怒，面时潮红，入夜少寐，大便微干，口苦而黏。舌质红，苔薄黄，脉弦，寸大于尺。目前仍服复方降压片，日三片，测血压 180/110mmHg。认是肝阳亢盛，挟胆火上逆清空。议平肝潜阳清火法。原服降压药暂不停用。疏方：

天麻 9 克，钩藤 12 克，怀牛膝 30 克，石决明 30 克，黄芩 9 克，茯苓 15 克，生龙骨 30 克，生牡蛎 30 克，玄参 15 克，夜交藤 15 克，菊花 10 克。5 剂，水煎服。

5 月 24 日二诊。服药后唯口苦有减，夜寐稍安，而眩晕并无改善，测血压 176/100mmHg，脉舌如昔。罹病既久，料难速效，必假之时日，仍与原方，并加制大黄 9 克，冀上病下取。5 剂，水煎服。

6 月 3 日三诊。病人欣然相告，言只服一剂，夜间大便七、八次，稀溏如泻，腹中微痛，翌日顿觉清爽，眩晕若失，仅觉乏力。因见所余五剂与第一剂品味不同而未服，所喜者自测血压竟已正常，乃停服降压药。此诊欲索第一剂方药。盖二诊药实只五剂，因药房惯于将大黄另包而未及交代，病人误作一剂服下，其量达 45 克，故致泻如此。测血压 130/90mmHg。脉细，舌苔薄白。虽获偶效，终系误得，不敢与前量，却以小承气法探之：

制大黄（同煎）15 克，厚朴 12 克，枳实 12 克，当归 10 克。3 剂，水煎服。

服药后未再致泻，仅得稀便日一次，眩晕未发，血压基本正常。随访两月，俨若无病。

按 据病人证候表现，辨为肝阳亢盛之证，不为不确，药后罔效，亦可托之于疗程过短，然以大量大黄取胜，可否认为本属脏热当涤之证？观其脉证，俱无可凭，只能认作旁治之功。夫中焦为升降之枢，肝升肺降皆赖以斡旋。今以大黄清刷胃肠，胃气得以直降，肺气随之，清肃之令布，则肝木有制，政得敷和，遂无亢阳之害。景岳有言："凡临证治病，不必论其有虚证无虚证，但无实证可据而为病者，便当兼补，以调营卫精血之气。"（《景岳全书》）仆于本例则曰："亦不必论其有实证无实证，但无虚象可据而为病者，不妨用泻，以疏畅三焦升降之气。"此论当否，有待后验。

■ **肃肺健脾法治肝气胁痛**：罗某，女，45岁，汉族，工人。1988年3月10日初诊。右胁肋疼痛三年，每于情志波动时发作，厌食油腻，曾作B型超声等项检查诊断为慢性胆囊炎，给服消炎利胆片，胁痛稍减，但每致头痛、恶心，遂不敢服，后曾服中药多剂，未见好转。诊其脉弦细，舌质前红，舌苔薄白，询知素间每多郁闷，二便尚调。断为肝气郁结之证。检示前方，乃柴胡疏肝散合旋覆花汤化裁，与证候凿凿相对，无可责处。遂虑当用旁治，依古人"隔二"治法，直取脾肺，应手为慰。疏方：

苏梗9克，旋覆花（包）12克，杏仁9克，半夏9克，白术15克，太子参30克，陈皮6克，茯苓15克，泽兰12克，升麻3克，枳壳6克，焦三仙各6克。3剂，水煎服。另与香砂六君子丸2盒。

3月21日二诊。前药服竟，食饮大开，胸次舒畅，胁痛渐减，面有喜容。脉仍细弦，舌黯苔薄白。效不更方，再进5剂，并与启脾丸六盒。

半年后得知，病人胁痛已除，常自服启脾丸，未见复发。

按 肝病而兼见脾肺病证者并不少见，故治肝而兼治脾肺者亦属常事。但本例之肝气胁痛，无肺脾见证，竟直舍疏肝法不用，专事健脾肃肺，其旁治之意自明。人体气机，运转于中州，升降于左右，今肝气郁滞，左升有碍，经疏肝不应，知肝郁不能自解，必赖周身气机通达方升，故用肃肺健脾，令转输畅行，而肝郁为疏，胁痛乃除。

■ **健脾和中法治关节痛**：陈某，男，52岁，汉族，干部。1991年8月23日初诊。四肢关节疼痛有年。曾就诊于多家医院，或以风湿性关节炎拟诊，或以风寒湿型关节痛见治。给服中西药物甚众，不惟疗效无显，而关节酸痛复延至腰骶，双踝午后每见浮肿，并觉头晕目眩，乏力日甚，且致胃脘胀满或痛，饮食渐少。查胃镜提示有慢性萎缩性胃炎病变。又增服治胃西药，胃痛或平，而胀满纳呆如故。诊其脉，六部小弦，关上微滑，舌黯红，边现齿痕，苔白而根腻。遂处以疏风通络之方：

羌活15克，独活12克，白芍30克，秦艽12克，桑寄生15克，杜仲10

克，天麻 10 克，防风 10 克，络石藤 10 克，细辛 3 克，砂仁 8 克。5 剂，水煎服。

8 月 30 日二诊。服药后竟无反应，关节痛未减，纳食钝滞，脘胀依然。病人出示此前所服中药，云供参考。见其移医多家，方药虽有变化，而无论汤剂或成药，俱为祛风除湿、活血止痛等类，与仆首诊处方略同。若继用上法，假以时日，或可小效，而病人岂能耐久无烦？倘加大药量，有望镇缓其痛，然中气本弱，胃家气滞，食已厌之，安能纳药否？思忖再三，终少良策。忽转念一想：与其继用收效无望之药，孰若专以调其中焦而增其体力。遂与益气健脾和中方：

炒白术 30 克，枳壳 12 克，黄芩 10 克，半夏 10 克，厚朴 15 克，太子参 30 克，西洋参 6 克，茯苓 15 克，砂仁 8 克，木香 10 克，白芍 30 克，炒麦芽 30 克。3 剂，水煎服。隔日一剂。

1991 年 9 月 8 日三诊。三剂药后，胃脘胀痛尽除，并停服西药，尤为可喜者，其关节之痛亦得缓解，又自行取药 3 剂，每日一剂，亦已服竟，欲求再用原方。功出所望，宁无心怡。仍与原方，只加天麻（打碎）10 克。5 剂，水煎服。

其后又复诊数次，均以是方加减，间或停药数日，计三阅月而中气安和，四肢腰骶之痛几平。

按 风寒湿邪痹阻，经络之气壅滞不通，乃有关节疼痛之症，独活寄生汤、羌活胜湿汤，祛风散寒除湿，通经活络，正治之常法，凡医皆能为之；至其收效，则或大或小或无，因病因人因时而异，未可责医者无能也。如本例者，前医所治，与证切对，至余初诊，亦无所误，何如而无效？盖病人体况使然也。设其脾胃强健，谅必药到痛减，无须久治。奈何其胃家先弱，屡经辛窜搜刮，中气更伤，饮食减少而谷气不继，肝血肾阴给养不足，复不濡润筋骨经络，则关节之痛，其始也虽惟实邪所阻而生，其中也渐至兼有气血虚滞所加。是以任由祛风除湿、散寒止痛，病邪未必得挫，而正气日益损失；然则实痛之减，不抵虚痛之增，且体力不支，精神难振，病其不解也必矣！迨有觉悟，毅然施以益气和中，使胃得安顺，谷精四布，肢体得养，经络气达，疼痛自减，且神清气和，转令身爽，痛觉转钝，病之缓解也亦必矣！益气和中之法，施于脾胃虚滞之证，正治法也；而施于风寒湿痹之证，则属旁治无疑。本案看似收效于非常，若从旁治策略而言，亦意料中事也。愈觉周慎斋之"治病不愈，寻到脾胃而愈者甚多"，殊为经验之谈。

四 主次论治

主次，主治与次治也。寻常辨证论治，有是证则用是药，一证一治，证多治多，证少治少，殆无异议。然临证之时，多有不期之变、非常之情，其病症繁杂，证候丛出，治疗颇费周折，往往应接不暇；又或遇病人明明两证，确乎两治，却难获效。或以为辨证不确，其实不然，多半乃论治功夫未纯故也。当斯时也，便当启用主次策略，虽亦对证施治，却要分主次、别宾主。《证治准绳》曰："倘证交杂，先以重者为主，次论轻者。"此之谓也。至于组方遣药，主次之权衡布施，还须相宜。借《词源·咏物》之论："体认稍真，则拘而不畅；摹写差远，则晦而不明：要须收纵联密，用事合题。"虽主药宜重宜准，却不可过重过切，以免拘谨板滞；次药宜分宜散，又不可面面俱到，唯恐喧宾夺主。运用之宜，在乎心悟。

（一）轻重难易分主次

1. 重者主治轻者次治

医家治病，皆望一鼓告竣。其病证单一者或可，而病证繁杂者实难。虽欲诸证兼及，面面俱到，却见治而无功，此药力分散，无分主次之过也。诸证所苦，不得不治；苦有大小，轻重是别；重者必予主治，轻者次治可也。譬如病人头痛与身痒并见，而头痛来势急剧，每日必发，身痒则可忍受，治当着力于头痛，施以重剂，少佐止痒之药。又如失眠与便秘相兼，而便干腹满，数日不行，失眠虽苦，尚能睡二三小时，治当以承气法为主，通利阳明，兼用少许宁神之品。

■ **不寐兼鼽疾治案**：张某，女，44 岁，1997 年 4 月 15 日初诊。自去年始见月经不调，而伴失眠，每日最多能睡三四小时，重时彻夜不寐。上月曾为之施治已应，再无整夜不眠，但仍入睡困难而易醒，睡眠时间不过两三小时而已。素有过敏性鼻炎，届春每发。近日春暖，鼽疾遂生，鼻塞而痒，清涕不止。脉细小弦，舌黯红苔薄白。检出原治处方，仍从潜阳和阴宁心，稍加疏风药而治之。疏方：

珍珠母 30 克，生龙骨 30 克，生牡蛎 30 克，天麻 10 克，合欢皮 12 克，夜交藤 12 克，茯苓 30 克，炒酸枣仁 18 克，五味子 10 克，羌活 12 克，白芷 10 克，辛夷 10 克。5 剂（1101011），水煎服。

4 月 22 日二诊。睡眠稍有改善，夜间觉醒次数小减，但仍难以入睡，而鼽疾却反加重，流涕不止，不时喷嚏，且见目痒流泪。或疏风药力本小，又为潜纳之品牵制，使卫阳不能振奋，风邪伏郁不得出也。转以疏风强卫为主，一试消息。疏方：

羌活 20 克，白芷 15 克，辛夷 10 克，薄荷（后下）12 克，当归 10 克，川芎 10 克，天麻 10 克，合欢皮 12 克，夜交藤 12 克，炒酸枣仁 18 克，五味子 6 克。6 剂（1111011），水煎服。

5 月 13 日三诊。上诊 5 剂药服竟，顿觉鼻塞目痒消失，流涕大减，睡眠尚可维持三四小时。因遇五一节假，自行照原方又取药 6 剂服下，今觉鼻气通畅，涕泪几平，入睡较昔转易。治既大应，所当守方，而略加益气御风之味。疏方：

羌活 20 克，白芷 15 克，辛夷 10 克，薄荷（后下）12 克，生黄芪 30 克，炒白术 20 克，防风 10 克，天麻 10 克，合欢皮 12 克，夜交藤 12 克，炒酸枣仁 18 克，五味子 8 克。9 剂（11010110101101），水煎服。

1998 年 3 月 10 日以腰痛带下来诊。述自前诊后失眠与鼻炎几近痊愈，偶尔自行服药数剂，以防复发，迄今尚可。唯近来腰痛较重，白带色黄而多，西医诊断为盆腔炎与宫颈糜烂，不欲西医治疗，故来就诊。遂与清热祛湿益元方药调治。

（按）仆治失眠，自诩经验良多而方药显效，动则用潜阳安神之法。本例首诊即如是也。然此失眠与鼽疾同在，知有伏风在于上焦，阳气未必亢逆者，潜纳便非所宜，故一战而得少失多，鼽疾反见加重。次诊转从疏风强卫为主，少佐安神宁心，遂收两效，寐得安而鼽几平。虽乃证宜斯治，亦由量轻重而审主次使然也。

2. 易者主治难者次治

证分重轻而施以主次之治，其理易明，其法易行。然亦有难分轻重者，又有分轻重治之而罔效者，斯时则当辨别难易而治，易治者主治，难治者次治。所以然者，易治者见效速，故大其制而遽克之，鼓舞士气以利再战也；难治者见效迟，故小其制而缓图之，假之时日以久取胜也；俟易者将愈或治愈，再主治或专治难治，或其难治转为易治，亦非不能也。至于辨难析易之法，盖有两途：一由既往经验所记，先有成竹在胸也；一由临证试治所悟，即时即治体验也。以仆所见，从八纲言，表证较里证易治，阴证较阳证难治，实证较虚证易治，寒证较热证难治；同为虚证，补气易而速，助阳稍缓，养血滋阴难而迟。第述难易之大略耳。临证运用，本无定例，在乎随机而应变之。

■ **月经量少兼痛经治案**：王某，女，36 岁，2002 年 4 月 12 日初诊。自生子后，月经量渐次减少，仅及昔时之半，迄已六年。两年前于经行第一日洗浴受凉，经血遂止，之后每行经第一日腹痛难耐，须服止痛药方可稍解，而经量更少，3 日即净。末次月经 3 月 19 日，今值经前。舌淡黯，苔薄白根腻，脉小弦而紧，尺沉。经少已久，冲任必虚，料难即愈；痛经虽重，确系寒凝，冀可即解。故治以温经祛风散寒为主，佐以益元养血调冲。疏方：

当归 15 克，白芍 30 克，羌活 18 克，白芷 15 克，延胡索 12 克，肉桂 12 克，姜黄 15 克，威灵仙 30 克，艾叶 8 克，香附 12 克，木香 10 克。6 剂（1110111），水煎服。

4 月 19 日再诊。药已服竟，月经于 4 月 16 日来潮，其腹痛未显，3 日净，仍少。脉细小弦，舌黯淡。既已收效，法可不更，小其祛风，大其养血可也。疏方：

当归 15 克，白芍 30 克，阿胶（烊化）10 克，菟丝子 15 克，羌活 10 克，延胡索 10 克，肉桂 12 克，姜黄 10 克，艾叶 8 克，香附 12，砂仁 10 克。9 剂（11010110101101），水煎服。

5 月 10 日三诊。服药期间大便溏稀，余无不适。今将行经，故来诊以防其痛再发。脉小弦，舌苔薄白腻。当从初诊法，以治痛经为主，稍事加减。疏方：

当归 15 克，白芍 30 克，羌活 18 克，白芷 15 克，延胡索 12 克，肉桂 12 克，炮姜 10 克，吴茱萸 8 克，姜黄 15 克，威灵仙 30 克，艾叶 8 克，木香 10 克。5 剂（1101101），水煎服。

8 月 9 日四诊。5 月之诊，服药第 4 日月经来潮，未见腹痛，却有小腹微胀，腰酸，经量于第 2 日小增，3 日即净。之后又自取二诊方药服用，经前改服三诊方，连两月经行无腹痛，经量仍较少。今日又复经行，亦未见痛。来诊欲再调理，以望经量复常。遂与养血调经益肾法。疏方：

熟地 30 克，当归 15 克，白芍 30 克，阿胶（烊化）10 克，淫羊藿 10 克，菟丝子 15 克，羌活 10 克，延胡索 10 克，肉桂 8 克，姜黄 10 克，砂仁 10 克。

12 剂（110101101011011101），水煎服。

按 以仆经验，女科诸病，月经量少与闭经治之最难，痛经虽难，第已有所经验，多可获效。是以本案月经量少与痛经并见，权衡两难，当以痛经易于收效，故定为主攻，而以经少次之。首诊方药，羌活为君，领白芷、延胡索、肉桂、姜黄、艾叶、威灵仙、香附、木香，所以祛风温经散寒也；而以当归、白芍养血调经副之。二诊则加阿胶、菟丝子以加强颐养之力，酌减温散药之量。三诊仍用初诊方，加炮姜、吴茱萸，顾及便溏也。痛经既设为主治之的，俾得一诊而几平，故病家医家，俱各欣慰，再治则信心倍加。倘不分主次，药力两顾，势必两证皆难即效，则再战无心矣。本案痛经虽已治平，而月经仍未显增，当知经少之症，治之固难也。

（二）脏腑经络分主次

1. 脏病主治经病次治

以病证之轻重难易论主次之治，已于上述；兹则专注病位之所在，而论施治之宾主。病虽万千变化，第所生之处，不外脏腑经络耳。若病在一脏，或一腑，或一经，则依证设方而治可也。若病非一处，涉及多脏多经，尚可集多药组方，分兵而并击之，亦无不可；然用药不专，力必不逮，恐损兵折将而胜算无多。斯时即应辨识证候，估量轻重，辨别难易，以明主次所宜而遣用方药。倘或轻重难易一时无辨，则当取脏病主治、经病次治之策而组方，譬如眩晕与目痒并见，前者为肝阳亢动，后者为肝经风火，治当以平肝潜阳为主，稍佐清散风火。相兼之病处于相同经脏者如是，其处于不同经脏者亦然，如心悸心痛而兼唇疮，前者为心血瘀阻，后者为脾经郁火，治当以化瘀理气为主，佐以疏解脾火。

■ **腰腿痛兼腹泻治案**：沙某，女，55岁，回族，2002年4月12日初诊。脉细小弦，舌淡而黯，边有齿痕，苔白腻，中根厚，腰腿酸痛年余，以右腿为甚，伴晨起颈腰腿膝僵硬，肢体困乏少力。屡服治关节痛中药，非但痛疼未减，更见胃脘胀痛不适，便溏泄泻。问其有否旧病，病人则曰：尚患慢性腹泻十余年，西医曾诊断为慢性结肠炎，历经中西多药调治，终难治愈，近两年有所加重，溏便泻下，日三五次，好在尚无腹痛，因久治罔效，已无望其愈，今求但治其腰腿痛可也。病家如此想不足为怪，医家岂能顺其意而作如此治乎？

固非。其腰腿之痛，风寒湿凝滞于足太阳经也；而便溏泻下，脾气虚复为湿邪困滞也。后者在脏，所当主治；前者在经，治允次之。遂取健脾止泻药为主，佐以祛风散寒、疏通太阳经输之品为方：

党参18克，炒白术30克，茯苓30克，白芍30克，黄芩10克，黄连6克，木香10克，炮姜10克，肉豆蔻10克，羌活12克，威灵仙20克，秦艽12克。5剂（1101011），水煎服。嘱病人记录每日大便次数。

4月19日再诊。服药第1天，大便泻下反见增多，竟至6次；第2天减为3次，第3天不服药，便只2次；其后4天分别为3、2、2、2次。而腰腿仍有痛疼，晨僵则已不显。脉小弦，舌黯红，苔白腻，较昔变薄。效莫更法，再与原方，加杜仲15克。5剂（1101011），水煎服。仍嘱记录便次。

4月26日三诊。本周内便次本已大减，前5天中只有1天便及3次，余仅1次。自以为已愈，欲改数年不敢食凉之习，试食凉皮一碗，遂致两日来便泻陡加，脘腹胀痛。而腰痛有所减轻，右腿仍痛，晨起颈腰腿膝未见僵硬。脉小弦尺沉，舌淡边有齿印，苔白腻中根厚。脾虚湿困虽解，而未平复，焉能遽遭寒凉！直与温中散寒除湿。疏方：

党参18克，炒白术30克，茯苓30克，高良姜12克，炮姜10克，香附12克，藿香12克，白芍30克，枳壳12克，黄芩10克，木香10克，肉豆蔻10克。5剂（1110101），水煎服。

5月17日四诊。上诊服药后，便次顿减，脘腹之痛已平。又照原方自取5剂服下。今已辍药数日，而大便尚无溏泻，每日一二行；腰腿痛已不甚，乏力已减，体况转佳。再与初诊方药，而小其制以善后。疏方：

党参12克，炒白术18克，茯苓15克，白芍20克，黄芩10克，黄连4克，木香8克，炮姜6克，肉豆蔻10克，羌活10克，威灵仙15克，秦艽10克。12剂（110100110100110100110 1），水煎服。

按 仆治腹泻，常用健脾除湿理气法，方用参苓白术丸、理中丸为主加减，并兼取芍药汤之法，加白芍、芩、连，一以抑肝敛阴，一以清解肠胃郁火。仆治痹证，则用祛风除湿散寒。本案组方，均常法常方常药，只于经病脏病主次设置中有所区别而已。另须提及，病人求诊中医，心态不一。有试医高下，讳言病情，验证诊脉灵否者；有笃信医家，详说病状，唯恐遗漏不全者；有患有多病，不欲尽述，但择其一求治者。本案即属后者。明明有腹泻之疾多年，却只说腰腿之痛。不知中医治病，要在统筹兼顾，整体调理；更不知脏腑所病，其害甚于经络病也。为医者欲把握病机本末，乌可不详询病史哉？

2. 脾胃虚者所当主治

凡诸病内服用药，必经脾胃之纳化方得发挥其效。若逢脾胃虚弱，运化失司，则方药虽亦切对病机，其奈药效无以施为者何？当斯时也，无论病在何脏何腑何经，必以调理脾胃为主务，辅治其本病。脾胃得复其常，运化有序，则水谷始能颐养人体，使正气有自行祛邪之机，而药力方得达于病所，令邪气无弥漫为祟之乱。《经》言"人以胃气为本"，俗谓"治肾莫若治脾"，殆以此夫！

■ **淋症治案**：陈某，女，41岁，汉族，2000年7月22日初诊。尿频、尿痛、尿急，反复发作4年，近两月内复发加重，内裤常湿。云为产后引起，西医诊断为尿路感染。虽经中西多方治疗，终未痊愈，年内尚且加重，每逢感冒、劳累或生气时复发或加剧。出示曾用方药，不外八正散、小蓟饮子、萆薢分清饮之属，而西医治法则为抑菌消炎，非不对证也。询之尚有胆囊炎、胃炎等病，不时服用中西药物调治，而仍兼胃脘胀满不适，食纳呆钝，肢体困乏，身形消瘦。脉细小弦，舌苔白腻，中根尤厚，舌质淡黯，边现齿痕。湿热久蕴下焦，膀胱气化不利，舍清利湿热不办，而脾胃气虚已著，必当兼顾。疏方：

萹蓄18克，瞿麦15克，木香10克，车前草15克，石韦10克，淡竹叶10克，茯苓24克，黄柏12克，知母10克，生黄芪30克，生白术18克。5剂（1101011），水煎服。并嘱停服所有曾用中西之药。

7月29日二诊。尿痛有减，但仍见急频，且胃脘胀满或痛，不思饮食，困倦乏力。脉细小弦，舌苔腻厚。斯时方悟此前之治所以罔效，盖久用清热利湿，邪气半已去除，所余者潜伏必深，寻常清除难以奏效，且寒凉之品更伤脾胃，中气无以运为，粮草不济，攻战岂能持久！转以扶正为主，益气运中，少佐清利搜剔；莫图速效，当假时日，久必见功。疏方：

生黄芪30克，党参30克，茯苓30克，法半夏10克，黄芩10克，生白术30克，枳壳12克，萹蓄15克，瞿麦12克，木香10克，车前草12克，白芷10克，威灵仙18克。9剂（11010101101101），水煎服。

8月19日三诊。上药服竟，小溲仍有频数，然胃纳有加，胃脘胀痛几平，体力精神转佳，舌苔白腻，较前为薄。今停药一周，体况仍可。效不更方，再以原方去车前草，加地肤子15克。9剂（11010101101101），水煎服。

9月9日四诊。脉细小弦，舌淡红仍有齿印，苔薄白微腻。胃脘已无胀痛，纳食有增，体重有所增加，小溲仍短涩而频。脾胃既已复常，中气振奋，则可转从治理下焦为主。疏方：

生黄芪 30 克，茯苓 18 克，生白术 30 克，砂仁 10 克，萹蓄 18 克，瞿麦 15 克，木香 10 克，石韦 12 克，淡竹叶 8 克，地肤子 15 克，白芷 10 克，威灵仙 18 克。9 剂（11010101101101），水煎服。

其后又用上方加减治疗两月余，尿之频数不利已平，体况渐佳，病即告愈。

按 凡急性尿路炎症，西法抗菌消炎常能即用即效；中医认作淋症，以清热利湿法亦可收效显著。然此病之迁延不愈而成慢性者，无论中西医，均非敢言易治者，何也？盖有两情在焉：一者，余邪难清也。强半之邪，多可由寻常清利之品去除，而所余顽固者，伏藏于隐曲之处，不易即除。二者，正气不济也。凡清利之药，无不寒凉，遇脾胃素弱之人，只可耐得三五日之攻伐，屡用久用寒凉，渐伤阳气，中气遂虚，粮草匮乏，邪未清而正气已馁矣。故调治慢性尿路炎症，不可肆意清热利湿，尚需选用侦探搜索之品，务要剔除邪之伏藏于隐曲处者，且宜视正气强弱而兼顾补益调理。本案首诊未应，二诊以益气健脾为主而应，后诊终以正邪兼顾而获愈。所用方药，参、芪、术、苓、夏、芩、香、砂，调补中气者也；萹、瞿、车前、石韦、淡竹，清利湿热者也；而白芷、威灵仙、地肤子，则为搜剔余邪之味。仆治下焦湿热疾患，无论淋浊癃闭，或属西医所云尿路炎症、前列腺疾病，均取萹蓄、瞿麦、木香三药为主，所以用木香者，一以削减萹、瞿寒凉之性，一以温达脾胃之阳也。

五　取舍论治

论治之策，既有逆治、从治，又有旁证而治；旁治而外，尚需分别主次而治，已于前述。而与主次相类，犹有取舍论治，亦属常策。取舍，取而治之与舍而勿治也。医家临证，多行取舍之权衡，第熟以成习，反不之觉耳。简明之病，行简约之治，一证一治，但取无舍可也；繁复之病，亦当据证施治，然证出多歧，若仍证证俱治，恐难组方，即便勉力陈设众药，亦恐间色乱正，治而无功，反添新乱。斯时便当启用取舍之策，取其当取，舍其当舍，方为善治。

至于何如而取，何如而舍？则从标本而定。经言："知标本者，万举万当；不知标本，是谓妄行。"（《素问·标本病传论》）明乎标本，乃可取舍。

而标本之义盖广，举凡病家为本而医工为标，病因为本而病症为标，先病为本而后病为标，脏病为本而腑病为标，等等，无非标本相对之情。是故标本固多变化，难以悉举，欲求其要，尚可简略析之。《素问·标本病传论》所胪列数条，可为取舍论治之纲领。以仆经验体会，取舍所据者大端有四：一从因果，一从间甚，一从特症，一从时相。容分述之。

（一）因果取舍

1. 先其所因

先其所因，即先从病因而治。两病或多病先后发生而同见，其先病者往往为后病之因，此时当取其先病而治之，可暂舍后病勿治。即如《经》言："从内之外者，调其内；从外之内者，治其外。"（《素问·至真要大论》）张志聪曰："从内之外者，内因之病发于外也，故当调其内；从外之内者，外因之病及于内也，故当治其内。"又如《经》言："先病而后逆者治其本，先逆而后病者治其本，先寒而后生病者治其本，先病而后生寒者治其本，先热而后生病者治其本。"（《素问·标本病传论》）张景岳解曰："有因病而致血气之逆者，有因逆而致变生之病者，有因寒热而生为病者，有因病而生为寒热者，但治其所因之本原，则后生之标病，可不治而自愈矣。"内中均以先病为本、后病为标，治其先发之病，故曰治其本。临证所见，外感之病，由表传里，故应先治其表，后治其里，已成常法。如伤寒之太阳病初传阳明，而恶寒发热仍在，当先辛温发表，使风寒出表，勿再内传；而阳明之证，或稍后治之，或可不治而愈。温病之卫分病未已，而热邪已半传气分，当先辛凉清疏，使邪气仍由卫表解散；其后方可治彼气分之证。内伤之病，邪正交争，脏腑经络相传，如由脾湿下注肾府，而成肾着腰痛者，其先必见腹胀纳呆，四肢困乏，治但健脾化湿去着，不必治肾强腰，而腰痛多能自释。又如寒湿内侵，气血郁滞，郁火生焉，既见腹痛、肢冷、便溏，又见心烦、燥热、急躁，治但散寒除湿，而郁火或可自解，不宜直清其火也。

2. 亦因亦果

病有先治其因，后治其果，所谓治其本者，已如上述；亦有急则治标，须因果同治，甚至须先治其果，即亦因亦果者，又不可忽之。虽云先病为本，固当先治，而因先病所致后病，先病仍在，后病已著，两不容缓，便当标本兼顾，因果同治也；至其先病已微，后病正炽，又当标而本之，先果后因也。仍举外感之例，其表未解已传里者，之所以行先表后里，殆恐清里热或泻里实，阳气将不足于中，表邪乘虚而更入也。若果见表证已微，里证已显，欲再抱定先其所因而只解其表，则在里之邪必成内乱，其害大矣，奚待后治焉！再如内伤之病，其寒湿内侵而气郁生火，治但散寒除湿者，盖以郁火未重，尚允缓图也。若果郁火已炽，烦热口疮，头目眩晕，纵有肢冷腹痛，亦不可置郁火于不顾也。

■ **慢性尿道炎治案：**李某，女，41岁，2007年3月22日初诊。尿急、尿频反复发作十余年，近半月来复发加重。据病人记忆，因早年人工流产时受凉感冒引起，刮宫当日，即见恶寒，发热，头痛，因已服用医院所给消炎药，未加注意。翌日则见小便频急而痛，且有尿血，方复往医院求治，诊为急性尿路感染，给予相应西药治疗多日而愈。不想十余日后不慎感冒，又见寒热头痛，尿急而频，仍住院数日方平。其后多年时常见发作如此，而疗效渐不明显，用药时间加长。后经中医调治亦难平复。本次复发亦曾服中药多日，仍有尿急频涩痛，且见头痛背凉，脉细小弦迟沉，舌苔厚腻而白。湿热困滞下焦，非清利不办，可与八正散法。疏方：

车前草15克，萹蓄15克，淡竹叶12克，石韦12克，瞿麦12克，白茅根20克，小蓟12克，木香10克，陈皮10克，生甘草10克。5剂（1101011），水煎服。

3月29日二诊。小便症状仍在，且头痛较前加重，背凉而腰痛，脉舌如前。初诊只顾下焦之邪，未及其余，故头痛背凉之不除也必矣；然重剂清利，而尿之急频涩滞何以不平？既难即效，更弦另张，先治头痛何如？遂与疏达太阳经风寒之法。疏方：

羌活15克，葛根15克，白芷12克，川芎10克，荆芥12克，防风10克，皂角刺12克，萹蓄15克，生黄芪30克，木香10克。5剂（1110110），水煎服。

4月5日三诊。服药第三日，头痛即缓，背凉如失，至昨日今日，并小便频急等症亦已大减。效出过望，再与原方，加瞿麦12克。5剂（1110101），水煎服。嘱再来诊。

5月24日四诊。病人以上方有效，便自行取药三次，每次5剂，服后头身与小便症状均已消除，只是今日胃脘觉有胀痛，纳食呆滞，故来求治，舌苔薄白微腻，脉小弦。或因药物伤及中气，调其脾胃可也。疏方：

党参 15 克，生黄芪 30 克，炒白术 15 克，枳壳 12 克，茯苓 20 克，陈皮 10 克，萹蓄 15 克，瞿麦 12 克，木香 10 克，白芷 12 克，皂角刺 10 克。5 剂（1110110），水煎服。

5 月 31 日五诊。上诊药后胃已平和，头身小便正常，体况转佳。嘱此后一旦有感冒症状，即来诊治，若时间不济，亦可自取二诊时方药服用，以杜旧病复发。

按 仆早年治疗尿路炎症，必用清热利湿常法，实亦有效，却难显著。究其缘故，盖急性炎症，无论西法中法，均可即用即效；及至慢性期，则中西两医皆难即应。何也？时势异也。譬如用兵，两军对阵，均在平川明处，虽势均力敌，第奋勇直前，多可一鼓而捷，所谓"两军对垒，勇者胜"也。倘敌军大势已挫，残兵埋伏于隐蔽之地，或潜藏于乡曲民间，而仍欲布阵陈兵，以图鼓勇而歼灭之，焉有胜算哉？徒见兴师动众扰民耳！本例病人，尿路炎症已久，邪气已非急性期可比，而再用八正散辈直清直折，故难取胜，此即首诊无效之故。至于二诊显效，散风去寒，疏通经脉，其头痛背寒之愈固可知也；而于尿急尿频涩痛并消者，当时却未明了。其后思之，病由感冒引起，头痛背冷，足太阳经病症状也；小溲不利涩痛，足太阳之腑膀胱病症状也。盖风寒病邪，先由太阳之表而入太阳之里，久经治疗，西医从炎症，中医从湿热，虽可消去浮游之邪，而于太阳经中所伏风寒，与夫太阳腑内所藏湿浊，均难牵动，故不可再用清利。伏藏之邪，只宜搜剔；先病之症，所当先治。故二诊以芎、羌、葛、荆、防疏散太阳经之风寒，而以白芷、皂角刺、木香、萹蓄搜剔太阳经腑隐曲伏藏之邪，破其结涩，再加黄芪补足表气，故能获效。此案二诊，乃行先其所因之策，而三诊、四诊，则乃亦因亦果矣。本例治验，开启调治尿路炎症之法：凡有足太阳表里证者，疏表法必用无疑；即便无风寒表证，亦当兼用辛温达疏之品。故厘定一慢性尿路炎症验方：羌活、白芷、皂角刺、车前草、萹蓄、瞿麦、木香、茯苓、黄芪。实太阳经腑两调之制也。

（二）间甚取舍

1. 间者并行

间者并行，即病证虽多，第均轻浅，可相兼并治也。《经》曰："谨察间甚，以意调之，间者并行，甚者独行。"(《素问·标本病传论》)张景岳谓："间者言病之浅，甚者言病之重也。病浅者可以兼治，故曰并行。"当遇患者病证较多时，殆可以病机关系分作两类：有直接因果关系者与无直接因果关系者。如属前者，可运用因果取舍而调治之；如属后者，则当分别间甚而行取舍。若所患各病，均属轻浅，是谓间，间者并行，便可同时并治。无论为表里同病，脏腑共患，或为寒热并见，虚实夹杂，但凡病势非重，即同时依证选药，合于一方而施治。

2. 甚者独行

甚者独行，谓病证虽多，第有轻有重，当独取重者治之也。张景岳谓："病甚者难容杂乱，故曰独行。盖治不精专，为法之大忌，故当加意以调之也。"如遇患者病症较多时，不论其有无为因果关系，只要见有病势较重者，便当独取以为施治之的，余者可舍弃勿治。此与上条之但就无因果关系者立言不同。盖其有因果关系者，虽宜从先其所因而治，然遇为因者轻而为果者重时，岂可舍重就轻？故必先取重者治之，所谓急则治标也。至于病之在表在里，居脏居腑，属虚属实，或寒或热，概莫顾虑，惟重证是治可也。

3. 先治卒病

《金匮要略·藏府经络先后病脉证》："夫病痼疾，加以卒病，当先治其卒病，后乃治其痼疾也。"所以先治卒病者，盖以卒病多急，痼疾每缓；痼疾缓尚可后调，卒病急必当先治；卒病根浅易于拔除，痼疾根深难以即愈。此标本先后之理也。至于患病之情，卒病多为六淫外感，或为寒湿中伤，其证多实，其寒热疼痛等症急不可待，勿容缓治；痼疾多为内伤，或为外感迁延而来，其证多虚，其虚损羸弱之候由来既久，非旦夕可起。此又先治独治卒病之理。

再则，《靖盦说医》尝谓："无病之人调理补养药品，不嫌其多""若有病之人，则不可不简，多病之人，尤不可以不简，只看某病之发于某家，单刀直入，直捣其巢。病在东而源在西，病在彼而源在此，删除枝叶，擒贼擒王，无枝枝节节而为之。"可见，养生之治，理应整体调节，不可偏颇，故用药难免其多；疗疾之治，须切对病机，无暇他顾，故用药无虑其少。此亦间甚取舍之义。

■**眩晕兼痼疾带下治案**：范某，女，40 岁，2010 年 6 月 14 日初诊。眩晕三阅月。三月前因生气后出现头晕，迄今不平，且见头痛，近日连续测血压较高（160/100mmHg 左右），有高血压病家族史，西医欲给降压治疗，病人则欲服中药，故来求治。病人素患齅疾，晨起鼻塞目痒，流涕喷嚏，反复发作已五年；近两年来又带下增多，或黄或白，阴处瘙痒。脉小弦，寸滑尺沉，舌黯红，苔白腻根厚。带下、齅疾已久，眩晕新发而著，急则治其标，先从潜阳息风法治之。疏方：

珍珠母30克，生龙骨30克，生牡蛎30克，白芍30克，天麻10克，钩藤18克，夏枯草18克，羌活15克，白芷12克，夜交藤15克，茯苓30克，杜仲15克。5剂（1110110），水煎服。

6月21日二诊。服药后，头痛几消，眩晕半平，齅疾似有减轻，而带下瘙痒仍在；周内测血压，已有降低（未超过150/85mmHg）；脉小弦尺沉，舌如前。亢阳有折，而肺家伏风并下焦湿浊，均未之除也。潜阳息风于肝，疏风通窍于肺，两无相碍，可并施之，稍佐祛湿之味。疏方：

生龙骨30克，生牡蛎30克，白芍30克，天麻10克，钩藤18克，夏枯草18克，羌活15克，白芷12克，辛夷10克，茯苓30克，浮萍12克，白鲜皮15克。5剂（1110110），水煎服。

6月28日三诊。头痛已除，眩晕未显，鼻塞、喷嚏、目痒已鲜少，偶有流涕，而带下阴痒未平；周内血压与上周相当；脉舌如上诊。治已应手，法勿更易。上方加椿根皮15克。5剂（1110110），水煎服。

7月3日四诊。周内不慎感冒，自以为服中药期间不能服感冒药，故未治疗，近三日头痛、鼻塞加重，且见四肢伸侧皮肤瘙痒，血压又复升高，余症依然。脉小弦小滑，舌苔白腻欠津。风寒外束，阳气为郁，亟防其化火结痰，宜以解外为主，佐以潜阳祛风。疏方：

羌活18克，白芷15克，辛夷10克，浮萍12克，白鲜皮15克，乌梢蛇10克，黄芩12克，生龙骨30克，生牡蛎30克，白芍30克，天麻12克，钩藤20克，夏枯草18克。4剂（1101010），水煎服。

7月12日五诊。鼻塞流涕、皮肤瘙痒等症状已平，头痛、眩晕亦平，测血压已接近正常（未超过140/85mmHg），而白带尚多或黄，阴处仍痒，脉舌如前。外邪已解，阳气平复，伏风得散，转治下焦湿热为主。疏方：

鱼腥草30克，败酱草20克，苦参10克，地肤子20克，白鲜皮15克，椿根皮15克，羌活18克，白芷15克，黄柏12克，天麻12克，钩藤20克，夏枯草20克。9剂（110110101 10110），水煎服。

7月26日六诊。脉舌未见变化，头痛、眩晕、齅疾、肤痒等均已几平，潜阳祛风、疏风通窍两治两应矣；奈何带下仍多，阴痒虽减未消，则清利湿热之治未验也。病人又述，近日纳食呆滞，胃脘觉胀，时有便溏。盖久行清利，屡用苦寒，脾胃必伤，运化迟滞，恐旧邪未除，而新湿复生焉，所当稍减寒凉而兼顾脾胃。疏方：

鱼腥草 30 克，败酱草 20 克，椿根皮 15 克，苦参 10 克，地肤子 20 克，白鲜皮 15 克，炒白术 30 克，木香 10 克，茯苓 30 克，白芷 15 克，天麻 12 克，钩藤 20 克，夏枯草 20 克。5 剂（1101101），水煎服。

8 月 2 日七诊。脘胀、纳呆、便溏已平，带下、阴痒有减，余症未见复作，血压接近正常界限。效不更法，再与上方 9 剂（11011010110110），水煎服。

其后又多次来诊，仍以上述方药加减化裁，头痛眩晕、鼻衄等症已平，带下已少，阴痒渐除，血压基本稳定。

按 本案病人，先后罹患鼻衄、带下、眩晕、头痛、肤痒等症，其病处有内外上下之别，而病性见风寒湿热之异。及其治也，或全治，或分治，或治本，或治标，或量主次，或作取舍，所当斟酌策略而权衡治法也。首诊专事潜阳息风者，以头痛、眩晕发作而重，甚者独行也。二诊潜阳息风与疏风通窍两法同施，以痛眩半平，与衄疾相当，均非重急，间者并行也；其二诊、三诊，少佐利湿治带者，以其难于见效，故不与眩晕、衄疾并重施药，仅设为次治也。四诊以风寒束表，易引动内风，更令肝阳亢逆，故以解除外邪为主，急则治标也。五诊而后，带下阴痒依然较重，下焦湿热已成主证，故转为主治，而眩晕、鼻衄等症，今虽治平，当防复发，仍不可舍弃，降作次治可也。

（三）特症取舍

1. 先治中满

病症之寻常者，可从因果相关与缓急间甚而行主次取舍之治，已于上述。然有特殊之症，却不可作如此处置。《经》曰："先病而后生中满者治其标，先中满而后烦心者治其本。"（《素问·标本病传论》）兹以先病为本、后病为标立言，前句言后病中满，后句言先病中满，故后句之治其本与前句之治其标，皆言治中满也。至于何以先治中满，张景岳谓："诸病皆先治本，而惟中满者先治其标，盖以中满为病，其邪在胃，胃者脏腑之本也，胃满则药食之气不能行，而脏腑皆失其所禀，故先治此者，亦所以治本也。"中满，胃脘胀满也。无论属虚属实，亦勿计先病后病，务须先加调治。因五脏六腑之气，皆禀谷于胃而得化生；而五脏六腑之病，皆假道于胃而得药治也。倘胃脘胀满，谷气滞运，无从布施周身；药气滞碍，难于行达病所：则病失治而正先虚矣。此胃之有别于他脏，而中满之有殊于他症者也，乌可不先治胃而解中满焉！

2. 先治小大不利

除中满而外，小大不利亦为特殊之症。《经》曰："小大不利治其标，小大利治其本。"（《素问·标本病传论》）斯以小大不利为标，他病为本立言者。小大不利，小便、大便不通也。张景岳谓："无论客气同气之为病，即先有他病，而后为小大不利者，亦先治其标。诸皆治本，此独治标，盖二便不通，乃危急之候，虽为标病，必先治之，此所谓急则治其标也。凡诸病而小大利者，皆当治本无疑矣。"二便不通，何以属危急之候？盖水谷入于胃，由脾胃统管升降之机，于小肠泌别清浊，提取其轻清精微者升布脏腑经络，以滋养周身，所余重浊糟粕者降下大肠膀胱，由前后二阴排泄而为小便大便。若二便不利，浊气既不得降，清气将何以升？升降失常矣。浊气不降，则邪气遂生；清气不升，则正气日虚；清浊混积，则水谷难进，出入废止矣，人体焉得不乱！此通利二便之刻不容缓者也。

■ **妊娠呕吐治案**：陈某，女，33 岁，2007 年 3 月 10 日初诊：怀孕五周，因有脘胀腹满呕吐而诣诊。结婚七年，曾三次妊娠，前两次乃不慎而孕，均于两月之内做人工流产；末次有备而孕，复因先兆流产而刮宫。其后三年则欲嗣不果。求仆调治半年，今喜已孕月余。然近日脘腹胀满，呕吐不能进食。脉见弦而小滑，舌淡，苔厚腻。既有三妊三殒之史，则保胎防殒当为首务，和中止呕佐之。疏方：

西洋参 12 克，党参 20 克，杜仲 18 克，续断 15 克，地榆 20 克，仙鹤草 15 克，乌贼骨 20 克，黄芩 12 克，砂仁 10 克，陈皮 10 克，枳壳 12 克，苏梗 10 克。5 剂（1101101），水煎服。嘱请假居家休息保胎。

3 月 14 日二诊。病人哭诉：每服药后一刻钟，便呕吐之，药液随吐而出，故只服两剂药，再难下咽。脘腹胀满、不能食如故。药汤甫下即吐出，药力何以及之，是以症不能平；中满而吐，气机既易上逆矣，想必难以下趋，则胎气之堕损也或可无虑。为今之计，当先消中满以止呕吐，保胎次之可也。疏方：

炒白术 30 克，厚朴 24 克，枳壳 12 克，陈皮 10 克，木香 10 克，苏梗 10

克，西洋参 12 克，杜仲 18 克，地榆 20 克，黄芩 12 克，砂仁 10 克。2 剂（110），水煎。嘱病人不可用寻常每口二三次服药法，而当以少饮频饮服药，每次饮一二口，几分钟后再饮一二口，直至当天内服竟一剂药液。

3 月 17 日三诊。如法服药，两剂已服下，未再呕吐。昨日未服药，仍有恶心欲吐，然脘腹胀满锐减，已能少进饮食。脉细小弦而滑，舌淡红，苔白腻。法已有应，稍变其方：

炒白术 30 克，厚朴 30 克，枳壳 15 克，藿香 10 克，木香 10 克，苏梗 10 克，西洋参 15 克，杜仲 18 克，地榆 20 克，黄芩 12 克，砂仁 10 克，炒麦芽 30 克。5 剂（1101101），水煎。仍取上诊服药法。

3 月 24 日四诊。服药 5 剂，未再呕吐，中满几平，进食有加，但素日之颜面痤疮，新发多枚，脉舌如上。盖病家素有郁火，今用药多温少清，故而痤疮见发。佐用清疏之品可也。疏方：

生白术 30 克，厚朴 30 克，枳壳 15 克，苏梗 10 克，西洋参 15 克，杜仲 18 克，地榆 20 克，黄芩 12 克，金银花 12 克，白芷 10 克，蒲公英 20 克，炒麦芽 30 克。5 剂（1101101），水煎服。服药可以每日五六次为度，不必过频。

3 月 31 日五诊。痤疮不再新发，脘腹胀满不显，饮食几于平时。脉小弦小滑，舌苔如前。转以益元保胎为本，佐以清疏理气和中。疏方：

西洋参 12 克，党参 15 克，杜仲 18 克，续断 15 克，地榆 20 克，白芍 30 克，蒲公英 20 克，黄芩 12 克，砂仁 10 克，苏梗 10 克，陈皮 10 克，枳壳 12 克。9 剂（1101101011011），水煎服。

后诊概况：病人又来诊多次，体况尚佳。后至足月，顺产一子，母子健康。

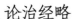 仆治不孕症尚多，未孕前调理颐养，法无定式，及其已孕，则着力保胎防殒。大抵保胎重在益气补肾和中，常以西洋参、党参、黄芪补气，杜仲、续断、补骨脂、菟丝子、桑寄生益肾，白术、茯苓、枳壳、砂仁、苏梗和中健脾，而又取黄芩、蒲公英防治郁火，地榆、仙鹤草、白芍、乌贼骨、五味子等以固阴敛阳，每能收效。本例首诊，便以此法为主组方。至其不应，殆有两失：一失标本未分，取舍违宜；一失奇恒无计，服法不当。遂遵经旨，先治中满，转以建中理气散满为主，并用少饮频服之法，爰收效验。至于有妊在身而敢用大剂厚朴、枳壳等芳香走窜之品者，乃遵《内经》所谓"有故无殒，亦无殒也"之训；然未敢径用降逆止呕之主将半夏，亦末学终少大家胆识者焉。

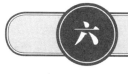

六　本末论治

标本之为义广矣。举凡病因与病症，先病与后病，内病与外病，头病与身病，脏病与腑病，等等，无非标本之属。若言某病之标本，殆即病机本末也。明清医家尝谓："古昔圣贤治一病必有一主方，千变万化，不脱根本。"根本何谓？盖即本病病机也。推重病机之有本有末，非止于引导辨证而已，更有裨于斟酌论治、谋划治策。如此而言，所谓治病求本者，求其本病病机为施治基准也；所谓辨证论治者，必须分辨旁从病机之异而区分其治也。然则病机本末何与于论治？盖可以之订定治法，策划治疗主次、取舍也。

（一）订定治法

既往治病常法，在古人则以方统之，一病之下，列有数方，以方系证，是为方证；在今人则以证统之，一病之下，列有数证，以证系方，谓之证型。看似有别，实则无异也。然古今均有一病立以专方，临时随证加减者。如《退思集类方歌注》论中风之治曰："既为风病，则主病之方，必以治风为本；其中或有阴虚、阳虚、感热、感寒之别，则于治风方中，随所现之证加减之。即使正气内虚，亦宜于驱风药中少加扶正之品，以助驱邪之力，从未有纯用温补者。"此正本章之所尚欤！然则专方何以立之？从乎本证耳；加减何以凭之？依据从证耳。

所有疾病之临床见证均由本证与从证构成，如第一证型即如下式，乃由本证与第一从证组成：

$$临床见证_{（第一）} = 本证 + 从证_{（第一）}$$

如此则第一证型之治疗方药即为如下模式：

$$临证方药_{（第一）} = 本证主方 + 从证加减药_{（第一）}$$

而第二、第三并其余证型之治疗均可仿此而行。自然，用药之多寡，药力之强弱，剂量之轻重，尚取决于主证及各从证之证情，证情重者，则应于所立治法下选用功效强劲之药，或增多同功药之数量，或加大药物剂量；反之，证情轻者，则应于所立治法下选用功效薄弱之药，或减少同功药之数量，或减小药物剂量。

（二）治本治末

辨证论治之实质，乃从外在证候而获知内在病机，之后施以相应治法消除内在病机。唯其难知乎内，方才由外揣内。故其特定前提为假设病机与证候两相对应，内病与外证情势相当。然则必视其临床实现证为病机之真实反映，即本证恰可反映本病病机，从证恰可反映旁从病机。故而依证而治病，殆无贻误偏颇。凡遇病人，辨证信息较全，可行明确辨证者，便据证立法，本末兼顾，依法选方用药。是即医家素间临床诊治之常也。

■ **气虚感冒治案**：钱某，男，38 岁，1997 年 2 月 25 日初诊。时常感冒已两年。无分冬夏，极易出汗，汗出则受凉，即刻感冒，每用治感冒中成药治之，数日方得平复，然不久又复发生，不堪其苦。昨日早饭后出门，头有微汗，即又感冒，恶寒头痛，鼻塞喷嚏，时流清涕，并见身困乏力，纳食呆滞，尚未服用感冒药，欲求中医调治。诊其脉浮而软，舌淡红，苔白腻。气虚于卫分，御外不固，风寒袭之。必当散风寒而强卫气，与九味羌活汤加减：

羌活 15 克，白芷 12 克，防风 10 克，苍耳子 8 克，黄芩 12 克，党参 15 克，炒白术 30 克，陈皮 10 克。3 剂（1101），水煎服。嘱无论痊愈与否，宜再来诊。

3 月 4 日复诊。据述，服第一剂药，恶寒、头痛、鼻塞等症即除，三剂服竟，身体轻爽，纳食亦馨，唯动辄汗出。脉细小弦，舌淡红，苔白薄根腻。风寒已除，表气未坚。所当益气固卫。疏方：

生黄芪 30 克，党参 12 克，炒白术 20 克，枳壳 10 克，茯苓 15 克，黄芩 8 克，防风 8 克，桑叶 8 克，五味子 8 克。9 剂（110101101010101），水煎服。

5 月 27 日三诊。前诊服药两周内，未见感冒，汗出较昔有减，故又照原方自行购药两次服用，两月不曾感冒。今停药数日，不慎又发感冒一次，只服一次中成药，旋即而愈。今来询问，是否仍需服药。脉细小弦，舌淡红，苔薄白微腻。嘱再用下方，间断服之，以图表气固密。疏方：

生黄芪 20 克，党参 10 克，炒白术 15 克，防风 8 克，枳壳 8 克，陈皮 6 克，黄芩 8 克，五味子 6 克，砂仁 6 克。9 剂（110101101010101），水煎服。

按 感冒一病，外邪袭表，乃其本证；而夹有内湿，兼有气虚不固、阴虚不敛、血虚不荣、阳虚不御等情，俱为从证也。本例感冒，其本证无非风寒袭表；而时常汗出，反复发作者，盖气虚不能固表也。故其自行服用感冒药，可收效一时，而难免再发者，只行解表散寒，惟治本证，不及从证也。首诊处方，既取羌活、白芷、防风、苍耳子以解除风寒，又以党参、白术健脾气、助卫表，却用陈皮、黄芩调和中焦而清化或生之郁火。然则本证从证两兼治之，宜其邪除正复也。二诊三诊，则以益气固表为主，兼用防风、桑叶，以防欲侵之邪；小其量，以为久用缓图之计，终收如期之效。至于首诊只用参而未用芪，后则参芪并用者，乃虑及黄芪固表，不利散邪也。

（三）治本为主

治本为主，谓主治何证与次治何证，从病机本末别之也。今近医家，已习惯于辨证分型而治，鲜见有治病而不辨证者。虽然，证型岂易辨者欤？其间四诊信息齐备，可行确凿辨证者有之，第似此证而未必不似彼证，见甲证又复见乙证、丙证者，往往而有。当此之际，辨证处恍惚之间，焉能厘定治法、确立方药？斯即定夺于病机本末之时也。若医家先已掌握某病之本末病机，临床遇有病人，经辨证确认属于此病，且已切实辨识证型，自可依据常法常方而施行治疗。倘或分型辨证疑似难定，有两种或两种以上证型较为接近，此时当视其是否含有常见证，若不含常见证，则取本证为主，而取证情较著之从证为辅，树为目标而确立治法；若含有常见证，则取本证为主，而取常见证为辅，树为目标而确立治法。

■ **咳嗽而兼症驳杂治案**：朱某，女，47岁，2001年10月16日初诊。患慢性支气管炎十余年，近以受凉而急性发作，咳嗽阵阵，夜难成眠，咽痛口干，有痰黄稠，不易咳出，鼻塞头痛无汗，胸闷气促胁痛。而月经适来，腰膝酸软，小便频急而痛，胃脘隐痛，纳食呆少，大便干结，急躁易怒。询知素有慢性胃炎、慢性尿路炎、冠心病、便秘、失眠等。脉小弦而滑、微数，舌淡黯，苔白腻中根厚而欠津。外感风寒，肺失宣肃，痰湿结聚，肝火郁滞，湿热积于下焦，心肾失于协和。依证而治，疏方：

羌活10克，白芷10克，炙麻黄10克，陈皮10克，黄芩10克，前胡12克，桑叶10克，厚朴15克，柴胡10克，香附10克，白芍20克，炒酸枣仁15克，车前草12克，萹蓄12克。5剂（1101101），水煎服。

10月23日二诊。头痛鼻塞虽平，而咳嗽未减，痰黄而黏，咽喉干涩而痛，夜咳难眠，睡则盗汗，且胸闷、胁痛、胃脘痛、便结、尿频仍在，月经淋漓未尽。脉细弦而滑，舌黯淡有齿印，苔白腻而厚。前诊面面兼顾，药力分散，故难克一证；莫若先专治肺失宣肃为主。疏方：

桑叶 15 克，前胡 15 克，炙麻黄 12 克，鱼腥草 30 克，黄芩 12 克，麦冬 20 克，桔梗 15 克，新贝母 15 克，款冬花 12 克，紫菀 12 克，厚朴 15 克，五味子 12 克。5 剂（1110110），水煎服。

10 月 30 日三诊。上诊后咳嗽顿减，夜能入眠，痰白，咽痛几平，胸闷胁痛亦减，大便不干，唯小溲仍频涩，腰膝酸痛，月经点滴不净。舌淡黯有齿痕，苔白腻，脉细弦。小调其治。疏方：

桑白皮 15 克，前胡 15 克，炙麻黄 12 克，鱼腥草 30 克，黄芩 12 克，麦冬 15 克，桔梗 12 克，新贝母 12 克，款冬花 12 克，车前草 12 克，萹蓄 15 克，瞿麦 12 克，木香 10 克，小蓟 12 克。5 剂（1101011），水煎服。

11 月 6 日四诊。咳嗽已平，咽痛亦除，胁痛未显，纳食亦增，月事已尽。但胸闷仍见，尚有腰痛膝软，小便欠畅、次数仍多。脉舌如前。宣肃肺气而小其制，佐以排闷宗阳，清利下焦。疏方：

桑白皮 15 克，前胡 15 克，炙麻黄 10 克，黄芩 10 克，旋覆花（包煎）12 克，丹参 12 克，茜草 10 克，苏梗 12 克，白芥子 10 克，新贝母 12 克，款冬花 12 克，车前草 12 克，瞿麦 12 克。5 剂（1101011），水煎服。

12 月 4 日五诊。上诊后咳嗽、咽痛、胸闷均已平息，小便亦畅，自觉舒适。遂又自取原方药 5 剂。停药而尚无不适。小溲较前畅利，大便不干，一二天一行。唯月经逾期未行。脉细弦，舌淡黯，苔白而腻。年近七七，月经允有愆期，可与和血调经。权用下方：

当归 15 克，白芍 30 克，川芎 10 克，赤芍 10 克，益母草 15 克，泽兰 12 克，香附 12 克，车前草 12 克，陈皮 10 克。4 剂（1101100），水煎服。嘱无论月经来潮与否，莫再用药，听其自然可也；倘咳嗽等症再发，则需及早来诊，以防积重难返。

【按】 咳嗽一症，并西医所称支气管炎，其本病病机恒为肺失宣肃，而旁从病机尚多，诸如风寒束肺、风热壅肺、痰湿阻肺、阴虚肺燥、肝火犯肺等，治疗当视其本证与从证证情而权衡施药。本例病人，以咳嗽为主要症状，则本证乃肺失宣肃无疑；唯从证之情繁杂，难以判别属性。因有鼻塞头痛无汗，自然可认作风寒；而咽痛口干痰黄，又乃热象；胸闷气促，却属痰阻；胁痛急躁，则为肝逆，故非一证可概者。此外尚有胃炎、尿路炎等病，亦各见其症，识证固不易为，治疗宁无徘徊？是以首诊陈列众药，以图各个击破。然效非所愿，除头痛鼻塞外，症状无一减轻。遂改前治，以宣肃肺气治本证为主，少佐清热化痰以顾及最易见之痰热郁火从证，故而咳嗽得减，并胸胁痛、咽痛亦几于平复，且睡眠亦安。至三诊、四诊，方兼治下焦湿热，俱有收效。凡治一病，须以其本证为主攻，兼顾从证之治，不可以从证多乃罗列众药而喧宾夺主。若治多病者，又当分辨其为主为次，宜以治主病为重点，或专治主病，次病可留待后治，亦或有主病有平而次病不治而愈者。本例首诊用安神药而仍难眠，后诊未用安神药反而能眠，可知病机之间互相影响，此病之平，彼病随之而平者，往往有之；临证宁可集中药力治其关要者，不宜见病必治，四面出击。

（四）惟本是治

惟本是治者，但治本病病机，勿论旁从病机之谓。盖言治病当有取舍，取其本而舍其末也。或问：旁从病机亦令病人痛苦，何故舍弃不治？曰：非不治，乃权且不治耳。中医治病，其有证即治，证几何而治几何者，治之常也；而其有证缓治或不治，证此而治彼，证多而治寡，证狭而治广，甚则无证而有治者，治之变也。所云治而不治，不治而治，无为而治者，殆即此类矣。《内经》所载论治策略多有涉及标本取舍者，如"从内之外者调其内"，治内舍外也；"病在上取之下"，病此治彼也；"先病而后生寒者治其本""先小大不利而后生病者治其本"，治先病舍后病也；"先病而后生中满者治其标"，治后病舍先病也。然本文所论标本取舍又与《内经》不同。《内经》所指乃不同病间之取舍，本文所指则为同病不同证间之取舍。虽然，广义而论，亦与《内经》理无二致。

惟本是治，时机有三：辨证为某病，只见本证而无从证者，一也；从证驳杂，漫无头绪者，一也；西医诊为某病，于中医而无证可辨者，一也。斯时俱可但治本证。何也？其只见本证者只治本证，固无疑义。其见证驳杂者，不惟不能择一而治，抑恐治有相左，故舍从证不顾也。至其西医见病而中医无证者，又有说焉。盖病家体质，有敏于病机变化者，亦有不敏感者。其敏感者，病处微渺之间，而见证已显，致有中医见其证而西医否其病者；其不敏感者，迨内病已成，而外无见证，致有西医判为有病而中医不见其证者。此其中西互参之要也。故遇无证可辨时，若已有西医明确疾病诊断，便当施以治疗，惟从本证之法治之可也。

■ **卵巢囊肿治案**：孙某，女，38 岁，2004 年 5 月 18 日初诊。四年前，于体格检查时，B 型超声波提示患有右侧卵巢囊肿，当时接受医生建议，施行手术切除，不想今年复查，又见囊肿，且有多个，大者约 3.5cm×2.9cm。病人不欲再行手术，遂来求治。询知病人从无少腹痛，月经尚属正常，曾查有双侧乳腺轻度增生，或于行经前乳房胀痛，余无所苦。舌质淡红，舌苔薄白，脉细而弦。内有囊肿，外无见证，权从本病病机论治，与消积化癥法。疏方：

当归 10 克，白芍 24 克，夏枯草 20 克，三棱 10 克，莪术 10 克，土茯苓 30 克，白芥子 12 克，白芷 12 克，皂角刺 10 克，浙贝母 15 克，生牡蛎 30 克，柴胡 10 克，香附 12 克。3 剂（1010100），水煎服。

5 月 25 日二诊。服药当日稍觉胃脘胀，不服药之日即无；月经 19 日适来，昨日已净。脉舌如昔。仍与上方，只加砂仁 10 克。5 剂（1101101），水煎服。病人问多久可治愈，嘱其莫急，治两月后再复查；又问既须久治，何不多开药，答其需要顾及全身状况，一次多开药恐有与体况相左者。

6 月 1 日三诊。服药中再无脘胀，亦无其他违和。脉细弦，舌淡红，苔薄白。可知身体尚能受药，不妨继用上法。原方去白芍、白芥子，加半枝莲 12 克，白花蛇舌草 12 克。15 剂（111011011011011011011），水煎服。

6 月 22 日四诊。月经于 6 月 17 日来潮，今仍未净，经量则少于前，小腹隐痛，经前乳房未见胀痛，食欲稍钝。脉小弦，关上略滑。治法不变，加减其方：

当归 10 克，白芍 30 克，益母草 30 克，延胡索 12 克，党参 15 克，炒白术 20 克，枳壳 10 克，三棱 10 克，莪术 10 克，白芷 12 克，砂仁 10 克，柴胡 10 克，香附 12 克。4 剂（1010110），水煎服。

6 月 29 日五诊。服上方中月经已止。纳食有增，体况觉佳，脉舌无异，可仍用原法。疏方：

柴胡 10 克，香附 12 克，延胡索 12 克，川楝子 12 克，夏枯草 20 克，三棱 10 克，莪术 10 克，白芥子 12 克，当归 12 克，白芍 20 克，白芷 12 克，浙贝母 15 克，鳖甲 15 克，生牡蛎 30 克。15 剂（111011011011011011011），水煎服。

8 月 17 日六诊。服上药后因感身体尚无不适，故又自行依原方购药多次，月经期不服药，且经前再无乳房疼痛。近日复查 B 超提示，其囊肿大者只 1.5cm×1.0cm。今日月经第 5 天，将净。询问是否继续服药。再与小易其方如次：

柴胡 10 克，延胡索 12 克，夏枯草 20 克，三棱 10 克，莪术 10 克，薏苡仁 30 克，白花蛇舌草 15 克，当归 12 克，白芍 20 克，白芷 12 克，浙贝母 15

克，鳖甲 15 克，生牡蛎 30 克。12 剂（11101101101101101），水煎服。并叮嘱不可即行停药，亦不必连续服药，间断来诊，每月服药十余剂可也。

按 西医检查项目愈来愈细，为中医论治提供若干依据，应当充分利用。妇科病中常见如此情况，诸如子宫肌瘤、囊肿、乳腺增生、结节等，多数见有相应症状，亦可见查出疾病而不见相应症状者，本例即如是。虽无症状，但病人心理负担每重，故须及时调治。似此囊肿类疾患，治疗非一日之功，本当拟一久服之方，然体况有差异，耐药之情有不同，实难守持一方不变。故本例首诊，只用三剂药，试探消息也；服药后胃脘胀，料其乃恰逢经期而然，未可即责药之伤胃，故二诊仍用原方而加砂仁以和中。五剂服竟，并无不适反应，其后才开具久用之方。三阅月复查，囊肿有明显缩小，继之以原法间断用药，以期控制复发。

■ **头痛治案**：常某，男，41 岁，1999 年 3 月 6 日初诊。头痛反复发作五年，起始只在春秋时发，后渐加重，冬日亦痛。西医认作血管神经性头痛，服止痛药可平，却难根除。问其此外有无所苦，则予否认。脉细小弦，舌淡红，苔薄白。不见肝郁气虚血虚之征，亦少痰瘀湿浊之象，第从头痛本证治之，与疏风通阳可也。具方：

羌活 18 克，白芷 15 克，荆芥 12 克，薄荷（后下）10 克，细辛 3 克，天麻（打碎）10 克，白芍 30 克，威灵仙 20 克，蔓荆子 15 克，珍珠母 30 克。4 剂（1101010），水煎服。

3 月 13 日二诊。服一剂头痛即止，周内无再发作，脉舌如前。再用原方，可小其量：

羌活 15 克，白芷 10 克，荆芥 10 克，薄荷（后下）10 克，细辛 3 克，天麻（打碎）10 克，白芍 30 克，威灵仙 20 克，蔓荆子 10 克，珍珠母 30 克。7 剂（1101010101010），水煎服。

4 月 3 日三诊。服上药后，头痛未发，迄今停药数日，亦无再痛。曾有痔疮，近日饮酒而见便结带血，期为调治。脉弦，舌暗红，舌苔腻欠津。承气于阳明，佐以止血。疏方：

制大黄（同煎）10 克，枳实 14 克，厚朴 20 克，地榆 20 克，槐花 12 克，金银花 12 克，小蓟 15 克，羌活 12 克，白芷 12 克。4 剂（1011010），水煎服。

按 据仆多年经验，头痛一病，无论外感内伤，其本病病机均为风邪伏郁于三阳之经，而见有或寒或湿或热或燥，及夫气虚阳虚血虚阴虚者，皆从证也。本例但见头痛，不见余症，从证无以判别，故唯从本证施治。方用羌活、

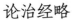

白芷、荆芥、薄荷、细辛、蔓荆子搜除伏风，疏通三阳，却以天麻、白芍、威灵仙、珍珠母柔肝宁心，俾能协助祛风通经。病证单一，无繁复从证兼夹，故治疗亦能显效。

（五）舍本治末

舍本治末，即放弃本病病机不治，专治旁从病机之谓。上文尽言治病必当注重本病病机，或专治本，或兼治末，此则反其道而行之，宁有是理乎？实亦有之，殆非适其时而相其机，不可轻用焉！此论治之从权，不得已而为之者也。其运用时机有二：一者，疾病缓解期，本证证势已弱，而从证尚在，可但治其从证而不治本证；以本证经治，十去八九，食养尽之可也。二者，难治病调治中，治本证而疗效未显，且多见从证，亦可舍本而专治从证；以治本证不惟不效，反伤正气，无如攻其外围而使之孤立无援也。

■ 闭经治案：纪某，女，25岁，2011年12月13日初诊。月经八阅月未行。13岁月经初潮，起先四五年间，几乎每月可行，之后则渐至每二至三月才得一潮，前年家人着急，就诊妇科，认为多囊卵巢综合征，给性激素调整月经周期，用药一年，每月可正常行经，然停药后再未行经，迄今已八阅月矣。脉细而弦，舌淡红，边有齿印，苔薄白。病人未婚，素间白带亦少，便干结，三四日一行。先行通达冲脉，俾其经潮。疏方：

当归15克，川芎12克，赤芍12克，益母草30克，泽兰15克，桃仁12克，红花10克，川牛膝30克，土鳖虫12克，香附12克。4剂（1111000），加红糖20克，水煎服。

12月20日二诊。服药四剂，小腹于服药之日觉有坠痛，然月经并无来潮之兆，白带亦无增多。好在大便不似其前之干，周内解便三次，脉舌如前。月经久闭，非指日可复，再与上法。上方加砂仁10克。8剂（11110001111000），仍加红糖20克，水煎服。

2012年1月3日三诊：连续通经而不应，当知冲脉血海未盈，乌得经潮？询问其月经紊乱之始，有否生活变动情况。得知当时较胖，开始减肥，不吃晚饭，自斯时大便常干结不畅，食欲亦渐不振，月经遂致后愆，至今仍习惯于不吃晚饭。于是改弦更张，不再活血通经，直与健脾和中，以滋化源。疏方：

党参15克，炒白术20克，枳壳12克，茯苓30克，陈皮10克，当归12克，熟地20克，砂仁10克，紫河车6克，黑芝麻30克。5剂（1101101），水煎服。并嘱恢复用晚餐习惯。

2012年1月17日四诊。因感冒而推迟来诊一周。用药时食欲较前有增，但感冒后口唇干燥，面部生出痤疮数枚，大便干结。脉小数小弦，舌尖红，多芒刺，边有此印，苔白微腻。上方加减：

党参12克，炒白术15克，枳壳10克，茯苓20克，陈皮10克，蒲公英24克，黄芩12克，砂仁10克，制大黄（后下）5克，黑芝麻30克。5剂（1101101），水煎服。

1月24日五诊及其后复诊：上诊后口唇已润，痤疮未见新发，食欲已增，大便稍干，但能一二天一解。脉小弦，舌黯红，有齿印，苔白微腻。仍当健中益气养血，小易其方：

党参15克，炒白术15克，枳壳10克，蒲公英15克，麦冬15克，紫河车6克，砂仁10克，熟地20克，菟丝子15克，当归10克，黑芝麻30克。9剂（11011010110110），水煎服。

其后又数次来诊，体况尚佳，概用上方加减。至4月10日复诊：近来白带有所增多，然月经仍未潮。三餐饮食已常，二便均可。脉小弦，舌黯红，边印不显，苔微腻。料其化源已足，冲脉气血渐盈，不妨再试通经。疏方：

当归20克，川芎15克，赤芍15克，益母草30克，泽兰15克，桃仁12克，红花12克，川牛膝30克，肉桂20克，土鳖虫12克，水蛭10克，香附12克。4剂（1111000），加红糖20克，水煎服。

4月17日复诊。月经喜于昨日来潮，第血量较少。脉小弦，关上微滑，舌苔薄白根腻。改从和血调中。疏方：

当归10克，川芎6克，红花8克，益母草10克，泽兰10克，香附12克，炒白术20克，蒲公英15克，砂仁10克。9剂（11010110101101），水煎服。

后又来诊，其月经5日已净。再用原方小事加减。月经复于5月23日再潮。

按 闭经乃难治病，古今皆然。依仆经验，初诊者，无论辨证如何，均先针对其经血不通之本证，与大剂活血通经四剂。若经已行，次诊可依据从证属性类型施以治疗；倘经未行，可再事通经一二次；若仍无反应，则改为依从证论治，其间或益肾养血，或健脾滋源，或滋阴润燥，或开郁散结，或化瘀生血，相机而行，并无定式。当施治一二月后，若见白带增加，往往为来潮之兆，斯时便可因势利导，施以通经达冲之药，多能行经。然亦有治三四月仍无效应者，此时亦可每一月通经一番，作持久之治。本案首诊通经未应，二诊再之仍不应，故三诊辨证为中气不振，化源不济，冲脉未盈，改用益气健中为主，数诊大法不变，后终见白带增加，遽与通达经血，月事遂潮。故案中首诊、末诊，皆用通经，专治本证也；中间数诊，益气健中养血，则乃舍本求末，惟治从证矣。

七　五味补泻

补泻之论，始载《内经》。内中所论五味补泻之策，尤为议论治疗之典则。其后《难经》《伤寒杂病论》皆遵其旨，历代医家付诸实用，迄今仍为组方遣药之法式。药物与食物均具五味，五味能补能泻。何时因何而当泻，泻用何味？何时因何而当用补，补用何味？斯乃五味补泻治策所议论者。此类治策出自《素问·脏气法时论》《素问·至真要大论》等文，容分析之。

（一）五脏苦欲五味补泻

1. 五脏苦欲五味补泻程式

周学海《读医随笔》曰："若夫补泻之法之妙，则莫详于《素问》及阴阳大论，而越人、仲景各从而发明之。《脏气法时论》本五脏苦欲之性，以明补泻。"《素问·脏气法时论》详论五脏所苦、所欲，与夫运用五味以解其苦、遂其欲之治策，今摘其要：

"肝主春，足厥阴少阳主治，其日甲乙，肝苦急，急食甘以缓之。心主夏，手少阴太阳主治，其日丙丁，心苦缓，急食酸以收之。脾主长夏，足太阴阳明主治，其日戊己，脾苦湿，急食苦以燥之。肺主秋，手太阴阳明主治，其日庚辛，肺苦气上逆，急食苦以泄之。肾主冬，足少阴太阳主治，其日壬癸，肾苦燥，急食辛以润之，开腠理，致津液，通气也。"

"肝欲散，急食辛以散之，用辛补之，酸泻之。""心欲软，急食咸以软之，用咸补之，甘泻之。""脾欲缓，急食甘以缓之，用苦泻之，甘补之。""肺欲收，急食酸以收之，用酸补之，辛泻之。""肾欲坚，急食苦以坚之，用苦补之，咸泻之。"

特制表 5 以详明之。

表 5　五脏苦欲五味补泻之策

五脏	主时				所苦治策			所欲治策			
	时令	日期	客运	主运	所苦	施治		所欲	施治 1		施治 2
						治法	所需五味		治法	所需五味	治法	所需五味
肝	春	甲乙	角	初运	急	缓之	甘甘草	散	散之补之	辛川芎辛细辛	泻之	酸芍药
心	夏	丙丁	徵	二运	缓	收之	酸五味子	软	软之补之	咸芒硝咸泽泻	泻之	甘参芪
脾	长夏	戊己	宫	三运	湿	燥之	苦白术	缓	缓之补之	甘甘草甘人参	泻之	苦黄连
肺	秋	庚辛	商	四运	气上逆	泄之	苦黄芩	收	收之补之	酸白芍酸五味	泻之	辛桑白皮
肾	冬	壬癸	羽	终运	燥	润之	辛知母黄柏	坚	坚之补之	苦知母苦黄柏	泻之	咸泽泻

表中主时一栏之时令、日期两目，乃《素问·脏气法时论》原文所表述者，而客运、主运两目则为仆所添加，出自《素问·五运行大论》等篇，属五运六气学说内容。兹不详述。

2. 临证运用实践

经文论述如何依据四时五运调治五脏之气，然医家将何以用之于临证？仆以为五脏苦欲之义，实非限于依时用药一隅，亦非寻常补虚泻实所可囿者，当加精心体认，以备临证相机运用。

如肝之所苦："肝苦急，急食甘以缓之。"张景岳注曰："肝为将军之官，其志怒，其气急，急则自伤，反为所苦，故宜食甘以缓之，则急者可平，柔能制刚也。"

肝所苦之急若何？盖即张而不弛也，凡肢体拘紧、挛缩、反张、抽搐、眩冒、晕厥者是矣。共当急食甘以缓之，而甘味之药为谁？则甘草为首选，而诸入肝经而能祛风解痉之药，如防风、天麻、钩藤、夜交藤、蝉蜕、桑叶、菊花、木贼等，及夫养血滋阴药，如地黄、当归、阿胶、酸枣仁、柏子仁、枸杞子、女贞子、墨旱莲等，多可当之矣。

至若肝之所欲："肝欲散，急食辛以散之，用辛补之，酸泻之。"张景岳注曰："木不宜郁，故欲以辛散之。顺其性者为补，逆其性者为泻，肝喜散而恶收，故辛为补、酸为泻。"

盖以辛散为补，酸收为泻。药如柴胡、香附、薄荷、川芎、细辛、白芷、青皮、枳壳等诸辛凉辛温之品，皆顺其疏泄之性而解其郁滞者，即为散之补之者；而白芍、山茱萸、五味子、乌梅等酸温酸平之品，俱逆其发生之性而制其亢逆者，则为泻之者矣。若此肝家补泻之殊情，已非补养之补、泻越之泻欤。他脏之苦欲补泻，亦可仿此类推。

仆有和肝潜阳之法，盖取肝脏苦欲补泻治策而立。

主方：珍珠母、生龙骨、生牡蛎、天麻、白芍、合欢皮、五味子、防风。

随病加药：钩藤，用于高血压；炙甘草，用于心悸；炒酸枣仁、夜交藤，用于失眠；川芎、白芷，用于头痛。

本方可治头痛、眩晕、失眠、汗症、心悸等症，并能调治西医高血压病，更年期症候群等。方药配伍，盖遵经旨也。缓急以解肝之苦，集用甘味之品，甘草、天麻、珍珠母、龙骨、酸枣仁、合欢皮、夜交藤是也。散之、补之、泻之以顺肝之欲。用辛味药，白芷以散之，防风以补之也；用酸味药白芍、五味子，所以泻之也。

■ 眩晕治案：姚某，男，41 岁，汉族，2005 年 3 月 12 日初诊。素有高血压病，已服降压药 3 年，体况尚允健硕。春节甫过，聚餐频仍，偶因酒醉，翌日头晕目眩，足底觉麻，着地如绵，情躁易怒，心悸汗出。脉弦而细，舌尖红有芒刺，苔白腻。肝阳亢奋，心火郁发。潜阳清心。疏方：

珍珠母 30 克，生龙骨 30 克，生牡蛎 30 克，羌活 12 克，天麻（打碎）12 克，白芍 30 克，合欢皮 15 克，麦冬 15 克，五味子 10 克，茯苓 30 克，葛根 18 克，生甘草 10 克。4 剂（1101010），水煎服。

3 月 19 日二诊。服药 2 剂而眩晕大减，4 剂后诸症尽除，今日又有心悸自汗。肝家阳平，心气或伤，小事调补。疏方：

西洋参（打碎同煎）18 克，黄芪 30 克，麦冬 20 克，五味子 12 克，白芍 30 克，天麻（打碎）12 克，茯苓 30 克，泽泻 12 克，生甘草 10 克。5 剂（1101101），水煎服。

按 酒醉则增火激阳而耗阴，其见眩晕、足麻、易怒、心悸、汗出也必矣。眩晕、足麻、易怒者，肝家阳亢也。肝阳亢奋，其气必急，《经》曰："肝苦急，急食甘以缓之。"故用甘草之甘，复助以葛根、麦冬、天麻、合欢皮之甘，缓肝急者也。阳亢于上，则气不能周济散布，此时肝必欲散，《经》曰："肝欲散，急食辛以散之，用辛补之，酸泻之。"故用羌活之辛以补之，芍药之酸以泻之，令肝得疏泄也。心悸、汗出者，心家之恙也。汗出乃心液涣散，《经》曰："心苦缓，急食酸以收之。"故用五味子之酸，复助以芍药之酸，收心缓以敛心液也。心悸乃其气躁，躁则坚紧，斯时心气必欲松软，《经》曰："心欲软，急食咸以软之，用咸补之，甘泻之。"故用珍珠母、生龙骨、生牡蛎之咸以软之补之，复用甘草、黄芪、洋参之甘，并茯苓、天麻、麦冬、合欢之甘以泻之，令心气安宁也。

（二）六气淫胜五味补泻

1. 六气淫胜五味补泻程式

六气淫胜五味补泻之策，源于《素问·至真要大论》。其文虽属六气司天在泉淫胜之事，实则详明六淫发病情状，与夫五味平治之策。后世治六淫疾病之组方遣药，无不本乎此。

其六气淫胜平治之文曰："帝曰：治之奈何？岐伯曰：上淫于下，所胜平之；外淫于内，所胜治之。"张景岳释曰："淫，太过为害也。上淫于下，谓天以六气而下病六经也。外淫于内，谓地以五味而内伤五宫也。淫邪为害，当各以所胜者平治之也。"殆言天地之气，发为六淫，伤害人体相应脏腑经络而发病，当取药之所能胜之者以平治也。

经文分述岁时司天在泉淫胜之平治策略曰：

"诸气在泉，风淫于内，治以辛凉，佐以苦，以甘缓之，以辛散之。热淫于内，治以咸寒，佐以甘苦，以酸收之，以苦发之。湿淫于内，治以苦热，佐以酸淡，以苦燥之，以淡泄之。火淫于内，治以咸冷，佐以苦辛，以酸收之，以苦发之。燥淫于内，治以苦温，佐以甘辛，以苦下之。寒淫于内，治以甘热，佐以苦辛，以咸泻之，以辛润之，以苦坚之。"

"司天之气，风淫所胜，平以辛凉，佐以苦甘，以甘缓之，以酸泻之。热淫所胜，平以咸寒，佐以苦甘，以酸收之。湿淫所胜，平以苦热，佐以酸辛，

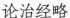

以苦燥之，以淡泄之。湿上甚而热，治以苦温，佐以甘辛，以汗为故而止。火淫所胜，平以酸冷，佐以苦甘，以酸收之，以苦发之，以酸复之，热淫同。燥淫所胜，平以苦湿，佐以酸辛，以苦下之。寒淫所胜，平以辛热，佐以甘苦，以咸泻之。"

特制表 6 以便分析。

表6　六气淫胜五味补泻之策

六气名称	职分	岁时	淫胜状态	治法			
				平治方法	佐治五味		解所恶而适其性
厥阴风木	在泉	寅申	风淫于内	治以辛凉	苦	甘缓之	辛散之
	司天	巳亥	风淫所胜	平以辛凉	苦甘	甘缓之	酸泻之
少阴君火	在泉	卯酉	热淫于内	治以咸寒	甘苦	酸收之	苦发之
	司天	子午	热淫所胜	平以咸寒	苦甘	酸收之	
太阴湿土	在泉	辰戌	湿淫于内	治以苦热	酸淡	苦燥之	淡泄之
	司天	丑未	湿淫所胜	平以苦热	酸辛	苦燥之	淡泄之
少阳相火	在泉	巳亥	火淫于内	治以咸冷	苦辛	酸收之	苦发之
	司天	寅申	火淫所胜	平以酸冷	苦甘	酸收之	苦发之
阳明燥金	在泉	子午	燥淫于内	治以苦温	甘辛	苦下之	
	司天	卯酉	燥淫所胜	平以苦湿	酸辛	苦下之	
太阳寒水	在泉	丑未	寒淫于内	治以甘热	苦辛	咸泻之	辛润之　苦坚之
	司天	辰戌	寒淫所胜	平以辛热	甘苦	咸泻之	

表内六气名称与职分，属五运六气概念。六气与五运乃阴阳五行理论之专门化形式。五运以角徵宫商羽五音建运而分别太少，由五行以配阴阳也；六气以风热暑湿燥寒为本，而以三阴三阳为标，由阴阳以配五行也。

2. 临床运用实践

六气淫胜五味补泻之策，固可用于外感六淫所致伤寒温病诸症，即便内伤杂病，其见风火湿燥寒邪气留滞为害者，亦不妨相机运用之。仆有西北燥证主证—肺卫孔窍皮肤燥证治疗主方，即取阳明燥金淫胜之五味补泻治策而选药组方。

主方：桑叶、薄荷、麦冬、白芷、桔梗、五味子、白芥子、蝉蜕、沙参、玄参。

加减运用：治一般西北燥证外燥证，即口鼻目干燥，咽痒咳嗽，皮肤干燥，即用原方。若为过敏性鼻炎，则加羌活、辛夷、防风，去沙参、玄参。若为眼结膜炎，则加木贼草、车前草、夏枯草、菊花，去白芥子、蝉蜕、沙参、玄参。若为慢性咽喉炎，则加生甘草、金银花、木蝴蝶、胖大海，去薄荷、五味子、白芥子。若为支气管炎，则加桑白皮、炙麻黄、黄芩、鱼腥草、新贝母、款冬花，去薄荷、白芷、白芥子、蝉蜕、玄参。若为皮肤瘙痒性疾病，则加白鲜皮、地肤子、苦参、浮萍、乌梢蛇，去桔梗、白芥子、蝉蜕、沙参、玄参。

方内配伍，谨遵经旨。仿照阳明燥金在泉司天，燥邪淫胜，治以苦温，平以苦湿，桔梗、白芥子、玄参、沙参是也；佐以甘酸辛，麦冬、桑叶、五味子、白芷、薄荷、蝉蜕是也；以苦下之，桔梗、白芥子、玄参、白芷、五味子，俱兼苦味也。合以论之，治燥之古制矣。

■ **便秘治案**：孙某，女，56岁，汉族，2014年8月28日初诊。便秘既七八年矣，绝经三年来尤甚。近则每周才得一便，便结块如羊矢，自服番泻叶水可解下，然近来虽加量饮服亦不甚见效。伴见烦躁、口干，头晕、心悸，睡眠亦艰。脉细弦，舌黯红，苔黄腻欠津。手阳明经燥火结聚，累及心胃。所当清火治燥。疏方：

制大黄（后下）10克，厚朴30克，枳实15克，火麻仁15克，泽泻15克，知母12克，栀子10克，麦冬15克，西洋参（打碎同煎）12克，五味子10克，生牡蛎30克，珍珠母30克。3剂（1010100），水煎服。

9月4日二诊。周内服药三剂，得便二行，仍为硬块。心悸、烦躁已平，口干有减，仍见头晕、寐艰，舌脉如昔。治非不当，第量不足耳；法不变，增其制，略加祛风宁神可也。疏方：

制大黄（后下）18克，厚朴30克，枳实18克，黑芝麻30克，泽泻15克，知母12克，栀子10克，麦冬20克，西洋参（打碎同煎）12克，五味子10克，炒酸枣仁15克，天麻（打碎）10克，珍珠母30克。5剂（1101101），水煎服。

9月11日三诊。服药五剂，周内便四次，较前稍软，睡眠已实，口干、

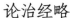

头晕亦除。脉细小弦，舌黯红，苔白腻。专治下焦。疏方：

制大黄（后下）24克，厚朴30克，枳实20克，黑芝麻30克，火麻仁15克，羌活15克，栀子10克，当归15克，麦冬20克，西洋参（打碎同煎）12克，五味子10克，夜交藤15克，生牡蛎30克。5剂（1101101），水煎服。

9月25日四诊。服药后，又停药一周，大便尚可每日1~2次。再与上方减大黄为15克。9剂（11010110101101），水煎服。嘱其依时如厕，调适饮食。

按 本案大便秘结塞滞，复见口干、躁烦，燥结阳明也；头晕、心悸，眠难，郁火上逆，搅心神而扰清窍也。故其治也，当从燥与火求之。前后诊次用药，视大便之通滞情势而左右大黄剂量，首诊大黄10克，周内得便二行，故二诊加至18克；此量周内得便四行，仍觉欠畅，故三诊加至24克，并加当归润肠；既而每日得便一二行，知已大挫燥结而稍过之，故四诊复减量至15克。

至于用药五味补泻之情，概遵经旨。《经》曰："燥淫于内，治以苦温，佐以甘辛，以苦下之""燥淫所胜，平以苦湿，佐以酸辛，以苦下之。"是以方用诸苦药，大黄、枳实、知母、栀子，皆苦也，可治之下之者；厚朴之苦之辛之温，所以又治之下之由温者；五味子之酸温，酸枣仁之酸甘，亦佐治之列，共乃治燥于阳明者也。又，《经》曰："热淫于内，治以咸寒，佐以甘苦，以酸收之，以苦发之""火淫于内，治以咸冷，佐以苦辛，以酸收之，以苦发之。"故用牡蛎、珍珠母之咸寒，大黄、枳实、栀子、知母之苦寒，并厚朴之苦，以平治、发散其郁火；复以麦冬、洋参之甘苦，五味子之酸温，酸枣仁之甘酸，天麻之甘而微温，以佐之收之发之，俱乃治心家之郁火者也。火既得平得散，燥既得治得下，故心神无扰，空窍清爽，阳明传导复常，便结遂开而畅，诸症悉除矣。

（三）六气邪气反胜五味补泻

1. 六气邪气反胜五味补泻程式

《素问·至真要大论》有"邪气反胜，治之奈何"之问。王冰解曰："不能淫胜于他气，反为不胜之气为邪以胜之。"盖指主令之六气，本当气盛而胜于他气，今却莫能胜，反为其所不胜之气欺凌而胜之也。

原文遂曰："风司于地，清反胜之，治以酸温，佐以苦甘，以辛平之。热司于地，寒反胜之，治以甘热，佐以苦辛，以咸平之。湿司于地，热反胜之，治以苦冷，佐以咸甘，以苦平之。火司于地，寒反胜之，治以甘热，佐以苦辛，以咸平之。燥司于地，热反胜之，治以平寒，佐以苦甘，以酸平之，以和为利。寒司于地，热反胜之，治以咸冷，佐以甘辛，以苦平之。

帝曰：其司天邪胜何如？岐伯曰：风化于天，清反胜之，治以酸温，佐以甘苦。热化于天，寒反胜之，治以甘温，佐以苦酸辛。湿化于天，热反胜之，治以苦寒，佐以苦酸。火化于天，寒反胜之，治以甘热，佐以苦辛。燥化于天，热反胜之，治以辛寒，佐以苦甘。寒化于天，热反胜之，治以咸冷，佐以苦辛。"

亦将其治策制成表 7，以便对比。

表 7　六气主令而邪气反胜五味补泻之策

主令六气	职分	岁时	反胜邪气		治法		
			寒热属性	五行属性	宜治气味	佐治五味	解所恶而适其性
厥阴风木	在泉	寅申	清邪	金	治以酸温	苦甘	以辛平之
	司天	巳亥	清邪	金	治以酸温	甘苦	
少阴君火	在泉	卯酉	寒邪	水	治以甘热	苦辛	以咸平之
	司天	子午	寒邪	水	治以甘温	苦酸辛	
太阴湿土	在泉	辰戌	热邪	火	治以苦冷	咸甘	以苦平之
	司天	丑未	热邪	火	平以苦寒	苦酸	
少阳相火	在泉	巳亥	寒邪	水	治以甘热	苦辛	以咸平之
	司天	寅申	寒邪	水	治以甘热	苦辛	
阳明燥金	在泉	子午	热邪	火	治以平寒	苦甘	以酸平之以和为利
	司天	卯酉	热邪	火	治以辛寒	苦甘	
太阳寒水	在泉	丑未	热邪	火	治以咸冷	甘辛	以苦平之
	司天	辰戌	热邪	火	治以咸冷	苦辛	

王冰释解论中施治之辞曰："此六气方治，与前淫胜法殊贯。其云治者，泻客邪之胜气也。云佐者，皆所利所宜也。云平者，补已弱之正气也。"

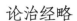

六气主令而为邪气反胜之情，与前述六气淫胜不同。一者，主令六气无淫胜之为；二者，反胜者乃主令之气所不胜之气；三者，反胜之气只有寒、热、清三气，涉及五行之水、火、金，却少木、土。

2. 临床运用实践

六气邪气反胜之五味补泻治策，将何有与当前临证耶？无需拳拳于运气学说之司天在泉，但学其五味补泻关系可也。仆以为此理正可借用于六淫疾病之非时邪气为病之治。

例如，春时本当风温木气感人为病，然其气不足，却为其所不胜之清冷金气所胜，人感之而生病，为非时邪气病，便可依据邪气反胜五味补泻治策而行使治疗。若在孟春或仲春之半以前，则可即治以酸温，佐以苦甘；若在仲春之半以后，或在季春，则可治以酸温，佐以甘苦，以辛平之。比如可试用仆《西北燥证诊治与研究》中内外分证之凉燥证方治之。其方：桑叶、苏叶、羌活、麦冬、沙参、生姜、荆芥、防风、薄荷、杏仁、麻黄。

又如，冬日本当寒冷水气感人为病，然其气不足，却为其所胜之火热之气反侮而胜，人感之而生病，为非时邪气病，便可依据邪气反胜五味补泻治策而行使治疗。若在孟冬或仲冬之半以前，则可即治以咸冷，佐以苦辛；若在仲冬之半以后，或在季冬，则可治以酸温，佐以甘苦，以辛平之。比如可试用清·雷丰《时病论》治冬温之方治之。其方：薄荷、蝉蜕、前胡、淡豆豉、瓜蒌壳、牛蒡子、连翘、象贝母。

■ **冬温治案**：范某，男，37岁，汉族，2015年12月3日初诊。感冒一周不愈，从不恶寒，反见发热恶热，心烦，口渴，咳嗽，咽喉肿痛。并述，往年冬日亦有感冒，服西药即愈，此次虽服药亦不能平。脉细而滑，舌红苔黄微腻。此时仆正翻阅雷丰《时病论》，遂思病人冬时伤寒为时病，今反见温病之症，得非冬温？乃宗雷氏冬温袭肺咳嗽，与辛凉解表法，并加解热除烦。疏方：

薄荷（后下）9克，蝉蜕9克，前胡12克，淡豆豉12克，牛蒡子9克，生石膏30克，寒水石18克，金银花12克，连翘12克，桔梗12克，炙甘草9克。3剂（1101000），水煎服。

12月10日复诊。服药一剂，发热已退，三剂服竟，烦渴、咳嗽已除，咽痛亦消，第仍见红肿耳。肺家温热大势已挫。为疏银翘解毒丸，嘱一次二丸，一日三次。

按 雷丰曰："冬温者，冬应寒而反温，非其时而有其气，人感之而即病者是也。宜用辛凉之法，慎勿误用麻、桂、青龙，若误用之，必变证百出矣。"本案病人乃冬时感受温热者，正冬温也。故治之用辛凉清热解毒之法。本年当乙未之岁，太阴湿土司天，太阳寒水在泉。《经》曰："寒司于地，热反胜之，治以咸冷，佐以甘辛，以苦平之。"故用生石膏、寒水石之咸寒，直折其热，而蝉蜕、前胡、牛蒡、银花，俱有寒性者也，可共助清热；用薄荷之辛凉以清解其肌表，而豆豉、石膏、寒水石、牛蒡、前胡，皆具辛味者也，能佐为清散；用甘草之甘平以佐制清凉，而石膏、寒水石、银花，均兼甘味，自佐自制者也；至用桔梗、前胡，则以其苦而平之者也。诸药合之，清热散邪，宣肃肺气，允其治而即效。

（四）六气胜复五味补泻

1. 六气胜复五味补泻程式

六气胜复，乃言六气相胜相复。乘虚欺凌为相胜，相胜者所不胜起而报复为相复。六气胜复之五味补泻治策，亦详于《素问·至真要大论》。

其文谓："帝曰：治之奈何？岐伯曰：厥阴之胜，治以甘清，佐以苦辛，以酸泻之；少阴之胜，治以辛寒，佐以苦咸，以甘泻之；太阴之胜，治以咸热，佐以辛甘，以苦泻之；少阳之胜，治以辛寒，佐以甘咸，以甘泻之；阳明之胜，治以酸温，佐以辛甘，以苦泄之；太阳之胜，治以甘热，佐以辛酸，以咸泻之。"

"帝曰：善，治之奈何？岐伯曰：厥阴之复，治以酸寒，佐以甘辛，以酸泻之，以甘缓之；少阴之复，治以咸寒，佐以苦辛，以甘泻之，以酸收之，以苦发之，以咸软之；太阴之复，治以苦热，佐以酸辛，以苦泻之，燥之、泄之；少阳之复，治以咸冷，佐以苦辛，以咸软之，以酸收之，辛苦发之，发不远热，无犯温凉；少阴同法；阳明之复，治以辛温，佐以苦甘，以苦泄之，以苦下之，以酸补之；太阳之复，治以咸热，佐以甘辛，以苦坚之。"

特制表8以利分析之便。

表8　六气胜复五味补泻之策

六气名称	胜复状态	治法					
		主治五味	佐治五味	解所恶而适其性			
厥阴风木	之胜	甘清	苦辛	以酸泻之			
	之复	酸寒	甘辛	以酸泻之	以甘缓之		
少阴君火	之胜	辛寒	苦咸	以甘泻之			
	之复	咸寒	苦辛	以甘泻之	以酸收之	以苦发之	以咸软之
太阴湿土	之胜	咸热	辛甘	以苦泻之			
	之复	苦热	酸辛	以苦泻之	燥之	泄之	
少阳相火	之胜	辛寒	甘咸	以甘泻之			
	之复	咸冷	苦辛	以咸软之	以酸收之	辛苦发之	
阳明燥金	之胜	酸温	辛甘	以苦泻之			
	之复	辛温	苦甘	以苦泻之	以苦下之	以酸补之	
太阳寒水	之胜	甘热	辛酸	以咸泻之			
	之复	咸热	甘辛	以苦坚之			

至于相胜相复五味补泻之理，以厥阴为例加以说明。厥阴之胜，何以"治以甘清，佐以苦辛，以酸泻之"？张景岳曰："木胜土败，治以甘清，甘益土，清平木也。佐以苦辛，散风邪也。以酸泻之，木之正味，其泻以酸也。"而其复者，何以"治以酸寒，佐以甘辛，以酸泻之，以甘缓之"？张景岳曰："厥阴风木之复，治以酸寒，木之正味，其泻以酸，木火相生，宜清以寒也；佐以甘辛，木盛土衰，以甘补土，辛从金化，以辛制木也。泻者，泻肝之实；缓者，缓肝之急也。"从中可见，无论胜也复也，俱乃其六气淫胜之过。故其治也涉及三气，泻治本气，抑其过盛，一也；培补其所胜之气，使勿为凌，一也；振奋其所不胜之气，令反制本气，一也。

2. 临床运用实践

六气胜复之五味补泻治策，亦可作为临证参考之用。窃以为六气相胜，可作为六淫某淫为病之五味补泻策略，亦可引申为五脏实证之五味补泻策略。如冬时伤寒，用麻黄汤、大青龙汤，便为太阳之胜，治以辛寒，佐以甘咸，以甘泻之之制。湿邪困脾，用三仁汤、藿朴夏苓汤等，便为太阴之胜，治以咸热，佐以辛甘，以苦泻之之制。而六气之复，首先可用于时令之病，如季春而感燥邪，季夏而感寒邪，季秋而感火邪，季冬而感湿邪，皆可用复气之五味补泻策略。另外，亦可用于六淫先后致病，或五脏病先后发病之疾。如风邪与燥邪合而为病，若风在燥先，则可仿厥阴之胜与阳明之复，或以两法而组一方而一并治之，或以两法组两方而先后治之，相机而行。

■ **腹痛治案**：林某，女，27 岁，汉族，2010 年 7 月 22 日初诊。脘腹作痛 5 天。4 天前赴医院检查无获，于某诊所服西药并静脉注射 3 天，虽有缓解，而仍胃脘及脐腹隐痛，纳食为钝，畏寒腹凉，大便稀溏。询知发病之先曾食冰激凌。脉细弦，舌淡苔白。夏日受寒，脾阳为伤。当与温中散寒。疏方：

制附片（先煎）12 克，炮姜 12 克，党参 12 克，炒白术 30 克，茯苓 30 克，延胡索 10 克，法半夏 10 克，黄芩 10 克，白芍 30 克，炙甘草 10 克，大枣（擘）12 克。4 剂（1101010），水煎服。

7 月 29 日二诊。服药两剂，脘腹之痛已止；四剂后畏寒、腹凉尽失，大便已成型。今欲求治其痛经。述月经第一天腹痛腰冷，必服止痛西药方能缓解。已历七八年。末次月经 7 月 6 日潮，6 日净。脉细弦，舌淡红，苔白微腻。中焦寒湿已祛，冲任虚寒当温。疏方：

当归 15 克，白芍 30 克，肉桂 10 克，羌活 15 克，白芷 15 克，延胡索 15 克，威灵仙 30 克，艾叶 8 克，香附 15 克，木香 10 克。9 剂（11011010110101），水煎服。

按 罹病时令，恰当季夏，夏日炎暑当令，感暑热为正病。今因食凉而发病，是则季夏而感非时之寒也。夏半而后，复气之时，似当从太阳之复而设药味。《经》曰："太阳之复，治以咸热，佐以甘辛，以苦坚之。"张景岳释曰："治以咸热，水之正味，其泻以咸，而治寒以热也。佐以甘辛，甘从土化，用以制水，而辛能散寒也。寒水通于肾，肾不坚则寒易起，故《脏气法时论》曰：肾欲坚，急食苦以坚之也。"乃用附子、炮姜之热以直折其寒；并用党参、甘草、茯苓、大枣之甘，半夏、白术、延胡索之辛以佐之，治水而散寒也；更用黄芩、白芍之苦以坚肾以减寒也；唯缺咸味。药到而症平，权作五味补泻习学之例。

（五）六气主客五味补泻

1. 六气主客五味补泻程式

六气淫胜反胜可致人病，即无淫胜反胜，人体防御不及，亦可致病。此情见于《素问·至真要大论》，其以五味调治之策，亦详于论中。

其文曰："其于正味何如？岐伯曰：木位之主，其泻以酸，其补以辛。火位之主，其泻以甘，其补以咸。土位之主，其泻以苦，其补以甘。金位之主，其泻以辛，其补以酸。水位之主，其泻以咸，其补以苦。厥阴之客，以辛补之，以酸泻之，以甘缓之。少阴之客，以咸补之，以甘泻之，以酸（原文作咸，误也）收之。太阴之客，以甘补之，以苦泻之，以甘缓之。少阳之客，以咸补之，以甘泻之，以咸软之。阳明之客，以酸补之，以辛泻之，以苦泄之。太阳之客，以苦补之，以咸泻之，以苦坚之，以辛润之。开发腠理，致津液，通气也。"

特制表9详明之。

表9　六气主客补泻之策

五脏	主位治策				客位治策					
	施治1		施治2		施治1		施治2		施治3	
	治法	五味	治法	五味	治法	五味	治法	五味	治法	五味
厥阴风木	泻	酸	补	辛	补	辛	泻	酸	缓之	甘
少阴君火	泻	甘	补	咸	补	咸	泻	甘	收之	酸
少阳相火	泻	甘	补	咸	补	咸	泻	甘	耎之	咸
太阴湿土	泻	苦	补	甘	补	甘	泻	苦	缓之	甘
阳明燥金	泻	辛	补	酸	补	酸	泻	辛	泄之	苦
太阳寒水	泻	咸	补	苦	补	苦	泻	咸	坚之润之	苦辛

2. 临床运用实践

文乃述主气与客气为病以五味补泻治疗之策。医家固不必拘泥于五运六气之情，却可借以调治时行六气感人之病。假若感受时令之气为病，则用主位治策。例如，春时感风邪为病，当视同"木位之主"设治，而取"其泻以酸，其补以辛"而组方用药。又如，秋时感燥邪为病，当视同"金位之主"所设治策，而取"其泻以辛，其补以酸"而组方用药。余者仿此。

倘或感受非时之气为病，则用客位治策。例如，感风邪为病而不当春时，当视同"厥阴之客"设治，而取"以辛补之，以酸泻之，以甘缓之"组方用药。再如，感寒邪为病而不当冬时，则视同"太阳之客"设治，而取"以辛补之，以酸泻之，以甘缓之"组方用药。余亦仿此。

■ **头痛治案**：祝某，男，58岁，汉族，1991年3月9日初诊。素罹高血压病，已用降压药控制，尚无不适。无奈近日劳动，汗出受风，遂致头痛，其痛以后头为甚，连及项背，畏风恶寒，头身觉热，目眩。舌黯红，苔白腻。明明风邪外袭，太阳经受邪也，治当祛风。川芎茶调散加味：

川芎15克，羌活15克，荆芥10克，防风10克，薄荷（后下）10克，细辛3克，白芷12克，生甘草10克，五味子10克，菊花10克。3剂（1101000），水煎服。

3月16日二诊。服药1剂，头痛顿减，服竟3剂，诸症悉消。但近日眠寐欠安，虽未停降压药，而血压偏高（150/95mmHg），欲期并治。舌脉几如前。外邪已除，宜与潜阳宁心。疏方：

珍珠母30克，生龙骨30克，生牡蛎30克，天麻（打碎）12克，钩藤15克，白芍30克，炒酸枣仁（打碎）20克，合欢皮15克，夜交藤15克，五味子10克。5剂（1101101），水煎服。

按 1991年当辛未岁，3月9日值初之气。太阴湿土司天，客气初气为厥阴风木，主气初气固为厥阴风木，是则该岁初气，客主同化。《经》曰："同者逆之，异者从之。"故本气时内感受风邪，当用正治，直去其风邪可也。《经》曰："木位之主，其泻以酸，其补以辛""厥阴之客，以辛补之，以酸泻之，以甘缓之"。检点首诊用药，川芎、羌活、荆芥、防风、薄荷、细辛、白芷、菊花，皆具辛味；甘草，甘味也；五味子，酸味也。故勿论客主之风，五味之设也已宜矣。然既为风邪淫胜之疾，乃实而非虚，《经》云以辛补之，何也？殆《经》所谓五味补泻者，由五行本性之顺逆为言也。张景岳曰："木性升，酸则反其性而敛之，故为泻。辛则助其发生之气，故为补。"故非虚者补之之补也。

八 经方用法

经方之为名，出后汉·班固《汉书·艺文志》。其中有《方技略》，乃医药卫生书籍概称，内分医经、经方、房中、神仙四类，经方即其一也。据《方技略》载，医经七家，经方十一家。然则医经之书，殆即古代"疾病防治学"，而经方之书，则为"药物治疗学"。而经方之书所载治病方剂便为经方。可见，凡汉代以前医著所载方剂均称经方。延至后世，因古方之传世者，以仲景方为主，其余多已轶失，故迄今所谓经方，便专指《伤寒论》《金匮要略》之方矣。然则古之经方，乃广义经方；今之经方，实其狭义者耳。

既有经方传世，于后人而言，则当世医家所立之方剂，便称作时方。然现今医家所立历验之方当何谓？窃以为称作今方可也。于是成方（既成之方）有三：曰经方，曰时方，曰今方。本章只谈经方运用方法，比类推之，以及于时方、今方之运用，想亦不过如斯，非我独重经方也。

所谓经方运用，即依据经方开具临证处方（医家临证即时所开处方）。如何运用经方，想必医者不无思考，亦必各有自家方法。仆亦如是，虽无卓识，而拙见容有之。然无论谁何，欲用好经方，必以熟读仲景之书为本。如是则经方在心，临证遇疾，随手拈来，自然契合，不见雕琢之痕。然善用经方者多不谈运用之法，不善用者反奢谈之。仆不善用经方，欲习而用之，遂亦作经方用法之谈焉。

窃谓用法凡四：曰全方运用，曰加减运用，曰模块运用，曰方意运用。

（一）全方运用

医家临病人，经辨证而开具处方，可称之谓"临证处方"。若将经方原药不变，整方用作临证处方，便称为全方运用。全方运用又分两类，一为单方运用，一为合方运用。

1. 单方运用

临证处方可借用某一成方，亦可自行组织多味药而成一方。若所借成方恰为经方，便为经方之单方运用。所谓单方运用，单用一方之谓。其单方，非单用一药之单方，乃与两方或三方合成一方者相对而言者也。如单用麻黄汤，单用桂枝汤，单用小柴胡汤，单用桂枝芍药知母汤，等等，俱为单方运用。

2. 合方运用

医家用经方，尚有将两方或三方合为一首临证处方者，是谓合方运用。其实，合方运用，亦以仲景为先声。如《伤寒论》之桂枝二麻黄一汤、桂枝二越婢一汤、桂枝麻黄各半汤、黄芩加半夏生姜汤等，均为合方运用之典范。后世医家，宗仲景而用合方临证者，比比是也。

■ **曹颖甫单用桂枝汤治太阳中风案**：《经方实验录》记：曹颖甫治某男，病太阳中风，发热有汗，恶风，头痛，鼻塞，脉浮而缓，桂枝汤主之。方用川桂枝（三钱）生白芍（三钱）生甘草（钱半）生姜（三片）红枣（六枚）。

按 《伤寒论》曰："太阳中风，阳浮而阴弱。阳浮者，热自发；阴弱者，汗自出。啬啬恶寒，淅淅恶风，翕翕发热，鼻鸣干呕者，桂枝汤主之。"又曰："太阳病，头痛，发热，汗出，恶风，桂枝汤主之。"其临证见脉浮而缓，与原文阳浮阴弱相当，症亦相符，故径直处以桂枝汤原方，系单方运用者。

■ **刘渡舟老师学生某单用大青龙汤治头痛寒战案**：仆读书北京中医学院时，刘渡舟老师讲一病案：五十年代末，刘老甘肃籍学生治一病人。时值盛夏，骄阳似火，天气炎热。某日下午接诊一病人，由数人搀扶而来，病者厚衣覆被而寒战，同来者却袒胸裸背而汗流。询知病人发热畏寒无汗，头身疼痛甚剧，心中烦闷。其病才半日，上午参加抗旱打井，在井下深20m处工作约两小时后，顿觉头痛寒冷，出井后更复加剧，下午乃来求治。测体温39.5℃，舌淡苔白，脉浮紧。遽疏大青龙汤原方：

麻黄三钱，桂枝三钱，石膏一两，杏仁三钱，甘草二钱，生姜五钱，大枣（擘）六枚。服药一煎，半小时许，寒战已退，身见汗出，头身痛止；再煎服竟，身体轻爽，几于无病时矣。

按 本案病人，症由井底感受寒气而得，肌表为束，阳郁化热，故医者与大青龙汤原方一剂，俾表解热清而愈。《伤寒论》曰："太阳中风，脉浮紧，

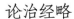

发热恶寒，身疼痛，不汗出而烦躁者，大青龙汤主之。"本案病人，正其脉症，则与其原方。虽时在盛夏，而井底寒气逼人，无异于冬日，故用麻桂勿疑。此刘老学生大青龙汤单方运用之例。仆读研究生时，刘老主讲《伤寒论选读》，又举此案。当时窃谓：刘老用大青龙汤仅此一例乎？且非本人治案，经验何其少也！后来临证既久，方知如今世风目中医为"慢郎中"，均"医缓、医和"之后人，只治慢病，宁可打针输液七日，不愿服中药一剂。故中医接治患者，强半为慢性病、难治病，急性病已鲜有诣诊者矣。殆用武之地无多，岂怪英雄不再，宝刀已老哉？

■ **曹颖甫麻桂合方治太阳伤寒似疟案**：顾姓男，寒热交作，一日十数度发，此非疟疾，乃太阳病，宜桂枝麻黄各半汤。

桂枝（三钱）甘草（钱半）杏仁（五钱）麻黄（钱半）白芍（钱半）生姜（二片）大枣（四枚）

按　《伤寒论》曰："太阳病，得之八九日，如疟状，发热恶寒，热多寒少，其人不呕，清便欲自可，一日二三度发""面色反有热色者，未欲解也，以其不能得小汗出，身必痒，宜桂枝麻黄各半汤。"又曰："服桂枝汤，大汗出，脉洪大者，与桂枝汤如前法。若形似疟，一日再发者，汗出必解，宜桂枝二麻黄一汤。"桂枝麻黄各半汤与桂枝二麻黄一汤，用药同而量有异。姜佐景曰："近代煎服法，率分二次煎服，与古者不同，况其分量上下，又甚微细，故吾人但知此二方之应用足矣，初不必过分斤斤于铢两之间也。"曹颖甫曰："此证甚轻，故轻剂而病易愈，不徒与铢两不合已也。"本案曹氏取桂枝汤与麻黄汤两方之原药，而小其制，乃属合方运用者。

■ **小承气汤与理中丸合方治便秘案**：梁某，女，33 岁，1999 年 5 月 15 日初诊。素有习惯性便秘，常以番泻叶泡水服以缓解之。今春以来，服番泻叶亦无所效，大便每四五日方得一行。近月体检，提示患有胆囊炎，服消炎利胆片十余日，又致胃脘疼痛，每空腹时见发，食顷则胀，不敢食凉。数年前曾因咽痛来诊为之治愈，故多信任，乃来求治。脉细弦，舌黯淡有齿印。此胃寒脾虚，阳明燥结。当健脾温中，开结通便，小承气汤与理中丸合方主之可也。疏方：

制大黄（后下）10 克，党参 20 克，炒白术 30 克，干姜 12 克，厚朴 18 克，枳壳 10 克，炙甘草 10 克，黑芝麻（打）30 克。3 剂（1010100），水煎服。

5 月 22 日二诊。一剂而脘痛几平，三剂后已无再发；前五天内大便四行，近二日又无大便。再与上方，只加大小承气三药之剂量：制大黄 12 克，厚朴

30 克，枳壳 15 克，其余各药剂量不变。4 剂（1011010），水煎服。

按 本案胃痛而便结，手足阳明、足太阴病也。取理中丸方以益脾气而温胃阳，小承气方以导大肠而开燥结，三经并治，两症俱平。此两方合用之法欤。

（二）加减运用

临证选用经方而增损某几味药，便为加减运用。可分作加减君臣药与加减佐使药两类。

1. 加减君臣药

临证遇脉症与某经方大致相符，本可即用其方，然见主症较著而急，觉原方君臣药力有不逮，则可加一二味药之性能近乎君药者；反之，倘觉原方君臣药之某药有不宜于今病之某情者，则可减去该药，代之以更适合者。

其实，仲景方中亦早有如斯加减先例。如当归四逆加吴茱萸生姜汤即其一也。又如，桂枝加桂汤则加强君药之制。加味如此，减味亦有。

2. 加减佐使药

加减佐使药最为常见，临证凡遇脉症有与某经方主症相符而兼症稍有出入时，便可运用该经方为主治，只对应兼症而加减佐使药可也。经方中本有佐使药加减凡例，可从而学习之。如《伤寒论》曰："恶寒脉微，而复利。利止，亡血也，四逆加人参汤主之。"再如："太阳病，下之后，脉促胸满者，桂枝去芍药汤主之。"

■ **桂枝加桂汤治奔豚案**：闫某，女，72 岁，2003 年 7 月 29 日初诊。素有慢性胃炎、关节炎。多年前笃信气功治病，又信刺血疗法，曾以腰膝刺血治关节炎腿痛，刺后顿觉腰及小腹凉，之后又觉有凉气自下腹上冲，每至心悸不安。西医认作神经官能症，与维生素并中成药刺五加片等罔效，故欲中医治疗。面色㿠白，体瘦神疲，脉细小弦，舌淡而胖，边现齿痕，苔薄白。令其尽述所苦，则反复诉说小腹上逆之气情状，若有小兔，突突上窜，不时而作，心悸随之，而常见头晕、耳鸣，胃脘时胀，双腿酸痛。窃思：虽曰兔窜，实奔豚症也。乃与桂枝加桂汤与二陈汤合方加味。疏方：

桂枝 15 克，白芍 30 克，法半夏 10 克，陈皮 10 克，茯苓 30 克，炙甘草

12 克，炒白术 18 克，枳壳 10 克，杜仲 12 克，天麻（打碎）10 克，合欢皮 15 克，大枣（擘）六枚，生姜（自备）15 克。3 剂（1010100），水煎服。

8 月 5 日二诊。上诊药 3 剂服竟，其奔兔之状已平，且头晕、脘胀有减，食欲增加，腰酸见缓，而腿痛依然。效莫更方，再施前治，小易其药。原方去桂枝、枳壳，加厚朴 15 克，怀牛膝 20 克。7 剂（1101010101010），水煎服。

后曾来诊仍欲治其腰腿痛，而气上冲逆之症再无发生。

按 本案病人原来笃信气功，知其属七情敏感之人，故初诊曾作精神鼓励。当时问仆所患何病？曰："奔豚。"不解再问。曰："上窜小猪也。"则曰："我觉是兔，非猪。"曰："得矣，兔比猪小，故尔奔兔之病，远较奔豚轻，不亦幸乎。"病人乃喜。而一诊 3 剂药后，其症消去，则非但药力之效，亦治心之功欤。

或问：既为奔豚症，盍与桂枝加桂汤原方，而反赘加多药？曰：其实亦可独用其方。奈何平素开方，多用 10 味左右，一旦方仅四五味，每觉意犹未尽；且又瞻前顾后，虑及胃胀与腰腿痛，故加药乃多，盖习惯使然也。虽然，亦有说焉：若作奔豚、胃痞、痹症三症同治以观，后两症各有专主方药，二陈汤治胃，杜仲、天麻等治痹，则方内以桂枝加桂汤治奔豚，亦乃专用经方之例也。然则谓以经方桂枝加桂汤治奔豚则可，谓本案临证处方乃经方桂枝加桂汤加味则不可也。

■ 麻黄汤减桂枝治哮喘案：曹媪，54 岁，1979 年夏日初诊。患哮喘 20 余年，西医诊断哮喘性支气管炎，常服西药氨茶碱等，仅可减轻症状。刻诊：哮鸣喘息，胸高肩抬，不能平卧，脉弦而滑，舌苔白厚腻。当宣肺平喘。麻黄汤减桂枝试之：麻黄一两，苦杏仁一两，炙甘草一两。三剂，先煎麻黄去上沫，内他药，再煎两遍，分温再服。

两月后函告：服第一剂喘即大平，尽停西药；三剂而几于常人。虽停药半月而仍未发作。以其显效，遂自行再取 3 剂。不想服第一剂后上吐下泻，未敢再服，只好再用西药维持。今欲再求一方治疗。仆因不能亲自面诊而婉辞，实则不敢再为之治也。

按 本案用麻黄、杏仁、甘草三药为方，即《太平惠民和剂局方》三拗汤也。桂枝汤以桂枝为君，今减桂枝而用三药，故属减君药之用法。用三拗汤各药一两，乃仆仿效四川名医范中林老治喘处方，首战获捷，其效可信。然因病家复自购原方，服一剂而吐泻，遂以杏仁超量之过自咎，后即莫敢再用。爰思范老之治，未闻因过量中毒而追责者，内中缘故，颇耐寻味。

■ **叶天士桂枝附子汤加减治卫虚络痹案**：俞（氏）寡居一十四载，独阴无阳，平昔操持，有劳无逸。当夏四月，阳气大泄主令，忽然右肢麻木，如堕不举，汗出麻冷，心中卒痛，而呵欠不已，大便不通。诊脉小弱，岂是外感？病象似乎痱中，其因在乎意伤忧愁则肢废也。攻风劫痰之治，非其所宜。大旨以固卫阳为主，而宣通脉络佐之。（卫虚络痹）

桂枝 附子 生黄芪 炒远志 片姜黄 羌活

按 天士疏方，药才四五味尔，每能扣合病证，且谨遵于古而不离乎今，故能与时俱进，开创温病医涯。论者或将温病与伤寒对立，以为温病学家不用伤寒论方，实谬说也。观本案，地处江南，时值夏月，仍用桂附，岂非仲景之药；而认证痱中，不攻风痰，却用温阳固卫，岂非仲景之法也。其方则桂枝附子汤而加减佐使药也。虽减甘草、大枣之益气和中，而加黄芪、远志，强半可代其功；虽减生姜之辛温散风，而加姜黄、羌活，些许能替其效。然则减者无失其用，加者犹增其功，寓不变于变化之中者焉。

■ **苓桂术甘汤加味治哮喘案**：温姓儿，男，9岁，1973年夏月初诊。仆学医未及两年，所谓"年半先生"也。暑假探亲，邻人子9岁，病喘两年，携来求治。仆辞曰：初学不曾临证，怕不济事。对曰：不妨，尽管放胆诊治。望是儿喘息甚急，致胸高息抬，而心区波动明显，手触之觉阵阵摇动，身瘦腹大，鸡胸凸出。诊其脉，弦急躁疾，舌苔水滑。询知西医认作支气管炎，服药不见效果。窃思：心动悸，脉弦疾，苔水滑，得非水饮凌心犯肺耶？盍与苓桂术甘汤一试。乃疏下方：

茯苓五钱，桂枝三钱，白术三钱，炙甘草二钱，陈皮二钱，苏子三钱，五味子一钱五分。且用3剂，水煎服。

两月后得知，诊后并未取药，盖以仆曾说"水气凌心"，病家以为"心脏病"，而西医只说"支气管炎"，疑仆误诊，故不敢服药。半月后反思：西医诊断"支气管炎"，治之无效，此诊"心脏病"，药或有所效，弗试弗知也，乃取药服之。不期于三剂服竟，其症大减，又复照方再取药服用，前后多次，共服十余剂，其喘息已平，饮食增加，近于常儿。

按 《伤寒论》曰："伤寒，若吐若下后，心下逆满，气上冲胸，起则头眩，脉沉紧，发汗则动经，身为阵阵摇者，茯苓桂枝白术甘草汤主之。"苓桂术甘汤，以茯苓健脾化湿蠲饮为君，白术健脾除湿为臣，桂枝通阳降逆为佐，甘草益胃和中为使。仆所疏方，即苓桂术甘汤加味也。因患儿既见胸满心悸，又见喘促气急，胸高息抬，随喘息而阵阵摇，则不惟水气上逆凌心，且兼痰饮阻肺，而失于宣肃矣。故加苏子降气化痰，陈皮燥湿化痰，五味子收敛肺气，俱充佐药；而陈皮复能理气健脾，亦职臣分焉。是则此例为苓桂术甘汤加臣增佐之用也。又，当年初学医理，其时恰逢刘渡舟老师讲伤寒论课，恨不能将所学方试用之时也，故开药才七味，加减不多。设在今日，遇此病儿，未必开是方，用药且多，动辄十一二味矣。盖临证既久，思虑渐繁，畏首畏尾，有识而无胆也。所谓"初犊不畏虎，老牛并恐狼"欤！

（三）模块运用

临证之中，以单方或合方运用经方者固多。然病非单一，证有歧出，常见病人患甲病证宜于某经方，而乙病证暂难寻得合适经方，而后者却为主证。当此之时，可选用时方或自拟方为主方而治乙病证，而取某经方充当整体佐药参入处方内以治甲病证，恰似建筑施工中之预制模块，故称模块运用。

20世纪90年代初，仆师从张绚邦老师，张老用药轻灵，疏方机巧，颇具天士之风。尤其加减方药，常以两三药为一组，如珍珠母、草决明、石决明、钩藤四药作一组以应对头痛、眩晕或高血压；生龙骨、生牡蛎、珍珠母三药作一组以应对肝阳亢奋，心神不宁；桑叶、桑白皮、前胡、桔梗四药作一组以应对肺失宣肃治咳嗽，等等。

当时学习张老经验，认为将几味药合作一组使用，相当于一凝固结构，称作预制药组。其两药者为药对，三药者为药仨，四药者为药发（取音乐简谱中"4"之谐音），五药者为药伍，六药者为药陆。

所谓经方之模块运用，即将某经方整方用于某临证处方内，以充当其组方成分之一，可充任君药，亦可充任佐药。如是则其临证处方内，君臣佐使各成分中，又各有君臣佐使焉，故不可以单味药视之也。

仲景方内，宁有此用乎？良有也。《伤寒论》曰："太阳与少阳合病，自下利者，与黄芩汤；若呕者，黄芩加半夏生姜汤主之。"故此条乃仲景以小半夏汤为佐药模块用之者也。或问：既如此，仲景何不直云"加小半夏汤"，却谓"加半夏生姜"？曰：是矣，盖其方仅二药，呼其汤名，反不若直呼药名简捷故尔；倘其方之药多，料必以方名代之也。

1. 君药模块

临证见病人主症与某经方脉症相当，则可借用该经方为君药而组建临证处方。因乃整体借来，不改经方方药结构，故谓经方君药模块。经方内多有三四味药组成者，尽可取为君药模块使用。诸如白虎汤、大（小、调胃）承气汤、厚朴三物汤、栀子豉汤、黄芩汤、芍药甘草汤、四逆汤等，俱能充当君药。后世时方用经方为君药模块者多有之。如化斑汤，即以白虎汤为君以清气分毒热，而加犀角、地黄为佐以清血分之热。又如白头翁加甘草阿胶汤，即用白头翁汤为君，而加阿胶、甘草为佐以治产后虚痢。

2. 佐药模块

临证见病人有兼症与某经方脉症相当，则可借用该经方为佐药而组建临证处方。亦乃整体借来，不改经方方药结构，故谓经方佐药模块。经方之由三四味药组成者，不唯可取之为君，亦可取之为佐，此即佐药模块。

■ **借白虎汤为君治牙疼并月经愆期案**：程某，女，29岁，2000年2月15日初诊。去岁曾治月经先期两阅月已应，停药三月，经事尚能至期而潮。春节外出游玩，奔波劳顿，遂致月经反而愆期，已逾半月不行，且右侧牙龈肿痛，口干而苦。脉弦细，关上滑，舌黯红，苔白腻欠津。阳明风火蕴结于上，冲任气血郁滞于下，当清上而达下。白虎汤与桃红四物汤合方化裁。疏方：

生石膏40克，知母15克，生甘草12克，麦冬20克，白芷15克，防风10克，蜂房10克，当归12克，川芎10克，赤芍12克，红花12克，桃仁10克。5剂（1110110），水煎服。

2月27日二诊。服上药2剂，牙龈肿痛见消，服竟5剂而平复。月经于2月20日潮，5天净，色量如常。脉弦细，舌淡红，苔白腻。阳明热退，冲任已和。继以调肝和血法。疏方：

柴胡10克，香附12克，当归12克，白芍18克，川芎6克，合欢皮10克，泽兰10克，茯苓20克，益母草12克，黄芩10克，砂仁10克。7剂（10110101101），水煎服。

按 本案先有月经先期，已治愈；后以劳顿奔波而致牙龈肿痛，月经反见后愆，故而清火而活血，上下并治，两症均应药而平，继之以和血调肝而安其后。初诊处方，用白虎汤去粳米之三药模块为君，旨在清热泻火以降阳明逆上之气；复以桃红四物汤去地黄之五药模块为佐，取其和营通经以达冲脉郁滞之血。既有升腾之火，火必夹风，故又加白芷、防风、蜂房，疏散风火也；火热灼阴，再加麦冬，养阴生津也。四品均为佐药。

■ **佐用栀子豉汤治头痛眩晕案**：朱某，男，48岁，1997年10月14日初诊。罹高血压病十余年，已用西药控制于正常水平。而近半年间，苦夜寐不实，易醒多梦，昼则头痛眩晕，坚持未用西药治之。脉细小弦，舌黯红、边尖多刺芒而红，苔白腻。大便干结，然日可一行。潜阳和阴为治。疏方：

珍珠母30克，生龙牡（各）30克，天麻（打碎）10克，白芍30克，合欢皮15克，夜交藤15克，羌活18克，白芷15克，茯苓30克，五味子10克。5剂（1110110），水煎服。

10月21日二诊。头痛眩晕顿若失，且睡眠亦已安，无早醒，但入睡稍难，心烦意躁；近两日咽部不适，觉有痰，大便干。脉细弦，舌尖红有芒刺，苔白腻。肝阳虽潜，不可即行辍治；心火有郁，所当佐以清解。疏方：

珍珠母30克，天麻（打碎）10克，炒酸枣仁（打）15克，合欢皮10克，夜交藤10克，羌活10克，白芷10克，黄连5克，栀子12克，豆豉12克。8剂（11010110101010），水煎服。

11月4日三诊。烦躁已祛，诸症俱平，体况良佳。然两日前曾醉酒，引发痔疮出血，今晨大便又见便头带血。脉舌几如前。上法小其制，略加清敛止血之味。疏方：

珍珠母30克，天麻（打碎）10克，炒酸枣仁（打）15克，合欢皮10克，夜交藤10克，羌活10克，黄芩10克，地榆20克，槐花12克，五倍子（打）10克，砂仁10克。9剂（11010110101011），水煎服。

 按 高血压病经西医治疗已平，但发头痛眩晕，或长期用药不变，已有耐药而血压升高使然，因未测量，尚难定论。然与潜阳和阴法而痛平晕止，则勿需测量，亦知血压必平。二诊以烦心意躁而加栀子豉汤，乃佐药模块之用也。《伤寒论》曰："发汗吐下后，虚烦不得眠，若剧者，必反复颠倒，心中懊恼，栀子豉汤主之。"此症为伤寒吐下后，仍有余热未尽，热扰心胸而然。不得眠乃心烦而致，烦躁为本，不得眠为标。故以栀子清心胸膈间之热，豆豉辅之，则可烦平眠安。倘寐艰眠少为主而烦躁后生者，必以潜心安寐为主治，勿偏倚栀子豉汤也。本案即如是者。

（四）方意运用

仆尝谓：运用经方治病，必从三字感悟。三字者，曰敢、曰善、曰活。其敢用经方处，即逢盛夏，亦不畏麻桂姜附之剂；其善用经方处，但见一症，宜知用小柴胡汤；其活用经方处，变易诸方而更疗众疾。经方运用固广，绝非以方扣证、凿凿切对才可用之者也。

上述运用经方，均为用原方之原药，而临证固多变化，况有时世之变、方域之殊、情性之差，且汉以后方药更有诸多发展，经方药物实亦有限，未能尽应无穷之症。孰敢轻言经方本可包揽无遗？故后世医家，有直接运用经方者，亦有间接运用者，即便自创方剂，亦多取意于前人，遵从于古方之义。

本处所言方意运用，乃指取法经方义理意境，而未用原药，却以另药代之者。若将后世医家临证处方，细加分析，有此类运用者，当亦不暇枚举。

■ **姜佐景取意麻杏石甘汤治乳蛾肿案**：王（左），乳蛾双发，红肿疼痛，妨于咽饮，身热，微微恶风，二便尚自可，脉微数，舌微绛，宜辛凉甘润法。

薄荷（一钱，后下）杏仁（三钱）连翘（二钱）象贝（三钱）桑叶（二钱）生草（钱半）赤芍（二钱）蝉衣（一钱）僵蚕（三钱，炙）桔梗（一钱）马勃（八分）牛蒡（二钱）活芦根（一尺，去节）另用玉钥匙吹喉中。

按 佐景为曹颖甫徒生，《经方实验录》编纂者也，亦爱用经方。然临证灵活，不拘常法。本案乃其宗法麻黄石膏杏仁甘草汤方意之例。佐景于本案按语中谓："辛凉甘润四字乃麻杏甘石汤之别称也……然则统辛凉甘润法之妙药，总不出麻杏甘石汤之范围，一经指出，彰彰明甚。故谓辛凉甘润药系从麻杏石甘汤脱胎，向平淡方向变化，以治麻杏甘石汤之轻证也可，若谓辛凉甘润法为温热家创作，能跳出伤寒圈子者，曷其可哉？"姜氏之论虽有道理，然云温病学家并无创新，亦责之过矣，不无崇古薄今之嫌。谨叙经方运用方法之大略如上，容有谬误，敬候同道正之。

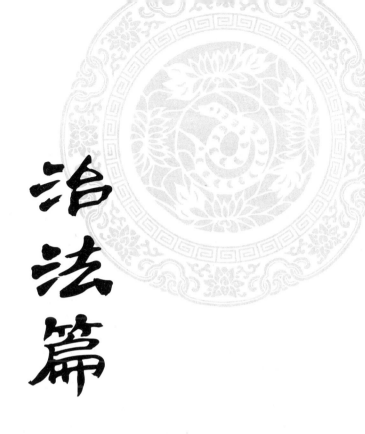

治法篇

　　治法，即施治方法，医者所熟知者也。治法或巨或细，或奇或偶，包涵宏富。其概而大者，如汗、吐、下、和、温、清、补、消等，所谓八法也；其详而小者，如辛温发汗、峻下热结、和解少阳、清热解毒、健脾益气、消积化瘀等，乃具体治法也。本篇举述作者历经验证之治法凡十项，依次为宣肃肺气、清热和中、疏风强卫、搜风定痛、弛张罢极、利涩兼行、益气清固、清解郁火、排闼宗阳、潜阳和阴。每项治法，阐述其立法理论、适应证候、方药组织，随后分别叙述使用该法治疗多种西医学疾病之实践，均附医案说明。

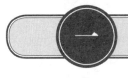

一 宣肃肺气

肺为五脏之华盖，最易遭受邪侵；又为娇脏，最易激发病变；肺主气，司呼吸，功专宣发肃降，最易罹患气分之病。又，肺属金，昔贤尝谓："肺如钟，撞则鸣。"是以肺家之病，多见音声之症，与夫音声之变。咳嗽、哮鸣，音声之症也；失音、瓮声，音声之变也。又，肺外主皮毛，下合大肠。故而肺家所病，盖可五分之：肺窍之疾，一也；肺系之疾，一也；肺体之疾，一也；肺外合之疾，一也；肺下合之疾，一也。五者所病，固有外感内伤、在表在里之别，属寒属热、属虚属实之异。若论其治，宜有解表祛邪、温清补泻等诸法，可谓众矣。然欲执简御繁，以一法而概众法者，唯宣发与肃降是求也。以仆经验，肺家诸病，多为宣发与肃降太过不及之害，故宣肃肺气，乃治肺诸法之纲。

（一）治法梗概

1. 基本治法

宣肃肺气，即宣发与肃降肺气。推送肺所司呼出之浊气，发散外侵人体之风寒风热之淫邪，谓之宣发肺气；收降肺所司吸入之清气，清肃肺体肺道痰火燥结之浊邪，谓之肃降肺气。须加注意，该法乃以药物之相宜性能，宣达、清肃于肺，俾肺宣发与肃降之功平正不乖，无太过无不及也。是以宣发所统领者，益肺气、宣肺津、解表、散寒、疏风，皆其法也；肃降所统领者，敛肺气、养肺阴、固表、清热、泻火、祛痰，皆其法也。虽治法有宣发与肃降之别，第难截然区分，必当两相兼及，宣发之中少佐肃降，肃降之中略加宣发方可。特定宣肃肺气预制方药如次。

2. 预制方药

（1）芩芥辛夷汤宣达肺窍

肺窍，肺之外窍，鼻也。直通于肺，为呼吸之气出入之门户。其病关乎肺气宣肃之乖张。宣发乖异，其有不及，风寒等淫邪外袭，则为鼻塞、鼻痒、喷嚏、清涕、鼻痛；而其太过，气阴耗散，则为鼻干、鼻痂、鼻热、息急鼻煽。清肃乖异，其有不及，郁火痰浊蕴结，则为鼻渊、黄涕、鼻衄；而其太过，津液失荣，则为鼻干、鼻冷、鼻萎。宣肃之不利，尚可见嗅觉失灵，不闻香臭。故其治也，当用宣达肺窍之法，拟用芩芥辛夷汤治之。

方药：羌活，白芷，辛夷，薄荷，黄芩，金银花，白芥子，荆芥。

主治：鼻鼽、鼻渊、鼻衄等肺窍之疾；过敏性鼻炎、鼻窦炎等具肺窍之疾证候者。

本方系辛夷散加减作汤剂者。临证时依据病症不同，取上述方药为主而做适当加减。鼻鼽，或已诊断为过敏性鼻炎者，加苍耳子、防风、细辛；鼻渊，或已诊断为鼻窦炎者，加鱼腥草、连翘、蒲公英；鼻衄，去羌活、白芥子，加大小蓟、侧柏炭、藕节炭、制大黄（先煎）。

方歌：芩芥辛夷汤羌芷，荆薄银芩白芥子。

宣达肺窍疗鼻症，鼽渊嚏衄略损益。

（2）八味清咽饮清疏肺系

肺系，肺窍至肺体之间联通结合之系管也。包括鼻咽后壁、扁桃体、咽喉、气管等。其病亦关乎肺气宣肃不利。宣肃无权，呼吸有碍，气息不畅，则为气急、呛咳、喑哑；宣肃不及，痰浊、郁火、毒热结滞，则为咽喉肿痛、乳蛾肿、梅核气等。治疗当行清疏肺系之法，拟用八味清咽饮。

方药：桑叶，桔梗，麦冬，玄参，生甘草，黄芩，沙参，山豆根。

主治：咽喉肿痛、乳蛾肿、喉痹、梅核气、喑哑、失音等肺系之疾；扁桃腺炎、急慢性咽炎等具肺系之疾证候者。

本方为清咽饮加味而成。临证时依据病症不同，取上述方药为主而做适当加减。咽喉肿痛，或已诊断为急性咽喉炎者，加鱼腥草、夏枯草；乳蛾肿，或已诊断为扁桃体炎症者，加金银花、连翘、野菊花；梅核气，去桑叶、沙参、山豆根，加半夏、厚朴、茯苓、苏叶。

方歌：八味清咽饮桑芩，桔麦玄草沙豆根。

肺系清疏消肿痛，乳蛾喉痹及失音。

（3）桑麻止咳汤清宣肺体

肺体，肺之形体，位于胸中膈上，覆盖心与心包者也。其病则司气失职，宣肃不利，邪客本体。于是呼吸有碍，气失宣肃，其以宣发不及为主者，见咳嗽、气急、气短等症；气郁痰结，则咳痰、胸闷、胁痛生焉。论其治也，当取清宣肺体之法，自拟桑麻止咳汤。

方药：桑白皮，炙麻黄，黄芩，鱼腥草，前胡，新贝母（亦可用川贝母），紫菀，款冬花，炙甘草。

主治：咳嗽、咳痰等肺体之疾；上呼吸道感染、支气管炎、支气管肺炎等具肺体之疾证候者。

临证时依据病症不同，取上述方药为主而做适当加减。咳嗽痰白，而兼恶寒无汗，鼻塞清涕者，加羌活、苏叶、白芷；咳嗽痰黄，而兼发热口渴，苔黄脉数者，加桑叶、生石膏、知母；咳嗽痰多，而兼胸脘满闷，苔白腻者，加半夏、陈皮、茯苓。至于兼有肝火从证者，加青黛（布包）、栀子、五味子；兼有阴虚从证者，加沙参、百合、五味子。

方歌：桑麻止咳汤芩鱼，款冬菀草贝前胡。

清宣肺体平咳嗽，寒热痰火并阴虚。

（4）四子定喘汤清肃肺体

病当肺体，宣肃不利，呼吸有碍，气失宣肃，其以肃降不及为主者，见气喘哮鸣、胸闷气急、气短息粗等症；久则肺肾两伤，吸气既短，纳气亦浅，动辄喘促，不得平卧，痰结难除，反复发作。治当取清肃肺体之法，自拟四子定喘汤。

方药：紫苏子，白芥子，葶苈子，莱菔子，黄芩，鱼腥草，炙麻黄，新贝母，厚朴，五味子。

主治：气喘哮鸣，胸闷气短等肺体之疾；支气管哮喘、慢性阻塞性肺病等具肺体之疾证候者。

临证时依据病症不同，取上述方药为主而做适当加减。哮喘较重，气急鼻煽，发热烦渴者，加生石膏、知母、金银花、连翘；喘促咳嗽，气粗痰壅，胸闷苔腻者，加半夏、陈皮、浙贝母。其兼自汗、乏力、气短等肺气虚从证者，加黄芪、党参；其兼心悸气憋、足踝浮肿者，加旋覆花（包煎）、西洋参、茯苓、黄芪；其兼动则喘甚、痰白清稀、面青肢冷者，加黑附片、补骨脂。

方歌：四子定喘汤如名，紫苏白芥莱菔葶，

芩鱼麻朴贝五味，清肃肺体哮喘平。

（5）加味玉屏风汤宣肺外合

肺合皮毛，凡周身皮肤及所附之毫毛，皆肺之外合也。其病由肺者，宣肃失宜，气津不布，卫外不固，则有皮肤少泽、毫毛失养、邪气稽留之变，可见肤燥、肤痒、疹痤、脱屑、无汗、自汗、盗汗等症。此类病症，当用宣肺外合法，拟用玉屏风散方加味作汤剂治疗。若独在头发，或独在面肤之病，咎不责

肺，而当责肾、责心，以心部于表，其华在面，肾其华在发也。

方药：桑叶，白芷，白鲜皮，白术，生黄芪，茯苓，防风，麦门冬，五味子。

主治：皮肤瘙痒，自汗、盗汗等肺外合之疾；皮肤瘙痒症等具肺外合之疾证候者。

临证时依据病症不同，取上述方药为主而做适当加减。皮肤瘙痒、干燥者，加羌活、荆芥、地肤子、浮萍；自汗为主者，加西洋参、浮小麦、生牡蛎；盗汗为主者，加干地黄、山茱萸、生牡蛎、牡丹皮、乌贼骨。

方歌：作汤加味玉屏风，芪术防苓味麦冬，

白芷鲜皮并桑叶，痤疹燥痒诸汗停。

（6）香苏承气汤肃肺下合

肺合大肠，大肠，肺之下合也。其病有大肠自身病变者，亦有因肺病而致大肠病者，故其临证可见大便干燥、闭结、腹满胀痛，或兼见胸闷、气急、喘咳等症。若论其治，均当从肺与大肠两家设法，以肃肺下合，自拟香苏承气汤主之。此外，即便证唯在肺，并无大肠之候，当治肺罔效时，亦可独用或兼用肃肺下合方治之。

方药：制大黄（另包，相机而行后下、同煎、先煎之用），厚朴，枳实，木香，紫苏子，槟榔，马齿苋，炙甘草。

主治：便秘、腹胀、腹痛、里急后重、便血、便泻，诸般肺下合之疾；或胸闷、咳喘等肺失清肃之疾；习惯性便秘、慢性结肠炎等具肺下合之疾证候者。

临证时取上述方药为主，依据病症不同而做适当加减。便秘为主者，令大黄后下，加黑芝麻、火麻仁、当归；腹胀痛明显者，令大黄同煎，加木香、大腹皮、延胡索；里急后重明显者，令大黄同煎，加香附、桃仁；便血者，令大黄炒炭，加地榆、槐花、贯众炭；便泻者，令大黄先煎，去枳实，加白芍、黄芩、炒白术。

方歌：香苏承气木香苏，齿苋甘草槟枳朴，

肃肺下合胸腹症，借重大黄先后煮。

（二）临证运用

1. 过敏性鼻炎

过敏性鼻炎主要症状为阵发性喷嚏、清水样鼻涕、鼻塞、鼻痒。部分伴有目痒、耳痒、咽痒，或嗅觉减退。以其症状表现，本病恰如中医之鼻鼽、鼽嚏等病。

该病本病证候为喷嚏、流涕、鼻塞、鼻痒，或兼见目痒、耳痒、咽痒、嗅钝等，故其本病病机为肺窍壅塞，宣发不利，当与宣达肺窍，方用加味辛夷散治疗，即以前述羌活、白芷、辛夷、薄荷、黄芩、金银花、白芥子、荆芥、防风、苍耳子、细辛等组成临证处方。

过敏性鼻炎恒以鼻鼽见证，故其本病病机为风寒伏藏肺窍，久而化火蕴湿，宣肃失宜。方用羌活、白芷宣肺通窍为君；以荆芥、防风、细辛疏风散寒而助羌活，以辛夷、薄荷、白芥子、苍耳子辛通肺窍而助白芷，俱用为臣；复以黄芩、鱼腥草为佐，清热燥湿解毒，借以搜除伏藏于窍道之郁火湿毒。共令邪气廓清，肺窍通利，宣肃之功复常，病乃得平。

至于旁从病机所见从属证候，常见者有风寒侵袭、肺脾气虚、郁火壅滞等，则可据以稍事加减。疏方原则，当以本证方药为主，虽有从证，稍变二三品可也，无须加减过多而颠倒宾主也。

本病易反复发作，用药固须持久。发作时用本方，虽已治平，亦不宜即行辍药，但小其制而续治数日，再改益气御风之剂，断续用药一二月以善后之。

■ **过敏性鼻炎**：阿某，女，43 岁，维吾尔族，2010 年 8 月 20 日初诊。罹患过敏性鼻炎多年，春秋加重，以鼻塞、鼻痒、喷嚏、清涕为苦，晨起或迎风时易发。素间常觉乏力，头痛，身困。脉细小弦，舌淡红，边有齿印，苔薄白。伏风藏于肺窍，遇风而发，直与宣达肺窍。取辛夷散加味：

羌活 15 克，白芷 15 克，苍术 15 克，苍耳子 8 克，薄荷（后下）10 克，牛蒡子 12 克，辛夷 12 克，生黄芪 30 克，当归 15 克，川芎 12 克，陈皮 10 克。5 剂（1101101），水煎服。

8 月 27 日二诊。服药一剂即应，翌晨鼻塞、喷嚏、流涕均见减轻。其后四剂亦如是。但不服药之日（即当"0"之间断日），其晨起仍见症状发作，脉舌如前。治已有效，却难一战而平，当继其治。原方稍事加减：去当归、陈皮、牛蒡子，加防风 10 克，炒白术 15 克，白芥子 12 克，砂仁 8 克。9 剂

（11011010110101），水煎服。

9月10日三诊。服药中症状大减，其不服药之日症状亦有减轻。但五天前不慎感冒，症状遂有反复，且见咳嗽黄痰，故求并治。舌尖红，苔白腻，脉小滑。外邪入肺，引动伏风，化热生痰，所当兼顾。改用下方：

羌活12克，白芷10克，辛夷12克，炙麻黄10克，新贝母12克，款冬花12克，前胡15克，鱼腥草30克，黄芩12克，连翘12克，金银花10克，陈皮10克。5剂（1110110），水煎服。

9月17日四诊。服上诊之药后，咳嗽、黄痰已除，而鼻塞、鼻痒、流涕等症亦微，早间偶有喷嚏一两声而已。伏邪几除，当扶正气。疏方：

羌活10克，白芷10克，辛夷8克，防风10克，生黄芪30克，炒白术20克，太子参18克，茯苓20克，陈皮10克。12剂（110101101001101010101），水煎服。

按 古方治鼽疾，有辛夷散、苍耳子散等。仆所立宣达肺窍方，实则仿效古方。然用药又有所变。以仆经验，必以羌活为君，臣以白芷、辛夷、薄荷、苍耳子、荆芥、白芥子，又佐以黄芩、金银花、陈皮、砂仁等。本案用药，大抵如此。三诊时因有感冒引发咳嗽、咳痰，故加麻黄、新贝母、款冬花、前胡、鱼腥草、连翘，然未撤宣达之法，仍用羌活、白芷、辛夷。病已多年，邪伏不去，故必假之时日，俟伏邪已微，便当增入补肺益气之品，以图填实虚处，俾邪风无所隐身，则根治有望。

■ **过敏性鼻炎**：闫某，女，52岁，汉族，2015年3月5日初诊。患过敏性鼻炎30余年，常用抗过敏西药维持，辍药即发，发则喷嚏频频，鼻痒目痒，涕泪竞流，咽结而痒。目前正用西药针剂（长效药，一月一针）控制中。曾中途停药一次，至药效期甫过，而发作较重，故又用其药已半月。脉细弦，舌苔白腻。邪伏肺窍，祛风为本，以辛夷散加味组方：

羌活18克，白芷15克，辛夷10克，薄荷（后下）12克，苍耳子10克，黄芩12克，鱼腥草30克，麦冬15克，五味子10克，西洋参（打碎）10克，荆芥10克，防风10克。5剂（1101101），水煎服。

3月12日二诊。病人服药中无不适，因此次所用长效西药尚有6天有效期，故难衡量中药效果，嘱不再用西药。脉舌如前，仍用原法，稍变其方：去麦冬，加生黄芪30克。5剂（1101011），水煎服。

3月19日三诊。今末次所用西药有效期已过8日，鼽症并未发作，当属中药之功。舌脉如前，法仍不变，加减其药。疏方：

羌活 18 克，白芷 15 克，辛夷 10 克，薄荷（后下）12 克，苍耳子 10 克，浮萍 10 克，黄芩 12 克，鱼腥草 30 克，五味子 10 克，天麻（打碎）10 克，生黄芪 40 克，当归 12 克。5 剂（1101011），水煎服。

3 月 26 日四诊。本周前三日本无不适症状，第四日夜晚洗浴受凉，翌晨便觉头痛、恶寒，并鼻痒而喷嚏，继续用药，今日则诸症几平。脉细小弦，舌稍红，苔薄白。祛风之法不可或舍，益气强肺之治亦当必施。疏方：

生黄芪 50 克，防风 12 克，羌活 20 克，浮萍 15 克，薄荷（后下）12 克，苍耳子 10 克，白芷 15 克，辛夷 10 克，天麻（打碎）12 克，炙麻黄 12 克，苏子 15 克，乌梢蛇 10 克。9 剂（11010110101101），水煎服。

4 月 16 日五诊。上药服竟，辍药一周，鼽疾未见发作。脉细小弦，舌淡红，苔根白腻。病虽已平，亟防复作，不可不继续用药，第间其服而减其量，略增健脾品味可也。疏方：

生黄芪 30 克，炒白术 20 克，茯苓 20 克，防风 10 克，羌活 10 克，浮萍 10 克，白芷 10 克，辛夷 8 克，天麻（打碎）10 克，白芍 30 克，乌梢蛇 8 克。12 剂（110100110100110100010101），水煎服。

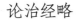 本案过敏性鼻炎已三十余年，反复发作，不得不依赖西药抗过敏治疗。施以中药宣达肺窍，而停服西药，症状未再发作，其间虽经感受风寒而无引发，药效不言而喻。以仆经验，治鼽疾首当祛风，羌活、白芷、辛夷、苍耳子、薄荷所当必用，而荆芥、防风，浮萍、乌梢蛇等品则可备选，尤宜于鼻、目、耳之瘙痒难耐者；当邪气非止伏郁肺窍，且有兼及肺体时，则可启用麻黄、苏子等味。其次当益气固肺，黄芪、党参、西洋参、麦冬、五味子等品，可供选用。再次为和肝息风，当用天麻、白芍；以无论何处之风，亦无论内外之风，皆动乎肝或由乎肝，肝家一和，则诸风亦息。再次，俟病向愈，则应加入健脾和中之味，以为善后之计，亦培土生金之义也。

2. 慢性咽喉炎

慢性咽喉炎，临床表现为咽部感觉异常，如异物感、干燥、灼热、微痛等，咽分泌物增多而黏稠，重者可引起咳嗽、恶心、呕吐等。多见于成年人，病程较长，极易复发。

从中医理论认识，其本病证候为咽干喉燥，咽觉物塞，咽喉疼痛，咽中有痰，或见咳嗽，恶心等，其病位在于肺系，清肃不利乃其本病病机。故而当以清疏肺系为法，方取加味清咽饮治疗，即用麦冬、玄参、桑叶、桔梗、生甘草、法半夏、厚朴、黄芩、沙参、山豆根、胖大海等组成临证处方。本方选药，君以麦冬、玄参，取其养阴清热；臣以沙参、胖大海而滋养肺胃阴津，桑叶、黄芩而清肺系热结；再佐以桔梗、半夏、厚朴而宣降肺胃，化痰解结，山豆根、木蝴蝶清热解毒；复用生甘草清热和中以为使药。诸药相合，使阴津足以滋养，痰结得以开化，郁热因以清除，肺系爽利，而病可除。

该病常有肺肾阴虚、胃津不足、郁火结聚等旁从病机所现证候，第以上方稍事加减可也。

当遇急性发作，咽喉肿痛，或兼见乳蛾肿痛，可借重清热解毒，加金银花、连翘、蒲公英、鱼腥草等品。

凡经汤方治疗，症状已然轻微，可停用汤方，改用代茶散剂，以为持久之计。

代茶散剂处方：沙参，玄参，麦冬，桑叶，芦根，金银花，桔梗，生甘草。各药分量，临证酌定。将各药分别打为粗末，每用一撮，开水冲泡，代茶频饮。

该散剂组方，均选疗效确切，且又气味和平者，入口甘凉微苦，清爽之气留于舌本，可使屡饮而不厌，便于坚持。

■ **慢性咽炎胃炎**：彭某，男，39 岁，汉族，2012 年 11 月 17 日初诊。咽喉干结、涩痒而痛反复发作 5 年，西医诊断慢性咽炎，常服消炎西药或清热利咽中成药，不能尽平，每因受凉而发。今又复发，咽干而痛，时痒而咳，且觉有黏痰胶结不去。素有慢性胃炎，服消炎药则致胃脘胀满而痛。舌有齿痕，苔白腻中厚，脉细小弦。郁火蕴结肺系，经久不除，伤阴滞津，阴愈伤而火愈结，火结津滞则生痰，是以酿成痼疾。治当清肺系而养肺阴，开郁结而肃痰火，稍佐和中。疏方：

玄参 15 克，麦冬 20 克，桔梗 15 克，生甘草 10 克，桑叶 12 克，黄芩 12 克，法半夏 10 克，厚朴 15 克，紫菀 12 克，西洋参（打碎）8 克，生白术 15 克，砂仁 8 克。5 剂（1101101），水煎服。

11 月 24 日二诊。干痒咳嗽已平，但咽痛干结仍在，总觉咽中有痰不适，并述平时多汗，动则自出。舌苔白腻中厚，脉小弦。罹病既久，非朝夕可愈，所当继之。原方去白术、紫菀，加白芍 20 克，五味子 12 克。5 剂（1101011），水煎服。

12 月 1 日三诊。咽痛干结已去强半，咳、痒、痰黏等症俱见消去，汗出亦有收敛，偶有脘胀、呃逆，脉舌如前。邪结有开，肺系渐清，胃气或有滞逆，仍须原治加减。疏方：

玄参 15 克，麦冬 18 克，桔梗 15 克，五味子 12 克，白芍 40 克，黄芩 12 克，法半夏 10 克，厚朴 20 克，川连 6 克，山豆根 10 克，木香 10 克。5 剂（1101101），水煎服。

12 月 15 日四诊。服竟上药，因事累未及时来诊，故今已停药一周。其咽痛、干痒几平，仍觉咽中涩滞不畅，胃脘已舒，呃逆未见，汗出已少。脉小弦，舌黯红，苔白腻不厚。上方小其制：

麦冬 15 克，桔梗 10 克，五味子 6 克，白芍 15 克，黄芩 10 克，法半夏 8 克，厚朴 12 克，川连 3 克，西洋参（打碎）8 克，茯苓 15 克。10 剂（11010110101010101），水煎服。

并开具代茶方：西洋参 15 克，沙参 30 克，麦冬 30 克，茯苓 20 克，芦根 15 克，金银花 12 克，桔梗 18 克，生甘草 12 克。2 剂，先用 1 剂，将八药分别打碎如大米粒大小，每用一撮（约 10～15 克左右），开水冲泡，代茶频饮慢咽，冲泡三次后弃之，添药再泡。

2013 年 1 月 26 日五诊。上诊药服竟，又曾自行照方取药继服。今诸症几于平和，觉咽部较昔爽利，胃脘亦无不适，自汗已少。虽然病症消除，当防复萌。再以代茶方付之，嘱服一月。

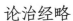 慢性咽炎之治，选择有效方药自属必要，然须假之时日，坚持不懈，尤为医家病家所当共知者。病人盼得妙方，药到病除，一诊不效，便更求另医；医者心急，稍不见效，便更弦易辙，遽改别方。如此而望病根除，必不可也。本案守定清疏肺系方，再顾及和中安胃，稍事变化，并以代茶方善后，终使痊愈，所依者，正在坚守耳。以仆用药习惯，凡咽炎而兼见胃痞症者，则于清疏肺系方中酌加西洋参、白术、半夏、砂仁、厚朴、黄芩、黄连等品，取半夏泻心汤之意。用西洋参而不用党参，亦从益气养阴着想，若但治胃痞，则常用党参。代茶之方，用药与汤方不同，须虑及口味合宜，不可味重恶浊，否则难以坚持饮用。本例将原定代茶方去玄参、桑叶，加西洋参、茯苓，乃顾护中气之计。

■ **慢性咽炎梅核气**：帕某，女，50 岁，哈萨克族，家住阿勒泰，2013 年 4 月 26 日初诊。患慢性咽炎多年，常苦咽部干痒而痛。半年前月经甫绝，遂患失眠，服中西药物渐平。而咽炎症状又复加重，非止咽痒而干，时或疼痛，且于饭后半小时感觉咽如物塞，咳之不去，咽之不下。脉细而弦，舌黯红，苔薄白微腻。清疏肺系，佐以和胃降逆，以半夏厚朴汤合清疏肺系法化裁。疏

方：法半夏 15 克，厚朴 30 克，苏梗 15 克，薄荷（后下）10 克，生白术 30 克，麦冬 18 克，桔梗 15 克，黄芩 10 克，砂仁 10 克。12 剂（1101011010110101101），水煎服。每剂药加米醋一汤匙同煎。

5 月 22 日二诊。上诊后病人如法服药，其咽干咽痒几除，且咽部异物感亦减。辍药多日，近又见咽痒而痛，唯异物感已不明显。但三天来，偶有咳嗽，痰中夹有血丝。脉细小滑，舌暗红，苔薄腻欠津。仍与原法，小改其方：

法半夏 15 克，黄连 6 克，黄芩 12 克，鱼腥草 30，厚朴 20 克，麦冬 15 克，桔梗 12 克，薄荷（后下）10 克，茯苓 20 克，蒲公英 15 克，新贝母 12 克。12 剂（11011010110101101101），水煎服。仍加米醋引煎。

6 月 20 日三诊：服上诊之药后，咽觉舒适，咽部异物之感已除，再未见痒痛咳嗽，此诊询问是否仍须用药。脉舌如上诊。可与代茶方加减：

玄参 20 克，沙参 30 克，麦冬 30 克，小蓟 15 克，白茅根 20 克，芦根 15 克，金银花 12 克，桔梗 18 克，桑叶 15 克，生甘草 12 克。3 剂，每剂药分别打碎如大米粒大小，每用一撮，开水冲泡，代茶频饮慢咽。

按 慢性咽炎病人中，时见兼有梅核气者，本案即如此。此类案例，其气结痰凝重于寻常者，而阴分伤耗或反稍轻，治当两顾之。本例即以清疏肺系方与半夏厚朴汤合方加减，至有咳嗽痰血之变时，又当加重清热肃肺。既已获效，慎勿终止治疗，可小其制，减其量而防其复发。故本例便以代茶方以为后续之治。

3. 慢性支气管炎

慢性支气管炎，以咳嗽、咳痰或伴有气喘等反复发作为主要症状，每年持续数月，病程多连续 2 年以上。早期症状轻微，多于冬季发作，春夏缓解。晚期加重，症状可常年存在。

该病病位在于肺之形体，临床表现以咳嗽、咳痰、气喘为主，故其本病病机为肺失宣肃。论其治也，直需清肃肺体之法，可用桑麻止咳汤，即用炙麻黄、桑叶、桑白皮、前胡、桔梗、黄芩、鱼腥草、新贝母、紫菀、款冬花等品化裁组成临证处方。

慢性支气管炎以肺失宣肃为主要证候，其本病病机亦如其证之名。凡肺气宣肃不利，势必停痰而郁热，故其治疗要在宣肃肺气、清热化痰，务使肺体清虚，本方即从此宗旨而设。方委麻黄为君，以其能宣能肃，最为肺家主将也。用桑叶、桑白皮，并前胡、桔梗，或宣或肃，俱善梳理肺气，故以为臣；用黄

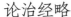
芩、鱼腥草以清肺体热邪郁火，新贝母、紫菀、款冬花以化肺体痰浊蕴结，并为佐药。直令肺体清爽，气得宣降，旧宿之邪从而祛除，欲侵之邪无由而入，则其病乃愈。

引发本病及由本病所引发之旁从病机甚多，如风寒燥火等六淫外邪侵袭、脾运失健生痰、气滞、痰阻、血瘀等，均可与肺失宣肃相合、相并而见证，故当据以施加相应治疗。

治疗本病，贵在坚持，病程愈久，治疗宜久。凡三五年者，治疗当以三两月为期；五年以上者，则以半年以上为期。若怀旋即愈病之望，不啻南柯臆想也。

凡有周期性发作加重规律，如冬重夏缓，或春秋加剧者，当年治平不可认作治愈。必当再于翌年先其时而施治，防其复作。

遇有慢性支气管炎急性发作者，上方嫌其清热之力不足，所当加入石膏、知母、金银花、连翘等品。

■ **慢性支气管炎**：杜某，女，60岁，汉族，2010年6月12日初诊。患慢性支气管炎近三十年，近年曾诊断为哮喘性支气管炎。常因感冒受凉而复发加重，发则咳嗽兼喘，咳痰黄白，胸次觉痛，每用西医治法服消炎止咳药，虽可缓解，却难尽除。亦曾服用中药，或有效验，而未能坚持。今又复发，咳嗽频频，咳痰黄稠，气短胸闷，上楼时则喘息难耐，两胁觉痛。意将寄望中医，务期根治。脉六部小弦，双寸小滑，尺中略沉，舌质淡黯，边有齿痕，舌苔白腻根厚。屡犯风寒，肺失宣肃，久则余邪伏肺，迁延不除，是以稍有风寒，则引动内邪，激发咳嗽。所当宣肃肺气，使内邪从内而清，外邪仍由外散。与桑麻止咳汤加减：

桑叶15克，桑白皮15克，炙麻黄10克，新贝母12克，前胡15克，黄芩15克，鱼腥草30克，苏子15克，白芥子15克，款冬花12克，陈皮10克。5剂（1110110），水煎服。

6月19日二诊。服药5剂，咳嗽已减强半，痰易咳出，胁痛亦平，胸次顿觉清爽，上楼时仍有气短。舌红，苔白腻，脉小弦，寸小滑。新邪料已散去，久伏肺内者必未即除，仍与原方，稍事变化：上方去桑叶、白芥子、陈皮，加桔梗12克，西洋参10克，五味子6克。9剂（11010110110110），水煎服。

7月3日三诊。咳嗽既平，胸闷、胁痛、气短等均未之见。但近日大便溏稀，日可四五行，脘中痞满，肢体乏困。舌淡苔腻根厚，脉细尺沉。盖病人素患慢性胃炎，前药但行清肃，利肺则得，而或碍于胃而伤于脾，所当转事运中健脾，而肃金之法未可尽撤。拟方：

桑白皮 15 克，炙麻黄 10 克，新贝母 12 克，前胡 15 克，黄芩 12 克，西洋参 10 克，炒白术 30 克，茯苓 30 克，炙甘草 10 克，桔梗 12 克，炮姜 10 克，五味子 6 克。7 剂（11010101010100），水煎服。

7 月 17 日四诊。服药后乏困顿减，而胃脘仍有满闷，大便尚不成形，日二三次，咳嗽等肺家症未发。舌苔白而微腻，脉细小弦。脾运有振，湿邪无再泛溢，胃气结滞未开，改以和中消痞，御风清金。疏方：

桑白皮 15 克，桔梗 12 克，新贝母 12 克，前胡 15 克，黄芩 12 克，黄连 6 克，法半夏 10 克，西洋参 10 克，炒白术 30 克，枳壳 10 克，炙甘草 10 克，炮姜 10 克，五味子 6 克。5 剂（1101011），水煎服。

7 月 24 日五诊。胃家气顺，脘胀渐消，脾运并复，便已复常。周内曾染感冒，自服中成药即平，咳逆未作。治已应手，本可辍药，虑其病体已久，年非少壮，仍须顾护脾肺之气，以防旧疾萌发，拟以培土肃金、御风固表之方：

生黄芪 18 克，西洋参 6 克，炒白术 18 克，法半夏 8 克，陈皮 8 克，黄芩 10 克，炙甘草 10 克，桑白皮 12 克，新贝母 10 克，炮姜 10 克，五味子 6 克。12 剂（110101101001101010101），水煎服。并嘱本方服竟，停药一周，可再照方取服。

按 本案罹慢性支气管炎有年，每因感冒而反复发作，久经西治，虽可抑制，终难根除。所以然者，盖有三因：药治其病，未及其人，一也；但治其肺，罔顾中气，二也；小胜即喜，无意久战，三也。有感于斯，故接诊即行持久战略：先行清肃肺气，一战而应，却又伤及脾胃；其后三诊，兼及调补中气，脾胃咸宁；末则拟定善后之法，减小方制，间断用药，以防疾症复发。

■ **慢性支气管炎咽炎前列腺炎**：王某，男，53 岁，汉族，2004 年 3 月 30 日初诊。咳嗽十余年，时轻时重，重时频咳不止，甚或兼见喘息胸痛，素患慢性咽炎，常因咽痒而令咳嗽有加，且有前列腺炎并增生肥大，小便不畅，余沥不尽，夜尿常四五行，以致睡眠难宁，素间畏寒肢冷，精神疲乏。常服中西药物多种，却难显效。脉来细而弦紧，舌淡苔润。外寒内饮，肺失宣肃，兼蕴郁火，并下元气化不利。治当兼及，权与小青龙汤合桑麻止咳汤加减：

法半夏 15 克，干姜 8 克，五味子 10 克，黄芩 12 克，鱼腥草 30 克，炙麻黄 10 克，炙甘草 12 克，新贝母 12 克，桔梗 12 克，麦冬 18 克，前胡 15 克，萹蓄 15 克。5 剂（1101011），水煎服。并嘱停用所有在服药物。

4月6日二诊。咳嗽减半，而咽痛反见加重，夜尿仍多。业已停用其他药物。脉细弦，舌苔白而欠津。料乃姜夏过于温燥，宜去之，改从清肃肺体方加减：

桑叶 15 克，桑白皮 15 克，炙麻黄 12 克，新贝母 15 克，前胡 15 克，黄芩 12 克，鱼腥草 30 克，紫菀 12 克，款冬花 12 克，桔梗 15 克，麦冬 18 克，生甘草 10 克。5 剂（1110110），水煎服。

4月13日三诊。服药当日咳嗽、咽痛几平，而停药之日则仍发作，夜尿犹频，不得安寐。两症已效，却难辍药，所当穷追不舍；下元气化，非朝夕可治者，留待后调。小改其方：去桑叶、桑白皮，加萹蓄 15 克，木香 10 克，五味子 10 克。9 剂（11011010110101），水煎服。

4月27日四诊。服药中，前一周内，咳嗽已平，虽停药之日，亦未见发；不想五天前因赴宴饮酒之后，咳嗽遂起，咽痛亦作，服药亦不能止，小便尤觉频涩，且会阴处胀痛，夜尿仍多。上焦痰火本未肃清，下元气化不畅，郁火结涩，岂宜乎酒醴！其病发加剧也必矣。脉见弦滑，尺中浮躁，舌苔黄腻。急于上方加大清利之力，疏方：

桑白皮 15 克，炙麻黄 12 克，新贝母 15 克，前胡 15 克，黄芩 15 克，鱼腥草 30 克，车前草 15 克，萹蓄 15 克，瞿麦 15 克，款冬花 15 克，桔梗 15 克，麦冬 20 克，生甘草 10 克。5 剂（1110110），水煎服。

5月11日五诊。服上药期间，症状减缓，适值节假，又照原方取药 5 剂，今已服竟，咳嗽、咽痛已平，小溲稍利。舌苔白腻，脉小弦。痰火躁动已息，肺家渐安；下焦湿热尚在，气化未畅。当转战下焦，以开结滞，而肺气所当兼及。疏方：

桑白皮 15 克，炙麻黄 12 克，新贝母 15 克，桔梗 15 克，麦冬 20 克，萹蓄 15 克，瞿麦 15 克，车前草 15 克，木香 10 克，黄芩 15 克，白芷 12 克，威灵仙 30 克，桑螵蛸（剪碎）30 克，生甘草 10 克。5 剂（1110110），水煎服。

5月18日六诊。服上药中，肺家症状未发，而小便已觉通利，夜尿减为一二次。脉舌如上。邪势已挫，肾气未复，效不更方，上方去桑白皮，加五味子 10 克，皂角刺 10 克。12 剂（110101101010110101101），水煎服。

半年后来述，末次诊后，自行将后方间断服用，前列腺症状渐次缓解，偶有咳嗽小发，便再取前诊方药服用即平。近来多日未曾服药，尚未见不适症状。

按 凡单一病证，治疗每易，较少顾忌，有是证用是药可也；若繁复之疾，调治则难，难在主次先后取舍也。本案慢性支气管炎、慢性咽炎、前列腺疾患，三病相兼，首诊因见有小青龙汤证，遂施以其方为主，本无所误，奈何此症未平，彼症反剧，咽痛加重。盖两病本宜同治，而但治其一，是以如斯。遂于二诊咳嗽与咽痛并加调治，两治均应。其后便因循施药，俱见治平，并前列腺疾患，亦渐缓解。

4. 支气管哮喘

支气管哮喘以喘息、哮鸣、气促、胸闷，或兼咳嗽等为主要临床特征，多于夜间或凌晨发生，常反复发作，经久弥重。其病可分为急性发作期、慢性持续期及临床缓解期。急性发作期以严重哮喘症状为特点，慢性持续期乃指每周均见频度与程度不等症状而难平息，临床缓解期系指症状、体征消失，并维持3个月以上者。

该病与中医哮证、喘证相当，而其本病证候为喘息、哮鸣、气促、胸闷、咳嗽等，故其病位所累，在于肺体，而本病病机无非肺气失于宣肃。是以治疗当行清肃肺体之法，可用四子定喘汤，即用紫苏子、炙麻黄、白芥子、葶苈子、莱菔子、鱼腥草、黄芩、新贝母、紫菀、五味子等品化裁而组成临证处方。

宣肃肺气，厥功卓著者，当推麻黄；而降气平喘，效力显赫者，无外苏子。是以治支气管哮喘，委任君主，舍此二药莫属也。肺气不得宣肃，势必停痰蕴湿留饮，犹且结聚郁火，故方中取白芥子、葶苈子、莱菔子以下气化痰蠲饮，新贝母、紫菀以祛痰止咳，鱼腥草、黄芩以清除肺热郁火，俱为臣佐之任。诸药辛散，久必伤阴耗气，故又以五味子收敛肺气，养阴生津，以为反佐。众药和合，俾留邪清除，肺体清虚，气得常行，乃成愈病之制。

急性发作期用药剂量宜大，以成冲击推荡之势，遏挫病锐；慢性持续期用药剂量稍小，以便旷日持久，渐令病衰；缓解期不可即停用药，以防复发，但调其旧制，减少原方臣佐之品，而加颐养肺肾之味可也。

诸药用量，苏子可用大量，以12克至20克之间为宜，重证犹可再大至30克，始得显效。麻黄则因人而异，初诊用量不可过大，9克即可，若无不良反应，复诊可加至12克或15克。鱼腥草药性淳正而药力薄弱，用量宜大不宜小，必20克、30克方好。五味子用量，当视诸辛散药多寡重轻而定，彼等药多而量重时，则其用量宜大，反之则小其量，常在6克至12克之间运用。

■ **支气管哮喘过敏性鼻炎**：秦某，男，41岁，汉族，2012年5月22日初诊。咳嗽、胸闷反复发作，西医诊断为支气管哮喘，迄已四年，虽用西药，含喷雾剂等，而仍不时咳嗽。近一年内，每受凉即见咳嗽加重，且又鼻塞喷嚏，清涕流溢，西医诊断为过敏性鼻炎，屡治难平。近日感冒，鼻塞声重，咳嗽频频，痰涕增多，胸闷气短，故欲求治中医。脉浮小滑，舌淡尖红，苔白腻。询知饮食正常，唯大便干结，四五日方得一行。先当宣达肺窍，清肃肺体。四子定喘汤化裁：

羌活 18 克，白芷 15 克，辛夷 10 克，薄荷（后下）10 克，黄芩 12 克，鱼腥草 30 克，白芥子 15 克，苏子 15 克，炙麻黄 12 克，厚朴 15 克，制大黄（后下）10 克。4 剂（1101010），水煎服。并嘱停用所有西药。

5 月 29 日二诊。已停西药，只服中药。用药第一天，鼻塞、喷嚏、流涕即平，咳嗽、胸闷亦减；第二天亦然；第三天停药一日，咳嗽、鼻塞等又见；后四日鼻症、咳嗽等又减；周内大便共 3 次。脉舌如前。再用原法，上方加新贝母 15 克，并加大制大黄之量至 15 克。5 剂（1101011），水煎服。

6 月 5 日三诊。咳嗽偶见，痰白不多，喷嚏、鼻塞几平，周内大便 8 次。脉舌如前。效不更方，减其剂量。疏方：

羌活 15 克，白芷 12 克，辛夷 10 克，薄荷（后下）10 克，黄芩 10 克，鱼腥草 30 克，白芥子 10 克，苏子 15 克，炙麻黄 10 克，新贝母 10 克，厚朴 12 克，制大黄（后下）12 克。4 剂（1101010），水煎服。

6 月 12 日四诊。咳嗽、鼻塞、喷嚏等未见发作，周内大便 5 次。脉小弦，舌淡红，苔白腻。肺窍已畅，宣肃已常，宜加益气护表，以能御邪。略变其方：

炒白术 20 克，防风 10 克，生黄芪 30 克，羌活 15 克，白芷 12 克，辛夷 10 克，黄芩 10 克，苏子 15 克，新贝母 10 克，厚朴 12 克，制大黄（后下）12 克，黑芝麻 30 克。9 剂（11010110101101），水煎服。

7 月 17 日五诊。上诊服药，前症未发，体觉轻爽，又自行取原方 9 剂服下，亦觉平和。其后又复感冒，咳嗽胸闷、鼻塞喷嚏遂发，然无昔时之重，未来诊，只取三诊之方 5 剂，服药即平。之后再取四诊方服用。今诊非为前病，乃前日醉酒复又受凉，至恶心脘闷，曾呕吐两次，昨日至今晨，仍觉胸闷，脘胀而痛，不思饮食，三日无大便，故期调治。脉细弦小滑，舌质淡胖，苔白腻而厚满。酒湿伤中，遽当承气疏导。疏方：

制大黄（后下）12 克，厚朴 30 克，枳壳 15 克，法半夏 12 克，陈皮 10 克，苍术 12 克，炒白术 15 克，白芷 10 克，苏梗 12 克，炙甘草 10 克。3 剂（111），水煎服。

> **按** 本例西医诊断为支气管哮喘，然哮喘非重，而咳嗽甚剧，且兼衄疾，固以宣达肺窍与清肃肺体法相合为方，取效亦捷。复因病程非久，正当壮年，故敢令其尽停西药。据仆治咳嗽、哮喘经验，有顺证与逆证之情：凡咳喘昼重夜轻，舌苔腻，饮食不减，便干结者为顺；而昼轻夜重，舌苔少，不思饮食，便溏泻者为逆。何也？昼重夜轻，病在阳分也；饮食不减，中气尚健也；大便干结，大肠与肺同失肃降也，故见此三者为顺。夜重昼轻，病在阴分也；饮食不思，中气已馁也；大便溏泄，大肠肃降太过而肺则肃降不及也，故见此三者为逆。逆证难调，顺证易治也。本例即为顺证，故其见效也显。此类病人，用常法清肃肺体，必加大黄、厚朴、黑芝麻，厚朴本宜乎治喘，大黄通利大肠，即所以肃降肺气也，黑芝麻第以润肠耳，自然可用杏仁，既可润肠又能止咳。

■ **过敏性哮喘阻塞性肺病冠心病**：赵某，女，77岁，汉族，2016年8月1日初诊。患咳嗽、哮喘十余年。西医诊断为过敏性哮喘、慢性阻塞性肺病，并有冠心病。长期服用西药，其中每日用喷雾剂，仍不能控制，咳嗽气喘，动则尤甚，痰黄而多，双踝稍显浮肿，近日又见口腔溃疡数枚，饮食每致疼痛。面色晦黯，舌淡黯，苔白腻侧见腐渣，边现齿印，脉弦滑而数。中气已馁，痰火结于肺体，气失宣肃。当行清肃肺体之法，与四子定喘汤加减：

苏子20克，白芥子18克，葶苈子15克，莱菔子20克，鱼腥草30克，黄芩12克，炙麻黄12克，炙甘草12克，新贝母15克，百部18克，款冬花15克，西洋参（打碎同煎）15克。7剂，每日1剂，水煎服。因系高年而证重，故未敢嘱其停用西药。

8月8日二诊。上药服3剂即有显效，其气喘几除，咳嗽半平，痰亦有减；不料受凉感冒，咳嗽遂又加重，口中仍有溃疡，双踝之肿依然。脉弦而滑，舌质黯，苔腐而腻。所喜者，自上诊后，已自行停用所有西药，而症状未见加重，反已轻减，当知中药已有效应。上方去炙甘草，加五味子10克。10剂（1110110110111），水煎服。

9月9日三诊。咳嗽有挫，黄痰减少，哮喘仍不时作，大便溏泻。余症仍在。治法不变，加重化痰定喘。疏方：

苏子24克，白芥子18克，葶苈子15克，莱菔子30克，鱼腥草30克，黄芩12克，炙麻黄12克，款冬花15克，法半夏12克，干姜12克，五味子12克，麦冬20克，桔梗15克，厚朴30克。12剂（11011011011011011），水煎服。

10月31日四诊。哮喘或兼咳嗽，痰黏稠。脉弦滑，舌黯红，苔腐不均。再用原法，加重用量。疏方：

苏子30克，白芥子20克，葶苈子15克，莱菔子30克，鱼腥草30克，黄芩15克，炙麻黄12克，新贝母15克，前胡15克，厚朴20克，五味子12克，紫菀15克。6剂（1110111），水煎服。

其后经数次复诊，至2017年1月30日复诊。喘咳几平，腰腿痛减缓，体况尚好，但睡眠欠佳。脉弦小数，舌黯红有齿痕，苔白腻。略更其方：

西洋参（打碎）24克，麦冬20克，沙参20克，厚朴30克，炙麻黄15克，新贝母20克，苏子30克，白芥子20克，款冬花18克，五味子12克，前胡18克，天麻10克，合欢皮15克。6剂（1110111），水煎服。

2018年4月复诊得知，前此一年内身况尚可。只是今年2月重感冒住院，哮喘复发较重，又加用激素等西药治疗，迄今再不敢停用。再与上述方药调治。

按 哮喘为难治病，似本例慢性阻塞性肺病患者，年事已高，当脏气衰退之秋，其调治尤难。详病人状况，既有肺失宣肃之本证，又有肺气阴虚、肾不纳气、心气郁滞、脾虚生痰之从证，正虚邪阻者也，故初诊实无信心。而病者及其家人属望甚切，委以重托，敢不竭诚以治！好在先后经十余诊次，已经达到临床控制效果，未负所望。可惜翌年感冒复发后再难独用中药，亦憾事也。

综观本案治验，所当汲取者凡四：其一，先治本证，不计杂芜。初诊不顾其浮肿、口腔溃疡等情，径直施以宣肃肺体之方，本证一平，再治他证不迟。其二，病家信赖，坚持用药。若非如是，仆或畏首畏尾，难以为力，《内经》所谓"病为本，工为标"，信然也。其三，哮喘虽重，亦可独用中药，未必依赖西治。案中病家自行停用西药，却也未曾加重其病，倘无病人自作主张，仆本无即停西药之意，设若不停西药，必认作中西两治取效，此条经验，亦病家相助之功也。其四，用药剂量，所当变化，或增或减，固无定式。本例将苏子用量加大至30克，麻黄至15克，西洋参至24克，均已突破平素用量。至于组方遣药精准与否，第惟笔者一己之验，必有他医取另方别药而效优于此者，当领教诲。

5. 皮肤瘙痒症

皮肤瘙痒症以皮肤瘙痒为突出症状，或遍及全身，或只发于局部，却无原发性皮肤损害，多见于中老年人。瘙痒常从一处开始，逐渐扩至全身，常阵阵发作，入夜尤甚；每因饮酒食辛，或情志失调而加重，罹病既久，则见抓痕血痂、皮肤燥涩而晦黯。

该病既以皮肤瘙痒为特征，故其病位恰当肺之外合，而病机乃肺气宣肃不及，风邪稽留于皮腠之间，时而骚动，发为瘙痒。议其治也，当行宣肺外合之法，可用加味玉屏风散方，即用羌活、白芷、生黄芪、白术、茯苓、防风、麦门冬、五味子、荆芥、白鲜皮、地肤子、桑叶、浮萍等品组成临证处方。

方内取羌活、白芷宣达肺气、疏散皮表之风，用为君药；而以荆芥、白鲜皮、地肤子、浮萍、桑叶走表祛风，用为臣药；再以黄芪、白芍、麦冬而益气养阴、强卫和营，茯苓化解因风而或生之湿，俱为佐药；复用五味子生津敛阴，防诸药辛散有过，乃为反佐。全方用药，辛散为本，散中寓收；宣发为主，宣肃相合：直令伏风清而卫表固，阴津布而肺气畅，可望肤腠润泽，瘙痒不发。

本病往往经久不愈，多系治不及时，稍效辄止之过。是以凡治必当坚持不懈，一俟显效，不可即行辍药，第小其剂量，续治数日，然后改玉屏风散，间断用药几番可也。

■ **皮肤瘙痒症**：梁某，女，55岁，汉族，2013年10月15日初诊。全身瘙痒四年，近半年尤甚。起始只在背部，渐次延及腰腿、胸腹、会阴、四肢，唯头面手足尚无，痒处不红不肿，搔之则见抓痕血痂，昼轻夜重，眠寐违碍。西医诊断为皮肤瘙痒症，给服抗组胺药物及镇静止痒、维生素等制剂，未能显效，又建议服用雌激素，病人未曾接受，转求中医调治。脉微滑而弦，舌黯红，苔白腻。询知其常觉皮肤干燥，汗出极少，四年前月经已绝。风邪伏郁肌肤，当疏风散邪，宣达肺气。疏方：

羌活15克，白芷12克，生黄芪30克，当归10克，白术20克，荆芥10克，防风10克，麦门冬18克，五味子10克，白鲜皮12克，地肤子15克，桑叶10克，浮萍12克。5剂（1101101），水煎服。嘱忌食鱼虾蟹韭等发物。

10月22日二诊。四肢之痒几平，胸背等处者小减，入睡困难，舌脉如前。增加宁心安神之品，上方去荆芥、桑叶、白芷，加天麻10克，炒酸枣仁15克，珍珠母30克。5剂（1110110），水煎服。

10月29日三诊。睡眠已安，瘙痒大减，但腰部、会阴处之痒仍然。脉弦，舌黯红，苔白微腻。治法不变，小易其方：

羌活 15 克，白芷 12 克，生黄芪 30 克，白术 20 克，防风 10 克，麦门冬 18 克，五味子 10 克，白鲜皮 12 克，地肤子 15 克，桑叶 10 克，浮萍 12 克，苦参 15 克，黄柏 10 克，蛇床子 15 克。5 剂（1101101），水煎服。

2014 年 2 月 18 日四诊。上诊之后，周身之瘙痒几近消除，唯会阴处仍痒。因难于挂号，休息两周后，自行再取三诊方数次，并将每剂药第三遍药汤，晚间熏洗会阴。现各处瘙痒尽除，辍药逾月，未见复发。近来数日，每见大便夹有少量鲜血，故来就诊。脉细而弦，舌黯红，苔白腻根厚，欠津。阳明结热，魄门络伤，虑有痔疮。当事疏化清解。疏方：

制大黄（同煎）12 克，厚朴 30 克，枳实 12 克，黄柏 12 克，地榆 20 克，槐花 12 克，苦参 12 克，土茯苓 30 克，麦冬 20 克，生地黄 20 克。5 剂（1101101），水煎服。并嘱去肛肠科检查。

2 月 25 日五诊。用药第二日，大便即无出血，其后数日，大便正常。肛肠科检查结果，患有混合痔，已排除息肉、肿瘤等疾患。脉小弦，舌苔微腻。上方加减：

生黄芪 30 克，厚朴 15 克，枳实 12 克，黄柏 12 克，地榆 10 克，槐花 10 克，羌活 10 克，桑叶 10 克，白鲜皮 12 克，地肤子 10 克，生地黄 15 克。7 剂（110101010101），水煎服。

按 仆治皮肤疾患，凡瘙痒者，必以祛风为主。其中又须辨有无丘疹，丘疹而兼瘙痒，祛风解毒，清热散血；瘙痒而无丘疹，宣肺祛风，益气养血。皮肤瘙痒症即属无丘疹者，其皮肤见有疹疮，殆先有瘙痒而抓挠所生耳。故本例首诊，即拟法祛风宣肺，以加味玉屏风方治之。见效后，二诊加宁心安神，三诊以会阴痒为主而加清热燥湿之味。病人坚持治疗两阅月，终至痊愈。四诊、五诊，治其痔疮出血，疏化清解，肺肾两调，然方中仍参以疏风宣达，防其痒疾复萌也。

又，本例皮肤瘙痒症，发于月经甫绝，当阴阳气血变动之际，却未见潮热、盗汗、烦躁等更年期症状，仅见眠寐不宁，亦瘙痒所致者。近些年间，因屡治女科诸疾，每见更年期妇女，其更年期症状明显者，其他疾病反而轻减；其旧有某病或恰生一新病者，则更年期症状往往不显。此情或为女科病机规律之一，尚待继续观察。

6. 习惯性便秘

习惯性便秘，殆由生活、饮食、如厕方式失宜，日久成习见惯，以致大便秘结不畅也。老年人罹此最多，而任何年龄者均可发生。便成于大肠，出于肛门，而肺合大肠而藏魄，故肛门又称魄门，便秘犹有心理因素所致者，或与肺魄藏纳有以也。该病属顽固之疾，无论中药西药，欲通便甚易，而愈病却难。盖久习已惯，遽改惟艰。仆有治便秘六字诀，专为改移习惯而立，将于蹊径篇详述。然通便之药不可不设也。仆治此症，俱用自拟香苏承气汤而随证加减，另嘱病人注意饮食调适，建立定时如厕习惯。

■ **习惯性便秘**：王某，女，53岁，汉族，2016年11月17日初诊。患便秘十余年。一年前绝经，其后排便尤难，常服润肠通便茶，勉强可解下硬屎，否则一周亦难自解。常觉腹胀，胸闷气短。脉细弦尺沉，舌苔白腻。湿热结于大肠，肺气肃降为阻，手阳明太阴同病也。泻下于腑，宣肃于肺，提壶揭盖。香苏承气汤加减：

制大黄（后下）15克，厚朴30克，枳实15克，黑芝麻30克，火麻仁15克，泽兰15克，柏子仁15克，紫苏子15克，木香10克，槟榔12克，玄参15克。4剂（1101010），水煎服。嘱停用保健品。

11月24日二诊。上诊4剂药服竟，一周内大便每日可行，而胸闷腹胀亦减强半。脉舌如前。效不更方，去柏子仁、槟榔，枳实改为枳壳15克，加砂仁10克。3剂（1010100），水煎服。

12月22日三诊。二诊只用3剂药，大便日可一行，胸次舒适，腑无胀满。病人又照方自购药9剂，迄今每日均有一便，身况平和。脉细弦，舌黯红，苔白微腻。阳明结开，肺气已顺。与继后之方：

制大黄（后下）10克，厚朴20克，黑芝麻30克，火麻仁15克，泽兰10克，柏子仁15克，紫苏子10克，木香10克，合欢皮15克，羌活10克。8剂（11010101011010），水煎服。

（按）十年便秘，绝经后尤重，所谓习惯性者确乎然也。社会盛传保健茶等，或亦有效，然久服势必耐药，而副效不无积淀，终非良策也。何如辨证论治，随时变更方药，趋利而避害欤。本案病人便秘而并见胸闷气短，是乃阳明太阴，表里同病也。故与香苏承气汤加减，肺肠同治而应手获效。复诊用药之所减所增，并非尽应证候变易之举，亦有防范耐药、避免副效之虑焉。

■ **习惯性便秘失眠**：木某，女，24岁，维吾尔族，2016年9月22日初诊。大便秘结近三年，三天才行便一次。近来加重，甚至四五日方得一便，向未重视，近因结婚一年未孕，行经第一日腹痛，睡眠困难，易醒，欲求中医调治，就此并治便结。脉细弦，舌尖红，苔白腻。下焦燥结，心肝郁火。当先清泻阳明，佐以柔肝宁心。疏方：

制大黄（后下）8克，厚朴18克，黑芝麻30克，白芍30克，荆芥10克，天麻（打碎）10克，炒酸枣仁（打碎）15克，延胡索12克，白芷15克，羌活12克，香附10克。9剂（11010110101101），水煎服。

10月13日二诊。服药两周内，大便可1~2日一行，辍药一周内，便才两次，睡眠已实。月经10月4日来潮，腹痛未显，6天净。脉舌如前。肃肺承气，调理冲任。疏方：

制大黄（后下）8克，厚朴20克，枳壳15克，黑芝麻30克，当归15克，白芍30克，益母草20克，木香10克，紫苏子12克，藿香10克，砂仁10克。4剂（1011010），水煎服。

10月20日三诊。便结虽开未畅，周内大便3行。眠寐尚可，脉细弦，舌淡红，苔白微腻。法不更易，加大剂量可也。疏方：

制大黄（后下）12克，厚朴30克，枳壳15克，黑芝麻30克，当归15克，泽兰15克，何首乌15克，木香10克，紫苏子12克，砂仁10克。5剂（1101101），水煎服。

10月27日四诊。服药大应，周内大便日可一行，虽停药之日亦能解便，舌脉如前。方如上，减其剂量。疏方：

制大黄（后下）10克，厚朴20克，枳壳10克，黑芝麻30克，当归12克，泽兰10克，何首乌15克，木香10克，紫苏子12克，砂仁10克。5剂（1101101），水煎服。

11月3日五诊。大便已畅，今值经前，调理冲任为主。疏方：

益母草30克，制大黄（先煎）30克，熟地黄20克，当归15克，泽兰15克，何首乌15克，香附10克，川芎12克，厚朴30克，枳壳15克，黑芝麻30克。5剂（1101101），水煎服。嘱多食菜蔬，每日定时如厕。

其后复诊，乃为调经求嗣而来。大便已通畅无结。

按 本例为求嗣者，治便秘乃其次要，然不治之，郁火结于大肠，子房久必受累，肝血亦受煎烁，故须先治或并治也。法取宣肃，治肺下合，方用香苏承气汤加减，数诊调适，便已畅利。内中有仆用大黄之法。初用必自小量始，约6~8克。复诊视大便次数而左右其量，倘已日便一次，则不改变；倘仍两三日一行，则加之。本案初用制大黄 8 克，大便每日 1～2 次，停药一周内，便再行，仍用原量。三诊见大便不能每日一行，方才加至 12 克，以致停药之日亦能解下，故四诊稍减。五诊以月经将行，恐不耐苦寒泻下，改用制大黄 30 克先煎 1 小时，取其入血分而清火化瘀也。

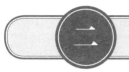

清热和中

前人治疾，向有清热和中之法，如《济阴纲目》以加味健脾丸治脾胃不和之痰涎多食、肚腹饱胀，谓之清热和中。《儿科萃精》治痾泻，取古法清热和中汤（白术、陈皮、厚朴、赤苓、黄连、神曲、谷芽、使君子、生甘草、白泽泻，引用灯心）。《彤园医书》治小儿呢乳，用清热和中饮（姜炒黄连五分 姜制半夏 茯苓 陈皮 藿香各一钱 炒研砂仁三分 生姜引）。仆今所立清热和中，亦遵古法，为治中气不和、郁火蕴热而设。中气统属脾胃，脾升胃降，斡旋中焦上下之机；胃纳脾运，合司水谷纳化之权；胃通谷道，脾开窍于口而主四肢肌肉：此中气之常也。倘中气失常则病生焉，或为升降失宜，或为纳化滞碍，而呃逆干哕、恶心呕吐、脘腹胀痛、饮食呆滞、便溏或秘，参差见之；气机既乖，则湿浊留而郁火生，于是胸脘满闷、口唇疮疡、口臭苔腻等症，反复以现；运化久碍，则水谷之精补给不足，于是头晕目眩、神疲乏力、四肢倦怠等症，往往而有。凡此病症，证候非一，调治固多方法，而求其根本，和中应为统治纲领，而伴随中气不和之兼证，以郁火蕴热最为多见，是以法用和中，宜以清热佐之。或问：清热既为佐治，何故反将和中置于清热之后而称清热和中？盖中气不和之主证饶多变异，故和中之法多有加减变化；而其兼证则每以郁火蕴热为主，甚或必有，故清热乃必用不变之法，是以尤加推重也。

（一）治法梗概

1. 基本治法

清热和中，和中为本，而寓清热于其内者也。和中，概健脾与和胃而言。胃纳谷消食而主降，理气降气，使之不逆，谓之和胃；脾运谷取精而主升，运化精微,升提清气,谓之健脾。清热,乃清解中焦郁火蕴热。然则和中治在调理脾胃气机,清热治在清除中焦邪气。要之,清热和中乃统领之法,临证运用,又当参以他治。和中之下,降气、升气、理气、补气、生津、养阴,诸法在焉;清热之中,解郁、散结、燥湿、化饮、清火、解毒,众治寓焉。举凡以中气不和、郁火蕴热为本病病机之疾病,均可运用清热和中法调治。

2. 预制方药

(1) 清热和中汤通治胃疾

胃疾,概胃家虚实诸疾而言也。以其共有中气失和、郁火蕴热病机,故可通用清热和中之法治疗。拟用清热和中汤为基本方药。

清热和中汤:法半夏,黄连,黄芩,炒白术,枳壳,茯苓,炙甘草,木香,砂仁。

主治:胃脘痞塞胀满、烦闷不适,以及疼痛、呃逆、嗳气、恶心、呕吐、反酸,或兼见纳呆食少、头晕神疲、乏力肢困、口舌生疮等症;慢性胃炎,消化性溃疡,反复性口炎等具上述症状者。

本方乃半夏泻心汤去人参、干姜,易以枳、术、苓之变方,用半夏、白术、枳壳、茯苓、甘草、砂仁降胃健脾,调和中气,黄连、黄芩清解郁火蕴热,复以调整各药剂量轻重而变应君臣佐使组成,借以适应不同病症与证候。

方歌:清热和中汤九味,半夏芩连术枳配,
　　　　苓草香砂治胃疾,临证裁化相应对。

(2) 随证加减法

凡胃疾俱可用清热和中汤原方通治。虽然,临证所见,胃疾诸症每有一二偏重者,故原方仍需加减运用,计有以下数条。

消痞散结:若胃疾只见痞满不适,尚无疼痛等症,即于原方加党参、干姜、大枣(擘)。实为半夏泻心汤加枳术也。

顺气降逆:若胃疾以呃逆不适为主,则于原方去甘草,而加厚朴、紫苏、丁香、柿蒂、生姜。

安胃止痛:若胃疾而以胃脘疼痛为主,则于原方去砂仁,而加白芍、高良姜、香附、延胡索。

制酸止痛:若胃疾而以脘痛反酸为主,则于原方去甘草、砂仁,而加乌贼骨(打碎)、五倍子(打碎)、延胡索、川楝子。

温中止痛:若胃疾以脘痛畏凉为主,不敢食凉,则于原方去芩连,而加高

良姜、香附、荜茇、荜澄茄。

醒脾开胃： 若胃疾而兼食后饱胀、嗳气食臭，则于原方去木香、甘草，而加鸡内金、厚朴、焦山楂、炒麦芽。

益气健脾： 若胃疾日久，兼见肢困食少、神疲头晕者，则于原方加党参、西洋参、生黄芪。

化瘀健脾： 若胃疾日久，脘痞隐痛，食少乏困，体瘦面黄，舌黯脉涩，有瘀血阻滞之象者，则于原方去甘草、木香，而加党参、延胡索、五灵脂、没药。

散火解毒： 若胃疾而兼见唇舌生疮或见溃疡者，则于原方炙甘草改为生甘草，而加生石膏、栀子、防风、麦冬。

（3）乌倍香连散辅治胃溃疡

若遇胃疾而西医诊断有消化性溃疡者，除用上述汤剂而外，尚需同时加用本方散剂。

乌倍香连散： 乌贼骨，五倍子，木香，黄连，肉桂，白及，浙贝母。（或加琥珀，或加制大黄）

上七味，磨碎为细末。每用 3 克，饭后半小时，以温开水冲服，日服 3 次。

方歌： 乌倍香连散乌贼，倍子白及桂浙贝。

或加大黄琥珀入，脘痛泛酸胃疡溃。

（二）临证运用

1. 慢性胃炎

目前中医治疗慢性胃炎，多习惯于辨证分型治疗。以仆拙见，辨证分型，固无可厚非，然分型认证之后，往往偏重分型各证之病机，而有忽本病主证之病机，不免有喧宾轻主之失，虽有疗效，却难显著。如辨为寒邪犯胃，则用一派温阳散寒之药，绝忌清解郁火；辨为瘀血停滞，则用诸多化瘀活血之品，鲜少和中理气：实已舍本逐末，敢望愈病乎？倘若把定本病病机作为主治重点，再适当参合旁从病机而施以辅治，则能保持较高疗效。慢性胃炎临床表现与中医胃痞、胃脘痛等病症相当，其症状主要为脘痞胀满，脘部隐痛，或见嗳气、泛酸、呕吐，故其本病病机当为中气失和，兼有郁火，恰可运用清热和中汤为主治疗。至于所见不同证候类型，再据以加减三五味相应药物可也。

对待胃镜检查结果，可视为由外揣内或由内揣外之依据。凡查出胃炎征象者，往往有外在证候，治疗后症状消失，再坚持一段治疗，其胃镜复查多半有所减轻。临床尚有不少病人，虽查胃镜提示有慢性胃炎，却无明显症状，此时当从西医诊断，将无证视同有证，以该病有证时之治法为法治，唯于方药运用中小其制，减其量即可。临床亦有不少病人，有明显胃痛脘胀等症状，却未作胃镜检查，或虽曾检查而未见胃炎征象，仆于此类病人，也作慢性胃炎看待。三类病人之论治策略可概括如下：有病（查出慢性胃炎）有证（外见中气失和、寒热交结证候），治其主证，兼及从证；有证无病，视同有病有证之治；有病无证，视同有证，唯治主证。

倘若查有慢性胃炎，又有其他疾病时，其治疗先后取舍当从下法：胃病有外证，无论他病有无外证，均当先治或主治胃病；胃病无外证，他病有外证者，当先治他病；胃病、他病均无外证者，可同时并治之。

■ **慢性胃炎**：阿某，男，49岁，维吾尔族，2012年6月19日初诊。胃脘胀满不适十余年，两年前行胃镜检查，提示有慢性胃炎伴糜烂，曾间断服用西药，效果未显。近三月加重，症见胃胀脘痛，呃逆频频，大便干结，二三日方得一行，肢困乏力。脉细小弦，舌黯红边有齿印，苔白腻根厚。脾胃升降失宜，中焦蕴热，与清热和中汤加减：

法半夏12克，黄连6克，黄芩12克，生黄芪20克，党参18克，高良姜12克，香附15克，木香12克，炒白术30克，枳壳15克，厚朴18克，砂仁12克。5剂（1110110），水煎服。

6月26日二诊。服药后呃逆几平，胀痛大减，唯大便仍二三日方行，然已不干。脉小弦，舌苔白腻，边有齿印。仍当原法：

上方去砂仁，加黑芝麻30克。9剂（1101101101011），水煎服。

7月17日三诊。用药以来呃逆不发，胃脘已无疼痛，大便一二日一行，乏力肢困大减，虽停药一周，胃中已然舒适。但近日睡眠困难。脉细弦，舌尖红有芒刺，苔白腻。治法大略不变，稍佐宁心：

法半夏12克，黄连8克，黄芩12克，炒酸枣仁（打）18克，西洋参（打碎同煎）12克，天麻（打碎同煎）10克，麦冬15克，五味子10克，炒白术20克，枳壳15克，厚朴20克，砂仁12克。5剂（1110110），水煎服。

9月25日四诊。上次服药后睡眠已安。停药月余，尚无违和。近来饮食不慎，又见脘胀，呃逆，恶心，欲再调治。脉细小弦，舌黯红，苔白微腻。清热和中降逆。疏方：

法半夏 10 克，黄连 6 克，黄芩 10 克，西洋参（打碎同煎）12 克，炒白术 30 克，高良姜 10 克，香附 10 克，厚朴 15 克，枳壳 15 克，白豆蔻 10 克，砂仁 10 克。10 剂（11010110101010101），水煎服。嘱其服完后，停一周，可再取原方数剂服用，以巩固疗效。

按 本例慢性胃炎伴糜烂，症状以脘痛、呃逆为主，伴有乏力肢困、大便不畅，舌有齿印，乃脾胃气虚、中气不和，郁火亦必有之。故取清热和中汤加参芪等治疗，收效果著。其后因睡眠不实而酌加养心宁神，亦即安和。再用原法，小其剂量以为善后之计。以仆经验，凡有脾虚气弱者，参芪自当用之，因有芩连之清品，无虞因补气而生火。然若确有火象，如见舌红、寐艰、唇疮等症时，可用西洋参代党参。本例即如此。

■ **慢性胃炎反流性食管炎**：代某，男，53 岁，2017 年 11 月 13 日初诊。胃脘疼痛半年，伴有胸骨后、胃脘、腹部、肛门灼热不适，西医检查提示有慢性浅表性胃炎、反流性食管炎、十二指肠浅溃疡。曾服西药，并无显效，今欲中医调治。脉细小弦，舌黯红，苔腻而腐厚。中气违和，湿热蕴积，非和中清热不办。疏方：

法半夏 12 克，黄连 6 克，黄芩 12 克，白芍 30 克，炒白术 30 克，藿香 10 克，佩兰 12 克，香附 12 克，延胡索 12 克，枳壳 12 克，厚朴 20 克，槐花 10 克。5 剂（1101101），水煎服。

11 月 20 日二诊。服药 2 剂，胃脘之痛即平，服 4 剂后，胃痛及胸次、脘腹、肛门之灼热均平。昨日受凉感冒，仍服第 5 剂药，未用感冒药，今晨即觉咽喉痛而胸闷。中气虽调尚未尽和，湿热得清而难即净，未可辄用原药；既受风寒，不经表散，已见从阳化热，当予清解。再以上方化裁：

法半夏 12 克，黄连 6 克，黄芩 12 克，炒白术 30 克，藿香 10 克，佩兰 12 克，厚朴 30 克，羌活 15 克，白芷 15 克，麦冬 20 克，桔梗 15 克，生甘草 12 克。5 剂（1101101），水煎服。

12 月 8 日三诊。上诊用药后，咽痛胸闷即除，胸次、脘腹等已无不适。自以为病已痊愈，不想近日饮酒后，又见胃痛而脘腹灼热，不思饮食，故期调治。舌红尖见芒刺，苔白腻中根厚，脉弦小滑。仍与清热和中。疏方：

法半夏 12 克，黄连 6 克，黄芩 12 克，炒白术 30 克，苍术 15 克，厚朴 20 克，枳壳 15 克，干荷叶 10 克，佩兰 12 克，木香 10 克，砂仁 10 克。5 剂（1110110），水煎服。

12月15日四诊。药后诸症尽平。脉小弦，舌黯红，苔白腻。再与和中清热。疏方：

法半夏10克，黄连6克，黄芩10克，西洋参（打碎同煎）10克，炒白术20克，藿香10克，香附10克，枳壳10克，厚朴15克，白芍20克，木香8克，砂仁8克。12剂（11010110101101010101），水煎服。

 本例慢性胃炎，尚兼有反流性食管炎、十二指肠表浅溃疡，故临床症状繁杂。除胃脘疼痛胀满而外，尚有胸次烦闷，并胃肠道、肛门灼热不适。是则不惟中气不和、胃气郁滞，且上、中、下三焦湿热亦显见矣。故与清热和中汤酌加藿香、佩兰、厚朴、槐花等清热化湿之药，一诊而显应，诸症即平，可谓捷效也。虽然，慢性病绝非数日可愈者，尚需不懈施治，假之时日，以杜再发。然病人往往见效而止，多半不能坚持长期治疗，此亦慢性病之所以难以根治之故。本例病人若无感冒、饮酒引发疾症，谅亦不来复诊。我辈医者，若遇此类病人，所当叮嘱再三，不可以小效而辍药，应知病根未拔，仍需再治，除恶务尽也。

■**慢性胃炎痛经**：徐某，女，29岁，2017年12月14日初诊。胃脘胀满，呃逆，反酸，甚或恶心呕吐，食后饱胀，已近半年；畏寒，背凉，小腹觉胀，时有头晕，月经量少，行经腹痛腰困。西医疑为胃炎，但未行胃镜检查，无从确诊。脉细弦尺沉，舌淡红，边有齿印，苔白腻。中气失和，寒热交结，当与清热和中，佐以温通。疏方：

法半夏12克，黄连6克，黄芩12克，炒白术30克，枳壳15克，香附15克，肉桂12克，乌贼骨（打碎）30克，厚朴30克，木香12克，高良姜12克，砂仁12克。生姜5片引煎。5剂（1110110），水煎服。

12月28日二诊。服上方后脘胀、呃逆、反酸等症几平，食后饱胀再无出现，唯头晕仍或见之。胃中浊气虽降，脾气升清不足，虚风生之。当兼益气祛风。疏方：

法半夏12克，黄连6克，黄芩12克，炒白术30克，枳壳15克，香附15克，肉桂10克，乌贼骨（打碎）30克，厚朴30克，木香12克，西洋参（打碎同煎）12克，天麻（打碎）10克。9剂（11010101101011），水煎服。

2018年1月18日三诊。胃家诸症均已消除，头晕亦平。末次月经1月11日，量少，6天净，行经第一、二日腹痛腰痛。转从和中调经。疏方：

法半夏12克，黄连6克，黄芩12克，炒白术30克，枳壳15克，当归12克，肉桂12克，白芍30克，木香10克，艾叶6克，延胡索12克。9剂

（11010110101101），水煎服。其后又调治两月，痛经未再发作。

按 月经病与胃病同见，前病有周期性变化，又非计日可平者，故当缓治后治；胃家病天天痛苦，不可不遽治之；且诸药必假道于胃，焉能不先治胃病以清扫道路也。故本例先治胃家病，不夹他药，药专而力宏，是以一战而捷。次诊方兼治头晕，三诊而半从调经，其仍不停用和中清热法者，盖防诸药杂陈，恐伤初平之胃，致令其病复萌，尤其月经量少之症，单从补血收效甚微，调中气增化源方为治本之策也。

■ **慢性胃炎痤疮**：金某，男，28 岁，回族。2013 年 8 月 6 日初诊。面生痤疮十余年，久治不平，近四年又增胃脘胀满而痛，查有慢性浅表性胃炎伴糜烂。来诊时痤疮满面，口周尤多，胃脘胀满，食凉则痛，且伴心烦，胸脘闷热，右足背发湿疹，素间大便干结，两日一行。曾反复用中药内服并外敷治痤疮，终难显效。脉细弦，舌苔白腻欠津。因思此前久用清热解毒治痤，胃气日伤，当以和胃畅中为主，佐以祛风清热。疏方：

法半夏 15 克，川连 6 克，黄芩 12 克，生白术 30 克，厚朴 24 克，枳壳 12 克，制大黄（另包先煎半小时）20 克，白鲜皮 15 克，地肤子 15 克，苦参 10 克，白芷 15 克，砂仁 10 克。水煎服。忌食海鲜、牛肉、韭菜。3 剂（1010100），水煎服。

8 月 13 日二诊。胃脘胀满大减，面痤亦减，而足背湿疹未消，仍痒；大便周内可每日一行。脉舌如上。原法不变，只于上方内加土茯苓 20 克。5 剂（1101101），水煎服。

8 月 27 日三诊。上药服竟，胃脘之胀已除；面痤无新发，旧有疮痕之黯红亦变浅；右足湿疹收敛，无痒感。自以为可以停药休息数日，不想周内赴宴饮酒，翌日湿疹与面痤皆又加重，故来求治。遂再用上方，只加苍术 15 克。戒酒。4 剂（1101010），水煎服。

9 月 3 日四诊。痤疮未再新发，足疹亦见收敛，痒亦不甚。遂用原方去大黄，而小其剂量，以为善后之计。疏方：

法半夏 10 克，川连 5 克，黄芩 10 克，生白术 20 克，厚朴 15 克，枳壳 10 克，白鲜皮 10 克，地肤子 10 克，苦参 10 克，白芷 10 克，砂仁 10 克。9 剂（110101010101001001001），水煎服。

按 心肺二经郁火，发为痤疮，中焦湿热运化失宜，以生胀满，湿与火流注夹以风邪，因注成湿疹。《经》言："先病而后生中满者治其标，先中满而后烦心者治其本。"故治法以调中气为主，佐以清热祛风，重视脾胃也。湿热与风邪，最忌腥味，故设以禁忌，但酒更能引发风火，是以有治已应而复发之情。至于二诊、三诊，虽胃胀已平，而方仍以清热和中汤加减者，盖脾胃曾伤，最忌更伤，虽已不见脾胃症，仍当继用脾胃药以防护之也。案内用大黄，既可通达胃气，复能解风毒而清湿热，一药而三用，最宜于胃滞而兼痤疮、湿疹者。

2. 消化性溃疡

消化性溃疡，又称胃十二指肠溃疡，盖指发生于胃与十二指肠等处之慢性溃疡，病由酸性消化液腐蚀黏膜组织而致，故得是名。其主要临床表现为胃脘疼痛，烧心，反酸，多唾，嗳气，恶心，呕吐等症。少数病人尚无症状，或以出血、穿孔等并发症为首发症状。

消化性溃疡属胃肠内疡，古代无从直接观察其形貌，故惟从胃痞、胃痛、反酸之外见症状论治，固无不可。然今既知为溃疡，而前人治疮疡之法甚夥，宁无可借鉴处？所宜探讨之。察看前人治溃疡，多用补气养血为主，如屡用十全大补汤、补中益气汤、内补黄芪汤、托里消毒散、黄芪人参汤、门冬黄芪汤方，内中用药，人参、黄芪两药，每方辄用，从无缺如；而其余用药，或养血，或活血，或益阴，或祛湿，或清热，或解毒，参差取舍而用，并无定式。然则补气之于溃疡，必须之品也，其余各法，相机运用，共成扶正解毒、托疮生肌之功。此正论治消化性溃疡所可借鉴处也。

然此虽属溃疡，却为内疡，病机必有不同于外疡处。究其所异，内疡由酸蚀而发，要在一酸字，故其治务必制酸；外疡因郁毒而生，要在一毒字，故其治莫忘解毒。是以治此消化性溃疡，可借用者，益气扶正、托疮生肌而外，而将其解毒之法易之以疏肝制酸可也。

鉴于上述分析，特将消化性溃疡主要治法概括为和中清热、补气健脾、疏肝制酸。临证用药，仍取清热和中汤加减，可于原方去白术、茯苓、砂仁等药；益气加黄芪、党参或西洋参；疏肝酌加柴胡、香附、白芍；制酸止痛加乌贼骨、五倍子、延胡索、川楝子。汤剂内服而外，尚须加服乌倍香连散。

本病多兼有慢性胃炎，且两者均易见有胃脘痞满疼痛之症，故可同时调治。又，本病病程长，易反复发作，必须坚持长期治疗。以仆习惯，长期服药，守方固属必要，然不可一成不变，每诊必更换某些品味，或者拟定两方交互而用，以免产生耐药。

■ **十二指肠溃疡慢性胃炎**：周某，男，42 岁。1998 年 10 月 13 日初诊。

去年曾因反复胃痛，后遽见大便如柏油而住院，诊断为胃溃疡出血，并查有慢性胃炎、十二指肠溃疡，治疗旬日而平。出院后仍间断服西药，连续数月未见胃痛、黑便。不想近半月来，胃脘又见疼痛，昨日忽见黑色大便，至今日中午又见黑便4次。自知定为溃疡出血复发，因不想检查胃镜及用西药，故诣诊中医。诊其脉细弦而带滑，舌质淡有齿印，苔白腻中厚。询知时有口苦，反酸；平素烦躁易急，常有头晕或痛，近日反无，睡眠欠实，多梦易醒，体重较正常水平偏低。脾虚肝乘，中气失和。议用清热和中疏肝法，兼治内疡。汤方与散剂并施：

柴胡10克，白芍30克，法半夏12克，吴茱萸6克，黄连6克，黄芩12克，枳壳12克，延胡索12克，生黄芪30克，炒酸枣仁15克，木香10克，砂仁10克。5剂（1101101），水煎服。

又方：乌贼骨80克，五倍子20克，浙贝母20克，木香30克，黄连15克，肉桂10克，白及30克，琥珀20克。研碎过筛为细末，每次服3克，温开水或上方药汤冲服，日服3次。

10月20日二诊。第一日只服汤药，胃痛未发，仍见黑软大便；第二日加用散剂后，当日无大便，第三日大便稍硬而色黄；其后几日，日便一次，大便正常，且胃脘舒适，再无疼痛、反酸、口苦，但睡眠仍易醒。脉细小弦，舌淡齿印，苔白腻。出血料已止住，中气亦得安和，然须继续调理，以保不发。疏方：

白芍30克，香附12克，法半夏10克，黄连6克，黄芩12克，枳壳12克，生黄芪30克，天麻（打碎）10克，炒酸枣仁15克，生牡蛎（打碎）30克，木香10克，砂仁10克。12剂（110110110110101010101），水煎服。

嘱上诊散剂服完，可自行照方取药继用。

1999年10月19日三诊。去年两诊后，胃脘无痛，亦无反酸，大便正常，且睡眠已安，再无头痛、头晕、烦躁。遂又依原方自行购药，间断服用，迄今诸恙不见，更喜体重较昔增加，已在正常水平。脉细小弦，舌淡红，苔白微腻。为疏下方：

白芍15克，香附10克，法半夏10克，黄连6克，黄芩10克，枳壳10克，生黄芪30克，西洋参（打碎同煎）8克，茯苓15克，炒酸枣仁10克，生牡蛎（打碎）30克，砂仁8克。9剂（110101101010101），水煎服。嘱服完后可停药两周再自行取药，间断服用。

按 本例系消化性溃疡而见胃脘痛、反酸、黑便者，治之以和中清热、健脾疏肝、制酸止痛，汤剂与散剂并用，一诊而平，二诊而睡眠亦安，自用原方间断服药，一年平和，不见复发，且体重增加，疗效可谓显著。当时所用散剂，尚未形成乌倍香连散定方，乃将乌贝散（乌贼骨、象贝母）与钱伯煊老师治痛经所用桂香琥珀散合方加减而立。既用病例稍多，觉其有效，便作为固定散剂以专治溃疡病及胃痛反酸之症。近年仆治胃痛反酸，多以此散剂为主，而以汤剂调治其余诸症。本案治策，即用清热和中汤加减，既治其胃家症，又治其睡眠不宁，但未加制酸之品，而将制酸止痛，委散剂任之。

■ **胃溃疡慢性胃炎**：孙某，男，49岁。2013年4月20日初诊。三年前曾患胃病，脘痛，呕吐，反酸，西医查出有胃溃疡、慢性胃炎，服中西多药，症状已除，未作胃镜复查。今年春节，饮食不慎，又见胃脘不适，尤苦每饭后1小时疼痛、反酸，不欲服西药，故求中医调治。脉弦细，舌淡微胖，边现齿印，苔白腻，中间薄。大便初头硬而后溏稀，食欲稍钝。肝脾不和，中气虚馁，当调补清疏。疏方：

法半夏12克，黄连6克，黄芩12克，炒白术30克，枳壳15克，厚朴20克，白芍30克，香附12克，白及（打碎）15克，生黄芪30克，乌贼骨（打碎）30克，五倍子（打）12克，砂仁10克。5剂（1110110），水煎服。

又方：乌贼骨120克，五倍子30克，浙贝母30克，木香30克，黄连20克，肉桂15克，白及30克。粉碎为细末，每次服3克，温开水冲服，日3次。

4月27日二诊。服药第二天，胃痛有减，反酸已平。5剂药后，胃痛未见，胃脘仍有不适，大便头仍硬，但无溏稀。脉细而弦，舌淡有齿印，苔薄白微腻。效不更方，小事加减。

汤剂原方加香附12克。9剂（11010110101101），水煎服。散剂未服完，仍用之。

5月18日三诊。上药服竟，胃痛、反酸均未再现，胃部亦觉舒适，今停药一周，大便偏干，近三日无大便。脉细弦，舌红，舌边仍有齿印，苔白微腻，欠津。药重健脾燥湿，津液或有不继，所当顾及之。疏方：

法半夏10克，黄连6克，黄芩10克，炒白术15克，枳壳10克，厚朴20克，白芍30克，生黄芪30克，西洋参（打碎同煎）12克，制大黄（后下）4克，麦冬15克，黑芝麻30克。9剂（11010110101101），水煎服。

散剂仍用原方，服完再购，如法服用。

12月14日四诊。上药后大便已调，日可一行，胃脘舒适，已无疼痛、反酸。其后数月，又自行照前三方交替间断服药约50余剂，散剂亦曾再取，亦间断服用。近日曾体检，复查胃镜，提示有慢性浅表性胃炎，未见溃疡。脉细小弦，舌黯红，苔薄白微腻。病虽几平，未可辍治，小其制可也。疏方：

西洋参（打碎同煎）8克，麦冬12克，生黄芪18克，法半夏10克，黄芩10克，黄连6克，白芍20克，炒白术15克，茯苓15克，乌贼骨（打碎）30克，五倍子（打碎）10克，砂仁8克。7剂（101101010101），水煎服。散剂可停用。

按 本案为胃溃疡兼慢性胃炎者，汤剂与散剂并用，散剂以制酸止痛为主，汤剂则清热和中益气，佐以制酸。两诊后诸症悉平，唯大便涩秘，故又加大黄、洋参、麦冬、黑芝麻养阴益气、润肠通便，遂令胃肠安和。后即停用散剂，只取清热和中汤加乌贼骨、五倍子收涩制酸而善后。仆治胃家病，既以清热和中汤为主治，又当据病证不同而加减。凡疼痛明显者，好加白芍、高良姜、香附、延胡索等；反酸明显者，好加乌贼骨、五倍子、浙贝母、瓦楞子等；明确有溃疡者，则必用白及、白芍、乌贼骨、五倍子。本例痛、酸均见，而有溃疡，故取用白芍、香附、白及、乌贼骨、五倍子等品加入清热和中汤内组成制方。或问：溃疡病既有反酸，何用白芍？盖药物性味理论所定之酸，未必与实际之酸尽合，白芍即虽属酸味药，口尝之却淡淡无酸感者。仆于胃痛反酸多用白芍，取其抑肝和脾，缓急止痛，从无见增酸之害。此外，五倍子药性亦酸，而功擅涩敛，口尝之亦不觉其酸，溃疡病用之正可敛疮解毒，故虽病反酸而何虑之有？若五味子、山茱萸、乌梅、木瓜、山楂等品，药性固酸而口尝亦酸，则有反酸者必不可用。

3. 口腔溃疡

口腔溃疡，中医所称口疮也，多由外伤或细菌感染引起，表现为口唇、舌周、颊部、牙龈等部位口腔黏膜破损，形成溃疡，局部明显疼痛，溃疡表面覆盖黄色伪膜，中央凹陷，周围黏膜充血红肿。本病虽能自愈，但却反复发作，影响患者饮食、生活。仆早年治疗本病，往往着眼于局部，认作热毒蕴结伤阴，施以清热解毒养阴，证与治非不契合也，却难获显效，尝闷然不能去心。经历既久，察见患此病者，多有脾胃疾病，如慢性胃炎、结肠炎、痔疮、便秘等，然则病变在口，病根实源于中焦，乃其郁积之火上攻，伺机而发者；脾胃违和，中焦郁火不解，其口窍焉得自安？是以反复发作矣。故其治也，清热解毒而外，更当调理中焦。复又虑及舌为心之苗，疮疡发于舌边尖者，尚须撤其心火。

鉴于上述思考，拟定反复性口腔溃疡治法：和中气，清心脾，解郁毒。可用清热和中汤加减。清心脾之火已有黄连、黄芩，可再加苦参、麦冬、玄参、竹叶、栀子、生甘草；散郁解毒已有半夏，可再加桔梗、白芷、夏枯草；敛疮生肌可加乌贼骨、五倍子、白及；便秘者，可加大黄等；而原方之白术、茯苓、砂仁、炙甘草等药则可相机而裁减。

因本病极易复发，决非一战可捷者！倘治疗暂得溃疡平息，不可认作痊愈，当计其既往复发周期，而行发于机先之治，提前三五日即行用药，以杜再发。另须提及，当本病与慢性胃炎或消化性溃疡或慢性结肠炎相兼为患时，可先治后三病，或以治三病为主而兼治本病，往往同时收效。

■ **口腔溃疡**：道某，男，29岁，蒙古族。2016年2月26日初诊。患口腔溃疡，反复发作有年，曾服西药并于溃疡处涂撒用药，终难根除。半年以来加重，旧者甫平，新者已起。近日舌尖、舌左侧初发二枚，几如黄豆大，上覆白黄膜，其痛殊甚，而左颊内一枚已发十余日，昨日才见消退。身体壮实，素觉口苦口臭。舌红黯不均，苔白腻，脉细弦。太阴阳明郁热，夹心火循经上行，结聚成毒，发于其窍，治当清热解毒和中。疏方：

鱼腥草20克，败酱草15克，法半夏10克，黄连6克，黄芩10克，柴胡10克，知母10克，苦参10克，白及12克，白芷12克。4剂（1101100），水煎服。

3月4日二诊。服药中口苦、口臭大减，疮痛已止，今日两枚溃疡几平，仅见粟米小痕而已。并述患有便秘多年，初诊以口疮痛甚而未及诉说，大便常三四日才得一行，今已三日未解，欲求一并调治。脉细弦，舌黯红，苔白腻。上窍热毒虽解强半，阳明大肠宿积未降，宜兼承气之法。稍改前方：

鱼腥草30克，法半夏10克，黄连6克，黄芩10克，麦冬15克，苦参10克，知母12克，白及15克，白芷12克，厚朴20克，制大黄（后下）10克。9剂（11010110101101），水煎服。

5月24日三诊。上诊服药后口疮尽平，未发新者，大便初服药时每天一两次，后减为一两天一次。因工作忙，未来复诊。本觉病已痊愈，不料一周前又发口疮三枚，一枚黄豆大者在左腮内，两枚小者在牙龈，疼痛明显，口苦，胃脘满闷，大便仍干结，二三日一行。脉细弦，舌红苔白腻，舌前半多芒刺，透苔而出。中焦郁热，上窍火毒，仍须清解和中。疏方：

法半夏12克，黄连6克，黄芩12克，鱼腥草30克，苦参12克，枳壳12克，乌贼骨（打）30克，五倍子（打）10克，白及15克，白芷12克，厚朴 30 克，制大黄（后下）10 克。5 剂（1110110），水煎服。嘱其下周再诊，不可辍药。

5 月 31 日四诊。溃疡有敛，疼痛已平，口苦脘闷大减，大便已畅，日一二次。脉小弦，舌红苔白腻。效不更法，小其方制可也。疏方：

法半夏 10 克，黄连 6 克，黄芩 10 克，鱼腥草 20 克，苦参 10 克，枳壳 10 克，茯苓 30 克，五倍子（打）10 克，白及 12 克，白芷 10 克，厚朴 18 克，制大黄（后下）8 克。12 剂（110101101011010101101），水煎服。嘱其若不能来诊，可停药一周或两周，再照原方取药间断服用。

按 口疮病人，其初病多不重视，拖延治疗乃常事，或只用西药应付，不求中医，亦趋简恶繁之俗情耳，及至反复发作，痛苦难耐时，方来求治，倘若早作中医调治，信其即治即愈，何致反复难愈。本例便属迁延数年，至加重后才求治中医者。好在一诊而几平，二诊而两月未发，可证清热和中解毒乃此病之的治，然停药月余，溃疡复起，当知其病之根深也。回视本案治疗，疗效不谓不佳，然所失者亦当自责：一曰问病失详。问二便乃医家四诊之常，病人宿有便秘，而初诊弗问，及至二诊病人自述方知。一曰着眼失远。大凡复发性疾病，近效不足为喜，治当假以时日，方期久安；本案二诊时沾沾乎显效，虽忘叮嘱病人，以致其自行停药后病复再发，疏漏之咎何辞！后当慎之。

■ **口腔溃疡慢性结肠炎**：翟某，男，45 岁，家住伊犁。2016 年 5 月 9 日初诊。多年前曾治愈其甲状腺炎，颇信中医。近两年来罹患结肠炎并口腔溃疡，于当地久治未愈，反复发作，故来求治。刻下病情，腹痛便泻，泻后痛止，日三四行，口腔溃疡则常发一二枚，灼热而痛，今下唇内尚有溃疡两枚，如大米粒大，已发五六日，舌红，苔白腻而厚，脉细弦。并从抑肝健脾、清热和中法调治。疏方：

白芍 40 克，黄连 6 克，黄芩 12 克，木香 10 克，肉桂 10 克，炮姜 12 克，茯苓 30 克，炒白术 30 克，藿香 12 克，肉豆蔻 12 克，五倍子（打）10 克，砂仁 10 克。12 剂（110101101011010101101），水煎服。嘱服完药后停药一周，再来复诊。

6 月 6 日二诊。服上方四五剂后，口疮即已愈合，腹痛泄泻亦大减，至 12 剂药服竟，痛泻已止，大便日一行而微溏，停药数日亦不见复发。近日因饮酒食辣而又发痛泻，唇内复见溃疡一枚，脉舌如前。仍施原法。小调其方：

上方去藿香，加香附 12 克。15 剂（110110110110110101101），水煎服。

6 月 27 日三诊。痛泻并口内溃疡已平，迄今无复发，但觉早晨起床后胃脘胀满，脉舌无变化。小调上法。疏方：

白芍30克，法半夏12克，黄连6克，黄芩12克，木香10克，炮姜12克，茯苓30克，炒白术30克，肉豆蔻12克，五倍子（打）10克，香附10克，厚朴20克。12剂（110101110101110101101），水煎服。嘱服完药，可停药两周，再自取上方服用，服完再停三周，其后则再服再停，间断用药，逐渐服少而停多，期望根除。

2018年初托人口信转告，迄今已停药半年多，仍未复发，体况尚佳。

本例口腔溃疡与慢性结肠炎相兼为病，责其病机，乃肝脾失和，湿热蕴积，循经为害，结毒火于上以蚀口窍，损气血于下以滞大肠。首诊处方取张洁古芍药汤加减，看似但治肠疾，实则兼治口疡也。其方既有芩连之寒，复有姜桂之热，清温并用也；且重用白芍、白术，而配茯苓、木香、藿香、砂仁，肝脾同调也；并于诸清疏温通品中佐以五倍子、肉豆蔻之收敛，则又利涩兼行矣。二诊仍守初诊方，至三诊才用清热和中汤加减，以为防止复发之策，经年余间断用药，终至治愈。窃思本案经验，不独审慎辨证、方药契合之力，更兼谋划其远，休作用药之功，而病家之依从信任，医患之相得，尤为紧要也。

案内三诊均用五倍子，取其助芍药而敛肝，伍肉蔻而固肠，上以解毒敛疮，下以收津止泻，于口疮、内疡、泄泻相兼为病者最为得宜，乃仆治口腔溃疡、消化性溃疡、结肠炎必用之药。或问：收敛药而用于湿热弗清、邪毒未尽之际，岂无恋邪留盗之弊？曰：若但用收敛之品，诚然有害，今与清疏宣通药合用，且为辅助者，则既祛邪气、又敛精气，如右手推盗，左手闭门，何虑之有？倘必一派祛邪，俟邪尽方用敛药，任凭津气流失而不顾，则恐邪未尽除而精气已虚，彼时救其已乱，不亦晚乎！

4. 食管溃疡

食管溃疡系食管黏膜受损所致，反复受损或溃疡较重又可造成食管狭窄。故其病常见胸骨下段后方或高位上腹部疼痛，每于进食或饮水后加重，卧位时尤然，疼痛可放射至肩胛区、左侧胸部，或向上放射至肩颈部，亦可伴见恶心、呕吐、咽下困难及体重减轻等。以仆经验，凡治溃疡，无论其在外在内，莫外清火与托疮两法。所不同者，外疡之清，主以心肺经药；内疡之清，主以肝胃经药。内疡之中，又有别焉。口疡清心脾而补脾养阴；胃疡清胃肝而和中制酸；若食管溃疡，则清心肝之火，降肝胃之逆，兼以和中抑酸。此外，食管溃疡更具特情，盖其病损处乃水谷通道，发病则有碍进食饮水，极易延成水谷不济，运化无着，给养不足，则见体况遽下；故其治也，必当以降逆健脾益气为急务，使水谷易下，精微有继，中气不衰也。预拟方药，取清热和中汤加减：

法半夏、黄连、黄芩、白芍、白术、枳壳、香附、丁香、厚朴、生黄芪、西洋参、乌贼骨、五倍子、砂仁。

■ **食管多发溃疡**：邹某，男，16 岁。2019 年 5 月 10 日初诊。一年前行骶髋关节断裂衔接手术曾插胃管，术后即觉胸骨后疼痛，进食饮水时其痛尤甚，极惧餐食，虽服西药数月，并服中药多剂，均难显效。近两月来加重，咽食饮水疼痛明显，且伴恶心，体况渐下，体瘦面皏。2019 年 4 月 25 日行胃镜检查，提示有食管多发溃疡，食管黏膜下隆起。脉细弦而滑，舌淡红，边显齿印。清热和中，疏肝降逆。疏方：

法半夏 12 克，黄连 6 克，黄芩 15 克，夏枯草 20 克，生白术 30 克，砂仁 12 克，枳壳 15 克，厚朴 30 克，丁香 3 克，香附 15 克，干荷叶 12 克，五倍子（打破）12 克，乌贼骨（打碎）30 克。5 剂（1110110），水煎服。嘱停此前所服中西药物。

5 月 17 日二诊。用药显效，胸骨后疼痛大减，咽饭饮水时亦不觉痛，未再恶心，心烦而多寐，大便稍干，二日一行。舌淡红，边有齿印，苔白腻，脉细弦。既已应手，法宜继之，上方去丁香、香附、荷叶，加栀子 10 克，茯苓 30 克。5 剂（1110110），水煎服。

5 月 24 日三诊。胸骨后疼痛已平，可以顺利咽下稀饭，尚未敢尝试吃固体食物。舌边齿印，苔白腻，脉细弦。郁火半清，而中气未复，当增益气生肌之味。疏方：

法半夏 12 克，黄连 6 克，黄芩 15 克，生白术 30 克，西洋参（打碎如大米粒同煎）20 克，茯苓 30 克，枳壳 15 克，厚朴 30 克，白及 18 克，五倍子（打破）12 克，乌贼骨（打碎）30 克，砂仁 12 克。5 剂（1101011），水煎服。

5 月 31 日四诊。胸骨后再无作痛，周内饮食无碍，可食用日常饭菜，唯过辣者尚未敢食，稍觉急躁。中气见长，肝气未平，当顾之。上方去茯苓，加白芍 30 克。9 剂（11010110101011），水煎服。

6 月 14 日五诊。疼痛尽平，可正常饮食，且本周内试食辣椒而未痛。唯下唇内发一溃疡，如小米粒大。据述，三年来时常有口腔溃疡发作，今发者乃较小者。当并及之。疏方：

法半夏 12 克，黄连 6 克，黄芩 15 克，生白术 30 克，西洋参（打碎如大米粒同煎）15 克，枳壳 10 克，厚朴 30 克，白及 18 克，五倍子（打破）10 克，乌贼骨（打碎）30 克，苦参 15 克，蒲公英 20 克，砂仁 12 克。5 剂（1101101），水煎服。

其后又经数次就诊，方药大致如上，稍有加减，症状尽除，饮食正常，体重增加，面色渐转红润。7 月 26 日复查 B 超，未见食管溃疡，仅食管黏膜下隆起耳。

按 初诊时曾问病人之母，病已逾年，何来诊之迟迟？答曰：皆云中医治慢病，以病起急，故求西医焉。既见显效，复曰：若知中医能治，必当早来，不致延误一年也。噫！社情成俗，众人皆然，病家斯说，莫之怪也。本例病人，经 B 超证实为多发食管溃疡，具典型食管溃疡症状，属郁火结滞、肝胃气逆之证。此内病与外证契合者，故用黄连、黄芩、夏枯草、香附、干荷叶以清火解郁，半夏、厚朴、枳壳、丁香以降逆和中，白术、砂仁以和中醒脾，五倍子、乌贼骨以收涩制酸，一鼓而告捷，其痛几平。治当有效，亦果有效。后经数诊，曾加栀子、西洋参、白及、蒲公英等品，症状尽除，且 B 超复查，食管溃疡已见消失。足见中药治此疾，尚能速效，复可治愈也。

■ **食管多发溃疡慢性胃炎**：王某，女，36 岁。家住哈密。2019 年 2 月 28 日初诊。从咽部沿胸骨后至胃灼烧不适，胃脘顶胀、疼痛，已历半年。月前胃镜检查，提示为：食管下段多发溃疡、慢性非萎缩性胃炎伴胃底糜烂。曾经多法调治，未能解除。近来灼痛明显，胃脘胀，时泛酸水，且有口臭口黏，心烦急躁。脉细弦，舌黯红，苔白腻中根厚而黄。病责湿热郁火，蕴积中焦，宜与清热散火、化湿和中。疏方：

法半夏 12 克，黄连 6 克，黄芩 15 克，炒白术 30 克，生白术 20 克，厚朴 30 克，枳壳 15 克，五倍子（打碎）12 克，乌贼骨（打碎）30 克，瓦楞子（打碎）30 克，砂仁 12 克，藿香 12 克，佩兰 12 克。9 剂（11010110101101），水煎服。

3 月 14 日二诊。上诊后服药二剂，即觉胃脘舒适，痛胀几平，9 剂服竟，其烧灼之感强半消失，反酸次数大减，并烦心、口黏口臭亦已减轻。脉细弦，舌黯红，苔白腻。效莫更法，再与原方去佩兰，加木香 12 克。9 剂（11010110101101），水煎服。

3 月 28 日三诊。诸症几平，唯周内与家人生气，又见胸骨后灼疼，三日方解。脉仍细弦，舌苔白腻。殆以湿热虽清，郁火未尽，肝家时而气郁，所当调之。疏方：

法半夏 12 克，柴胡 10 克，黄芩 12 克，炒白术 15 克，生白术 18 克，厚朴 18 克，苍术 15 克，川芎 10 克，藿香 12 克，乌贼骨（打碎）30 克，瓦楞子（打碎）30 克，黄柏 10 克。5 剂（1101101），水煎服。

8 月 29 日四诊。上诊后，又曾照二诊方自购药三次，体况尚佳，胃脘、咽、食管处之灼痛、反酸未再发生。本月初于原就诊医院复查 B 超示：慢性非萎缩性胃炎，未见食管溃疡及胃底糜烂。今以白带多，月经量少就诊。脉细弦，舌黯红，苔白微腻。从清热调经和中设治。疏方：

益母草 20 克，泽兰 15 克，鱼腥草 20 克，败酱草 20 克，芡实 15 克，车前草 12 克，炒白术 20 克，乌贼骨（打碎）20 克，砂仁 10 克，陈皮 12 克，法半夏 12 克，天麻（打碎）12 克。10 剂（110101101101101），水煎服。

按 疼痛之症，多责寒凝；胀满之症，多责气滞；灼热之症，多责火燃；反酸之症，多责肝旺，此常理也。然此系各症独见之情耳，倘四症同见于一身，则其所因必有乖于常理者矣。本案四症俱见，其脘胀、反酸，肝气犯胃也；食管灼烧，郁火燃燎也：皆审证求因之常。唯胃脘之痛，却非寒凝，实由火发，逆其常者也。盖寒凝之痛，得热必解，焉有火正烁而冰不释者欤！今火郁而发，热结而蒸，假令有寒，亦必抵消之，矧固无之也，其痛殆以火热烁灼所伤使然。故其治也，只与清热和中，未用行气止痛，热火既退，斯痛遂止。初诊为方，连、芩、藿、佩，所以清火散郁，夏、术、朴、枳，所以和中降逆，构方之主体也，有此则火热清解，中气和顺。然犹有未及者，胃体被火之伤未得修复，肝木太过之酸未得抑制，故委以五倍、乌贼、瓦楞、砂仁，任抑肝制酸疗伤之责焉。又当虑及，攻城略地之战易胜，争战创伤之复则难。是以火热之大势虽折，莫遗廓清余邪；胃气之升降虽和，勿忘修复胃体。故而复诊之方，仍与清热散火，然已小其制耳；而疗伤生肌之法，更屡用不辍，直至溃疡、糜烂尽平，转从调经之治，亦加用乌贼、砂仁、白术、夏、陈等品，要知修复之德，非一日之功也。

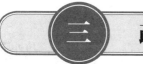

三 疏风强卫

风为六淫之首、百病之长，最易袭人肌表，犹好夹他邪而相兼为病。是以肌表之病，鲜有非风而发者；并寒热湿燥犯表之疾，鲜有不兼风为患者。故疏风之法，本可统治肌表外感诸病，其用广矣。然此处所论疏风，却非为外感风邪而设，乃专以疏散肌表伏风者也。风何以伏？必曾感外邪，当其时未得尽解，卫分气虚，风邪潜伏其中矣。既为伏风，自与寻常之风不同。寻常之外风，即时外感之风，暂袭皮表，扰伤营卫，致恶风发热汗出者也；寻常之内风，肝阳亢动之风，逆占清空，淫溢四末，致眩冒头痛振摇者也。若斯伏风者，则风邪而遭遇奇恒之人，卫表不密，得以藏匿肌肤之内，故应时而作，待机而发，变异多端也。因伏风在表，或夹他邪，阻滞营卫，乃发肌肤之病。其风夹寒热者，多见风疹瘙痒，瘾疹痦瘟；风夹湿燥者，多见湿疹痒疮，褐斑皲裂；风聚成毒者，则见白疕脱屑，蛇疮燥痒。论其治也，所当疏风而强卫。

（一）治法梗概

1. 基本治法

所谓疏风强卫，即疏散伏风、筑强卫分也。伏风在表，故疏而散之，自不待言；然强卫者何用？盖凡有伏风者，其卫分必有虚馁之处，且伏风既久，肌表营卫失和，气血运行不畅，更难御外，每易反复感邪，感邪则引动伏风，发为肌肤诸病。是以若疏风必当强卫，非强卫则难以疏风也。强卫，筑立藩篱，令卫分强健也；疏风，解离疏散，俾伏风出表也。疏风其法，疏散风邪为主，而温寒清热、除湿辟燥、解毒散结，随兼邪之异而辅之焉；强卫其法，调营和卫为本，而益气养血、滋阴助阳、活血化瘀，因体质之情而用之焉。然疏风强卫，又非独立两法之相加，实则相辅而成，非辅不立也。疏风而不兼强卫，则无从搜除伏风，仅散风解表耳；强卫而不随疏风，则难以廓清卫分，第颐养气血耳。是必两者相辅相成，合而为疏风强卫矣。举凡以卫分虚馁、伏风郁滞为本病病机之疾病，均可运用疏风强卫法调治。

2. 预制方药

（1）疏风强卫汤通治肌表伏风诸疾

肌表诸疾中，有太阳伤寒、中风之疾，又有痈肿疮毒、麻疹痤疮，乃外感六淫、疫疠时邪所致，均非伏风之属。唯其风疹、湿疹、痦瘟、瘾疹、白疕、蛇疮，反复不愈者，方为伏风所患。肌表伏风诸疾，因有伏风郁滞卫分之共同病机，故可用疏风强卫法通治之。拟以疏风强卫汤为基本方药。

疏风强卫汤：炙麻黄，防风，白芷，白芥子，白鲜皮，地肤子，浮萍，生黄芪，当归。

主治：风疹湿疮，血风疮，瘾疹痦瘰，白疕蛇疮，牛皮癣，鹅掌风，面生褐斑等症；荨麻疹，银屑病，神经性皮炎，湿疹，黄褐斑，手足皲裂等病而具上述疾症者。

本方用药，盖分三类：一者，麻黄、防风、浮萍，辛散解表药，以疏散肌表之风也；一者，黄芪、当归，颐养气血药，以调营护卫也；一者，白鲜皮、地肤子、白芷、白芥子，祛风除湿、化痰散结药，既可引解表药搜寻伏风而分化散解之，复能助颐养药耕耘肌腠、疏浚涩滞以筑强卫分。三类药相合而用，乃成疏风强卫之制。临证时可调适各药剂量，以委任君臣佐使职分，使与论治策略契合。

方歌：疏风强卫汤麻防，芷芥鲜肤萍芪当。

　　　　疹癣痒疮褐斑治，痦瘰白疕风鹅掌。

（2）随证加减法

凡肌表伏风诸疾，俱可用疏风强卫汤原方调治。为能适应不同疾症病机特点，尚需据证适当加减，兹预设数条如下。

借重祛风：无论属何类疾病，凡见瘙痒殊甚时，为风邪肆虐，当增大祛风药剂量，均可选加乌梢蛇、蝉蜕、荆芥、苦参、薄荷（后下）。

兼以除湿：若为湿疮，瘙痒糜烂，渗出黄水，为湿邪流注，可于原方去麻黄、白芥子，而选加苍术、黄柏、苦参、茯苓。

主以解毒：若为白疕蛇疮之症，为结毒深固，方制当以祛毒解毒为主，可于原方去防风，再选加大风子（打碎）、乌梢蛇、蚤休、土茯苓。

佐以宁神：倘病人入夜瘙痒尤甚，眠寐不实，或发病常有心神不宁，可于原方去防风、归、芪，而选加炒酸枣仁、天麻（打碎）、合欢皮、珍珠母、生龙牡。

合以柔肝：倘病人素来烦躁易怒，遇情志不遂则发痦瘰，可于原方去归、芪、浮萍、白芥子，而选加白芍、柴胡、香附、薄荷（后下）。

并调冲任：面生褐斑，多见于女性，往往有月经量少、后愆，甚或闭经等情，此时可并调冲任，当于原方去麻黄、防风、浮萍、白芥子，而加丹参、益母草、泽兰、红花、肉桂。

加养阴血：老年皮肤瘙痒，不见皮疹，唯有抓痕，为阴虚血燥，营卫失养，风伏肌肤而致，可于原方去白芥子、白鲜皮、麻黄，而加干地黄、蛇床子、五味子、生龙骨、生牡蛎。

以皮治皮：面斑、皮肤角化症等疾症，病变在于皮肤表层，除用原方疏风强卫而外，尚可选加以表皮为取用部位之药物，如生姜皮、桑白皮、合欢皮、椿根皮、牡丹皮。

（3）大风子泡洗方辅治鹅掌风

若遇鹅掌风病人，西法认作手足皲裂症、手足癣者，除用上述汤剂而外，尚需同时加用本方外用泡洗。

大风子泡洗方：大风子（打碎），苦参，蛇蜕，白鲜皮，川芎，马齿苋，王不留行，川椒，黄柏，枯矾。

将以上诸药放搪瓷脸盆内，加水 3 份、米醋 1 份，浸泡半小时，煎煮半小时，不要去渣，稍凉后泡洗患手 30 分钟，手退出后自然晾干。每日泡洗 2 次。每剂药可反复用 4 次（两天），每次用前须再煎煮半小时。

方歌：泡洗方名大风子，苦参蛇蜕芎鲜皮，
齿苋不留椒矾柏，鹅掌皲裂加醋洗。

（二）临证运用

1. 荨麻疹

荨麻疹，中医素谓瘖瘰或瘾疹。急性者有风热、风火或风寒等证候，慢性者则常见血虚风恋之象。无论急性或慢性，其病最具风邪特征，故民间俗称风疹块、风团、鬼疙瘩，以其起落如风，来也忽，去也诡也。然则其病之因于风者，雅俗所共晓矣。若夫风邪秉性，善行数变，易激易动，是敏于激、促于变者，则又恰与西医所谓过敏性相当。故中医治此病不外疏风祛风，夹热者兼以清，夹寒者兼以温，血虚者则养血息风；而西医治之则均与抗过敏，有明显过敏原者则试图规避之。中西论治，不为不善。仆早年亦曾遵从其法，中药而外，尝加西法，嘱病人查过敏原，或兼用西药。然虽得小效，随治随应，辍药又发，终莫根除。久而反思：病因于风，殆无疑义，然同为风也，彼何以呈太阳表证，一经疏风解表而即愈，此何以见瘾疹瘖瘰，屡用疏风清解而难平？想必风既袭人，行经有异也。彼第散漫于肤表，游荡之风也，故易疏易祛；此则藏匿于肌腠，潜伏之风也，故难寻难除。是则荨麻疹之风，乌乃肌表伏风欤？

既为伏风，则但用寻常疏风解表必非所宜，当兼治理肌表、筑强卫分方可。遂设想运用疏风而合以强卫之法以治本病。

至于临证用药，每用疏风强卫汤加减。其疏风药除用麻黄、防风、白鲜皮、地肤子、浮萍、白芷、白芥子而外，常选加乌梢蛇、荆芥、苦参、蝉蜕、威灵仙、薄荷、柴胡等品；而颐养药除用黄芪、当归而外，常选加党参、西洋参、白芍、五味子、乌梅等品。若发病与七情变化相关，西医或认作压力性者，可参用上述疏风强卫汤合以柔肝法用药，如加白芍、柴胡、香附、薄荷等。若发病时伴有肢冷、畏寒、腹痛、腹泻等症者，为阳弱寒凝，可用疏风强卫汤去当归、白鲜皮、浮萍，而加炮姜、肉桂、白芍、黄芩、甘草等。

若为急性期或慢性荨麻疹急性发作，伴有明显发热恶寒，咽喉肿痛，或胸闷气短，大便秘结者，则当以治标证为主，或清热解毒而用金银花、连翘、山豆根、桔梗，或清热通里而用大黄、黄芩、栀子，再以疏风强卫为辅佐可也。

当治疗获效后，不可即行辍药，当以疏风强卫汤减小剂量，并调整药量比重，令以强卫为主，疏风为辅，并酌加益气养血药，如西洋参、白芍、白术、茯苓、大枣、甘草等品，同时减少疏风药，如可不用浮萍、白芷、白芥子等品。另外，亦不必连续服药，可采取断续服药方法，如服药1周，停药1周，或服药1周，停药2周、3周等皆可。

关于本病忌口，或查禁过敏原之事，仆亦有说：既不可不忌，亦不可过忌。盖其病本外邪（过敏原）引动伏风而发，内外合邪也。既有外邪之因，自当防御外邪来犯，则切断过敏原，慎食忌口，固不可少，斯所谓不可不忌也。然既为内外合邪，则去除伏风方为关要，抵御外邪仅其末节耳！设无伏风，纵感外邪，亦只作寒热表证而已！唯其伏风充做内应，方与外邪合而为患，乃成痦瘟瘾疹之病。实则伏风一除，虽不慎食忌口，病亦不发，因内邪不与外应也，而伏风不除，虽忌口慎食，亦难杜绝发病，因外邪尚多，易知已知者可防可忌，其难知未知者将何以忌，何以防？且忌口慎食既久，水谷之气不继，脾肺之气易伤，反难抵御外侮矣！斯所谓不可过忌也。临证之际，若遇病人之从不以忌口为虑者，当嘱其适当忌口某些发物如海鲜、酒类等；若遇病人已有食某物则易发病之经验，而食用素常须忌口之物反不发病，则仍听任之，不再增加忌口；若遇病人已长期治疗、忌口，病尚未愈者，则反其道而行之，一则施以疏风强卫之治，一则嘱停既用之药，并放开禁忌，不再慎食。

■ **荨麻疹**：谢某，女，5岁，2017年6月19日初诊。其母代述：患荨麻疹三年。3岁时因感冒发热，引发皮疹，后即反复不愈。疹发几遍全身，每于午后或傍晚发起，夜半或清晨消去，伴见瘙痒。西医诊断为荨麻疹，并查出过敏原计 14 种之多。给抗过敏治疗可暂缓解，停药辄发。今虽仍用西药，并常忌口鸡蛋、鱼虾类等食物，却仍难免发作，几乎隔一二日便发疹一次，常见皮肤抓痕，新旧交错，且纳食呆钝，极易感冒，感冒则疹发加重。舌红，苔白而根腻。伏风郁滞肌表，当与疏风强卫。疏方：

乌梢蛇 10 克，白芥子 8 克，炙麻黄 6 克，白鲜皮 10 克，地肤子 12 克，防风 6 克，荆芥 10 克，生黄芪 30 克，炒白术 18 克，浮萍 8 克，天麻（打碎）8 克，威灵仙 20 克。4 剂（1101010），水煎服。并嘱尽可放开饮食，莫再忌口，停用西药。

6 月 22 日二诊。服药两剂，两日未发皮疹，遂未行间断服药法，而连续服完 4 剂。皮疹未再发起，仅见背部有小片皮色微红耳，且已遵嘱停服西药而放开饮食，食欲已开，饭量有增。法已的对，无可更易，小事加减可也。疏方：

乌梢蛇 10 克，白芥子 8 克，炙麻黄 6 克，白鲜皮 10 克，地肤子 12 克，荆芥 10 克，浮萍 10 克，蝉蜕 10 克，天麻（打碎）8 克，生黄芪 30 克，羌活 8 克，威灵仙 20 克。9 剂（110101101011101），水煎服。

9 月 21 日三诊。上诊用药中疹无复发，旧有抓痕已平，皮色均匀，亦无瘙痒，西药未再服用，饮食放开。服完 9 剂药，数日后又自购 7 剂服用，迄今三阅月，病未再发，饮食尚佳，且未曾感冒。舌淡红，苔白欠匀。效莫更法，上诊方以防风 8 克，易羌活，12 剂（110101010110101 10101），水煎服。并嘱若无暇再诊，可用本方断续服用，间断时间可以增加，以防复发也。

按 本案病童才五岁，却罹荨麻疹三年，强半时光处病患中，既常服西药，又长期忌口，病未除而身已馁矣。初诊即与疏风强卫汤加重祛风，佐以健脾，且剂量较大，四剂而未见疹发，食纳亦增。再诊药后几无病状，又自取原方服用，三阅月不发疹，业已治愈。三诊为疏原方而小其制，以杜复发之计也。本案所获，非惟印证疏风强卫法之效而已，更在于放开忌口，试食素忌之过敏原食品，却未发病，当知忌口慎食，毕竟乃消极防御，可有而不可过，过犹不及也。然本案之径直运用疏风强卫，与夫叮嘱病家遽停西药、放开忌口，盖非一时即兴之策，乃数十年历验而成者也。设在曩年，必不敢如此。

仆早年医道浅薄，治验固少，尝为西医理法所折服，叹其寻找过敏原以阻断病因，抗过敏治疗以消解病机，凿凿有据，何其明晰也！后遇不少患者，极道西药疗效虽捷，却每易复发，难以治愈，故但求中药治之，遂又觉西药利固大而弊亦著，乃决意从中医理法内寻求根治之策。治荨麻疹，先用寻常辨证论治，遍用疏风、清热、散寒、祛湿诸法，并遵"治风先治血"之训，每加养血、凉血、活血之药，非无弋获，然疗效平平，终少根治。20世纪80年代末，仆与西医皮肤科医师开展中药治银屑病研究，认为其病本质乃"肌表伏风"，拟一方，曰"疏风强卫合剂"，疗效颇佳。复将此法用于荨麻疹等病治疗，亦收显效，乃逐渐确立疏风强卫治法。后又于慎食忌口一事，反复体验，亦得出适宜之策。

■ **荨麻疹**：赵某，男，26岁，2016年5月26日初诊。患荨麻疹有年，近两年加重，曾用西药抗过敏并激素药治疗，不能痊愈，现已停用西药，但求中医调治。其疹发无定时，或于遇冷、遇热时易见，所累几遍全身，而以头项颈部为多，瘙痒殊甚。脉小弦，舌淡红微胖，边有齿印，苔白腻。伏风为患，所当疏风强卫。疏方：

乌梢蛇12克，白鲜皮15克，地肤子20克，炙麻黄10克，白芥子15克，白芷15克，荆芥12克，生黄芪30克，炒白术30克，茯苓30克，蝉蜕12克，砂仁10克。4剂（1101010），水煎服。病人问忌口否？曰：倘原已忌口，今仍忌之；原无忌口，则不必忌。病人述曾忌海鲜，遂嘱其仍忌之即可。

6月2日二诊。用药一周之内，几无发疹，脉舌如前。可继以原方而小其制。疏方：

乌梢蛇10克，白鲜皮12克，地肤子12克，炙麻黄8克，白芥子12克，白芷10克，荆芥10克，生黄芪30克，炒白术20克，茯苓20克，砂仁10克。4剂（1101010），水煎服。

6月16日三诊。用药两周，再未见发疹。脉细弦，舌淡红，稍见齿印，苔白微腻。上方去白术，加太子参20克。8剂（11010101011010），水煎服。

6月30日四诊。此两周内仍不见发疹，脉舌如上。上方仍加炒白术20克。7剂（11010101010100），水煎服。

7月21日五诊。上诊药服竟，停药一周，亦未发疹，舌脉如前。仍与上法。疏方：

乌梢蛇12克，白鲜皮15克，地肤子20克，炙麻黄10克，白芥子12克，白芷12克，荆芥10克，生黄芪30克，太子参20克，茯苓20克，杜仲15克，木香10克。10剂（11001010100101100101），水煎服。嘱服完药后，停药两月，可来复诊。若无复发，亦可自取原方断续服用，以为防范之计。

按 本案亦寻常荨麻疹者，故即以疏风强卫汤稍事加减，一诊而几平，后数诊无再发，且停药一周亦不复发，两月后未来复诊，料其已愈。前后用药，变化无多，只在蝉蜕、白术、太子参、木香、砂仁之间增损而已。何也？盖病人正当壮年，病症单纯，伏风而外，仅见脾家小馁，无多虚实之情，故方药亦当简约。若逢年长多病者患此，则须顾及体况，而行标本主次取舍之策。

■ **荨麻疹过敏性鼻炎**：李某，女，25岁，2016年11月4日初诊。患荨麻疹反复发作8年，近1年内加重。述于8年前因犬咬伤后发病，上肢与背腹等处起风团，瘙痒无度，西医诊为荨麻疹，与抗过敏药可平，而辍药后不久即又复发，故常断续服用西药。所苦者，近一年内，用药效果不显，几乎每日必发，其发必于晚间七八点钟左右，至翌晨四五点钟方退，因奇痒而常难成寐，凌晨才得入眠，致废早炊。并患有过敏性鼻炎，素常遇冷则鼻塞鼻痒、喷嚏清涕；月经量少而后愆。脉细，舌淡红、苔薄白。先除伏风为要。疏方：

炙麻黄12克，白芥子15克，防风10克，白鲜皮15克，地肤子20克，浮萍10克，生黄芪30克，炒白术30克，炒酸枣仁（打碎）15克，天麻（打碎）12克，麦冬18克，五味子10克。5剂（1110110），水煎服。

11月18日二诊。上诊服药中发疹已少，且持时亦缩短，痒亦不作，又照原方自取5剂服用。本已几平，但近两日受凉，又见发疹且痒，已无昔日之重；又见鼻炎发作，鼻塞流涕。脉细小弦，舌淡红、苔薄白。原法不变，第加宣达肺窍之品可也。方作如下调左：

原方去白鲜皮、地肤子，而加羌活18克，白芷15克，并增大黄芪剂量至40克。5剂（1110110），水煎服。

11月25日三诊。服上方1剂药即已显应，发疹处缩小，且只1小时许即可消去，鼻衄之症亦大减。服竟5剂，几可不发，鼻息亦畅，仍有少许清涕喷嚏，舌脉如前。继用原法。方稍左右：

上诊方去白芷，加辛夷10克。8剂（11010101011010），水煎服。

12月9日四诊。荨麻疹、鼻炎之症已尽屏除，寐亦不难，唯梦较多。脉细弦，舌淡红，苔白微腻。未可停治，仍施原法，兼调眠寐。疏方：

炙麻黄12克，白芥子15克，防风10克，浮萍10克，羌活15克，生黄芪30克，炒酸枣仁（打碎）15克，天麻（打碎）12克，合欢皮15克，麦冬20克，五味子10克，生龙牡（各）30克。8剂（11010101011010），水煎服。

2017年3月3日五诊。上诊服药既毕，迄今近三阅月，其荨麻疹与鼻炎均未再发，睡眠亦安。结婚一年，欲备嗣孕，而月经量少，每后愆旬日，今求调治。又述自春节后，时见头晕欲仆，手足易麻。脉细小弦，舌黯淡，苔白微腻。肌肤伏风料已无多，而肝经阴血不足，节日中或伤酒食，风阳亢动，淫于四末也。阴血难遽补，当先治风潜阳，而前此疏风强卫法仍不可尽弃也。疏方：

西洋参（打碎同煎）15克，生黄芪40克，白芍30克，天麻（打碎）12克，羌活15克，白芷15克，五味子10克，炙麻黄10克，白芥子12克，浮萍12克，生龙牡（各）30克。9剂（11010110110110），水煎服。

后记：上诊后其头晕、手足麻已平，转从养血调经之法数诊，荨麻疹未见再发。

按 本案之治，亦宗疏风强卫，第以兼患鼽疾，权从变法耳。荨麻疹与鼻炎，病机虽异而有同也。盖鼻炎以鼽疾见症，病在肺窍，肺经之疾；荨麻疹以身发痦瘤丘疹见症，病在全身卫表，而心部于表，肺主皮毛，病系心肺二经，此两病不同处也。然两病均因风邪伏藏为患，且均关乎肺，此其相同处也。是以两病治法，异中有同，药多通用，而有出入。仆常以宣肃肺气法为主以治鼻炎，已见前文，而以疏风强卫法以治荨麻疹。故治鼻炎常用羌活、辛夷、薄荷、黄芩、金银花诸药，而于荨麻疹则不用或少用；治荨麻疹用白鲜皮、地肤子、浮萍、乌梢蛇、蝉蜕、苦参、生黄芪、当归诸药，而于鼻炎则少用或不用。然白芷、白芥子、荆芥、薄荷等品，两病均须用之。本案因疹痒甚苦，故首诊唯治其疹，未及鼻炎；二诊疹发几平，而鼽症转烈，故去白鲜皮、地肤子，而加羌活、白芷，三诊又加辛夷。数诊用药虽有变化，而疏风强卫法主体药物始终不移，致令两病均平。其间又兼用天麻、炒酸枣仁、合欢皮、五味子、龙牡安神潜阳以治头晕、寐艰、手麻，俱各获效。至于病人之月经量少后愆，以其系难治之疾，非指日可效，故留待诸疾愈后再专以调理不迟，先易后难之策也。

2. 银屑病

银屑病，殆与中医所称白疕、蛇疮略同者。《医宗金鉴·外科心法要诀》曰："白疕之形如疹疥，色白而痒多不快，固由风邪客皮肤，亦由血燥难荣外。"又注曰："此证俗名蛇虱。生于皮肤，形如疹疥，色白而痒，搔起白皮。由风邪客于皮肤，血燥不能荣养所致。初服防风通圣散，次服搜风顺气丸，以猪脂、苦杏仁等分共捣，绢包擦之俱效。"其述该病症状、病因、治法、用药，简约而精切，足可参用。仆早年治此病较少，20世纪80年代末，应西医皮肤科之邀，与之共同开展中药治银屑病研究，仆即参考其用防风通圣散之法，认为其病属肌表伏风，血虚肤燥，拟一方，曰"疏风强卫合剂"，内含当归、川芎、荆芥、防风、白鲜皮、大青叶、蝉蜕、苦参等药，先后治疗200余例，疗效颇佳。其后便常以此法治皮肤病之皮肤干燥、瘙痒、粗糙者，渐次历验加增，并不断加减调整方药，遂立如今之疏风强卫治法。然则该法实缘起于银屑病之治也。

虽同用疏风强卫法治皮肤数病，但银屑病固有别于他疾。一者，该病之伏风，潜伏肌肤较深处，搜之尤难，则治风之药宜多宜重也；二者，该病疹疮皮损，其毒结邪壅较他疾为重，当增强散邪解毒也；三者，该病卫分郁滞较他疾为甚，须着力疏通解结也。故虽用疏风强卫汤，而每增乌梢蛇、大风子、羌活、蝉蜕、皂角刺、蚤休、土茯苓等品，且加大白芷、白芥子之量，以此为别也。

查阅古今治疗本病方法，多以外敷药为主，西医亦必内外兼治。然仆治此，多用内服，几乎不与外敷药品。非欲强作新异，盖其疮疹皮损，往往累及全身，外敷多有不便，且外敷药暂用有效，治标可也，难保不发，莫若只取内治，简约省力，便于坚持，不图速效，期在远功。

因此病多缠绵难愈，须长期服用风药毒药，既久不免伤损中气，而旧有脾胃疾症者，更不耐攻伐，难以持续用药。是以治此病也，初诊用药，莫取重剂，先从小量，复诊若可耐受，再增大剂量。所用方药，常须加入和中健脾之味，有时甚或先调脾胃，俟中气有复，再治本病。

■ **银屑病**：张某，女，18岁，2014年8月22日初诊。患银屑病两年，皮损分布以四肢伸侧为主，背部、头部亦有累及。呈点滴状而密集，痒不甚。长期以西药内服外敷，其效不显。脉细，舌质黯，苔白腻。风伏四维肌表，集结成毒，搜而祛之。疏方：

乌梢蛇12克，荆芥12克，防风10克，苦参10克，白芷15克，炙麻黄12克，白芥子15克，白鲜皮15克，皂角刺12克，羌活15克，蝉蜕12克，大风子（打碎）1克。5剂（1101101），水煎服。并嘱停用西药。

8月29日二诊。五剂药而有应，虽已停用内服外敷西药，而皮损无新发，且有缩小、色变浅趋势，瘙痒已平。唯近日舌尖发一溃疡甚痛，有粟米大。舌尖红，脉细。法宜佐以清热调胃。

上方去蝉蜕、白芥子、皂角刺，加法半夏12克，黄连6克，金银花15克，蒲公英15克。9剂（110101101011010），水煎服。

9月25日三诊。上诊用药未竟而舌尖溃疡已平，银屑病皮损消去几半。

原法小左。疏方：

乌梢蛇 12 克，炙麻黄 12 克，白芥子 18 克，白芷 15 克，白鲜皮 15 克，地肤子 15 克，羌活 18 克，蝉蜕 15 克，浮萍 12 克，法半夏 12 克，黄连 6 克，大风子（打碎）1 克。12 剂（1101011010110101110），水煎服。

2015 年 5 月 14 日四诊。去岁治银屑病两月，四肢皮损本已消去强半，再无新发；辍药半年，近来又有小发，新疹屡见而甚痒，但未曾再用西药。脉细舌黯。仍与前治，加重祛风解毒。疏方：

乌梢蛇 12 克，炙麻黄 12 克，白芥子 18 克，白芷 15 克，白鲜皮 15 克，地肤子 20 克，羌活 15 克，浮萍 15 克，夏枯草 20 克，大青叶 18 克，荆芥 12 克，大风子（打碎）1 克。5 剂（1101101），水煎服。

5 月 21 日五诊。药进五剂，四肢皮疹已敛，痒亦平。再行上治，用药小变：

上方去大青叶，加砂仁 12 克。12 剂（110110110110110110），水煎服。

2016 年 6 月 30 日六诊。前治数诊，银屑病之皮损已近消平，今在美国读书一年，皮疹又发，然较曩时少而小，仅见于四肢。脉细，舌淡红，苔白腻。仍施昔时治法，以中等剂量。疏方：

乌梢蛇 12 克，炙麻黄 12 克，白芥子 15 克，白芷 15 克，白鲜皮 15 克，地肤子 18 克，羌活 15 克，浮萍 12 克，夏枯草 20 克，防风 10 克，大风子（打碎）1 克。5 剂（1101101），水煎服。

7 月 14 日七诊。新旧之皮损均见缩小，再无新发。脉细小弦，苔白腻欠匀。未可辍治，追而歼灭，小调上法。疏方：

乌梢蛇 15 克，炙麻黄 10 克，白芥子 15 克，白芷 15 克，白鲜皮 15 克，地肤子 20 克，羌活 15 克，浮萍 10 克，夏枯草 18 克，荆芥 10 克，蒲公英 20 克，大风子（打碎）1 克。9 剂（11010110101101），水煎服。

7 月 28 日八诊。效有第进，上方去荆芥，加木香 10 克。9 剂（1101011011011），水煎服。

8 月 11 日至次年 7 月，相继 6 次来诊，其间或无暇来诊而间断服药，或自取药服用。近已停药两月，而皮损已平。脉细弦，舌黯红。并疏下方：

乌梢蛇 12 克，炙麻黄 8 克，白芥子 10 克，白芷 10 克，白鲜皮 12 克，地肤子 15 克，蚤休 12 克，浮萍 12 克，生黄芪 30 克，炒白术 20 克，荆芥 8 克，陈皮 8 克。嘱取药 12 剂备用。谨防感冒，慎于饮食，一旦觉有感冒迹象时，即服 3 剂，以杜复发。

银屑病属难治易发之疾，本案病人患病两年，西药内服外敷不能控制，经中医疏风强卫法调治凡十余诊，断续用药三年，终至痊愈。足证本病非不可治，盖未得其法耳；非无根治，盖不能持恒也。故案中治策之可记取者：独用中药，不杂西药，一也；惟从内服，弗施外敷，二也。得勿精兵简政，以持久取胜之例欤！

然反思其谋虑未及之处，当亦有之：案中用药，疏风解表者，麻黄、荆芥、防风、浮萍、蝉蜕、羌活等是也；祛风解毒者，乌蛇、大风子、夏枯草、蚤休、公英等是也；化痰开结，白芥子、白芷、桑白皮是也；祛风除湿者，白鲜皮、地肤子、苦参、土茯苓等是也；健脾益气者，黄芪、党参、白术、陈皮、砂仁等是也。独于养血和血之药，则未之有焉，而向来治风，概遵"治风先治血，血行风自灭"之说，此则未及阴血，宁悖前贤之论哉？非敢耶，因虑病人年仅十八，血气兴旺之时，虽罹病二年，料其阴血未损，无须补之也；伏风结毒，蕴积肌表，祛风解毒散结药唯恐不足，无暇他顾也。倘当时加养血活血之品，或可收效尤捷，亦未可知，留待后验。

■ **银屑病痛经**：孙某，女，22岁，2017年7月6日初诊。自幼年即患银屑病，久治不平，今十余年矣。皮损呈点滴状，米粒大，白疕燥屑，四肢、腰臀均见，甚痒。近年已不服西药，而常以西药软膏剂外擦，初时尚效，疹痒可敛，后则皮损不消，且屡发新枚，痒莫能止。有家族史，其父患此多年，以西法激素控制，故其家人不欲西治，惟求中医调理。又患有原发性痛经，行经第一二两天痛势殊重，常伴以呕吐，必服止痛药方可稍缓。末次月经6月12日，6天净。脉细弦尺沉，舌黯红，苔白根腻。两病并治，疏风强卫合以柔肝和冲。疏方：

羌活20克，白芷15克，延胡索15克，白芍50克，威灵仙30克，乌梢蛇15克，浮萍15克，当归15克，炙麻黄10克，川芎15克，姜黄15克，蚤休15克。10剂（1110110110111），水煎服。嘱月经来潮时继续服药，不要停用。

7月27日二诊。服药第6天（7月12日）行经，6日净。所喜痛经几平，仅于第1日小腹微觉胀痛，数分钟即消。停药一周，银屑病之皮损未敛，仍有瘙痒，脉舌如前。专以疏风强卫法以治白疕。疏方：

乌梢蛇15克，白鲜皮15克，地肤子20克，荆芥12克，防风12克，炙麻黄12克，白芥子15克，浮萍12克，白芷15克，黄柏10克，威灵仙30克，法半夏12克，陈皮12克。5剂（1110110），水煎服。

8月10日三诊。病人因事不能前来，其母代述：上诊5剂药，服药当日（剂"1"之日）其皮疹之痒即无，而停药之日（即"0"之日）又复瘙痒，皮疹有小敛，无新发。服完药未及来诊，数日后月经来潮（8月5日潮，近日将净），又见第一二两日小腹疼痛，但痛势已较昔时为轻，未服止痛药。仍以治其白疕为主。小调方药：

乌梢蛇15克，白鲜皮18克，地肤子20克，荆芥12克，炙麻黄12克，浮萍12克，白芥子15克，白芍30克，威灵仙30克，大青叶18克，土茯苓20克，当归15克。12剂（11011011011011011），水煎服。嘱下次行经前数日来诊，将改变方药，以免痛经再发。

8月31日四诊。服上药中，皮疹有敛，其痒渐平，已停药两天，无痒。周内即将行经，特来复诊。脉细弦，舌黯红，苔白微腻。转从痛经施治，疏方：

羌活20克，姜黄15克，白芷15克，延胡索15克，白芍40克，威灵仙30克，当归15克，川芎15克，木香12克，肉桂20克，乌梢蛇15克，炙麻黄10克，浮萍15克。12剂（110111011010110101），水煎服。

9月21日五诊。月经于9月4日潮，6日净，未见腹痛。白疕有敛，偶有轻微瘙痒，可忍受，无须搔抓。脉细小弦，舌黯红，苔白微腻。两病均平强半，可合并治之。疏方：

羌活20克，姜黄15克，延胡索15克，乌梢蛇15克，炙麻黄10克，白芷15克，白芥子15克，当归15克，白芍40克，威灵仙30克，香附15克，木香12克，肉桂20克。10剂（1101011010110101），水煎服。嘱病人若不能来诊，可仍自取此方服用，坚持二三月。两次月经之间可适当断续用药，甚至可停药一二周，但月经将行已行之时不可停药。

按 本案病人患有两病，且银屑病经久不愈，痛经其势日重，苦俱难忍，遽求并治。故首诊遂两病合治，因即将行经，便以治痛经为主，令羌活、姜黄、延胡索、当归、川芎、白芍、威灵仙以疏风柔肝和冲；而佐治白疕，令乌梢蛇、麻黄、浮萍、蚤休、白芷以疏风强卫解毒。一战而痛经几平，白疕未克。二诊专治白疕，至行经前已停药，故经行又见腹痛，虽较昔时势挫，却知其仍须继续治之，于是治分两途，经前经期专治痛经，经间期则专治白疕，以期各个击破。故三诊、四诊，分别调治两病，均获显效，两病强半已平。至五诊则合而治之，并嘱当再断续用药数月，以期全胜。案中治痛经所用方药，乃柔肝缓急、和冲止痛之制，将于弛张罢极法中详述。

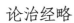

3. 神经性皮炎

神经性皮炎，中医称牛皮癣。《医宗金鉴·外科心法要诀》谓癣病其名有六，牛皮癣其一也。因状如牛领之皮，厚而且坚，故名。该病皮损，多发于颈项，故又名摄领疮，亦可发于双肘、腘窝、眼睑、会阴、股内等处。初起皮肤先有瘙痒，继而发为细密扁平丘疹，皮色淡褐，后则融合成片，皮肤干燥，肥厚，浸润，阵发奇痒，入夜更甚。治法多取外敷用药以解毒润燥，方药甚众；内服则用祛风养血解毒化滞为法，方如当归饮子、清热消风散、防风通圣散等。

仆治此病未多，却也尝有治愈者。治法仍取疏风强卫，然须顾及本病特异之情。异情何在？盖有两者：其一，本病之病变部位，多为皮肤松软、易见褶皱处，或在隐蔽曲侧、易被摩擦处，故其伏风匿藏必深而蔽，其兼夹湿浊之邪亦尤多而固；其二，本病之瘙痒，阵阵而发，入夜尤甚，且常伴见情志之失调，故其累及心经而扰动心神也必重。是以论其治法，疏风强卫固为主体，尚须加重祛风解毒、除湿辟浊、搜剔破结，又须增入疏肝解郁、宁心安神之味。方药则仍取疏风强卫汤加减化裁，药用乌梢蛇、白鲜皮、白芥子、白芷、地肤子、蚤休、土茯苓、苦参、大青叶、麻黄、浮萍而外，每酌加天麻、白芍、炒酸枣仁、合欢皮、夜交藤、柴胡等品。

凡遇病人患神经性皮炎而兼见他疾者，尚可权衡标本先后主次而论治。兼失眠者，以治失眠为主，佐以治本病；兼情志不遂者，以治本病为主，佐以解郁调神；兼有胃炎溃疡者，先治胃病，后治本病：相机而左右方药。

■ **神经性皮炎**：刘某，男，47 岁，2016 年 8 月 29 日初诊。患神经性皮炎，皮损见于头颈、双肘、腰背、股内，融合成片，色褐皱揭，干燥厚实，瘙痒夜甚。已历 8 年，经常外擦药膏，暂可止痒，终不能愈。祛风强卫宁神。疏方：

乌梢蛇 15 克，荆芥 12 克，白芍 30 克，白鲜皮 15 克，地肤子 20 克，苦参 15 克，蚤休 15 克，土茯苓 20 克，白芷 15 克，大青叶 15 克，炒酸枣仁（打碎）20 克，合欢皮 15 克。5 剂（1110110），水煎服。嘱停用外擦药。

9 月 5 日二诊。外擦药已停用。服药 2 剂，痒即不发，5 剂药服竟，虽停药 1 日，亦无瘙痒，脉细弦，舌黯红，苔白腻而满。既已有效，未可更法。疏方：

上方去土茯苓、合欢皮，而加天麻（打碎）12 克，夜交藤 18 克。12 剂

（1101101011010110101），水煎服。

11月7日三诊。前月两诊已显效，瘙痒几平，且皮损有所收敛。今辍药逾月，小见瘙痒，夜寐尚可。脉小弦，舌黯红，苔白腻。仍用原法。疏方：

乌梢蛇15克，荆芥穗12克，苦参15克，白芍30克，白鲜皮18克，地肤子20克，天麻（打碎）12克，蚤休15克，白芷15克，大青叶15克，合欢皮15克，浮萍12克。10剂（11011011011011），水煎服。

12月5日四诊。皮损又有收敛，虽停药一周，痒亦不显。脉细舌黯。再施原治。上方去白芍，加防风10克。8剂（11010101011010），水煎服。

12月19日五诊。脉症如上，法毋庸变，药稍增损。疏方：

乌梢蛇15克，荆芥12克，苦参15克，浮萍12克，白鲜皮18克，地肤子20克，蚤休15克，天麻（打碎）12克，马齿苋30克，合欢皮15克，苍术12克，知母12克。9剂（11010110101101），水煎服。

2017年1月9日六诊。瘙痒已平，皮损见缩小变软。原方不变，12剂（1101011011010110101），水煎服。

2月6日至5月15日，又先后4次复诊。前3次方药仍如1月方，共用药28剂。5月15日来诊，头胫、肘处皮损几近正常，腰、股内者已小而软，均无痒。疏方：

乌梢蛇15克，荆芥12克，苦参15克，浮萍12克，蝉蜕15克，白鲜皮15克，地肤子20克，蚤休15克，土茯苓30克，天麻（打碎）12克，马齿苋30克，苍术12克。9剂（11010110101101），水煎服。嘱如无复发倾向，可再自取此方药断续服用两个月。

按 神经性皮炎顽痼难治，本案不假外治，纯以中药内服，诊凡十次，药进百剂，俾八年雇病，几近平复，厥功可志。病家以病苦而不畏药苦，医家以信方而不易其方，本案其有欤！仆治肌肤之疾，于疏风强卫之法，锤炼已久，信其效验，故敢径直施为，恒守方药而不移；然无病人信任，坚持服药，任尔妙方灵药，亦难尽其用也。是以从医久则验益广，验益广则人益信，所谓中医愈老愈名，盖有以也。案内方药，殆取疏风强卫汤加减，前后诊次，变化无多，大致祛风强卫用乌梢蛇、荆芥、防风、浮萍、蝉蜕、白芷，散风祛湿用白鲜皮、地肤子、苦参，清热解毒用蚤休、土茯苓、马齿苋、大青叶、知母，合成疏风强卫解毒之制。至于佐用炒酸枣仁、合欢皮、白芍、天麻者，养心和肝宁神，本病必加之药也。纵无眠寐之艰，亦当用之，矧其痒复夜发，宁无肝心之躁烦、神魂之扰动哉？又，本案方内，未用麻黄、白芥子两药。而两药本疏风强卫法主药，本亦可用，何以未用？盖首诊时所虑，病人曾述汗多，恐虚其表而弗用，亦由病人瘙痒殊甚，故欲多加止痒之品，而此二药非擅止痒者，是以暂去之也。

■ **神经性皮炎慢性支气管炎**：钟某，女，44 岁，2015 年 4 月 9 日初诊。颈项皮肤瘙痒两年，西医诊断为神经性皮炎，曾用西药，不能控制。皮损处当后项发际下，向两侧颈肤蔓延，约 4cm×2cm 大小，皮肤增厚色褐皱揭，近来奇痒无度。又患慢性支气管炎反复发作十余年，近年咳嗽明显，常因受凉而发，今已咳嗽半月，服西药不能止。脉细弦，舌黯红，苔白腻。两病俱苦，试以兼治，宣肃肺气与疏风强卫两法并用之。疏方：

桑叶 15 克，桑白皮 15 克，地骨皮 15 克，炙麻黄 12 克，前胡 15 克，白鲜皮 15 克，乌梢蛇 12 克，鱼腥草 30 克，黄芩 12 克，新贝母 15 克，款冬花 12 克，地肤子 15 克，陈皮 10 克。5 剂（1101101），水煎服。

4 月 16 日二诊。服上药咳嗽大减，且颈项皮炎之痒亦轻，只晚间小发，已可忍而不抓。脉舌如前。上方去陈皮，加天麻（打碎）12 克。5 剂（1101101），水煎服。

4 月 23 日三诊。咳嗽仍未尽平，颈肤瘙痒昏时小发，不甚，脉舌未见变化。上方不用陈皮、天麻、款冬花，加茯苓 30 克，荆芥 12 克。5 剂（1101101），水煎服。

4 月 30 日四诊。脉症仍如上诊，方药不变。5 剂（1101101），水煎服。

5 月 14 日五诊。咳嗽已无再发；颈肤皮损颜色变浅，皱揭减轻，夜间小见瘙痒。法可继用，而小其制，稍佐养肝宁神。疏方：

桑叶 15 克，桑白皮 15 克，炙麻黄 10 克，前胡 12 克，黄芩 10 克，鱼腥草 20 克，天麻（打碎）12 克，炒酸枣仁（打破）15 克，白鲜皮 12 克，地肤子 15 克，浮萍 10 克，乌梢蛇 10 克。5 剂（1101101），水煎服。

2018 年 3 月陪其母来治失眠，述其 2015 年五诊后，虽未再诊，但却又自取其方断续服用几半年，咳与痒已不见发。视其颈项皮损已不明显。

按 慢性支气管炎反复咳嗽、神经性皮炎皮损瘙痒，西医初治无不显效，第愈治效愈减，莫能根除耳。本例病人苦于两疾缠身，故首诊即与并治，方遵二法，药分两类。咳嗽责之肺气，取桑叶、前胡、款冬花、贝母、鱼腥草、黄芩，所以宣肃廓清肺气；癣痒因于伏风，取白鲜皮、乌梢蛇、地肤子，所以疏风解毒强卫；更选麻黄、陈皮、桑白皮、地骨皮，兼疏风强卫与宣肃肺气两用者也。肺气得顺则咳嗽消，风散卫强则癣痒平，是以两病俱有轻减。其后数诊，法不更替，方作加减，不过增入和肝宁神之味，肝和则有裨于祛风，神宁则大益于止痒，殆亦疏风强卫之佐也。其后经断续用药逾半年，两病遂得拔除。

■ **神经性皮炎求嗣**：沙某，女，28岁，蒙古族，2017年3月15日初诊。新婚三阅月，急于求嗣而未果，故求仆为之调理，期能尽早怀孕生子。曾诣诊西医妇科，查无所获。问身体有无不适，则言患有神经性皮炎年余，昏夜甚痒，时废寝寐。查其颈项一处皮损大如桑叶，右踝外侧亦有一处而小（左踝曾痒但无皮损）。遂问：既有皮炎苦痒，何不先说？曰：嗣孕事大，家人催促，皮病固小，不治也罢。曰：谬矣！两年不嗣，方为不孕，今尔婚才三月，又无经带诸病，何急之有？而皮炎夜痒，适足累心烦神，或将干扰受孕，宁容之忍之乎？病人乃悟，甘愿任仆调治。脉细小弦，舌淡红，苔白，中根腻。末次月经2月8日潮，三日即净，今已后愆数日未行。而据病人回忆，既往亦偶有月经愆期两月方潮之情。故可暂舍调经，专事疏风强卫，宁神止痒。疏方：

乌梢蛇15克，白鲜皮15克，地肤子20克，浮萍12克，合欢皮15克，炒酸枣仁（打破）15克，天麻（打碎）12克，蝉蜕15克，苦参15克，荆芥12克，夏枯草20克，知母10克。5剂（1101101），水煎服。

4月24日二诊。上药服竟，皮炎之肤痒几平，又照方自购5剂续服，瘙痒已除，今停药近三旬，痒无再发。月经4月2日潮，5日净。虽已显效，皮损未消，不可辍药，仍施原法。上方去夏枯草，加泽兰12克。9剂（11010110101101），水煎服。并嘱病家，可不再来诊，但需自取上方，每月服五剂至10剂，连服两月，以防复发，并图根治。至于孕育之事，切莫急于求成，放松纠结之心，听任自然，或许不期而孕也。病人唯唯。

按 医家临证，非唯治病，尤当治心。本例专为嗣事而来，并不诉说其皮肤之病，盖其不晓嗣孕之原委，更不知中医治疾须兼顾正邪、统筹全身者也。故而为之辨析病情，晓以利弊，令其了解所患之缓急，认识之正误，然后可知何者当先治急治，何者当舍而后之，以便安心配合治疗。病人亦极明理，听仆劝解，依从施治，是以两诊而止其肤痒，且平复其求嗣急切之心。至于案中用药，专取疏风强卫宁神，全为治皮炎而设，无涉冲任嗣孕，盖于分辨平病之际，唯治其病，不可责罚无过也。

4. 皮肤瘙痒症

皮肤瘙痒症之为病，仅以全身或局部瘙痒为主，其始并无疹疮癣疥等皮损，第于因痒搔抓后方见抓痕、血痂，盖即中医痒风之症也。《外科证治全书》论痒风曰："遍身瘙痒，并无疮疥，搔之不止。肝家血虚，燥热生风，不可妄投风药，养血定风汤主之。外用地肤子、苍耳叶、浮萍煎汤暖浴。"其方用四物汤加天冬、麦冬、何首乌、牡丹皮养血益阴，佐以僵蚕、桑枝祛风，是则以治血为本，治风为辅，养血即所以定风也。仆早年遇此病，亦从常法养血以祛风，确也有效，第响应缓而不著耳。窃思：常见此病患者，多半只以皮肤瘙痒为苦，单凭此一症，便认作血虚生风，得勿偏入一隅哉？若果为血虚，何不见舌淡脉细、头晕心悸、乏力面㿠等虚馁脉症？瘙痒属风无疑，血虚固可生风，然其风未必尽由乎血虚，其因卫分不足，风邪伏郁肌表者，或更不少也。于是亦将此病纳入疏风强卫法治下，仅于方内加一二味养血之品，经案例验证，其效较以养血益阴为主者尤著。

若本病发于老年者，自然具阴虚血燥，营卫失养，风伏肌肤之情，可用以下药组方：干地黄、生黄芪、当归、生龙牡、防风、白芷、地肤子、浮萍、蛇床子、五味子。至于老年人往往兼见其他疾患，然此瘙痒甚苦，多可先予施治。

另外，皮肤瘙痒症除泛发于全身皮肤之外，尚有局限性类型，主要有外阴瘙痒症与肛门瘙痒症，中医称作阴痒、谷道痒。以仆经验，遇此类疾症，可于方中加用相应药物：阴痒可加苦参、黄柏、椿根皮，肛门痒可加地榆、蚤休、大黄。

■ **皮肤瘙痒症老年性阴道炎**：张某，女，83 岁，2014 年 9 月 16 日初诊。全身瘙痒反复发作十余年，年内又见外阴瘙痒。西医诊断为皮肤瘙痒症，老年性阴道炎，常用外擦药治疗，仅可短暂止痒，旋又复发。近来瘙痒甚剧，夜间尤然，以背部最烈，抓痕累累，阴痒亦著，干涩不适。脉弦小滑，舌红，苔少根腻。所宜疏风强卫法。疏方：

炙麻黄 10 克，防风 10 克，白芷 12 克，白芥子 10 克，白鲜皮 15 克，地肤子 15 克，浮萍 10 克，苦参 12 克，麦冬 12 克，当归 10 克。5 剂（1101101），水煎服。

9 月 23 日二诊。痒势有减，夜间仍剧，阴痒而干痛，口苦咽干。舌红苔少，脉弦。增加养阴之药，变换祛风之品。疏方：

生地 30 克，蝉蜕 15 克，荆芥 12 克，防风 12 克，麦冬 20 克，山萸肉 15 克，五味子 12 克，浮萍 12 克，天麻（打碎）10 克，苦参 15 克，乌梢蛇 10 克，砂仁 10 克。5 剂（1101101），水煎服。

10月14日复诊。口苦咽干几消，痒势大减，白天几乎不痒，阴痒亦已不甚，舌红苔少，脉弦。上方略小其制：

生地30克，蝉蜕12克，荆芥12克，麦冬15克，山萸肉12克，五味子10克，浮萍10克，天麻（打碎）10克，炒酸枣仁15克，白鲜皮12克，黄柏10克，乌梢蛇10克。9剂（1101101011011），水煎服。

其后又来诊多次，至12月9日复诊，瘙痒已基本消失，只夜寐欠宁。与养血益阴宁心调理。疏方：

生地15克，麦冬15克，防风10克，天麻（打碎）10克，炒酸枣仁15克，西洋参（打碎同煎）10克，山萸肉10克，五味子10克，茯苓15克，白鲜皮12克，生龙牡（各）30克。9剂（1101101011011），水煎服。

按 高年患者，其阴血本虚，虽无显征，亦当虑及。本案首诊未曾使用养阴之药，一味疏风强卫，瘙痒未平，反见夜间痒甚而口苦咽干。复诊加养阴之品，并调整风药，遂见显效。因病人既有全身瘙痒，又有阴痒，故借重蝉蜕、荆芥、浮萍、天麻、白鲜皮、乌梢蛇以祛风止痒，并用苦参、黄柏以祛湿解毒，复用生地、麦冬、山萸肉、五味子颐养阴血。治疗三月，终至病得痊愈。

■ **皮肤瘙痒症头疖**：祖某，男，58岁，2012年11月26日初诊。身肤瘙痒反复发作逾十年，今年发作尤重，胸、背、两腿皆见抓痕。体型丰硕，素患高血压病，已用西药，可以控制，血糖正常。舌黯红，苔白腻，脉弦。先从疏风强卫论治。疏方：

乌梢蛇15克，蝉蜕12克，荆芥12克，防风12克，苦参15克，薄荷（后下）12克，炙麻黄12克，白芷12克，白鲜皮15克，地肤子15克，浮萍10克，当归10克。5剂（1101101），水煎服。

12月3日二诊。身痒大减，胸背处者几平，唯双腿股阴处仍瘙痒不解，且有小便余沥不尽之感。然其头部生疮疖三枚，如麦粒大，痛而兼痒，顶有化脓，据述其头疖时发时消亦有多年，并曾查见慢性前列腺炎，舌脉如前。法当兼顾清热解毒。疏方：

乌梢蛇15克，夏枯草20克，荆芥12克，白鲜皮15克，地肤子15克，萹蓄15克，瞿麦12克，木香10克，浮萍12克，白芥子15克，蚤休15克，土茯苓30克。5剂（1101101），水煎服。

2013年2月25日三诊。上诊用药诸症均见减轻，头疖已平，身痒几近不作，仅见抓痕未消尽耳。又自取药两次，近日体况尚好，只是尿之余沥仍有，

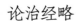

会阴处时有坠胀。仍以上法出入。疏方：

乌梢蛇 10 克，浮萍 10 克，夏枯草 20 克，白芷 15 克，茯苓 30 克，萹蓄 15 克，瞿麦 12 克，木香 10 克，皂角刺 15 克，三棱 10 克，莪术 10 克。9 剂（11010110101101），水煎服。

按 皮肤瘙痒症无皮疹，常理而言，病机为风邪为患，不涉瘀毒。故本案首诊只以疏风强卫为治。然病人素罹头疖，二诊时见有复发，知其人瘀毒在于三阳，非入解毒药不办，故二诊加夏枯草、蚤休、土茯苓以清热解毒。又因小溲有余沥，复加萹蓄、瞿麦、木香，兼利下焦湿热也。后三药乃我治下焦湿热之预制药仁，当专一治尿路疾患时，每以此药仁为君药结构，再加其他药为臣佐结构；当遇复杂病证，兼有下焦湿热之证，须同时治疗时，此药仁便为佐药结构而用。本案二诊、三诊处方即属以之为佐药结构者。又，本案病人体质丰硕，湿热固多，然无气阴不足之证，故惟事祛邪，勿需虑及益阴养血。

5. 面斑（黄褐斑）

黄褐斑为面部色素沉着所生斑块，因色黄褐，故名。中医或称面斑、面皯。本病十成之九为女性，男性患者仅一成而已。其斑多生于面颊，对称如蝶形，亦可累及眶周、前额、鼻唇等处。其发病常与妊娠、长期口服避孕药、月经紊乱有关，患者血中雌激素水平往往偏高。色斑深浅与季节、日晒、内分泌因素有关。精神紧张、熬夜、劳累，常可加重皮损。

古代医家治面斑，多用外洗药。如以菟丝子苗，生研汁涂之，据称神效。亦有以白附子为末，卧时浆水洗面，以白蜜和涂纸上，贴之，据述久久自落。又有用复方玉容散者，其方甘松、山柰、香薷、白芷、白及、白蔹、藁本、白僵蚕、白附子、天花粉、零陵香、绿豆粉、肥皂，各等份研细末，每晨取少许洗面。

仆治本病不少，总觉疗效未著，然亦取得些许经验。其一，本病患者就诊时常以月经不调、闭经、不孕症、带下等为主诉，兼以求治本病，而独因本病为主求治者亦复有之，然鲜有不兼见经带之疾者。是以其病料非孤立，当属内疾之外征，治宜同时调治经带诸疾。

其二，以仆历验，本病治疗周期甚长，至少两阅月方可见效，故须明告病家，斯病非指日可愈者；矧病苦不甚，第惟有碍感观容貌而已，需权衡能否坚持用药，若能持则治，否则作罢。

其三，窃以为治本病只宜内服药，不宜外用药。盖其皮损边界明显，无过渡带，外用药难以掌握施治部位，极易导致面肤色泽不匀，反见花面。

其四，至于施治方药，仍以疏风强卫汤为主，酌加养血益肾之味。仆常用以下药组织方剂：当归、生黄芪、炙麻黄、防风、白芷、白附子、白芥子、桑白皮、白鲜皮、地肤子、蝉蜕、皂角刺、椿根皮、生姜皮等。另据所兼病症加减化裁。

■ **黄褐斑月经后愆**：张某，女，40岁，2011年3月26日初诊。面生黄褐斑6年，月经量少而后愆，西医责之内分泌失调，久治不愈，辗转来诊。见其面颊、鼻侧、额头处均有黄褐色斑块，以两颊处色较深。月经每后愆，今又逾半月未行。脉细小弦，舌淡红有齿印，苔白根腻。肝血不足，心营有馁，上不能润泽于面，风燥伏郁；下不能灌注冲脉，胞脉迟盈。养血通经，疏风强卫。疏方：

当归15克，川芎15克，肉桂15克，赤芍15克，益母草30克，刘寄奴15克，白芷15克，皂角刺15克，三棱12克，白芥子15克，桑白皮15克。5剂（1110110），水煎服。

4月2日二诊。面肤褐斑如昔，所喜月经于昨日来潮，量不多。脉细小滑，舌如前。上法小调，以疏风为主，养血佐之。疏方：

当归15克，白芍20克，白芷15克，白芥子15克，皂角刺15克，升麻10克，荆芥10克，蝉蜕15克，薄荷（后下）10克，益母草15克，砂仁10克。5剂（1101110），水煎服。

4月9日三诊。月经5日净，较昔时血量增加。近日不慎感寒，咳嗽，鼻塞喷嚏。脉细小弦，舌红，苔薄白腻。法当加宣肺之味。疏方：

当归15克，赤芍12克，川芎15克，白芷15克，白芥子15克，苏子12克，新贝母12克，黄芩12克，皂角刺15克，羌活15克，炙麻黄8克，桑白皮12克。5剂（1110110），水煎服。

4月23日四诊。服上诊方药后咳嗽、鼻塞、喷嚏均平。自行购二诊药10剂服用。近日对镜察见面斑褐色较前变浅，故而信心陡增，却苦两日来夜难成寐，再欲求治。面斑治之有应，着实欣见；眠寐之艰，当属心神偶亢，不难平复。脉舌如前。疏方：

当归15克，炒酸枣仁18克，合欢皮15克，丹参15克，栀子10克，白芷15克，白芥子15克，苏子15克，新贝母12克，黄芩12克，桑白皮15克。5剂（1110110），水煎服。

5月14日五诊。上药服竟，寐已安和。以值节假日，辍药数日。今月经又逾旬日未至。脉细而弦，舌淡红，苔白微腻。加通达冲脉之味，疏方：

当归15克，川芎15克，赤芍15克，白芷15克，皂角刺15克，白鲜皮12克，白芥子15克，莪术10克，土鳖虫12克，刘寄奴15克，益母草30克。5剂（1110110），水煎服。

5月21日六诊。月经16日潮，5日净，体况尚佳。专一疏风强卫养血。疏方：

当归15克，赤芍12克，川芎12克，白芷15克，白芥子15克，苏子12克，新贝母12克，黄芩12克，皂角刺15克，羌活15克，桑白皮15克。9剂（1110110110110），水煎服。

6月至2012年3月多次复诊，方药大致以其前者加减。月经量已正常，亦能应期而行，面斑已散开、缩小，色已浅，几乎难以察见。仍欲服药，为疏下方：

当归15克，白芍18克，白芷15克，益母草18克，白芥子15克，白鲜皮12克，泽兰12克，荆芥10克，薄荷（后下）10克，葛根15克，砂仁10克。12剂（110101010110101101），水煎服。

按 面斑之治甚难，难在病人欲速不达，信心不足而辍治；难在医家心无定式，经验不足而罢治。倘医家胸有成法，病人坚持治疗，信其获效者必不少见。奈何医患两家难得契合，弗能持之以恒，故而斯病遂成难治之疾。本案病人因治一月而见效应，乃欲再治，锲而不舍，仆则尤喜方法有应，信心倍增，鼓勇而前，调治一年，终至面斑几近全愈，月经亦已正常。至于治法方药，一以颐养肝血，一以疏风强卫，实亦无玄机可言。然把握治法之志意，守持方药之定力，信可自勉，或可供同道参考。

■ **男子黄褐斑高血压**：王某，男，44岁，2015年4月11日初诊。面生褐斑3年，近来愈加明显，未曾治疗，以影响感观，特求中医调治。见其斑块生于额及两太阳穴、两颊处，色黄褐而深，边界清楚，显异于周围皮肤。舌黯红，边有齿印，苔白腻而满，脉细弦。伏风夹湿浊结于面肤，非开结化湿、疏风强卫不办。疏方：

乌梢蛇15克，白芷15克，防风12克，荆芥10克，蝉蜕15克，白芥子15克，皂角刺15克，炙麻黄10克，白鲜皮15克，桑白皮15克，地骨皮10克。9剂（1101110110110），水煎服。

4月25日二诊。药进9剂，觉口咽干燥，面斑固无变化，舌脉如前。治风药多偏温燥，有伤津液，所当佐以滋润之味。疏方：

乌梢蛇 15 克，白芷 15 克，防风 12 克，白芥子 15 克，皂角刺 15 克，炙麻黄 10 克，白鲜皮 15 克，桑白皮 15 克，地骨皮 10 克，沙参 18 克，麦冬 18 克，五味子 10 克。9 剂（110101101011010），水煎服。

6 月 27 日三诊。上药服后，口咽干燥已除，又自行取原方服用，体况尚好，欲求调整方药，舌脉无变化。仍与上方加减：

乌梢蛇 15 克，白芷 15 克，防风 12 克，白芥子 15 克，皂角刺 15 克，炙麻黄 10 克，地肤子 15 克，羌活 12 克，桑白皮 15 克，桑叶 10 克，沙参 18 克，麦冬 18 克，五味子 10 克。15 剂（110101101011010110101101），水煎服。

7 月 25 日四诊。面斑颜色已有变浅，尤以额头处斑块变浅明显。但近来觉右胁及胃脘隐痛，曾查有慢性胃炎、胆囊炎，或因服药引发。舌黯红，苔白腻，脉弦。急与调中理气疏肝。疏方：

西洋参（打碎同煎）12 克，党参 15 克，茯苓 18 克，炒白术 30 克，高良姜 10 克，香附 15 克，柴胡 10 克，延胡索 12 克，白芍 30 克，炙甘草 12 克。8 剂（10110101101010），水煎服。

8 月 8 日五诊。服药一剂，脘、胁之痛已减；又服两剂，痛尽平。服竟而体爽健。脉细弦，舌黯红，苔白腻。遂与疏风强卫法而稍变之。疏方：

乌梢蛇 15 克，白芷 15 克，白芥子 15 克，皂角刺 15 克，炙麻黄 10 克，白鲜皮 15 克，麦冬 18 克，五味子 10 克，西洋参（打碎同煎）12 克，炒白术 30 克，白芍 30 克，香附 15 克。12 剂（11010110101101011010），水煎服。

2016 年 5 月 28 日复诊。去年调理一段后，见面斑有减，决意继续治疗，复因工作繁忙，不便前来就诊，遂选择前数诊方药交互间断服用。迄今面斑强半已消退，今余两颊各有杏核大一片，其色已浅，额头处者分散为大小不等多片，俱亦浅淡。然苦近月因事烦操劳而头时胀痛，多次测血压偏高，波动于 150～160/90～95mmHg 之间，不欲服西药，求与并治。脉弦小滑，舌黯红，苔白腻而满，中根厚。转从潜阳疏风法。疏方：

珍珠母 30 克，生龙牡（各）30 克，天麻（打碎）12 克，合欢皮 15 克，夜交藤 18 克，炒酸枣仁（打）20 克，茯苓 30 克，白芍 30 克，夏枯草 20 克，白芷 15 克，皂角刺 12 克，白芥子 15 克。10 剂（110101101101101），水煎服。

2016 年 7 月至 2017 年 1 月多次复诊。头涨痛未再出现，血压有降，在 120～130/75～90mmHg 之间波动，面斑渐次变浅淡，却未能尽消。每诊大致以潜阳祛浊与疏风强卫两法相合组方，偶加和中柔肝之品。

2017 年 3 月 16 日复诊。面斑治近两年，今已几消。血压波动于临界值之下，体况良佳，唯睡眠易早醒。脉弦小滑，舌黯红欠匀，苔白中根腻。再与潜阳柔肝宁心，佐以疏风调卫。疏方：

珍珠母30克，生龙牡（各）30克，天麻（打碎）12克，合欢皮15克，夜交藤18克，炒酸枣仁（打）20克，茯苓30克，白芍30克，夏枯草20克，白芷15克，皂角刺12克，白芥子15克。10剂（1101101101110110），水煎服。

按 男性罹面斑者固少，且其患者多不欲就诊，故临证少见。本案中年男子，斑块显著，决意治疗，乃有治验机会，得以举例如此。首诊见其求治心切，故专一疏风强卫，以图早日消斑祛浊，孰料欲速不达，反致伤津耗液而见口干咽燥，是知无论祛邪补正，总宜辨识体况，即无显证可察，亦必虑及用药利弊所及，好于方药中预先防范之。案中又见脘痛、胁痛之作，亦乃未问旧病，不曾兼顾而然，假令发于机先，早佐和中疏肝之治，使其不发，或可缩短疗程，病人少受饮药之苦焉。所幸调治两年，面斑几消，而他症亦已无碍，终不枉病人之恒心与仆之用心也。若论面斑方药之运用，则可分作三层：第一层，白芷、白芥子、皂角刺，用以破壳攻坚，解除郁结，必用也；第二层，乌梢蛇、麻黄、荆芥、防风、白鲜皮、蝉蜕、桑白皮、地骨皮，用以解毒宣表，强健卫分，常用也；第三层，当归、白芍、麦冬、沙参、白术、茯苓、香附、青皮、桔梗、薄荷，等等，养血、益阴、化湿、理气、散结，因证而施，偶用也。然于此病，持久治疗乃为根本，用药其次耳。

6. 鹅掌风（手癣）

鹅掌风，相当于现代医学之手癣。以其手掌生癣，粗厚皲裂，形如鹅掌，故名。其病情形，古代医籍多有论及。《医宗金鉴·外科心法要诀》："初起紫白斑点，叠起白皮，坚硬且厚，干枯燥裂，延及遍手。"《外科秘录》："鹅掌风生于手掌之上""白屑堆起，皮破血出，或疼或痒者有之。"其病总由感受风毒湿浊，凝聚手掌皮肤，阻碍气血，风燥遂生，纠结缠绵，致令手掌水疱脱屑，粗糙变厚，干燥破裂，自觉痒痛。治疗多用外洗搽敷。《外科正宗》用二矾汤（白矾、皂矾、孩儿茶、柏叶）煎汤熏蒸蘸洗。近代亦多用外治药。

仆治本病则取内外合治，尚觉有效。内服方药取法疏风宁心安神，用疏风强卫汤加减；外用药则取解毒散结祛浊，用大风子醋泡洗方，即用大风子、苦参、蛇蜕、白鲜皮、川芎、马齿苋、王不留行、川椒、黄柏、枯矾等药，加米醋煎煮后先熏后洗。

■ **鹅掌风**：李某，女，58岁，2016年7月14日初诊。患鹅掌风两年，先发于右手，后累及左手，瘙痒无度，手掌皮肤粗糙皲裂，时有燥裂出水，则疼痛难耐。西医诊断手癣，曾用药膏外擦，或可暂时止痒，而皮损不除，且渐加重。近来痒势甚剧，入夜尤然，特求治中医。询知平素便秘殊重，一周才得一行。先予祛风通腑。疏方：

乌梢蛇 15 克，地肤子 20 克，白芥子 15 克，白鲜皮 15 克，苦参 15 克，浮萍 15 克，荆芥 12 克，防风 12 克，蝉蜕 12 克，天麻（打碎）12 克，炒酸枣仁（打）20 克，大风子（另包打碎均分同煎）1 克，制大黄（另包后下）15 克。5 剂（1101101），水煎服。

7 月 21 日二诊。上药服竟，大便已畅，周内行便 5 次，双手皮损之痒较昔有减。效不更法，上方去防风，加合欢皮 15 克。5 剂（1101101），水煎服。

7 月 28 日三诊。脉细弦尺沉，舌暗红。大便周内 4 次，尚觉通畅；然手痒仍较甚。内外并治，内以通腑润肠为主，佐以祛风；外则疏风解毒破坚。内服汤剂方：

制大黄（后下）15 克，厚朴 30 克，枳壳 15 克，蝉蜕 10 克，白鲜皮 15 克，地肤子 20 克，苦参 15 克，合欢皮 15 克，黑芝麻（打）30 克，何首乌 15 克，砂仁 10 克。5 剂（1110110），水煎服。

外用方大风子泡洗方加减：

大风子（打碎）10 克，白鲜皮 18 克，苦参 20 克，川椒 12 克，马齿苋 20 克，黄柏 12 克，白芥子 12 克，枯矾 10 克。2 剂。以水 4 份，米醋 1 份，煎煮 30 分钟，趁热先熏，而后泡洗，约 30 至 50 分钟，洗完后，将手自然晾干。不要去药渣，翌日再煎煮 15 分钟，重新熏洗。1 剂药可用 3 天。

8 月 4 日四诊。便秘已开，仍干，手部皮损瘙痒有减，脉舌如上。方药小调，内服汤方去何首乌、黑芝麻、砂仁，加大制大黄至 20 克，加乌梢蛇 10 克、蚤休 15 克，炒酸枣仁（打）20 克。5 剂（1110110），水煎服。

外用方加重其药：

大风子（打碎）10 克，白鲜皮 18 克，苦参 20 克，土茯苓 20 克，蚤休 15 克，马齿苋 15 克，黄柏 12 克，地肤子 15 克，乌梢蛇 10 克，枯矾 10 克。用法如上诊。

8 月 11 日五诊。大便畅达，日可一行，软便不干，所喜双手皮损变软，老皮有所脱落，仍有瘙痒。内外夹攻，业已有克，再稍调其方药。外用方仍在使用中。内服方：

制大黄（后下）10 克，厚朴 30 克，枳壳 15 克，木香 10 克，黄芩 12 克，苦参 15 克，炒白术 30 克，茯苓 30 克，白鲜皮 15 克，地肤子 20 克，乌梢蛇 10 克，浮萍 12 克。9 剂（1110110110110），水煎服。

9 月 1 日六诊。上药服竟，辍药数日，大便仍可日一行，且皮损仍有脱落，新皮渐见生成，瘙痒不甚。暂不用内服药，只与外洗方：

大风子（打碎）10 克，白鲜皮 20 克，川芎 15 克，马齿苋 30 克，川椒 10 克，苦参 20 克，黄柏 12 克，当归 15 克，枯矾 10 克。6 剂。用法如上诊。嘱其用完可再自取原方继用。倘若大便秘结，亦可自取前诊方药服用。有特殊不适时再诊。

按 古代医家治鹅掌风多用外洗，药物大抵以祛风破结解毒为法。仆所历验，应当配合内服药，收效当更显著。本案即内外结合调理，外用方取大风子泡洗方加减，内服药则仍用疏风强卫之法。因本例兼有便秘，故前数诊以清泄阳明、通达胃肠为主攻。至其便已畅达，辍药亦如常，则停用内服药，只取外治，终致两症俱平。另，大风子一药，内服剂量不可超过 1 克，之所以开方时注明"另包打碎均分同煎"，乃令病人自行打碎再平均分至各剂药内，盖恐药房分药不匀，或称量不准。因仆曾遇一病人，开 1 克大风子，药房竟给 10 克，多亏病人来问，方与更正。后每用此药，必嘱病人取药后再来以提示用法，大概 1 枚大风子重约 1 克，以此为准，可估计药房取药准否。

■**鹅掌风**：雒某，男，46 岁，2004 年 6 月 8 日初诊。双手鹅掌风逾 3 年，以右手为重，手掌皮损粗糙燥裂，有时干裂出血，瘙痒殊甚。曾在北京、上海、南京等地请西医治疗，花费逾两万，苦无显效，特来求治。见其手掌并手指掌侧皮肤干燥皱揭，多有裂缝。脉弦，舌黯红，舌苔白腻。风淫燥结瘀毒，非疏风辟结不办。不欲内服中药，唯愿外用药治之。疏方：外用大风子泡洗方加减：

大风子（打碎）12 克，白鲜皮 20 克，苦参 20 克，川椒 12 克，马齿苋 30 克，黄柏 12 克，白芥子 12 克，蛇床子 15 克，枯矾 10 克。3 剂。以水 3 份，米醋 1 份，煎煮 30 分钟，趁热先熏，而后泡洗，约 30 至 50 分钟，洗完后，将手自然晾干。不去药渣，翌日再煎煮 15 分钟，重新熏洗。1 剂药可用 2 天。嘱忌食鱼虾螃蟹，少食辛辣食品。

8 月 17 日二诊。用药后瘙痒顿消，因工作忙未来复诊，又照方自购药熏洗，先后数次，已用药 10 余剂，近来已见旧有皮损渐次脱落，新皮遂生，瘙痒未发。见久病几愈，特来告知，并求根除。脉舌如前。上方稍事加减：

大风子（打碎）12 克，白鲜皮 20 克，地肤子 20 克，苦参 20 克，川椒 12

克，马齿苋 30 克，黄柏 12 克，白芥子 12 克，萆薢 15 克，白芷 12 克，皂角刺 12 克，枯矾 10 克。6 剂。用法如前。

按 本案全用外洗方药，而能治愈，且见效较速，知此大风子泡洗方治斯疾确有显效。仆所经验，一般病人，双侧手均见累及，或手足俱病者，必以内服外洗两法结合运用，其止瘙痒、去皮损效果快捷。而兼有脏腑内证者，尤当不可不用内服药。若皮损只在一侧手或足，或仅见于一二手指者，则只用外洗药。本例病人不欲内服中药，不得不只从外治，好在见效迅速，特举述之。

7. 皮肤角化症

皮肤角化症乃表皮角化过度之症，中医称谓鱼鳞癣、蛇皮癣、蛇体、蛇身者，大抵与本病相当。其临证可见局部皮肤干燥、粗糙，上有鳞屑，紧附皮肤，边缘翘起，状如蛇皮，触之棘手，或兼见瘙痒、疼痛，冬季加重，缠绵难愈。其病殆由血虚生风，风盛致燥，肌肤失于濡养而成，故治疗多从养血祛风润燥入手，内服外擦齐用。仆治本病固少，几无独以此病就诊者，往往因调治其他疾病，反见该病渐次消退，故而积得些许历验，此作记述，好自勉励耳。计所治验，只做内调，未曾使用外治；而所用药，则仍以疏风强卫为主，酌加以皮治皮之味。大致以麻黄、白芷、白芥子、白鲜皮、地肤子、浮萍、生黄芪、当归、地骨皮、桑白皮、白鲜皮、生姜皮、五加皮、海桐皮、大腹皮等药为方，偶用润燥养阴之品，如沙参、天冬、麦冬、干地黄、山萸肉、桑椹等。

■ 皮肤角化症黄褐斑慢性胃炎：李某，女，42 岁，2015 年 3 月 12 日初诊。患有精神分裂症，已由西医治疗，尚可控制。今苦胃脘疼痛，胀满食少，入睡困难，夜寐不安。西医诊断为慢性胃炎。脉细弦寸滑，舌黯红，苔薄白根腻。寐不实则食不馨，胃不和则卧不安，必两调之。疏方：

法半夏 12 克，黄连 6 克，黄芩 12 克，生白术 30 克，枳壳 15 克，厚朴 30 克，香附 12 克，高良姜 12 克，茯苓 30 克，炒酸枣仁（打）20 克，天麻（打碎）10 克，合欢皮 15 克。5 剂（1101101），水煎服。

4 月 16 日二诊。服上诊药显效，其胃痛已平，纳食小增，且短时即可入睡。又自购药 5 剂服竟，甚觉体况良佳。今欲求治其面斑与皮肤角化症。盖其罹患皮肤角化症多年，今尚见其双前臂皮肤干燥皲裂，尤以左臂为甚，从不出汗，双胫皮肤亦然；而面生黄褐斑亦 5 年之久，额头、两颊处成片皮肤褐色斑块；月经亦后愆多年，常逾两月方行。上诊以其急于求治胃脘痛与寐艰，仆亦未及察看其面肤变化，今见之，确属明显。脉舌如前。窃思：面斑、肤癣，非计日可愈者，而胃家之疾当先治平，然后再作他治不迟。仍用原法，小其制。疏方：

法半夏10克，黄连6克，黄芩10克，生白术30克，枳壳10克，厚朴15克，茯苓20克，炒酸枣仁（打）20克，天麻（打碎）10克，合欢皮15克，炒三仙（各）12克。5剂（1101101），水煎服。

2016年3月3日复诊。去岁治胃又数诊已平，眠寐亦安，因故未及时复诊，今欲着力治其面斑与皮癣。近来尚见大便秘结，五日方一行厕。脉细弦，舌黯红，苔白腻。通畅腑气，疏风开结。疏方：

制大黄（后下）15克，厚朴30克，枳壳15克，牡丹皮12克，白芷15克，皂角刺10克，白芥子12克，黑芝麻30克，蒲公英15克，桑白皮15克。5剂（1110110），水煎服。

4月7日复诊。前药服后大便已畅，日可一行，又自取药服用，体况尚好。仍欲治其面斑、肤癣，脉舌如前。为疏风强卫方加减：

桑叶12克，桑白皮12克，地肤子20克，白芷15克，白鲜皮15克，麦冬15克，白芥子15克，大腹皮15克，海桐皮12克，威灵仙30克，合欢皮18克，秦艽15克。9剂（11010110101011），水煎服。

4月28日复诊。面斑无明显变化，喜其前臂皮肤干燥、紧束之感有减。于是不更前方，只令其自备生姜皮20克加入同煎。12剂（11010110010110101101），水煎服。

上诊迄至2017年11月20日多次复诊，其间用药，曾加麻黄、乌梢蛇、防风、浮萍、生黄芪、当归、川芎等品。前臂皮损明显见消退，且多年不见出汗处今已能出汗，而面斑之褐色已有所变浅。或见纳食不香，当加和中药。疏方：

生黄芪30克，炒白术20克，茯苓20克，白芷15克，桑白皮15克，莪术12克，皂角刺10克，炙麻黄10克，地龙10克，生姜皮（自备）15克。15剂（11010110101101010110101101），水煎服。

迄至2018年6月多次复诊。面斑之色已浅，前臂皮损几平，已近乎正常皮肤，病人亦欲继续用药，仍以上方加威灵仙30克。15剂[AO AO AO//A（1101101）]（A表示服药1周及其服药5剂分配，O表示停药1周）。

按 本案病人先从治胃显效而笃信中医，故能坚持不懈服药，多次诣诊，断续用药，终至皮肤角化症几近治愈，而面斑亦已减轻，可供记取者，医患配合默契之功大矣，岂止用药之力哉！可见，本病非不能治愈，殆医家无历验之良药，病家无持恒之决心耳。然欲取信于病家，必先治其易治易愈之疾，俾其切身体认中药之效能，方可信而任之，以配合治疗。顾所用药，则疏风强卫法之功也：疏风用乌梢蛇、威灵仙、荆芥、防风、麻黄、白鲜皮、地肤子、浮萍等；益气养血用生黄芪、当归、川芎等；白芷、白芥子、皂刺、地龙，所以破结滞也；地骨皮、桑白皮、白鲜皮、生姜皮、五加皮、海桐皮、大腹皮，所以以皮走皮以强卫祛风也。变换加减，断续用之者，不欲伤胃，勿使耐药，虽久犹新软。

四　搜风定痛

搜风定痛，乃搜除伏风，以止疼痛之法。伏风者，感受风邪，当时未得祛除，潜伏人体某处，待机而发为风病者也。前述疏风强卫之风，亦为伏风，第乃潜藏皮肤肌表之风耳；本处所言伏风，则属潜藏经络关节者。若外感风寒治不得法，俾风邪遗留于头，潜藏三阳经络之中，气血瘀滞，则发为头痛；其痛或偏或正，遇风而作，逢怒而加。若女子经水适至而受风寒，未作治疗，邪入血室，沿厥阴经脉上逆于头，藏而不出，再遇行经之际，冲脉血动，风波遽起，触逆清空，发为头痛；其痛行经则发，经净则止，反复不愈。若风袭人体，与寒湿合邪，滞留关节经筋，阻碍气血，发为关节痛；其痛遇风雨阴晦而作，经久难平。又有女子行经之时感受风寒，邪入厥阴之脉，伏藏胞宫之内，阻滞经血下行，发为痛经；其痛在于小腹，必行经第一二日发，经净多平。论其治也，当用搜风定痛之法。

（一）治法梗概

1. 基本治法

搜风定痛之法，必以祛除风邪而通络止痛为定式。其余左右裁化之制，又当从伏风之所藏部位、经络所属，及夫兼夹他邪、发作时机而设。祛风治法，类型尚多，有祛风解表，有祛风镇惊，有祛风潜阳，有祛风止痒，而搜风定痛，亦其一也。若定痛治法，亦非单一，有行气定痛，有活血定痛，有散寒定痛，而搜风定痛，又其一也。然祛风各法与定痛各法，虽各有专药，而诸药又均有联系，不可截然划分。如羌活、白芷、防风等品，诸祛风法之共用者也；延胡索、香附、川芎等品，诸止痛法所俱施者也。举凡以风邪潜伏所致头痛、身痛、关节疼痛、经行腹痛等，皆为疏风定痛法之治疗范围。

2. 预制方药

（1）搜风定痛汤通治头身关节诸痛

无论头痛、身痛、经行腹痛，或关节疼痛，凡时作时止、反复不去者，多为伏风潜藏而阻滞气血，斯乃共有病机，故拟一方统治，曰搜风定痛汤。

搜风定痛汤：羌活，白芷，防风，独活，川芎，白芍，威灵仙，延胡索，香附。

主治：偏正头痛、背痛、关节痛、经行腹痛之反复发作者；凡神经性头痛、关节炎、经前紧张症头痛等均可由本方调治。

本方组成，凡两类药而四其目：祛风一类，其羌活、防风、白芷疏散风邪为一目，独活、威灵仙搜除风邪为另目；和血一类，其川芎、香附、延胡索行气活血止痛为一目，白芍柔肝缓急止痛为另目。治头痛，川芎为君药；背痛，羌活为君药；腹痛，白芍为君药；治关节痛，羌活、独活共为君药。凡委为君药，必加大其用量。

方歌：搜风定痛羌防独，芎芷芍威胡香附。
　　　　　头身诸痛及痛经，委君佐臣病恙除。

（2）随证加减法

凡头身痛、关节痛诸疾，俱可用搜风定痛汤原方调治。因疼痛部位与兼夹邪气不同，尚需据以适当加减，兹预设数条如次。

偏正头痛：头痛有偏有正，当以偏侧者为多。若头痛在于额头或满头，即用搜风定痛汤加蔓荆子、藁本、细辛；取羌活、白芷为君药，加大其剂量。

若为偏侧头痛时，则用搜风定痛汤加柴胡、薄荷；以柴胡、川芎为君药，加大其剂量。

经行头痛：女子行经而头痛者，多为伏风在头，至经期，气血变动，伏风遽起，清空为扰。治之当于搜风定痛汤加当归、柴胡、泽兰。

经行腹痛：女子行经而腹痛者，或称痛经，常为经期感受风寒，风邪伏藏胞宫而致，至行经时，冲脉血动，伏风随之，率寒邪逆滞胞宫，气滞血阻，乃发腹痛。治当搜风定痛，兼以活血理气，可与搜风定痛汤中加当归、木香、肉桂、艾叶、乌药。

腰背疼痛：腰背疼痛，伏风在于足太阳与督脉也。治当加葛根、杜仲、狗脊。

关节疼痛：四肢关节疼痛，伏风在于骨节，与寒湿邪气合而为痹者也。治当活络通痹，可加秦艽、海风藤、络石藤、伸筋草。

寒气凝滞：倘伏风兼寒，寒气凝滞，其痛多剧。此时可加黑附片、肉桂，亦可加吴茱萸、生姜。

瘀血阻滞：倘夜间刺痛而舌黯有瘀，为伏风而兼瘀血也。治当加生蒲黄、五灵脂，或加制乳香、制没药、全蝎。

痰厥头痛：伏风夹痰，阻逆清空，而见眼黑头眩，头痛如裂，身重烦闷，四肢厥冷，谓之痰厥头痛。治当加法半夏、天麻、白术、茯苓。

兼阴血虚：有兼阴虚血虚证候者，宜加相应滋阴补血二三味，不可过多，恐喧宾夺主也。如加当归、熟地、女贞子。

痛势较重：无论头身之痛，凡其情势重者，可加虫类祛风止痛药物。如加全蝎、蜈蚣、僵蚕、九香虫等品，可细末和药汤冲服，亦可入汤剂中。

（二）临证运用

1. 偏头痛

偏头痛罹患者甚多，西医论之甚详：表现为双侧颞部及眶周疼痛，反复发作，或伴呕吐。头痛持续数小时或数日不等，部分病人可有视觉、感觉异常、肢体麻木等先兆症状。发作频率可每周、每月或数月一发，发作次数不等。发作间歇期多无症状。发作频繁者严重影响患者工作生活，常需频繁应用止痛药治疗。

中医素有偏头痛之论。《普济方》："夫偏头痛之状，由风邪客于阳经，其经偏虚者，邪气凑于一边，痛连额角，故谓之偏头痛也。夫偏头痛者，由人气血俱虚，客风入于诸阳之经，偏伤于脑中故也。"其实，虽然诸阳之经均可罹病，要以少阳经为最，盖头之两侧唯少阳经分布，是以偏头痛乃风伏少阳，或兼及太阳阳明之经也。

《圣济总录》载多首治偏头痛方，每方才一二味药，药物如细辛、雄黄、地龙、乳香、麝香、荜茇、丁香等，多以散剂吹鼻或吞服。而《仁斋直指方

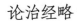

论》菊花茶调散（菊花、川芎、荆芥穗、羌活、甘草、白芷、细辛、防风、蝉蜕、僵蚕、薄荷），治诸风偏正头痛，更为后世沿用。《圣惠方》川芎散 [羌活 细辛 川芎 香附子 槐花 甘草（炙）石膏 荆芥穗 薄荷 菊花 茵陈 防风]，均治偏头痛。仆治偏头痛方药即取法于此。

以仆历验，本病反复作止，盖属伏风所为，其动则发作，其伏则休止也。故其治也，要在搜除伏风，至于夹寒夹瘀、兼痰兼虚，自当因证而设治，第莫颠倒宾主可也。

倘能预知发作时间，则可分别休作之期而两治之。缓解期以调气血为主，佐以祛风散寒化痰，取当归、白芍、川芎、香附、天麻、合欢皮、五味子、羌活、白芷、防风、菊花等药组方。至其将发或发作期，改用搜风定痛汤加减，取柴胡、羌活、白芷、防风、独活、川芎、白芍、威灵仙、延胡索、香附、天麻、蔓荆子等药组方。

若经治疗一段时间，头痛不再发作，仍不宜即行停药，可用原方小其制而减其量，间断服用两至三个发作周期（如一周一发者，可再服药二至三周），以图根治也。

■ **偏头痛**：黄某，男，31 岁，2015 年 11 月 2 日初诊。左侧偏头痛十余年，反复不愈。近半年加重，每月内几乎隔一周即发作一周，发作必在午后，先有胃脘不适，遂至左侧头痛，持续一小时许，嗳气后方得缓解，因畏其痛，常服去痛片以止之，今欲求治中医。脉细弦，舌淡红，苔白腻。伏风在于少阳，痰气逆于阳明，且与搜风和中。疏方：

羌活 20 克，白芷 15 克，柴胡 12 克，法半夏 15 克，生白术 30 克，天麻（打碎）12 克，钩藤 20 克，夜交藤 15 克，合欢皮 15 克，白芍 30 克，厚朴 30 克，木香 10 克。3 剂（1010100），水煎服。

11 月 9 日二诊。上诊服药 1 剂，当日与翌日头痛未发，服药第 2 剂、第 3 剂，亦如是。仅于昨日即辍药第 2 日下午又见头痛，然势不甚，未再服用去痛片，持续半小时而自止。脉细弦，舌尖红，苔黄腻。药或偏温，恐生郁火，当加清品。疏方：

羌活 18 克，白芷 15 克，柴胡 12 克，法半夏 15 克，生白术 30 克，黄连 6 克，黄芩 12 克，天麻（打碎）12 克，钩藤 12 克，白芍 30 克，威灵仙 30 克，延胡索 12 克。4 剂（1101010），水煎服。

11 月 16 日三诊。周内安和，前晚因赴宴饮酒，昨日胃脘胀满，午后又见头痛，因来求治。脉小弦，舌苔白腻中根厚。余邪未尽，中气不耐酒伤，再与原法。疏方：

羌活 20 克，白芷 15 克，法半夏 15 克，生白术 30 克，黄连 6 克，黄芩 12 克，天麻（打碎）12 克，钩藤 20 克，白芍 30 克，威灵仙 30 克，厚朴 30 克，木香 10 克。7 剂（1011010101010），水煎服。

12 月 14 日四诊。上诊用药中头痛未发，又辍药半月，仍未发作，且其胃脘舒适。脉细弦，舌淡红，苔薄白微腻。伏风想必已除，胃气亦顺，痰浊不生，可再以原法善后。疏方：

羌活 18 克，白芷 12 克，法半夏 12 克，茯苓 20 克，黄芩 12 克，天麻（打碎）12 克，钩藤 18 克，白芍 30 克，威灵仙 30 克，延胡索 12 克，僵蚕 12 克。9 剂（11010110101011），水煎服。

按 凡伏风藏匿于内，多因外邪激越或气血变动而发。本例偏头痛，发作必在午后，且先见胃脘不适，当责脾胃运为有乖，痰浊逆犯，引动少阳经伏风而致。故首诊搜伏风于少阳，降痰气于阳明，药用羌活、白芷、柴胡以散解太少伏风，半夏、白术、厚朴、木香以和中除湿化痰；佐以天麻、钩藤、夜交藤、合欢皮、白芍者，所以和肝宁心、潜阳安神而疏导少阳，缓和其急也。果如所期，服药而头痛不发。然辍药二日又发，知方证虽切，而治程尚欠，必当假之时日也。是以二诊仍用原法续治，但见舌红苔黄，知有火郁之虞，故加芩连以清之；又虑搜风止痛力或不足，故加威灵仙、延胡索以助之。若非饮酒而发，料病人不再来诊，既能以酒而发，便知病未根除，故三诊仍用原法以继之。四诊时，知病亦几愈，仍与原法而小其制，俾不复发。

■ **偏头痛荨麻疹**：王某，女，45 岁，2017 年 4 月 20 日初诊。患右侧偏头痛 5 年，自认游泳受凉所致，以经前期为重，发必午后，数小时方缓，翌日再发，连发四五日，常服止痛西药，终不能愈。近两年又罹患荨麻疹，皮疹见于四肢，偶及腹部、外阴等处，服西药抗过敏药物不能平复。近数月来，胃脘胀满，恶心，目干鼻干。脉细而弦，舌黯红，苔白根腻。风伏三阳之经，上蔽清空，外滞营卫，内干阳明之腑。祛风和中为先。疏方：

羌活 20 克，川芎 12 克，白芷 15 克，荆芥 10 克，薄荷（后下）12 克，辛夷 10 克，苍耳子 10 克，细辛 3 克，车前子 15 克，法半夏 10 克，陈皮 10 克，延胡索 12 克。5 剂（1110110），水煎服。

2017 年 4 月 27 日二诊。偏头痛连日未发，荨麻疹皮疹只在上肢偶发，脘胀几平，未再恶心，脉舌如前。伏风见折，中气小和，乘胜进兵，未可停药也。疏方：

羌活 18 克，白芷 15 克，辛夷 10 克，薄荷（后下）12 克，细辛 3 克，天麻（打碎）10 克，合欢皮 15 克，僵蚕 12 克，法半夏 10 克，白芍 30 克，枳壳 12 克，砂仁 10 克。5 剂（1110110），水煎服。

5 月 4 日三诊。头痛未作，皮疹几已不发，恶心脘胀已平。但近几日大便溏泻，日三行。脉细弦，舌苔白腻中厚。伏风强半已搜除，不可辍药；脾家或因药伤，当兼健脾化湿。疏方：

羌活 20 克，白芷 15 克，辛夷 10 克，薄荷（后下）12 克，细辛 3 克，天麻（打碎）10 克，法半夏 10 克，白芍 30 克，茯苓 30 克，炮姜 12 克，炒白术 30 克，木香 10 克。5 剂（1110110），水煎服。

5 月 25 日四诊。上诊后诸症本平，大便亦常，近日天凉冒风外出，遂发皮疹而痒，胃亦不适。脉小弦，舌苔白腻。祛风散寒和中。疏方：

羌活 20 克，白芷 15 克，辛夷 10 克，薄荷（后下）12 克，苍耳子 10 克，黄芩 10 克，法半夏 10 克，茯苓 30 克，白芥子 12 克，砂仁 10 克。5 剂（1110110），水煎服。

2018 年 3 月 19 日五诊。半年来头痛、荨麻疹未再发作。今月经后恧，潮热盗汗，烦躁易怒，夜难入睡，特来求治。脉细而弦，舌黯红，舌尖生芒刺，苔白微腻。年近七七，经紊常事也，阴阳失宜，权与调和之。疏方：

珍珠母 30 克，生龙骨 30 克，生牡蛎 30 克，天麻（打碎）10 克，炒酸枣仁（打碎）20 克，茯苓 30 克，五味子 10 克，知母 12 克，白芍 30 克，当归 12 克。9 剂（11010110110110）

按 头痛缘自游泳者，伏风为祟者居多，仆所见者多为女子。盖女子有月经之事，犹兼头发冗长，倘经期甫过而游泳，出水之际，蒸发极快，卫阳未及抵御而风寒乘虚而入，复无及时发散，以致邪藏清空之内，发为头痛。本案病人即其例也。故施治以搜风定痛为法，一诊即应，再诊几平，药切于病证，起效也必速焉。

然其人兼患荨麻疹，其证亦显，岂能不治？好在荨麻疹亦伏风所致，第其邪在卫表耳。前文有法，用疏风强卫也。故首诊之方，实乃搜风定痛与疏风强卫两法相合而以前者为主，故能两病均应药而效。至于脘胀等症，亦由二陈兼治，不虑诸药更伤胃气也。二诊小调其药，两病几已不发，唯见便溏泻频，是以三诊加温阳健脾之味，遂令诸症平复。后以他症诣诊，知其头痛、皮疹，均无再发，则本案之治，效且捷矣。

又，前人有云："偏头痛，乃少阳也，非柴胡不能治。"本案先后四诊之方，均无柴胡，非敢悖逆古人，盖首诊仓促，未曾用之，既已显效，后诊即因循前方，未再加用柴胡。若果用之，或能收效尤著，未可知也。足见病证虽同，治法允有所异；治法虽同，用药亦可变更，法无定式，方非专药，无须凿凿切扣，拘泥一途也。

2. 经行头痛

每逢月经期而见头痛，经后则止，反复发作，称作经行头痛。其痛或在颠顶，或在侧头，或掣痛刺痛，或胀痛绵绵，甚或剧痛难耐。西医将该病归为经前紧张综合征之内。中医往古医家论治经行头痛，或于调经法中举述，或于头痛病内分解，未曾专列一门。

据今时医家经验，责其病机有三：曰肝郁气滞，曰血瘀阻络，曰血虚失养。实亦如斯，然仆又有说焉。盖肝郁、血虚、血瘀，各有其症，非止头痛一症也；而经行头痛病人，往往不见杂合他症，则知必有奇恒之情，此情非他，即伏风在头也。倘病人经期不慎风寒，受邪而不治，风伏于头，而素体复有肝血虚瘀之机，又非显证，常时未为所苦，一旦行经，气血变动，冲脉忽张，厥阴气急，循经上逆清空，引动伏风，头痛乃作。

是以议其治也，当以搜风定痛为主，辅以解郁养血活血等法。仆常用搜风定痛汤加减调治，多能收功。组方取羌活、白芷、防风、蔓荆子、藁本、细辛、威灵仙、天麻、延胡索、香附等药以搜风散寒定痛，酌选柴胡、白芍、当归、川芎、泽兰、益母草、没药、红花等药以柔肝解郁、养血祛瘀。临证据情势之异而变化制裁之。此法适宜于行经之先一周始用，经净后暂停用，而改从病人其余病证之治。

■ **经行头痛求嗣**：秦某，女，31岁，2013年3月12日初诊。婚三年，曾两番怀孕而殒，特求调治以求嗣。月经尚调，唯苦经行头痛有年，每于行经前二天至经行第三天间头痛发作，偏在右侧太阳穴处，其势剧烈，服止痛西药稍可缓解，虽作治疗，其效甚微。诊其脉细弦小紧，舌苔薄白根腻。伏风为祟，所当搜除之。又诉有外阴炎，时见湿痒。肝经湿热夹风也。今月经甫过（3月6日来潮，4天净），似可上下并治，既搜伏风，复清湿热，俟再经来前，专治头痛不迟。疏方：

羌活15克，白芷15克，延胡索12克，蔓荆子12克，川芎10克，荆芥10克，当归15克，白芍30克，夏枯草20克，白鲜皮15克，地肤子18克，龙胆草10克。7剂（11010110101），水煎服。嘱月经前一周左右来诊。

3月26日二诊。上诊服药3剂后，外阴之痒已除，潮湿之感亦减。7剂服竟，前阴处干爽不痒。今将行经，遵嘱特来求治。脉细弦，舌苔白微腻。径直搜风定痛，柔肝和血。疏方：

川芎18克，羌活15克，白芷15克，延胡索12克，蔓荆子12克，藁本10克，天麻（打碎）12克，当归15克，白芍30克，泽兰10克，香附10克，炙甘草10克。10剂（11011011011011），水煎服。

4月9日三诊。服药期间，月经于4月3日来潮，4天净，其前再无头痛，仅于行经第一天微觉头涨而已。脉小弦，舌淡红苔薄白微腻。和血柔肝，佐以搜风。疏方：

当归15克，白芍30克，泽兰10克，香附10克，川芎10克，杜仲15克，天麻（打碎）12克，菟丝子15克，羌活10克，白芷10克，蔓荆子12克，炙甘草10克。10剂（11011011011011），水煎服。

5月21日四诊。上诊后因事未能及时就诊，但曾自行购药10剂，故末次月经之前并未停药，而经前经期头痛无发，脉舌几如前。料其伏风已出，养血益元，四物汤稍佐玉屏风之制。疏方：

当归12克，白芍20克，泽兰10克，益母草15克，香附10克，川芎10克，杜仲15克，菟丝子15克，生黄芪24克，防风10克，生白术15克，白芷10克。9剂（11010110101101），水煎服。

其后来诊数次，经行头痛尽除，转以调和冲任，疏肝养血，以备嗣事。当年岁末怀孕，经保胎数月，后得生子。

按 经行头痛，病机大端仍伏风所致，第有发作定时之异耳。既如此，论其治也，舍搜风定痛，别少良策，而施治时机，则以经前经期用药为宜。本案病人虽有经行头痛，而实为求嗣而来，询其经事尚准，曾有两次怀孕，非不能孕者，而孕而自殒，元气不能固胎也。如是则须权衡标本，斟酌治策：无嗣事大，固当为论治之本；头痛甚苦，亟需为疗疾之标。倘欲颐养元气以治本，殊非朝夕之功；莫若搜风定痛以治标，或可指日而待。于是舍本而先标，但治头痛。初诊因不在经前经期，用药宜轻，即与搜风定痛汤小事裁化，以有外阴湿痒，故加夏枯、鲜皮、地肤、龙胆等品，以除湿清热止痒，首战而小捷，其外阴湿痒已平。再诊用药，适逢经期前后，头痛即已未发，再战再利，至四诊时，得知其再次行经，仍无头痛，已收全功矣。后则转从调经益元，以利嗣孕。

■ **经行头痛求嗣**：吴某，女，29岁，2015年10月8日初诊。结婚4年，曾怀孕两次，均于50天左右而稽留流产，末次在半年前。今月经偏少，欲调理以备嗣孕。脉细弦尺沉，舌黯红，苔白腻。嘱其以工具避孕，调治两月后再令备孕。先从养血调肝益肾法。疏方：

当归15克，白芍30克，续断12克，杜仲18克，白芷12克，柴胡6克，丹参10克，益母草20克，泽兰10克，川芎6克，五味子8克。5剂（1101011），水煎服。

10月15日二诊。病人来述，每逢行经，其前5天必发头痛，至经行前一日方止。问能否一并治之？曰：凡君身心之所苦，概当调治，何须动问！脉细小弦，舌黯红苔微腻。而今月经甫过（10月9日潮，5日净），仍嘱避孕，柔肝养血，佐以搜除伏风。疏方：

当归15克，白芍30克，川芎10克，柴胡10克，益母草30克，香附12克，羌活15克，白芷15克，荆芥10克，防风8克，蔓荆子12克，砂仁10克。9剂（11011010110101），水煎服。

10月26日三诊。服药后自觉体况轻爽，素日曾有双腿冰凉，近未再见，脉舌如前，将至经前，转以搜除伏风为主，养血调冲辅之。疏方：

羌活15克，白芷15克，辛夷10克，荆芥10克，天麻（打碎）10克，蔓荆子12克，柴胡10克，益母草20克，当归15克，白芍30克，香附10克。10剂（110101101011011），水煎服。

11月9日四诊。月经11月6日来潮，5天净。其前再无头痛，身况良佳。脉细弦，舌淡红，苔白微腻。伏风已除，转从血分治之，以备嗣事。

按 本案经前头痛，并无询得显因，大抵乃不慎风寒之过。经治三诊，其症已平，用药不外搜风定痛汤与四物汤之化裁，祛风而止痛，柔肝而养血，宜其有效。案中又有启示：病家求诊中医，认为看病须专科专病，看此病时不说彼病，看彼病时不说此病，此情大不利于中医。盖病虽各别，而同在一身，互为犄角而共为祟者也。辨证必统筹兼顾，论治必当诸病合参，或同治或分治，或主治或辅治，或先或后，或取或舍，相宜而行，则能收效于所期，或先后得愈，或同时俱平，甚至事半而功倍，有不治而愈者也。本案为求嗣而调经，兼有经行头痛，治以两法，一搜除伏风，一柔肝养血，经前经行期以治风为主，治血辅之；经后经间期以治血为主，治风辅之。三诊而头痛不发，后唯调经治血。

3. 关节痛

关节痛为痹证之常见症状，当从风寒湿痹论治。古今医家治关节痛经验多多，仆尝遵循效法之，既久亦有心悟体验。此病虽属风寒湿三邪合而为痹，然总以风邪为长。盖由人体气血先有虚损，或冒风受寒浸湿，湿阻寒凝风袭关节之内，当时未曾祛除，遂致邪气伏藏，形成痹证，关节疼痛发焉。议其治也，首当搜除伏风，然后祛湿散寒活络，量情而施。姑拟搜风定痛汤加减，选用羌活、苍术、白芷、防风、独活、川芎、白芍、威灵仙、延胡索、香附、秦艽、海风藤、络石藤、伸筋草等药组方，寒盛者加附子，湿重加薏苡仁，痛甚加蜈蚣、全蝎。

凡治关节痛之药，多半易伤脾胃，而致中气虚损，此时用药，必当顾护脾胃。以仆经验，首诊必问饮食如何，胃脘安否？倘云纳呆脘痛，则须先调中焦，俟脾胃安和，再治其痹；若云中气尚健，则可放胆于祛风通痹。治疗期间，更须时时询察脾胃状况，一旦有违和之症，便当及时用药兼顾之。方用半夏泻心汤、理中丸、香砂六君子汤、保和丸等临证施为。

■ **关节痛胸痹**：吴某，女，65岁，2016年3月31日初诊。素患糖尿病，已西药治疗，尚能控制。近半年内周身关节酸痛，见风加重，又见心前区闷痛，欲用中药调治。脉细弦，舌淡红，舌边齿印明显，苔薄白微腻。风伏关节，与寒湿合而成痹；宗阳郁滞，胸次气血不畅，则为胸痹。两症权衡，当先治其胸痹，可佐以搜风。取用仆所经验方排闷宗阳汤化裁。疏方：

旋覆花（包煎）15克，丹参15克，茜草12克，砂仁12克，苏子15克，羌活15克，姜黄15克，当归10克，西洋参（打碎同煎）12克，麦冬15克，五味子10克，秦艽15克。3剂（1010100），水煎服。

4月11日二诊。心区痛几平，关节痛亦见缓和，却觉头有晕眩。脉弦细尺沉，舌黯红边有齿印，苔薄白。宗阳得振，经络小达，而肾气或馁，清空不盈，或有虚风摇动，当并及之。疏方：

旋覆花（包煎）12克，丹参12克，茜草12克，砂仁10克，肉桂10克，天麻（打碎）10克，杜仲15克，续断12克，白芍20克，合欢皮12克，羌活10克，秦艽10克。5剂（1101101）水煎服。

9月13日三诊。来述前此两诊药后，关节痛、胸次闷痛并眩晕等俱平，近来旅游劳顿，又发关节疼痛，以腰及下肢为甚，饮食亦钝。脉细弦，舌黯红，有齿印，苔白腻。烦劳伤脾，筋节为累，骨空复为风寒所侵，引动旧邪。

搜风除湿散寒，佐以健脾益气。疏方：

羌活18克，白芷15克，独活15克，白芍30克，威灵仙30克，天麻（打碎）12克，香附12克，海风藤15克，络石藤15克，伸筋草15克，党参18克，苍术12克，茯苓30克，砂仁10克。5剂（1110110），水煎服。

9月27日四诊。上诊药后关节疼痛已轻，又自购药5剂服竟，今已不见疼痛。问是否仍需服药？既已不再疼痛，只宜小其制而调之。避免劳汗当风可也。嘱服成药天麻杜仲胶囊以继之。

按 本案先后见有三症，关节痛、胸闷痛在先，后见晕眩。起始两症，关节痛为风寒湿痹，胸闷痛乃胸阳痹阻，所以先治胸痹者，盖遵经旨也。《素问·标本病传论》曰："先病而后生中满者治其标，先中满而后烦心者治其本。"可见，倘中满与他病共见，无论孰先孰后，均当先治中满。《经》言中满，泛指胸中腹中之胀满也。本案之胸闷，即中满之属，故与关节痛较之，所当调治在先也。

■ **产后关节痛**：牛某，女，34岁，2017年3月23日初诊。产后3年，四肢关节疼痛，今三阅月加重，以右腿为甚，觉腿膝内如有冷风钻袭然。脉细软，舌淡红，边有齿痕，苔白腻。邪之所凑，其气必虚，盖产后气血有亏，风夹寒湿乘虚而入，藏于骨节之间，乃成其痹。搜风定痛所当必用，而血气之欠又不可不顾也。与搜风定痛汤加减。疏方：

羌活15克，独活12克，秦艽15克，白芍30克，威灵仙30克，海风藤15克，伸筋草15克，天麻（打碎）12克，杜仲20克，生黄芪50克，当归15克，熟地20克，木香10克。5剂（1101101），水煎服。

4月20日二诊。药进2剂，关节之痛遂减，5剂服竟，其右腿如风钻袭之感尽解，又复自取原方两次，每次5剂，如法服用，今关节已无疼痛。然于走路时膝关节有作响之声，早晨复见恶心脘胀。脉细，舌淡红，边有齿痕，苔白厚腻。恐乃祛风之药伤津，滋阴养血之味碍脾，所当顾护之，而搜风等品不可不用，减少之可也。疏方：

法半夏10克，陈皮10克，苍术10克，厚朴15克，茯苓30克，白芍30克，杜仲20克，羌活15克，独活12克，伸筋草15克，木香10克，砂仁10克。10剂（110101101101101），水煎服。

5月11日三诊。关节之痛未再出现，膝部走路之作响减轻，晨间已不见恶心。然近日口内于左腮处发一溃疡，时作疼痛。脉细小弦，舌尖红，舌前半有芒刺，边有齿痕，苔白腻。改以和中清火法。疏方：

法半夏 12 克，黄连 6 克，黄芩 12 克，茯苓 30 克，炒白术 20 克，白芍 30 克，白芷 15 克，白蔹 12 克，羌活 15 克，独活 12 克，秦艽 15 克，苦参 12 克。5 剂（1101011），水煎服。

5 月 18 日四诊。口内溃疡已平，关节无疼痛之苦，膝部之作响偶见。脉细弦，舌淡红，边有齿痕，苔白腻。祛风益气、化湿和中以继之。疏方：

羌活 10 克，独活 10 克，秦艽 12 克，防风 10 克，生黄芪 30 克，白芍 30 克，法半夏 10 克，黄芩 10 克，茯苓 30 克，炒白术 20 克，白芷 10 克，砂仁 10 克。9 剂（110101101010101），水煎服。

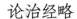 临证常遇某些病人，因愈病之心急切，一旦见某诊处方有效，便认定为不二之方，遂自行取药，以期根治，而不知病证多有变化，方药亦应更改。若持方不更，此病或应，而彼疾生焉，不致偾事者鲜矣。本案病人，即自取初诊方药两番，关节之痛虽解，而新添恶心脘胀矣。二诊不得不兼顾调中健脾，后又生出口腔溃疡，亦由诸药偏温偏燥，郁火变生。复与清火解郁而平。可见临证之际，饶多变数，非一方一证之易识易调者也。又，本案乃产后罹病，用药自当兼顾气血之虚情，既不可一味搜风，亦不宜过于滋补，两者兼顾，主次相宜，方为允当。要之，产后痹证之治，祛风搜风，莫忘养血益阴；滋补阴血，顾及健脾和中：切切志之。

4. 痛经

月经期及其前后下腹疼痛，谓之痛经。西医分其病为原发与继发两类，生殖器官无器质性病变者为原发性痛经，盆腔器质性疾病所致者为继发性痛经。后者以子宫内膜异位症与子宫腺肌病为多见。

痛经属难治之疾，仆早年多用温经散寒、活血化瘀常法，效难如期。近十余年间，临证历练渐多，由偶得之验，反复思索，脱却旧有认知，另辟蹊径，别立新法，从伏风论治，疗效陡增。盖责痛经之病机为寒为瘀为气滞，固非不切；然其始也，何以遽寒遽瘀遽滞？虑必因于风邪首犯而兼夹变生他邪也。据仆所接诊痛经病人，无论为原发、为继发，其发病之先多有感受风寒经历。于是推测：风乃百病之长，且易变动钻窜，经期或其前后，下元防护不及，感受风寒，或沐浴淋雨，邪气自太阳厥阴之经入侵胞宫，藏而不去，以成伏风，兼寒夹湿，凝滞气血，一俟经行血动之际，气不得通，血难畅下，发为痛经。

历经多年，渐次确立痛经基本治法，即搜风柔肝散寒定痛，酌用羌活、白芷、威灵仙、姜黄、延胡索、木香、白芍、当归、艾叶等药为主方。其偏寒凝重者，加肉桂、炮姜、吴茱萸等；偏血瘀明显者，加没药、蒲黄、泽兰、川芎等；痛见呕吐恶心者，加半夏、陈皮、藿香等：量证化裁，庶得各克其功。

至于用药时机之权衡，盖可从有否兼病而分别设置。其痛经而兼见他病者，经净后专治他病，至经前一周改治本病，直至经净；痛经未兼他病者，经净后辍其治，直至经前一周始治本病，至经净为止；痛经剧烈而不兼他病者，经净后亦可不辍其治，第小其制而减其量，直至经前一周再加重方制。

■ **原发痛经**：庞某，女，25 岁，2017 年 2 月 17 日初诊。自 16 岁月经初潮，行经三阅月而尚属正常，从第四次月经后，每行经第一日则小腹剧痛而冰凉，伴呕吐、腰酸痛，则辄以热水袋外敷，并服止痛片，稍可缓之，虽经治疗，迄今不愈。末次月经 1 月 15 日，5 日净。行经当日，其腹痛、腰痛、呕吐等状仍然，经血有瘀块。脉细弦尺沉，舌淡红边显齿印，苔白滑。伏风凝寒，匿藏胞宫，非搜风祛寒，别无良策。疏方：

羌活 20 克，姜黄 15 克，天麻（打碎）12 克，延胡索 15 克，当归 15 克，川芎 12 克，白芍 30 克，白芷 15 克，艾叶 8 克，威灵仙 30 克，木香 10 克，肉桂 20 克。5 剂（1101101），水煎服。

2 月 22 日二诊。今日服药第 4 剂，月经适来，竟无腹痛腹凉腰痛，身体轻爽。脉弦细，舌淡红有齿印，苔薄白。一鼓既胜，效无更法，原方小其制：

羌活 10 克，姜黄 10 克，天麻（打碎）10 克，延胡索 10 克，当归 10 克，川芎 8 克，白芍 15 克，白芷 10 克，艾叶 6 克，威灵仙 10 克，泽兰 10 克，香附 10 克。8 剂（10101101010110），水煎服。

4 月 7 日三诊。上诊药服竟，停药两候，计将行经，复自购初诊方药 7 剂，每日 1 剂服用。月经于 3 月 25 日潮，5 日净，其间再无疼痛，血块已减。唯大便溏稀，脉舌如上诊。健脾化湿，佐以散寒祛风。疏方：

党参 15 克，炒白术 15 克，茯苓 30 克，白芍 15 克，炮姜 12 克，木香 10 克，肉桂 12 克，羌活 12 克，延胡索 12 克，乌药 12 克，砂仁 10 克。8 剂（10110101101010），水煎服。

按 本例系原发痛经，腹痛剧烈，伴有腰痛、呕吐，属重症。病人舌淡、苔滑，边有齿印，知为寒湿；经血有块，知已兼瘀。遂与搜风柔肝定痛而显效，连续两次月经俱已不见其痛，而用药内散寒化瘀之品无多，足见搜风定痛之法之不诬也。后见大便溏稀，乃风药或已伤脾，湿邪不化，再从脾家调治以善后。

■ **痛经兼经行头痛**：秦某，女，27 岁，2004 年 3 月 4 日初诊。痛经伴经行头痛逾十年，近两年来加重。询其所因，忆其十余年前某日游泳，正值经前，觉有冷风，遂致头痛寒战，当时未做治疗，翌日月经甫行，血下甚少，而小腹剧痛，头项及右肩疼痛，恶心欲吐。适诊所静脉注射用药数日方缓。自此而后，每至行经第一日则辄发头痛小腹痛，至第三日才得平息。多年来虽经中西医多方调治，不能治愈。欲求解其痛，除其病，以备婚事。脉细弦，舌黯红，舌尖芒刺，苔白腻。月经将行之际，本当御风防寒，却甘冒不韪，游泳浸水，风寒袭于太阳而犯乎厥阴，循经逆上侵下，气血郁滞，乃发其痛；治失其时而非其法，邪伏不去，迁延迄今。治舍搜除伏风而疏导气血，料无良策。末次月经2月5日行，4天净。今值经前，先宗头痛治法，直与搜风定痛。疏方：

羌活20克，川芎15克，白芷15克，蔓荆子15克，姜黄15克，延胡索15克，白芍30克，威灵仙30克，当归15克，香附15克，全蝎3克，炙甘草12克。5剂（1110110），水煎服。

3月11日二诊。服药第三剂而经适行，其头痛未发，更喜其小腹痛亦不显著，至今日经血将尽，数日间并无再痛，脉舌如前。效不更方，既在经后，小其制可也。疏方：

羌活10克，川芎10克，白芷12克，姜黄10克，延胡索10克，白芍20克，威灵仙15克，当归15克，香附10克，炙甘草10克。9剂（11010110101101），水煎服。

3月25三诊。脉舌如前，经前旬日间，亟防再经而痛发，所当加药而增量。疏方：

羌活20克，川芎15克，白芷15克，蔓荆子15克，姜黄15克，延胡索15克，白芍30克，威灵仙30克，当归15克，香附15克，肉桂15克，艾叶8克，炙甘草12克。10剂（11010101110111），水煎服。

4月8日四诊。月经4月5日来潮，今尚未净，三天来并无头痛小腹痛。脉细弦，舌黯红，苔白微腻。小调气血，佐以风药。疏方：

当归15克，白芍30克，川芎12克，香附12克，益母草15克，泽兰12克，羌活10克，白芷10克，延胡索10克，小茴香12克，炙甘草12克。8剂（1101010101101），水煎服。

按 医家论治经验，其独辟蹊径者，往往由临证偶得，反复历验而立。本案病人并罹两病，而仆此前治头痛略有把握，然于痛经尚少定力，故首诊先治头痛，欲头痛既平，再治痛经。所喜一箭而双雕，不唯头痛未作，且痛经亦锐减，此情实出望外也。然则头痛因除伏风而安，而痛经随之几平，得勿其病亦有伏风之崇乎？此后凡遇痛经，无论兼有头痛与否，每加搜风之品，而多能收效，犹较往昔显著。痛经之胞宫伏风说也，爰确立焉；而治疗之搜风定痛法也，自此始矣。

■ **痛经兼不孕症**：赵某，女，32岁，2015年3月31日初诊。结婚四年，欲嗣不果，而两年来，痛经殊重。每月经来潮前一日至行经第二日小腹疼痛，尤以行经第一日为甚；剧烈抽痛，伴随恶心呕吐；必服止痛西药方得稍缓；每次行经，必请假在家。西医责之子宫腺肌病。舌黯红，苔白腻，脉细弦而紧，尺部沉。询查此前中药治疗方药，已屡用活血化瘀止痛罔效。且月经量大，已致贫血。末次月经3月13日，5天净。认作伏风挟寒凝结胞宫，滞气致瘀；权拟搜风柔肝缓急止痛，应手为慰！疏方：

羌活20克，白芷15克，延胡索15克，川芎15克，姜黄15克，白芍30克，肉桂20克，钩藤20克，威灵仙30克，木香10克，艾叶8克，香附10克。5剂（1101101），水煎服。

4月7日二诊。服药间无不适之症，脉舌如前。继续前法，稍易其药。疏方：

羌活20克，姜黄15克，延胡索15克，当归15克，白芍30克，威灵仙30克，钩藤20克，肉桂15克，木香10克，香附10克，九香虫8克，艾叶8克。5剂（1101011），水煎服。

4月14日三诊。服药期间，月经于4月10日来潮，今日将净。其腹痛之势大挫，无呕吐，未服止痛药，能坚持工作，且其月经量亦减少。脉细弦，舌黯红，苔白腻薄。效不更法，小调其方：

羌活20克，白芷15克，延胡索15克，川芎12克，姜黄12克，白芍30克，威灵仙30克，钩藤15克，木香12克，天麻12克，香附15克，艾叶6克。5剂（1101011），水煎服。

其后又经多次来诊，连续几月痛经无发。后又按求嗣备孕三段方法调理，一年半后怀孕生女。

按 本例痛经属重症，西医诊断为子宫腺肌病。前医屡用活血化瘀止痛无效，非药之不对其证也，实则虽对其证，却未必克功，所谓难治之症，多如斯也。改以搜风柔肝缓急定痛，遂能显效，知其病除有气滞血瘀而外，复有伏风，且伏风不去，他邪难以祛除也。前贤所谓"风为百病之长"，良有以也。然虑及西医"子宫腺肌病"之论，复生异思焉：痛经虽平，其腺肌之癥消去

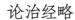

乎？抑犹在哉？因未再西诊，未可知也。不无遗憾。

又，痛经足可影响受孕，本例痛经治愈后再调理而有孕，亦乃可贺。仆治不孕症，有病者必先治之，痛经必当先治。若为月经量少者，则可不必先治，因月经量少治之甚难，若等其量增，则嫌时日太久矣。多有调治过程中即能怀孕者，必嘱病家，令其提高信心。

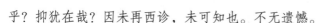

五　弛张罢极

"罢极"一词，出《素问·六节藏象论》，其文曰："肝者，罢极之本。"往古诸家释义多歧，而鲜少允当，仆独服时贤任应秋老师之说。20世纪70年代末，读研西苑，任老讲授《内经》，解"罢极"曰："罢，同罴。罢极，肝藏本性之体现。松弛为罢，紧张曰极。"仆尝谨记在心，然亦不无困惑：罢极既谓弛张，而肝何以罢极？复何如罢极？每发斯问，惜难解惑。迄近十余年，反复琢磨，临证历练，终有心悟。盖木曰曲直，肝之本性也。何谓曲直，乃能曲能伸之谓，物理之弹性耳。凡具弹性之物，其曲者，拉伸之令其直，则紧张焉；放开拉力以复其曲，则松弛矣。其直者，折弯之令其曲，则紧张焉；释其折力以复其直，则松弛矣。人体本性之或曲或直，惟肝是主；而人体功能之或弛或张，亦惟肝是用：是则罢极也。不惟肝所主之筋有曲直，能弛张，而肝主疏泄，凡与疏泄相关之情志、之运化，殆亦因肝而曲直，因肝而弛张。故肝气平和，则疏泄中道，性情稳健，运化适宜，此弛张有度，罢极守常也。倘肝气亢奋，则疏泄太过，性情躁急，运化逆乱，此张而少弛，极之过也；肝气郁结，则疏泄不及，性情抑郁，运化不及，此弛而少张，罢之过也。是故明肝之性，须知曲直；责肝之过，须由弛张。然则所谓弛张罢极者，用弛之张之之法，以调治肝家罢极之过也。

（一）治法梗概

1. 基本治法

肝家罢极有过则病，其病或为神志失调，症见烦躁易怒，抑沉默闷郁；或为运化失司，症见腹痛泄泻，抑便秘腹胀；或为经筋违和，症见强直挛痛，抑痿废麻木。调治之法，必当弛者张之，张者弛之，以复肝家罢极之常。所宜方药，前贤多有补肝泻肝之制，可作弛张用药之参考。

《医学真传》："肝气有余而内逆，则用元胡、青皮、五灵脂、香附、白蒺藜之类以疏肝……肝气不足而内虚，则用山萸肉、五味子、熟地黄、当归、白芍、木瓜之类以补肝。"《订正太素脉秘诀》："肝经有余：桃仁承气散肝经，厚朴芒硝枳实真，生熟大黄随证用，青皮为引及桃仁；肝经不足：木香化滞补肝枯，芍药当归枳实扶，半夏青陈皮草豆，红花九味引柴胡。"《本草发挥》："肝虚，以陈皮、生姜之类补之。《经》曰：虚则补其母。水能生木，肾乃肝之母，肾水也。若补其肾，熟地黄、黄檗是也。如无他证，惟不足，钱氏地黄丸主之。实则白芍药泻之。如无他证，钱氏泻青丸主之。实则泻其子，心乃肝之子，以甘草泻心。"

综理前贤论述，结合自身经验，拟定弛张罢极治法之用药，殆分两类：一曰张以振罢，一曰弛以去极。

张以振罢，即张之以振肝气，奋罢软而起松弛，治肝气不及，罢之殊甚者。药用柴胡、香附、青皮、延胡索以行肝之气，当归、白芍以养肝之血，天麻、羌活以祛肝之风；再用熟地、川断、杜仲以补肾，所谓虚则补其母也；复用厚朴、枳壳以制其所胜，即疏导脾胃也；犹用黄芩、苏子以抑所不胜，即清肃肺气也。

弛以去极，即弛之以制肝气，潜亢极而解紧张，治肝气太过，极之尤显者。药用白芍、山茱萸以敛肝之阳，酸枣仁、木瓜、五味子以养肝之阴，威灵仙、钩藤以祛肝之风；再用黄连以泻心家，所谓实则泻其子也；复用白术、茯苓、炮姜以扶其所胜，即健脾温脾也；犹用黄芪、西洋参、党参以助所不胜，即补益肺气也。

然此张弛两法用药，不宜单行独施，必当和合运为，方能发挥疗效。盖肝木本性曲直，其气或弛或张，此起彼伏，此伏彼起，时时波动不居者也。当其罹病，乃有偏颇之变，或过张而极，或过弛而罢。及其治疗，固当补偏救弊，却不可执其一端而独弛独张，要必两法合用，弛之者莫遗其张，张之者莫外其弛，第有主辅轻重之分可也。如此则补不及而泻太过，令弛张而有度，乃合肝木曲直本性矣。

2. 预制方药

（1）弛张敷和汤通治挛痛泻淋筋痹痿废

肝家罢极失常，过极而病，则为挛急、疼痛、泄泻，过弛而病，则为痿软、肢废、无力，俱当以弛张之法治之，权拟通治之方，曰弛张敷和汤。

弛张敷和汤：白芍，当归，黄芪，天麻，钩藤，威灵仙，木香，延胡索，黄芩，炙甘草。

主治：腹痛、泄泻、腰痛、膝痛、痿证之由肝气失调所致者；凡结肠炎、肠易激综合征、尿路结石，以及膝关节退行性病变、重症肌无力等均可用本方调治。

本方组成，用白芍酸敛以柔肝气，当归辛温以养肝血，一弛一张，合为君药；而用天麻、钩藤潜阳祛风以臣白芍，黄芪补脾益肺而以气生血而臣当归；复用威灵仙、延胡索祛风解痉止痛，木香行肝脾之气，黄芩清肺心之火，俱为佐药。而各药剂量，当视具体病症而增损，若为疼痛等疾，须以弛之为主而张之为辅，则白芍、天麻、钩藤、威灵仙用量宜大；若为痿废、无力之疾，须以张之为主而弛之为辅，则此四药宜用小量，相应当归、黄芪用量宜大。

至于方名"敷和"，盖本《内经》之旨。《素问·五常政大论》述五运三纪，木运太过曰"发生"，不及曰"委和"，平气曰"敷和"。今此方取药之弛张而调适肝之罢极，令不及者益之，太过者抑之，俾罢无卑软而极勿亢逆，则肝木气化得平，故名敷和。

方歌：十味弛张敷和汤，归芍芪草芩木香，
　　　　天麻钩威元胡用，痛泻膝痛治相当。

（2）随证加减法

凡腹痛而泻、腰膝之痛、泄利淋痛，并痿证废动等症，多乃肝家罢极失常，故可启用弛张敷和汤治疗。然以病疾有奇恒，证候有常变，临证尚需加减化裁方药，始能随机应变，有的放矢，增强疗效。兹举其要者数条如次。

腹痛拘急：弛张敷和汤最宜治疗腹痛，无论其痛属寒属热，或瘀或虚，其病机必有肝气犯脾之情，治当抑肝运脾，本方恰可合拍，只需稍事加减可也：去黄芪、天麻，而加黄连、川楝子、高良姜。若拘急痛甚，尚可加九香虫。

腹痛而泻：腹痛则泻，泻后痛止，谓之痛泻，古有痛泻要方专以治之。弛张敷和汤亦包含痛泻要方之意，临证可行加减：去黄芪、天麻、钩藤，而加黄连、苍术、炒白术、白豆蔻、砂仁。

沙石淋痛：古来淋证五，曰气，曰血，曰石，曰膏，曰劳。诸淋之为病，必见小溲不利，及兼溺管刺痛者，第在气淋、血淋、石淋有之。至若尿涩急痛而甚，兼有小腹痛或腰痛者，殆唯石淋、血淋矣。石淋，即沙石淋，无论溺出沙石与否，多有尿痛、小腹痛或腰痛，其痛如刺，拘急抽掣，往往难耐。治之可用弛张敷和汤加减：去当归，或去钩藤，炙甘草改为生甘草，而加茯苓、猪苓、泽泻、萹蓄，并可加大黄芪、白芍剂量。若尿中有血，则加小蓟、瞿麦、白茅根。

腰膝酸痛：年岁稍高，多有腰膝酸痛之症，甚或兼见弯腰屈膝有碍，斯非痹证，盖由肝肾阴血渐亏，经筋失养而致。治当益阴养血，伸展筋骨，可用弛张敷和汤加减：去黄芩、钩藤、木香，而加伸筋草、络石藤、龟甲、木瓜。

痿证废动：昔贤皆云"治痿独取阳明"，实则概脾胃太阴阳明两经为言，盖胃为水谷之海，脾为胃行其津液而灌溉四肢、充养肌肉，固能起痿而振废。然四肢与肌肉，俱由经筋联属，则经筋之病，足可累及肌肉之弛张、肢体之屈伸，而筋主于肝，故论痿废之治，从脾胃而外，讵可不从乎肝哉？是以治痿证废动，亦可用弛张敷和汤加减：去钩藤、威灵仙、黄芩；加党参、西洋参、白术、蜣螂虫；减少白芍剂量，加大黄芪剂量。

（二）临证运用

1. 尿路结石

尿路结石属常见疾病，发生于尿道、膀胱、输尿管、肾等部位，症见腰腹疼痛、血尿、脓尿等，男性发病较多。因其病之疼痛剧烈，发作突然，时作时止，故责之沙石结聚下焦，阻滞气血，气化不利，水湿内停，肝家疏泄为碍，罢极失常，时而有过极之变，张而不弛，乃发疼痛。治疗所当弛其筋脉，利水行气，令沙石随水而下。故可用弛张敷和汤加减治疗。大抵原方稍事加减即可。仆常用白芍、黄芪、钩藤、威灵仙、木香、延胡索、生甘草、萹蓄、瞿麦、茯苓、泽泻、猪苓、厚朴等药组方。服药期间，据B超显示结石所在部位，指导病人作单腿蹦跳活动，疗效往往而佳。据仆经验，凡结石较小者（直径小于0.8cm），只要位置不在隐曲之处，多能以中药排出。

■ **双肾结石：**吴某，男，68岁，2010年8月28日初诊。常觉腰酸胀痛，少腹隐痛，以右侧为甚，时或剧痛，已历十余年。西医诊断提示：双肾多发结石，肾积水。近两阅月间，曾多次突发腰腹剧痛，几如刀割。数年以来，常间断服用中西药物，痛未得解。脉弦细尺沉，舌黯红，苔白腻，边显齿印。肾家气化不利，沙石结聚，阻滞下焦，水津升降有碍；子盗母气，肝木时而逆张，水道弗畅。先议助肾阳而行气化，解肝急而利水道。疏方：

生黄芪 100 克，杜仲 20 克，白芍 30 克，威灵仙 40 克，茯苓 60 克，泽泻 20 克，猪苓 15 克，瞿麦 15 克，萹蓄 15 克，木香 10 克，炙甘草 10 克。5 剂（1110110），水煎服。

9 月 4 日二诊。服药 1 剂，腰腹胀痛骤减，5 剂服竟，其痛已消，周内再无阵发剧痛。脉弦细，舌黯红，苔白薄，齿痕见平。气化畅行，水道得利，未知结石动否？再施前法，小调方药：

生黄芪 80 克，杜仲 20 克，白芍 30 克，威灵仙 30 克，茯苓 40 克，泽泻 20 克，猪苓 15 克，车前草 15 克，桂枝 10 克，木香 10 克，炙甘草 10 克。9 剂（11010110101101），水煎服。

2011 年 4 月 2 日三诊。患者来诉：上诊用药两周，腰及少腹未见酸胀疼痛。停药旬日，仍未再痛，体况平和。唯恐复发，又自取上方 3 次，每次 9 剂，服药半月，停药一月，迄今辍药两月余，并无发作。上月曾行 B 超检查，提示右侧肾未见结石；左侧仍见三枚，大者直径约 10mm；而两侧均无积水之征。诊其脉弦细，舌黯红，苔白薄，边印不显。结石强半排出，疼痛、积水已消，余石虽在，料无大碍。继续用药，或可再排余石？抑或难排，亦望不发疼痛、积水足矣。疏方：

茯苓 60 克，泽泻 20 克，猪苓 20 克，通草 6 克，车前草 15 克，瞿麦 15 克，木香 10 克，威灵仙 30 克，生黄芪 80 克，白芍 30 克。15 剂（11010110101101010110101101），水煎服。

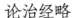 古时辨识淋证之有无沙石，唯从溺中寻察有形之物；今则勿需如此，第借 B 超而直观结石所在，是即由内而揣外，预行石淋辨证矣！本案病人腰腹隐痛，时或突发剧痛，虽难追忆溺出沙粒，而 B 超提示双肾多发结石，则可断然认定为石淋。治石淋之用利湿通淋，固乃不二之法，凡中医无不晓之。然其昔日之治何以收效甚微？殆常法治轻症无不可，若治重症难症或有不逮，本案是矣。故而首诊不用常法，径直以弛张敷和汤加减，并加大剂量，一剂而效，数剂而疼痛尽平。至二诊，效不更法，小调方药；病家又照方购药间断服用，虽辍药而痛无复发，且 B 超提示右肾结石已无，唯余左侧，且积水消失矣。故三诊再以原法疏方，以为善后之计。至于左肾所余之结石，能否排

出，则未可知也。虽然，旧石不长，新石无发，身无疼痛，不碍生活，又何计石之排出与否焉！

案中方药，系仆将常用药组配伍而成，其中黄芪配茯苓、泽泻、猪苓，为一药发（四药一组），益气利水渗湿，着力借水以排石者也；瞿麦、萹蓄配木香，为一药仁（三药一组），清热利湿行气，廓清疏通水道者也；白芍、威灵仙、甘草，亦一药仁，弛缓肝气，以松解水道束缚者也；杜仲一味，则益肾强腰，修复既伤之肾气者也。诸药有推有挽，亦疏亦浚，共成通淋排石之制。

仆特重用药剂量变化。凡欲利水，二苓、泽泻，自当大量，然必配以大剂黄芪，方可利水有力而无伤正气。故案中黄芪、苓泽之量殊重。又，威灵仙一药，气味偏淡，量少难尽其用，以仆经验，常量可以祛风，而不能解痉，要须加大剂量，才可彰显祛风通经与解痉散结之效。

■ **右肾结石兼子宫肌瘤**：任某，女，48 岁，2011 年 1 月 29 日初诊。腰及右少腹隐痛有年，曾见阵发性腰痛加重，下楼时又突然缓解。西医 B 超诊断为右肾结石，直径约 6mm。又，月经过多一年，西医检查有多发子宫肌瘤，大小 3.0cm×4.2cm×3.9cm，并见贫血（血红蛋白 90g/L），欲求中医治疗。平素头闷，或觉麻木，纳食呆钝。脉细弦，舌黯红，边有齿印，苔薄白根腻。末次月经 1 月 20 日行，前 5 天量多，8 天方净。月事既过，可先治腰痛为主，议从疏风柔肝、益气化湿入手。疏方：

当归 15 克，白芍 30 克，杜仲 20 克，天麻（打碎）12 克，生黄芪 40 克，茯苓 30 克，泽泻 15 克，丹参 12 克，泽兰 15 克，炒三仙（各）12 克。5 剂（1110110），水煎服。

3 月 5 日二诊。上诊后因事未能来诊，然自行照方取药两次。今纳食有增，头闷麻木几平，腰痛稍有缓解，舌脉如前。专事柔肝解结，益气利水。疏方：

白芍 40 克，当归 15 克，杜仲 20 克，天麻（打碎）12 克，生黄芪 40 克，威灵仙 30 克，茯苓 40 克，泽泻 18 克，猪苓 20 克，桂枝 12 克，木香 12 克。10 剂（11101101101101），水煎服。

4 月 2 日三诊。上药服竟，腰腹之痛已除，又自取药一次服用。体况良佳。其间曾有一日小便时觉有物排出碰击马桶之声，翌日复查 B 超，提示右肾无结石影可见。今欲专治其子宫肌瘤。舌黯红，齿印不显，苔薄白根微腻。既已排石，理应辍药，然思及沙石生成之机，必因下焦气化不利而致，则不可不再调其肾肝，助其气化也。而其肌瘤，则宜升作主治。疏方：

白芍 30 克，当归 15 克，杜仲 20 克，夏枯草 18 克，生黄芪 40 克，威灵仙 20 克，茯苓 15 克，泽泻 12 克，桂枝 12 克，浙贝母 15 克，莪术 12 克，地榆 20 克，木香 12 克。10 剂（11101101101101），水煎服。

其后曾多次来诊，月经量有所减少，行经时日缩短为 5 天。B 超显示子宫肌瘤有所变小（大小 2.5cm×3.5cm×3.3cm）。

按 结石之治，所期望者，结石排出，随之疼痛解除；若其不尔，结石未出，而疼痛却已缓解，使少痛苦，亦足可慰。治法虽为疏化解结通淋，而用药剂量须有变化。首诊先用小量，以试病人耐药之情。次诊视初诊反应而酌情加量，以排结石。若病人胃气强健，耐受药力，无不适反应，则用量宜大，以图着力冲击，排出结石，一鼓而捷焉；倘病人胃气稍弱，用量不可过大，只宜缓图。一旦结石既出，又不可辍药，小其制而间断服药，令生石之机不再，方为治本之策。本案初诊，先用中量，兼及调经，因顾及头闷麻木、纳食呆滞，故加天麻、丹参、泽兰以祛风养血和血，炒三仙以醒脾开胃。次诊专事疏利解结排石，药量增大，好在疼痛得解，结石排出，允为效验之尤者。用药则以弛张敷和汤化裁，加清利水湿、辅助气化之二苓、泽泻、桂枝等品。三诊则转以调月经、治肌瘤为主，防结石复发为辅，久治而肌瘤有缩，经量减少。亦允有功无过者矣。

2. 慢性结肠炎

慢性结肠炎主要症状为腹泻与腹痛，故其基本病机不外肝气犯脾，脾滞运乖。在肝者，其气过张，乘其所胜也；在脾者，气虚失运，畏所不胜也。是以治脾要在补其虚以健其运，化湿浊而敛气阴；治肝则宜弛其张以挫其极，养阴血而正疏泄：两治两调，肝脾爰和，痛泻不作矣。至于方药遴选，前贤痛泻要方、洁古芍药汤可取以调肝，参苓白术丸、香砂六君子汤可取以治脾，从中拟定加减弛张敷和汤：白芍、炙甘草、黄芩、黄连、木香、肉桂、天麻、威灵仙、炒白术、秦皮、肉豆蔻、砂仁。临证则可随时化裁，以适应不同兼证与不同体况。当兼便秘时，可去炒白术、肉豆蔻，而加制大黄、厚朴；兼见脓血便时，可去炒白术、肉桂、肉豆蔻，而加制大黄、白头翁、地榆、马齿苋；其肢体困倦、舌淡齿印者，可去威灵仙、黄芩，而加党参、茯苓、炮姜；泄泻无度者，可去威灵仙、天麻，而加五倍子、补骨脂、五味子。余者加减尚多，避繁不备。

■ **慢性结肠炎之痛泻**：刘某，男，59 岁，家住阜康。2014 年 4 月 10 日初诊。患结肠炎十余年，多方治疗难以收效。今腹痛便泻，每痛则泻，昼 5～6 次，夜 4～5 次，便中混以血色，西医检查提示为溃疡性结肠炎并肠息肉。脉细弦，舌淡齿印，苔白根腻。检看昔日医方，均在理在法，方药弗离乎常。知其病非常法所能愈者，必以奇恒之治方得取胜。见其证明明肝气犯脾，中焦乖运，所宜弛张罢极，抑肝而悦脾，庶几敷和备化，各臻其平也。疏方：

白芍 60 克，黄芩 15 克，黄连 6 克，木香 12 克，砂仁 12 克，藿香 15 克，白头翁 15 克，马齿苋 20 克，炒白术 50 克，地榆 20 克，茯苓 30 克，肉豆蔻 15 克。6 剂（1110111），水煎服。

4 月 15 日二诊。服药一剂未应，二剂始效，至四剂而腹痛几平，便泻亦锐减，昼夜行便总计不过 4 次，便内几无血色，脉舌如前。肝气有敛而脾运渐复，仍与前法。上方去茯苓，加秦皮 15 克。12 剂（1110111001110111），水煎服。

9 月 23 日三诊。服上药中，痛泻日益向平，每日行便一二次。其后病家又自行购药服用多次，腹无疼痛，便无泄泻，体重增加，已如常人。不料于旬日前食葡萄后引发旧恙，复见左少腹痛，便内夹有血丝，更兼胃脘胀满，纳食呆滞。脉弦细，关上小滑，舌黯红，苔白腻中厚。胃肠之病，最易食复，葡萄岂可恣意而食！和中化湿，柔肝理脾。疏方：

炒白术 40 克，白芍 50 克，炙甘草 12 克，枳壳 15 克，厚朴 20 克，木香 12 克，砂仁 12 克，肉豆蔻 12 克，地榆 20 克，马齿苋 30 克，白头翁 12 克，大蓟 15 克，小蓟 15 克。12 剂（1101011010110101101），水煎服。

按 俗谓"得病如山倒，治病若抽丝"，盖言慢性病治非易事也。本案罹疾十余年，而数日得效，数诊得平，允为显效。然此久病者已辗转求医多矣，信其药证切对者亦复不少，而何以罔功？殆以重复因循常法而然也。诣诊某医，首诊试治，药力必薄，效难即显；而病家之心，属望立效，至其不效，又复更医。则前医无更方之机，而后医复履前医之辙，爰循常法，重复常药，而望其愈病也鲜矣！至仆接诊，思及此情，寄望于出奇制胜，不循常法之疏肝和肝，而以弛张罢极法柔肝敛肝，法有新辟；勿用常制之恒药恒量，而取权衡轻重法突出主药，量见跌宕，功与愿符矣。是以一诊而应，再诊而效，终得肝脾和顺，疾症平除。至于方药之组织，则一本弛张罢极之法以治肝，健脾燥湿之法以治脾，故取大剂白芍与白术为君，用木香、藿香、茯苓、砂仁以理气化湿、调和肝脾为臣，再用芩、连、翁、苋以清热燥湿解毒，地榆以止下焦之失血，肉豆蔻以敛大肠之气，均为佐药，此首诊之方制也。二诊几守原方。三诊因不慎于食而伤胃，故去芩、连、翁等寒凉之品，而加枳壳、厚朴、甘草以理气和中，大小蓟助地榆以止血，此因新症而随证裁化也。

3. 肠易激综合征

肠易激综合征，临证多见腹泻频仍，或伴腹痛，或兼便秘。其病因尚未清晰，或认为与胃肠动力异常、内脏感觉异常、脑肠调控异常、炎症及精神心理等多种因素有关。从中医而论，固属泄泻、便结、腹痛之疾，医家或从大肠燥热、寒热夹杂、脾胃虚弱、肝气乘脾、肝郁气滞等证分别论治。以仆所见，此类分型，未能体现其病机本从与证候主次，其本病病机乃肝脾不和，在肝则罢极有过，罢少极多，时而犯脾，在脾则气虚力怯，运化滞碍，易受肝乘，痛泻等症乃反复休作矣。而寒热也，燥热也，肝郁也，脾虚也，俱属旁从病机耳，不能独立成证，必有肝脾不和，才或见者也。故议其治也，所当调肝之罢极，益脾之运化，取弛张敷和汤与参苓白术汤合方化裁。药用白芍、党参、黄芪、炒白术、茯苓、天麻、威灵仙、木香、陈皮、炮姜、延胡索、黄芩、炙甘草等品组方，又当据症加减。其腹痛而泻，泻后痛减者，可去黄芪、茯苓，而加大白芍、威灵仙、延胡索、甘草之剂量；其腹泻反复而无腹痛者，可去威灵仙、延胡索，而加黄连、肉豆蔻、秦皮；其兼见便秘腹胀，或以便秘为主者，可去黄芪、白术、炮姜，而加大黄、厚朴、枳壳；其伴有嗳气，恶心，呕吐者，可去黄芪、天麻、威灵仙、延胡索，而加半夏、厚朴、黄连、枳壳、藿香；其兼见腰酸背痛，头痛心悸，尿急尿频，阳事不济者，则当与相应调治方药交互运用。

另须指明，腹痛泄泻，多半可用弛张敷和汤法，然有部分病例，尚有伏风存在，则可用搜风定痛法调治，至有兼见便秘者，尚可用承气汤法，辨证论治，本无定式，斯之谓也。

■ **肠易激综合征之痛泻**：蒋某，男，31岁，2012年11月15日初诊。腹痛而便泻近三年，西医认作肠易激综合征，间断治疗不能痊愈。遂欲诣诊中医。询知其腹痛多在脐周围而偏左侧，每痛必急于如厕，便下溏泻，泻后腹痛即平，日可三五次不等，夜晚则无所苦。且其三年来，口涎殊多，夜间辄湿枕巾。脉细小弦，舌黯淡，边见齿痕，苔白腻。肝失罢极之和，时犯脾家，中焦蕴湿，运化有乖。法当调和二脏，抑肝运脾。疏方：

白芍30克，炒白术30克，肉桂10克，茯苓30克，木香10克，黄连6克，黄芩12克，炮姜12克，藿香15克，苍术15克，炙甘草12克。4剂（1101010），水煎服。

11月22日二诊。腹痛稍减，便泻次数减少，每日二三次；口流水涎则大减，夜间枕巾未再见湿，脉舌仍如上诊。脾湿半除，而肝气仍猖，时作横逆。所宜大折肝气，再振脾运。疏方：

白芍60克，炙甘草12克，肉桂10克，茯苓30克，木香10克，黄连6克，黄芩12克，炮姜12克，藿香15克，马齿苋20克，苍术15克。5剂（1101011），水煎服。

2013年1月7日三诊。上药显应，腹痛已微，便下日仅一二次。又复自购原方两次共10剂药，服竟而大便已由溏转常，口涎几已不见。脉小弦，舌淡红，齿痕变浅，苔白微腻。宜用原法，小调其药。原方去茯苓、炮姜，加威灵仙30克，白豆蔻12克，砂仁12克。9剂（11010110101101），水煎服。

其后又曾诣诊4次，仍以上方稍事加减用药，至2013年9月5日来诊，痛泻、口涎俱平，体况良佳。嘱用参苓白术丸、逍遥丸交替间断服用，冀勿再发。

按 腹痛而泻，泻后痛解，系肝气犯脾之候；而口流水涎，乃脾运失司，水湿泛溢之过。两证同治，必当抑肝健脾，化湿和中。案中方药，弛张敷和汤加减也。抑肝重用白芍，健脾重用白术，化湿重用茯苓；辅以肉桂、炮姜温脾暖中，苍术、藿香、马齿苋、黄连、黄芩清解湿热，木香行滞气，甘草和中气，共成其功。是以一诊而应，再诊几平，数诊后痛泻、口涎皆愈。其中白芍剂量，初用30克，因腹痛减轻非著，故再诊加至60克，肝气横逆之势方得收敛，脾运遂得复常，而腹痛于是缓解。

■ 肠易激综合征之痛泻兼喘咳：董某，女，56岁，2014年2月13日初诊。腹痛而泄泻反复发作，西医诊断为肠易激综合征，迄今五年，多方治疗，未能痊愈。来诊呕诉其苦：腹时作痛，痛则欲泻，泻后痛缓，移时复痛，复泻复缓，作止如是。近因春节食不慎，痛泻加重，日六七行厕。又诉，曾有哮喘旧疾，近日小发，走路时则喘息气急。脉细弦，舌淡红，边见齿印，苔白腻中厚。抑其肝而益其脾，佐以宣肃肺气，与弛张敷和汤加减。疏方：

白芍50克，苏子24克，白芥子15克，炒白术30克，威灵仙30克，延胡索15克，木香12克，炮姜12克，黄芩10克，黄连6克，肉豆蔻10克，炙甘草15克。4剂（1101010），水煎服。

2月20日二诊。服药两剂，痛减而泻缓，四剂服竟，便次减少，每日二三次，喘息已平。脉小弦，舌苔白腻不厚，舌边齿印。效莫更法，小调方药，上方去苏子、白芥子，加陈皮 10 克，并减少部分药剂量：白芍 30 克，延胡索 10 克，炙甘草 10 克。9 剂（11010110101011），水煎服。

3 月 13 日三诊。服药 9 剂，痛泻几平。不期前日受凉感冒，自昨日始觉咽痛而痒，咳嗽气急胸痛，然痛泻不著，仅见腹胀，日便三次。舌见红边印，苔白腻而厚，脉弦小滑。盖其旧有慢性支气管炎，感邪复发矣。急当治标，先事清肃肺经。疏方：

桑叶 12 克，桑白皮 15 克，炙麻黄 12 克，前胡 12 克，新贝母 15 克，鱼腥草 30 克，黄芩 12 克，款冬花 12 克，紫菀 12 克，桔梗 12 克，麦冬 15 克，苏子 20 克。5 剂（1110110），水煎服。

4 月 10 日四诊。上诊服药后咽痛、咽痒、咳嗽已平。辍药一周，仍有腹痛而泻，然不显著，日仅二行。但近来每于久坐时右腿觉麻，素间时见腰膝酸痛。肝脾未尽相和，风邪或侵经筋，可两调之。疏方：

白芍 40 克，炒白术 30 克，茯苓 30 克，杜仲 20 克，续断 18 克，天麻 10 克，威灵仙 30 克，秦艽 15 克，海风藤 15 克，络石藤 15 克，炮姜 12 克，黄芩 10 克。5 剂（1101010），水煎服。

4 月 24 日五诊。腹痛已平，日便一二次，稍溏；腰痛腿麻已缓解，喘息亦无再发，只于上楼时气或急促。嘱慎饮食，注意保暖。治法仍其前制，小易其药，以为善后计。疏方：

白芍 40 克，杜仲 20 克，续断 15 克，天麻 10 克，秦艽 15 克，海风藤 15 克，苏子 20 克，炮姜 12 克，木香 10 克，肉豆蔻 12 克，藿香 15 克。9 剂（110101010110101），水煎服。

按 本案病人罹患肠易激综合征五年，苦腹痛而泻，恰乃肝气犯脾的证，治宜两调肝脾，故用弛张敷和汤加减，取白芍、威灵仙、延胡索、甘草抑肝缓急，白术、木香、炮姜、肉豆蔻健脾止泻，黄芩、黄连清除郁积之湿热，共使肝敛横逆之气而复敷和之治，脾奋运化之力而得备化之政。因兼喘息，故用苏子、白芥子以宣肃肺气，此首诊证治也。次诊见喘息既平，故去二子，只加陈皮；腹痛泄泻已缓，故减抑肝药之量。至三诊以新感风寒化热成咽结咳嗽，故专以清肃宣达，不杂他治。四诊以兼腰痛腿麻，则佐以祛风益肾。俟杂症殆尽，痛泻几平，仍从调和肝脾，巩固疗效，以期不再复发。以仆历验，抑肝之白芍，健脾之白术，用量宜大，如此方能显其功；灵仙以配白芍，肉蔻以配白术，黄连以配木香，黄芩以配炮姜，令各尽相辅相佐之效。

4. 膝关节退行性病变

膝关节退行性病变，又称骨关节炎、骨关节病、退行性关节病、增生性关节炎病、肥大性关节炎、老年性关节炎等，属最常见关节疾病。其临床表现为膝关节肿胀、疼痛，行走困难，上楼下楼艰涩，蹲下站起困难，病人痛苦不堪。由中医以观，当属年事增高，筋骨衰退之疾，病机责乎肝肾。肾主骨，肾精渐虚则骨弱不任承体；肝主筋，肝血日亏则筋惰艰于屈伸。故肝肾精血亏损，为其发病之因，而筋骨失养、痹废不用为其罹病之果。议其治也，自当滋补肝肾而通痹振废。然肾精肝血，补之非易；而屈伸筋骨，治尚非难。以仆经验，必先以屈伸筋骨关节为首务，而养血填精第其次可也。故弛张罢极乃不二治法，副之者方为益肾养肝。是以选取弛张敷和汤为主方，而以六味、肾气，左归、右归为辅佐，药用白芍、当归、黄芪、熟地黄、杜仲、续断、山茱萸、怀牛膝、伸筋草、天麻、威灵仙、木瓜、木香、延胡索、炙甘草等组方。若见膝关节肿胀显著，可酌加麻黄、白芥子、茯苓、肿节风、络石藤等；若见疼痛畏冷，可选用川乌、肉桂、全蝎、地龙、鹿角胶、乌梢蛇等。

■ **膝关节退行性病变之膝痹**：刘某，女，55岁，2013年3月5日初诊。每于走路时双膝作响，上下楼无力，须扶楼梯护栏方可，已历半年，曾住院检查，提示为膝关节退行性病变，未服西药，欲求治中医。脉细弦，舌黯红，苔薄白根腻。养血柔肝，祛风舒筋。疏方：

白芍30克，木瓜15克，炙甘草15克，威灵仙30克，怀牛膝30克，杜仲20克，续断15克，秦艽15克，独活12克，海风藤15克，防风10克。5剂（1110110），水煎服。

3月12日二诊。服药大应，其双膝作响几无，而上下楼亦未觉有碍，无需扶楼梯护栏，且述以往不能跪地，今则能矣，脉舌如前。效莫更方，去秦艽，加狗脊12克。9剂（1101101101101），水煎服。

5月21日三诊。服上药后，双膝已无不适，以为已愈，未再来诊。五一节假中外出游玩，不慎感冒，咽痛咳嗽，自服西药而愈。但近日又见走路时双膝作响，故来求治。脉细小弦，舌尖红，苔白根腻。外风引动肝经伏风，外风虽解，内风未除，肝家失于敷和，乃发旧疾。仍与原法，加入搜伏风之品。疏方：

白芍30克，木瓜15克，炙甘草15克，威灵仙30克，羌活15克，白芷15克，伸筋草15克，怀牛膝30克，秦艽15克，独活12克，海风藤15克，防风 10 克。5 剂（1110110），水煎服。并嘱服药后若症状消失，可停药一周，若仍无复发，可自行购初诊方服用，以期巩固疗效。

按 20 世纪 70 年代末，仆于中国中医研究院西苑医院读研期间，曾聆听北京市中医医院关幼波老大夫讲座，传有专治膝关节退行性病变之方，药仅 3 味：白芍、木瓜、甘草各一两，一日一剂，水煎服。后常于治疗该病时加味用之，确有疗效。盖其酸甘之味，养血舒筋，缓肝之急也。至订立弛张敷和汤，亦效法乃方之义而选药，则治疾范围又复增大矣。本案处方，亦取此方加祛风益肾之药组成，第木瓜、甘草，其量减半耳。该病之治，即便已无症状，亦不可辍治，仍需守方间断治疗一月甚至更长时间，方保不致复发。

■**膝关节退行性病变之膝痛**：王某，男，67 岁，2017 年 10 月 23 日初诊。双膝关节酸困而痛有年，曾经住院诊断为膝关节退行性病变。近半年症状加重，昼间双膝酸困，上下楼困难，夜则寐中常痛醒两次，多于半夜及凌晨痛发，伴见神疲肢困。西药及按摩、针灸治疗，效果欠佳，诣诊求治。诊其脉细弦，望其舌黯红，苔白而微腻。肾精肝血亏乏，不足以滋养筋骨，关节屈伸不利，气血凝滞，所宜补肾阳，养精血，缓肝急，解筋结。疏方：

白芍 40 克，熟地黄 30 克，山茱萸 20 克，怀牛膝 30 克，杜仲 20 克，五味子 12 克，天麻（打碎）12 克，合欢皮 15 克，伸筋草 15 克，威灵仙 30 克，木瓜 15 克，生龙骨 30 克，生牡蛎 30 克。5 剂（1110110），水煎服。

10 月 30 日二诊。双膝酸困有所缓解，夜半未再膝痛致醒，但凌晨仍见痛醒，脉舌如昔。法不更易，小调方药：上方去怀牛膝、五味子，加炒酸枣仁（打碎）20 克，独活 15 克。5 剂（1110110），水煎服。

11 月 6 日三诊。病人诉说，二诊之药，不如初诊，其夜半又见痛醒，舌脉仍如前。去独活、酸枣仁，仍用初诊方药，加全蝎 3 克。5 剂（1101011），水煎服。

12 月 8 日四诊。病人服药后觉体况转佳，又照原方购药两次服用。今其膝痛酸困大减，上下楼已不觉困难，夜间再无痛醒，大便微溏，脉细弦，舌黯红，苔白微腻。为疏继用之方：

白芍 30 克，熟地黄 30 克，威灵仙 30 克，山茱萸 15 克，怀牛膝 18 克，杜仲 12 克，天麻（打碎）12 克，伸筋草 15 克，木瓜 15 克，生牡蛎 30 克，炒白术 20 克，砂仁 10 克。15 剂 [（AOAOOA）A（1110110）]（A 代表服药 1 周，O 代表停药 1 周。服药 1 周中共服药 5 剂，其顺序为：连服 3 天，停药 1 天，再连服 2 天，停药 1 天。下同），水煎服。

按 膝关节退行性病变，属老年易发之疾。年事既高，肾气向衰，精血渐亏，关节退化，乃发其病，故欲治愈也实难。然于缓解病情，推迟病势进展，信其可也。本案病人苦于双膝酸困，艰于屈伸，夜间痛醒，知为筋骨失养，关节凝滞，故与益肾填精，柔肝解结，一战小胜，痛困有缓。再诊急于显效，而加独活欲去伏风，加枣仁欲能安寐，不期其效无增，反而有降，故料其膝痛非由乎风，而夜醒亦不因心，而与宁心祛风，复何益哉！遂仍其既定之法，十余剂而膝痛已平，活动自如。后与前方小其剂量，作间断服药，以图逐渐减药，巩固其效。

六 利涩兼行

补虚而泻实，有虚勿泻，有邪莫补，固其常理。然医家临证，往往证非一出，虚实夹杂，若必待纯虚乃补，纯实乃泻，则恐补泻终无运用之机矣。故于辨证论治实践中，多半补泻并施，独行之治少而兼行之法多也。利涩兼行，乃通利与固涩两法并用之谓。通之与固，涩之与利，恰相反也，何以兼行？且中药书内所述，固涩药总以邪气阻滞者为禁忌，如山茱萸之忌湿热溺涩，五味子之忌表邪不解，桑螵蛸之忌小便短数，五倍子之忌湿热泻利，等等，明示湿热溲淋者只可清利，禁用固涩也，而兼行可乎？其实，书中立论，殆指独用其药而言，若与他药相合用于复方，则可无此禁忌。如仲景之方，小青龙汤之麻黄、桂枝、细辛、干姜与白芍、五味子并用，乌梅丸之桂枝、细辛与乌梅并用，肾气丸之茯苓、泽泻与山茱萸并用等，俱乃通利与固涩相伍为用之例。然则今设利涩兼行之法，前贤既有，固非立异标新者欤。

通利之法，施于实邪阻滞，孔窍闭塞，便结溲淋之症；固涩之法，用在气虚下陷，门户洞开，汗泻遗溺之疾。故敛汗、止泻、固精、缩溺并止带、止血、止嗽等，皆固涩法门；而发汗、利窍、通便、利尿、通经等，俱通利治式。是以利涩兼行，类型尚多。本处仅举述下焦前阴之疾而关乎肾与膀胱经者，以明利涩兼行治法之大略。

（一）治法梗概

1. 基本治法

利涩兼行之法，专为溲溺诸疾而立。凡下焦湿热，蕴积膀胱，阻塞溺径，则小便不利，尿急频而淋痛；又或肾气不固，膀胱失约，津难留存，则小便不禁，溲时漏或夜遗。前者治当清利湿热，廓清溺径，俾小溲通畅以无碍；后者则需益肾补气，约束膀胱，令尿下应时而不遗。然则一以通利，一以固涩，各施其治而尽其用可也，今欲兼行者何为？盖其湿热羁留，则阴耗于热而气伤乎湿，若施治专于清利，虽可祛除邪滞，然能保其勿更伤气阴哉！是必清利为主而兼行固涩，方能祛邪而无损于正焉。而于肾虚不固，则气化不利而湿浊不清，倘施治专于固涩，虽可护持津气，然能保其无停湿郁火哉！是必固涩为主而兼行清利，才可扶正而勿留其邪焉。此治溲淋不利与溺遗不禁而通用利涩兼行法之当行宜行也。

前贤治遗溺不禁，用韭子丸（《三因方》）、桑螵蛸散（《世医得效方》）、参芪汤（《万病回春》），均以益气固肾为本，然非纯用补涩，内中尚配有辛通疏利之药，如当归、陈皮、茯苓等品。而治溲淋不利，用猪苓汤（《伤寒论》）、榆皮散方与赤茯苓散方（《太平圣惠方》）、八正散（《局方》），俱用利湿清热为本，亦非纯用清利，内中尚配有固精颐养之药，如桑螵蛸、阿胶等品。且另方八正散中加用木香一味，取其辛能利气，温能化气之功（《医方集解》），颇耐寻味。承继前贤既有方法，合以自身经验，拟定利涩兼行法之用药：清利选用萹蓄、瞿麦、车前草、石韦、淡竹叶、茯苓、猪苓、泽泻、黄芩等品之3至6味，而佐以木香、黄芪；固涩选用桑螵蛸、益智仁、龙骨、牡蛎、山茱萸、五味子、金樱子、覆盆子等品之2至5味，而佐以人参、党参、当归、白术、肉桂、杜仲、菟丝子、龟甲之1至3味。两类药相合组方，治遗溺不禁，则清利药为主，固涩药为辅；治溲淋不利，则固涩药为主，清利药为辅。

2. 预制方药

（1）通关锁钥汤通治溲溺诸疾

溲溺之通止，若有关隘焉。既其罹疾，或为溲淋不利，此关锁有乖，开合有碍也；或为遗溺不禁，此关失锁钥，开多合少也。论其治也，俱用利涩兼行之法，预制其方，曰通关锁钥汤。

通关锁钥汤：萹蓄，瞿麦，木香，车前草，茯苓，白芷，皂角刺，白芍，威灵仙，生黄芪，桑螵蛸（剪碎）。

主治：下焦湿热所致尿急、尿频、尿涩痛、尿滴淋，或肾气不固所致遗溺、尿不禁者；凡尿道炎、前列腺炎、前列腺增生、遗尿等病均可用本方调治。

本方组成，若治遗溺不禁，则加大桑螵蛸之量，以为君药；加大黄芪之量，令与白芍共为臣药；减少萹蓄、瞿麦、木香、茯苓、白芷之量，令与车前草、威灵仙、皂角刺共为佐药。若治溲淋诸症，则加大萹蓄、瞿麦、木香之量，以此药仁为君药；臣之以车前草、茯苓；而减少黄芪、桑螵蛸之量，令与白芷、皂角刺、白芍、威灵仙共为佐药。

方歌：通关锁钥桑螵蛸，萹瞿车苓芷皂芍，

　　　　黄芪木香威灵仙，溺淋遗漏尽可疗。

（2）随证加减法

凡遇小便不利，尿急频痛淋涩，责之下焦湿热等邪阻滞，或见小溲不禁，尿漏遗溺，责之下元肾气不固，俱可用通关锁钥汤调适剂量而治之。然有病情变化，证候偏著一隅者，亦不妨随时加减。

主以清利：倘病人症见尿急尿频殊重，胃纳尚好，体况壮实，可去桑螵蛸，白芍，而选加淡竹叶、石韦、滑石、栀子、灯心草、玉米须、生甘草等药之二三味，以增强清热利湿之力。

主以固涩：倘病人唯以小便不禁为主，咳嗽用力或劳累则尿液溢出，内裤常湿，或夜尿频多者，可去车前草、茯苓，减少萹蓄、瞿麦、木香用量，而选加山茱萸、五味子、益智仁、龙骨、金樱子、补骨脂等药之二三味，以加强益气固涩，约束膀胱。

佐用止血：若有病人尿频急而兼见血尿，可去桑螵蛸、皂角刺、茯苓，而选加白茅根、茜草、大蓟、小蓟、血余炭、藕节炭等药之二三味，以清血分而止血。

借重益肾：无论尿遗不禁，或尿涩不利，凡病久兼见腰酸困痛、双胫酸软者，多已伤损肾气，便当去车前草、皂角刺，并减小诸药用量，再选加熟地黄、杜仲、续断、狗脊、桑寄生等药之二三味，以益肾强腰。

兼清心火：若溺涩尿赤，兼见心烦口疮，舌尖芒刺，乃心火下移小肠，当去皂角刺、黄芪、桑螵蛸，而选加生地黄、麦冬、黄连、通草，以养阴清心。

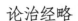

辅以宁心： 若病人兼有失眠多梦，寐中易醒者，可去白芷、皂角刺、黄芪，而选加天麻、炒酸枣仁、合欢花、夜交藤、生龙骨、生牡蛎等药之二三味，以潜心宁神。

合以祛风： 溺径之疾，多由湿热为祟，然有兼夹风邪者，伴见阴处瘙痒，可去桑螵蛸、白芍，而选加白鲜皮、地肤子、苦参等，以祛风止痒。

并清秽浊： 溺疾而兼有尿下白浊，污秽裤裆者，可去桑螵蛸、山茱萸、五味子，而选加萆薢、石菖蒲、芦荟、生甘草等，以避秽分清。

通解瘀滞： 或有兼见会阴胀痛，痛涉双股者，为肝经气血瘀滞之候，可去山茱萸、五味子，而加姜黄、白芥子、蒲黄、蜈蚣等，以化瘀通络止痛。

（二）临证运用

1. 尿路炎症

尿路炎症，包括尿道炎、膀胱炎、肾盂肾炎等泌尿系疾患。其共同临床表现为尿急，尿频，尿痛，或兼尿血，又可伴见尿浊、阴痒、阴湿、腰痛等症状。自中医而言，其病机当为湿热下注，而急性发作者兼有热毒郁火，久病者则有兼风、兼瘀、化燥之变，或有损阴伤气而致脾肾两虚之情。至于治疗，俱可用通关锁钥汤加减。其有兼见血尿、白浊、阴痒、腰痛等情者，参照前述随证加减法调整用药。若为急性发作，见发热恶寒者，可去黄芪、桑螵蛸、山茱萸、五味子，而加羌活、防风、鱼腥草、黄芩、栀子以清热解毒；若为慢性期，尿急尿频不著，而只觉小腹与会阴处胀痛不适，或并痛胀亦微，唯于膀胱镜检查提示三角区有炎症表征者，可参照上述通解瘀滞法化裁方药。

■ **慢性尿道炎湿热蕴积：** 王某，男，41岁，家住库尔勒，2013年11月2日初诊。患慢性尿道炎6年，久治未愈。近苦尿时茎口及尿道涩痛，以夜间与早起如厕时尤甚。脉小弦微沉，舌淡红，苔白腻而满。下焦湿热蕴积，溺径不畅，当用清利。疏方：

萹蓄20克，瞿麦15克，木香10克，淡竹叶10克，车前草15克，茯苓30克，白芷15克，皂角刺15克，生黄芪40克，五味子10克，砂仁10克。9剂（11010110101101），水煎服。

11月16日二诊。上药9剂服竟，尿时之涩痛消失，再无所苦。脉小弦小沉，舌淡红，苔白微腻。症虽平而仍恐余邪未尽，继以原法，上方小事加减。

去砂仁，加藿香 10 克。10 剂（1101011010100101101），水煎服。

12 月 14 日三诊。二诊药后，辍治半月，症状仍无复发。脉小弦，舌淡红，苔白微腻。再与原法，略减清利，以图痊愈。疏方：

萹蓄 15 克，瞿麦 10 克，木香 10 克，石韦 8 克，淡竹叶 6 克，车前草 15 克，生黄芪 40 克，茯苓 30 克，白芷 15 克，皂角刺 10 克，五味子 10 克，小蓟 10 克。10 剂（11010110100101101），水煎服。

按 慢性尿道炎为湿热羁留下焦，郁火损气伤阴瘀血，溺径涩滞不畅。案中用方，取萹蓄、瞿麦、淡竹叶、车前草、茯苓、木香以清热利湿行气，白芷、皂刺以散结破坚攻瘀，生黄芪、五味子、砂仁、藿香以益气敛阴和中，祛邪而安正，故能收效。然六年宿疾，一战而平，何其速也！而前曾久治不愈，复何其钝而迟欤？询及病人，此前之治，多为西药，亦自购中成药服用。西法徒用抑菌消炎，急性期或可显效，若未彻治，见效则辄止，势必迁延难愈，转成慢性；中成药则多半为利湿清热，鲜见有散郁解结之品，且其药量本轻，是以欲尽除其邪而恢复正气也实难矣。

■ **膀胱炎湿热肾虚**：杨某，女，68 岁，2012 年 12 月 4 日初诊。旬日前因外出奔波劳顿而发尿急，尿频，尿时小腹痛，查见血尿（尿潜血＋＋），西医诊断急性膀胱炎，给抗菌治疗一周，症状稍缓，但仍有尿急频而痛，潜血阳性（＋），不欲西治，诣诊中医。脉弦细而小滑，舌黯红边显齿印，苔白腻而厚。平素身况尚好，但大便干结，三日方得一行。着力清利湿热。疏方：

萹蓄 20 克，瞿麦 20 克，木香 10 克，淡竹叶 10 克，玉米须 12 克，灯心草 6 克，石韦 10 克，车前草 15 克，白芷 15 克，白芍 30 克，制大黄（后下）10 克，厚朴 18 克。4 剂（1101010），水煎服。

2013 年 11 月 12 日二诊。据述，去年来诊服药后尿之频急即除，小腹亦再无疼痛，大便畅下，日可一二次。停药一周，大便复见干结，尿复频急，但无痛。遂又自购原方，服下而症状消去。其后又重复用药多次，症状半年多未发，尿常规检查，其潜血阴性，白细胞消失。不料今年 10 月节假日随子女旅游劳累受凉，又见旧疾复萌，再服原药亦未显效，去医院西医诊断尚疑有肾盂肾炎，拒用西药，因以来诊。询知尿急而频，小腹及会阴处隐痛，腰骶酸胀而痛，且外阴瘙痒，夜间小便 3 次，大便仍干，二三日一行。脉弦细，舌黯红有齿印，苔白腻根厚。前时服药，湿热强半已祛，然余邪未尽，伏于隐曲处，今遇劳顿，复受外风引动，是以复发。清利湿热，佐以祛风益肾。疏方：

萹蓄 20 克，瞿麦 18 克，木香 10 克，石韦 10 克，淡竹叶 10 克，车前子（包煎）15 克，通草 6 克，白芷 15 克，皂角刺 10 克，威灵仙 30 克，地肤子 20 克，杜仲 20 克，桑螵蛸（剪碎）30 克。5 剂（1110110），水煎服。

11 月 19 日三诊。上药服后，诸症俱已轻减，走路快时小溲频急，大便稍干，胃脘不适，纳食为钝，脉舌如前。兼顾脾胃。疏方：

萹蓄 20 克，瞿麦 15 克，木香 10 克，石韦 10 克，淡竹叶 10 克，车前草15 克，白芷 15 克，皂角刺 10 克，法半夏 12 克，炒白术 30 克，厚朴 20 克，益智仁 18 克。5 剂（1101101），水煎服。

11 月 26 日四诊。尿急、尿频、尿痛几平，胃脘亦舒，纳食有增，上楼时或走路稍急则有尿欲遗出之感，腰仍酸痛，大便稍干。脉细弦，舌苔微腻。小调治法，加益气之味。疏方：

生黄芪 50 克，萹蓄 20 克，瞿麦 15 克，木香 10 克，石韦 10 克，淡竹叶10 克，杜仲 20 克，白芷 15 克，皂角刺 10 克，炒白术 30 克，山茱萸 15 克，五味子 10 克，砂仁 10 克。5 剂（1101101），水煎服。

12 月 3 日五诊。尿症状尽除，觉上楼或行路较前有力，再无尿欲遗出之感，腰痛亦平。脉细弦尺略沉，舌黯红苔白腻。小调上方以善后：去白芷、皂角刺，减小黄芪之量为 30 克，而加茯苓 30 克。8 剂（10110101010101），水煎服。

按 本案病人年近七旬，而身况尚好，故用药专事治病，以祛邪为主，不杂调补，用通关锁钥汤而显应，病人又照方多次服药，症状全消，检查转阴。直至一年后因旅游劳顿，才见复发，知其病根尚深，虽似痊愈，实则余邪未尽，一旦遇劳感风，内外合邪，旧疾萌动也必矣。其后见腰骶酸痛，夜尿频多，再后又见胃脘不适，纳呆，并上楼、走路急时之尿急，尿欲遗出等情，俱乃脾肾气虚之征。治法遂相应变化，或加益肾固精，或加健脾和中，或加益气敛阴，终至痊愈。由此而思之，凡年高患者，倘于无虚证可察之际，即于祛邪方内，预设益肾补气之药，俾邪气既祛而正气亦旺，或可耐得劳顿，抵御外邪，而保旧疾不发。此论当否？期待后验，亦望同道赐正。

2. 前列腺疾患

前列腺疾患，包括前列腺炎与前列腺增生症。前列腺炎，并非单纯感染因素所致，故而近年又称前列腺炎综合征。急性前列腺炎临床表现为尿急，尿频，尿痛，或见血尿，腰痛，恶寒发热，近乎中医热淋、血淋病症；慢性者则尿急，尿频，尿痛较轻，而多见排尿不畅，淋沥不尽，尿道灼热刺痒，少腹、会阴、睾丸、腰骶等处疼痛或不适，晨起尿白浊，排尿终末或大便时有白浊尿液。前列腺增生症随下尿路梗阻加重而症状逐渐明显，包括三类症状：即储尿期之尿频、尿急、尿失禁以及夜尿增多等症状，排尿期之排尿踌躇、排尿困难以及间断排尿等症状，以及排尿后之排尿不尽、尿后滴沥等症状。鉴于两病表现有相同之处，可并用通关锁钥汤为基础方药加以治疗。

为便于临证运用，仆尝分其用药为两类而五项：

一类曰**除湿清浊**，下分三项：其一，清利湿热药，可选萹蓄、瞿麦、车前草、淡竹叶、石韦、滑石、栀子、灯心草、玉米须、生甘草等；其二，清除秽浊药，可选草薢、石菖蒲、芦荟、猪苓、泽泻、茯苓等；其三，通解瘀滞药，可选白芷、皂角刺、姜黄、白芥子、蒲黄、琥珀、蜈蚣等。

一类曰**益肾固涩**，下分两项：其一，缩泉涩精药，可选桑螵蛸、山茱萸、五味子、益智仁、龙骨、牡蛎、金樱子、补骨脂等；其二，益气补肾药，可用生黄芪、熟地黄、杜仲、续断、狗脊、淫羊藿、蛇床子、桑寄生等。

将两类五项药物，相机组合，可运用于治疗前列腺疾患之不同病症。若为前列腺炎症，则以除湿清浊为主，辅以益肾固涩；若为前列腺增生症，则以益肾固涩为主，辅以除湿清浊。

具体组成临证处方时，无论增生，或为炎症，俱用萹蓄、瞿麦、木香药仨为君，而以白芷、皂角刺药对为佐，第其余臣药与佐药比例不同耳。属前列腺炎症者，臣药宜多，佐药宜少。可从车前草、淡竹叶、石韦、滑石、栀子、灯心草、玉米须、生甘草中选择四五味为臣；佐药除白芷、皂角刺外，则用两组，一为草薢、石菖蒲、芦荟药仨，或猪苓、泽泻、茯苓药仨，二为桑螵蛸、五味子药对，或益智仁、龙骨药对。

属前列腺增生症者，臣药宜少，佐药宜多。臣药只选车前草、淡竹叶、石韦、滑石、栀子、灯心草、玉米须、生甘草中之一二味；佐药除白芷、皂角刺外，则用三组，一为白芥子、姜黄、蒲黄药仨，或琥珀、地龙药对，或蜈蚣、九香虫药对；二为桑螵蛸、山茱萸、五味子药仨，或龙骨、牡蛎药对，或五倍子、覆盆子药对；三为生黄芪、熟地黄、淫羊藿药仨，或桑寄生、杜仲、续断药仨，或狗脊、蛇床子药对。

■ **慢性前列腺炎**：黄某，男，30岁，2013年3月12日初诊。小腹、会阴处坠痛，腰骶困痛，反复发作，已历多年。西医诊断为慢性前列腺炎，治疗许久，效果甚微，遂来求治中医。询知每于饮酒后症状加重，口味浊臭，小溲黄涩，时有白浊。舌黯红，边见齿印，舌苔白腻而厚满，脉细弦，尺反小滑。湿热蕴积下焦，累及太阳经脉。清利为先。疏方：

萹蓄 20 克，瞿麦 15 克，木香 10 克，车前草 15 克，石韦 10 克，淡竹叶 12 克，炒白术 30 克，茯苓 30 克，黄柏 12 克，白芷 15 克，皂角刺 10 克，砂仁 10 克。5 剂（1011011），水煎服。

3 月 26 日再诊。服药后小溲畅利，再无白浊，会阴、小腹坠痛几平，腰骶酸痛亦减。辍药一周，又见反复，然不似前时之重。性情易急躁，舌黯红，边见齿印，舌苔白腻而薄，脉细弦。清利仍之，稍佐益肾柔肝。疏方：

萹蓄 18 克，瞿麦 15 克，木香 10 克，车前草 15 克，石韦 10 克，炒白术 30 克，茯苓 30 克，黄柏 10 克，白芷 15 克，皂角刺 10 克，杜仲 20 克，白芍 30 克。9 剂（11010110110101），水煎服。

其后又多次来诊，仍用上法，药稍加减，间断用药四阅月，小溲清利，疼痛尽除，体况良佳。

按 本案病人，虽罹患多年，然未至虚损，其腰骶困痛，非由乎肾，当责湿浊浸渍膀胱经腑而发。首诊用药，取萹蓄、瞿麦、车前草、石韦、淡竹叶，清热利湿于下焦，除既有之邪；白术、茯苓燥湿利湿于中焦，杜增援之邪；再以黄柏、砂仁清热化湿坚阴，木香、白芷、皂角刺行气通滞解郁。众药合力，使湿热廓清，经气畅达，故能即服即应，几于痊平。方系通关锁钥汤加减也。病人尚无肾气不固之尿余沥不尽等症，是以虽用其方，而未选其中黄芪、桑螵蛸、山茱萸、五味子等品。再诊时，因其有辍药一周而复发之情，料其邪气非可即祛者，必当除恶务尽，假以时日，故仍用前法，稍减其制耳。至于加杜仲益肾者，非因肾气已虚，乃恐众药清利太过伤肾，预作护持也。

■ **慢性前列腺炎**：时某，男，32 岁，2018 年 11 月 9 日初诊。尿频，尿急，尿后余沥，已有半年，西医诊断为慢性前列腺炎，服西药及中成药治疗数月而不效，故而诣诊求治。询其所苦，尿之急频，近尚有缓，而尿后余沥，有增无减，且尿道口常见白浊黏液，会阴并左侧股阴时有疼痛，夜寐欠安。脉细而弦，舌黯红，苔白腻。湿热稽留下焦，肾气有失固秘。所宜清利与固涩兼而行之。疏方：

萹蓄 9 克，瞿麦 9 克，木香 9 克，车前子 9 克，石韦 9 克，淡竹叶 9 克，白芷 9 克，皂角刺 9 克，茯苓 18 克，生黄芪 18 克，五味子 9 克，天麻 9 克。免煎剂 5 剂（1101011），开水冲泡后饮服。

11 月 23 日二诊。服药一周，辍药一周，尿之余沥有所减轻，会阴、股阴作痛及尿道口黏液仍时有之，夜间尚可安寐，脉舌如前。再行上治。疏方：

篇蓄 9 克，瞿麦 9 克，木香 9 克，车前子 9 克，石韦 9 克，淡竹叶 9 克，白芷 9 克，皂角刺 9 克，猪苓 18 克，生黄芪 18 克，杜仲 18 克，天麻 9 克。免煎剂 9 剂（11010110101101），开水冲泡后饮服。

12 月 7 日三诊。服药两周，尿之余沥，会阴、股阴之痛均已不见，睡眠尚好；唯其尿道口仍有分泌物，脉舌如前。原法不变，稍调其方：

去五味子、天麻，加补骨脂 9 克，蛇床子 9 克；加大部分药用量，篇蓄 18 克，生黄芪 27 克。免煎剂 9 剂（11010110101101），开水冲泡后饮服。

12 月 28 日四诊。服竟上药，停药一周，尿无余沥，会阴、股阴不再作痛，只于晨起时尿道有少许分泌物，然其色已清。仍从利涩兼行法以善后。疏方：

篇蓄 9 克，瞿麦 9 克，木香 9 克，车前子 9 克，石韦 9 克，淡竹叶 9 克，白芷 9 克，皂角刺 9 克，猪苓 18 克，生黄芪 27 克，山茱萸 18 克，五味子 9 克。免煎剂 9 剂（11010110101101），开水冲泡后饮服。并嘱服竟此药，停药三周，在服药两周，以杜复发。

按 前列腺炎见证，因人而异，相去每远，勿以年龄、病程论其重轻也。本案病才半年，而症状已多，尿急尿频，会阴处痛，溺孔白浊，凡三类矣。好在一诊而应手，再诊而半平，三诊则向愈，治疗足称速也。法施利涩兼行，方用通关锁钥，证药吻合，允其收效。至于其间稍事加减，盖亦常情常法常药，非有奇恒技巧也。其中用天麻者，以其能和肝息风宁神也，仆常以之配合酸枣仁、五味子、合欢皮等以治失眠。

■ **慢性前列腺炎胃炎**：罗某，男，48 岁，2018 年 3 月 1 日初诊。罹患慢性前列腺炎有年，用药多种，效果不著，反增胃脘胀痛烧灼，检查为慢性浅表性胃炎伴糜烂，复加治胃西药，或效或否，终难得愈。询知小溲频急，会阴酸胀，阴囊潮湿，阴茎觉凉，阳事疲痿，食纳钝呆，精力不足。脉细弦尺沉，舌黯红，边显齿印，苔薄白根腻。和中祛湿清下。疏方：

法半夏 10 克，陈皮 10 克，黄连 5 克，黄芩 10 克，党参 18 克，炒白术 20 克，枳壳 10 克，苍术 10 克，黄柏 10 克，车前草 10 克，砂仁 10 克。5 剂（1110110），水煎服。

3 月 15 日二诊。5 剂服竟，觉阴湿茎凉、小溲急频均减，胃脘胀痛烧灼半平。又自取 3 剂服用。今仍阳事弱，会阴不适，乏力食少，舌脉如前。再行上法，小调其药，稍佐益元举阳之品。疏方：

法半夏 12 克，黄连 6 克，黄芩 12 克，仙茅 12 克，蛇床子 15 克，党参

20克，炒白术30克，枳壳15克，苍术15克，黄柏10克，车前草12克，砂仁10克。8剂（11010101011010），水煎服。

　　3月29日三诊。胃家已和，再无胀痛烧灼，小溲畅利，不见频急，精力有加，食纳有增，而阴湿茎凉未尽去，阳事未振。脉如前，舌苔较昔为薄，仍见齿印。疏方：

　　法半夏12克，黄连6克，黄芩12克，茯苓20克，炒白术20克，枳壳10克，仙茅10克，蛇床子10克，苍术10克，淡竹叶10克，车前草12克，砂仁10克。9剂（11010101011011），水煎服。

　　4月19日四诊。前此三诊用药后，胃家安和，尿畅利而无频急，会阴无不适，食纳已增，体况转佳，然其阳事仍弱，脉细弦，舌黯红，边微痕，苔薄白微腻。湿热几除，中气已谐，宜再继续调理，莫辍其治；兴阳之役，非独药力可为，必兼心理抚慰。疏方：

　　法半夏12克，黄连6克，黄芩12克，仙茅10克，淫羊藿10克，蛇床子10克，车前草15克，淡竹叶10克，苍术10克，茯苓20克，炒白术20克，枳壳15克。15剂（110110101101101101），水煎服。

　　按　《内经》警醒医者，凡遇大小便不利，须先治之；凡遇脘腹胀满，亦当先治。即"小大不利治其标""中满治其标"也。（《素问·标本病传论》）本案病人既有胃炎之脘胀灼痛，又有前列腺炎之小溲不利，俱当即治，非可容缓者也。故施和中与利下并行之法，数次复诊，两治两应，终至痊愈。治胃取半夏泻心汤加减，利下用车前草、二妙散等药，未用通关锁钥汤。盖其前治用药，必以湿热为的，料其屡用寒凉，方才伤及脾胃；今中气既伤，实难再堆集寒凉品味，故未用萹蓄、瞿麦、石韦，而加白术、茯苓、枳壳，顾护脾胃也。设若本案经治而胃家症状消去，中气已复，唯余下焦湿热，小溲不利未愈，则仍当运用利涩兼行之法，施以通关锁钥汤也。

　　另外，病人述有阳痿，虽已顾及用药，然无显效，其缘故殆可逆料者凡三：药未专治，剂非推重，一也；本症难治，非短期可起者，一也；治心为上，用药次之，虑其或有心理障碍，固非寻常用药可平者，一也。倘若再行续治，所宜益肾兴阳，并兼心理安抚，假以时日，或能治愈，亦未可知。

　　■ 前列腺增生症：许某，男，78岁，2008年2月23日初诊。患前列腺增生症多年，近于1月7日行前列腺电切术，术后仍有诸多症状，特诣诊求治。询知今苦尿频，尿时艰涩难出，尿后余沥不尽，尤其夜尿多达十余次，睡眠几废，日间神疲乏力，腰困胫酸。脉弦滑，舌黯红，边见齿印，苔白腻腐根厚而满。超声检查报告提示：肾盂、肾盏扩张而相互连通；双侧输尿管上段扩张，内径约0.7cm，中下段未显示；前列腺电切术后，前列腺3.6cm×2.4cm×1.9cm，回声欠均匀；膀胱残余尿量约418.00ml。年高脏虚，肾关不固，浊邪阻滞，锁钥失司。大剂益气固肾，佐以清解利水，冀能逆转颓势，重振元阳。疏方：

生黄芪50克，杜仲20克，萹蓄20克，瞿麦15克，木香12克，茯苓30克，白芷15克，皂角刺12克，白芍30克，山茱萸18克，桑螵蛸（剪碎）30克。8剂（1101101010101），水煎服。

3月8日二诊。服药两剂，尿频尿涩顿减，尿流转畅；8剂服竟，夜尿得减，腰困胫酸缓解，神力有加。脉弦小滑，舌黯红，边有齿印，苔仍白腻根厚，然已非前此之满布，不见腐苔。浊邪挫泛溢之势，脾肾有振奋之象，正可乘胜再进。谨守上法，略调其方：

生黄芪80克，西洋参（打碎如大米粒同煎）30克，杜仲20克，萹蓄20克，瞿麦15克，木香12克，车前草15克，茯苓40克，猪苓20克，白芷15克，威灵仙30克，白芍40克，五味子12克，桑螵蛸（剪碎）30克。12剂（11010101010110110101），水煎服。

3月20日三诊。病情继续好转，尿频尿涩几平，夜尿大减，才两三次如厕，腰膝酸困已轻，精神体力得振，脉舌如上。治法不变，方亦不更，再进15剂（110101101011010110101011010），水煎服。

4月10日四诊。尿频几无，尿流觉畅，夜尿仅一二次，腰困胫酸轻微，体况较昔转佳，唯大便近来干结难出，用开塞露方能解下，脉舌几如上。或因利湿过重，水车于前而津亏于后，所当兼顾舟车。上方去车前草，加制大黄（后下）10克。5剂（1101011），水煎服。

4月17日五诊。周内大便五行，未再用开塞露，尿觉流畅，余沥亦减，夜尿一二次，舌脉如前。病家出示4月9日B超复查报告，提示：肾盂肾盏未见扩张；双侧输尿管未见扩张；前列腺电切术后，余前列腺2.8cm×4.2cm×2.0cm，回声均匀；膀胱残余尿量约199.50ml。较1月检查结果已显著好转。仍用原方，10剂（1101011010110101），水煎服。

其后病人曾多次来诊，凡年余，体况尚佳。

按 本案方药，通关锁钥汤加减化裁而来。取黄芪、西洋参、杜仲益气补肾；萹蓄、瞿麦、车前草、茯苓、猪苓、木香清热利湿行气；白芷、皂角刺、威灵仙去伏风，开结滞；白芍、山茱萸、五味子、桑螵蛸柔肝缓急，固肾敛精。此利涩兼行、补泻并用之制也。其间又见大便干涩，乃虑太过利湿，水走前阴，大肠津亏，既加大黄，大便遂通。案中黄芪用量由 50 克增至 80 克，非止用其补气，尚能配合车前、二苓，俾利水有力而不伤气也。

仆治前列腺疾患较多，惟重临证证情之变化，从不刻意嘱病人作各项西医检查，盖恐查无好转，反令病人失却治疗信心也。本案病家自行去医院复查，与三月前结果比较，大见好转，病人欣慰，而西医却不之信，认为服中药而如此显效，出乎意料也。仆则坚信中药之效力，有非西医还原论眼光所能望尘者。

■ **前列腺增生症**：景某，男，66 岁，2016 年 4 月 28 日初诊。近三年来，常觉小溲急频，或尿时缓慢，尿后滴沥，夜则尿次增多，近半年内，几乎每夜如厕六七次。西医诊断前列腺增生，间或中西治疗，未见显效。今仍溲急而频，余沥难尽，夜尿六次，眠寐几废，晨起头晕乏力。脉细弦，寸小滑，舌黯红，边显齿痕，苔白微腻。清利湿热，益气固肾。疏方：

萹蓄 18 克，瞿麦 15 克，木香 10 克，车前草 15 克，石韦 10 克，淡竹叶 10 克，天麻（打碎）10 克，太子参 20 克，茯苓 30 克，白芷 15 克，皂角刺 10 克，桑螵蛸（剪碎）30 克。3 剂（1010100），水煎服。并嘱每夜用火柴杆计数小便次数。

5 月 5 日二诊。溺急有缓，余沥亦少，夜尿锐减，每夜 1～3 次，平均 2 次，睡眠稍安，头晕乏力仍或见之。脉细弦，舌如前。溺径廓清有望，肾气封藏可复，再施上法，原方去太子参，加西洋参（打碎如大米粒大）10 克。4 剂（1011010），水煎服。

5 月 19 日三诊。溺急频几平，余沥不显，夜尿 2 次，头晕已除，体无乏力，唯睡眠欠安。原法加宁神。疏方：

萹蓄 20 克，瞿麦 15 克，木香 10 克，车前草 15 克，淡竹叶 10 克，炒酸枣仁（打）18 克，天麻（打碎）10 克，西洋参 12 克，茯苓 30 克，白芷 15 克，皂角刺 10 克，桑螵蛸（剪碎）30 克。5 剂（1110110），水煎服。此后又复诊数次，诸症悉平，体况良佳。

（按）前列腺增生属难治病，仆治此病尚多，疗效渐次增著，遂有心得焉。早年治此，往往虑及腺体增大，意欲消削缩小之，故从癥瘕论治，窃诩为"治病求本"也。每用少腹逐瘀汤加减，取香附、延胡索、没药、当归、川芎、官桂、赤芍、蒲黄、五灵脂、三棱、莪术、茯苓等组方，然收效甚微。检点所以罔效，殆以丢弃辨证论治原则使然也。盖中医理论，由临证经验凝练而得，其非由经验而来者，虽似有理，实则虚空也。若认前列腺增生为癥瘕，乃因解剖所见，引申比照而定，无辨证所据，其间已偷换中西医概念矣。既已悟出斯理，遽改前非，回归辨证论治，启用利涩兼行治法，于是获效转著。本案病发三载，所苦甚明者，小溲急频、涩滞、余沥与夫夜尿次多也，即合以脉舌，断无癥瘕之象，尽显下焦湿热、肾气不固之征，是以取通关锁钥汤加减，一诊而知，再诊而效，三诊几平，终至向愈。然则中医疗疾，衷中而参西或可，据西以易中则殊不可也。

■ **前列腺炎增生症**：肇某，男，60岁，2016年5月19日初诊。患慢性前列腺炎二十余年，久治不平，近年又查有前列腺增生，治亦无功。今常觉小溲不利，会阴不适，尤苦夜尿频频，多至十余次，极碍睡眠。常服多种中西药物，听人言坐浴可治，遂每晚坐浴不辍，惜无显应。脉细沉，舌黯红，苔白腻。湿热久羁，气化为扰，肾气不固，关失锁钥。治宜利涩兼行。疏方：

萹蓄20克，瞿麦15克，木香10克，车前草15克，石韦10克，淡竹叶10克，白芷15克，皂角刺10克，生黄芪30克，茯苓30克，桑螵蛸（剪碎）30克。4剂（1101010），水煎服。嘱停此前所有治疗，并用火柴杆计数夜尿次数。

5月26日二诊。服药显效，自第二剂药后，昼间尿见畅达，夜则尿次逐日递减，昨夜仅6次矣，脉舌如前。不更上法，小调其方：

萹蓄20克，瞿麦15克，木香12克，车前草15克，石韦10克，淡竹叶12克，白芷15克，皂角刺12克，生黄芪40克，泽泻20克，五味子12克，桑螵蛸（剪碎）30克。3剂（1010100），水煎服。

6月2日三诊。服药三剂，病无进退，夜尿平均6次，脉舌如前。权且加重益气固涩，而稍减清利之味。疏方：

西洋参（打碎如大米粒大）15克，生黄芪40克，茯苓30克，萹蓄20克，瞿麦15克，木香10克，车前草18克，石韦12克，白芷15克，补骨脂15克，五味子12克，桑螵蛸（剪碎）30克。8剂（1101101011010），水煎服。

6月16日四诊。服上药后，近日夜尿减为4次，脉舌几如前。知下元当固而渐固。再继用原方12剂（110101101011010101101），水煎服。

7月8日五诊。用药中夜尿又有减少，本周内每夜3次或2次，昼间亦无尿之频急，但近一月来大便溏而频。舌淡红，苔白腻，脉细弦尺沉。久事清利，脾阳有伤，当加健脾燥湿之味。疏方：

党参30克，炒白术30克，枳壳15克，茯苓30克，萹蓄20克，瞿麦15克，车前子15克，木香10克，炮姜12克，生黄芪30克，白芍30克，桑螵蛸（剪碎）30克。5剂（1110110）水煎服。

8月4日六诊。药后大便之溏频锐减，便意可控，又自取两次原方服用。今大便转常，尿无频急，夜尿仅二三次，睡眠较昔安逸。仍与上方，9剂（110101101011010），水煎服。

[按] 本例属前列腺增生症兼见炎症者，施以利涩兼行治法，与通关锁钥汤，其间因便溏而化裁方药，而大法守持不变，终得平愈。仆治此类病人，凡夜尿频多者，必令其用火柴杆计数，每如厕一次，放置火柴杆一根，早起记录火柴杆根数，复诊时检看逐日夜尿次数变化，如此方能得知真情。倘非如是，而听任病人回忆夜尿次数，往往模棱无定。窃谓此项经验有裨临证，特记之。

3. 遗尿与尿失禁

遗尿，俗称尿床，为儿童夜间睡眠时不自觉排尿；尿失禁，乃白昼间尿液自行流溢而出，不能控制，多见于老年人。西医认为，原发性遗尿之病因可有数种，或为大脑皮层发育延迟，尿无控制；或为睡眠过深，未能在入睡后膀胱膨胀时立即醒来；或为心理因素，患儿认为失于眷顾，脾气乖异不群；或为遗传因素，患儿有遗尿家族史。而于尿失禁，则认为乃与逼尿肌收缩未被控制，或为膀胱括约肌功能不全，致使尿道阻力不足以防止尿液漏出，以及膀胱压力超常、充溢过度等因素有关。

然从中医而论，两病基本病机有相似之情，俱系肾关开阖失常。盖人之尿液，储在膀胱，锁在溺道，开则尿出，阖则尿储。而肾主封藏，为膀胱之关，锁钥之司也，开阖由之。然肾关锁钥，尚须听命于心，以君临相也。昼间或寤时，心神以意授肾，肾以锁钥膀胱，令尿液盈时当出而出，亏时当储而储。夜间或寐时，心神、肾阳，俱入阴分，关锁收钥，尿储于膀胱，安睡无尿；倘膀胱储尿多而充盈，报关欲出，则心神可醒，肾阳可起，司钥开锁，令尿液出而复关。此平人之情也。

若为病人，则有奇恒之情焉。其为儿童者，假如先天肾气未充，则锁钥不固，昼间尚有心神约束于肾，肾气勉力为之，尿得出储之常；入夜心神入阴，约束不及，肾关失固，则尿于寐中遗出矣。又或小儿二仪有乖，肾阴虚亏，夜间诸阳入于阴，阴分尤显不足，相火无藏而浮游，独掌锁钥，不听命于心，亦可睡中遗尿。其为年老者，假如阴虚阳亢，或气虚不固，或郁火为祟，或湿热滞留，则或有肾关失固而膀胱失约，抑或溺道滞涩而锁钥失用，是以尿液之出与储，既已失司于肾，亦复违令乎心，尿出而淋涩不利，尿储而亏空无盈，不时而溢，入夜尤然，溺无所禁矣。

然如上述，遗尿与尿失禁，两病总关乎肾关锁钥者也，故可共用通关锁钥汤治疗，第须随证变化耳。

遗尿者，用原方而以桑螵蛸、山茱萸、五味子药仁为君，其余萹蓄、瞿麦、木香、车前草、茯苓、黄芪等为佐，而去白芷、皂角刺；或另选加益智仁、龙骨、金樱子、补骨脂等品为臣，天麻、夜交藤、石菖蒲等为佐，而去白芷、皂角刺，萹蓄、瞿麦、车前草等。以仆经验，只要坚持认真服药逾月，多能痊愈。尚需注意，父母夜间不必担心遗尿而叫醒患儿，此举往往适得其反，越发不能治愈。

尿失禁者，用原方则以萹蓄、瞿麦、木香药仁为君，其余车前草、茯苓为臣，白芷、皂角刺、黄芪、桑螵蛸、山茱萸、五味子等为佐；或另选加淡竹叶、石韦、灯心草、玉米须、生甘草等为臣，姜黄、白芥子、蒲黄、蜈蚣，杜仲、续断、天麻等为佐，而去山茱萸、五味子等。仆治此类病人，每嘱令其坚持用药，假之时日，方能收效，不可稍治即止，欲速不达也。

■ **遗尿**：宋某，男，7岁，2018年1月29日初诊。自幼尿床，年内加重，每夜必一二次。舌淡红，脉细软。素间常见不时而咳嗽，询之则云嗓子不适，便欲咳之乃快。益气固肾肃金，稍佐清利。疏方：

生黄芪30克，桑叶10克，桔梗10克，天麻（打碎）10克，合欢皮15克，萹蓄12克，车前草10克，木香10克，补骨脂12克，五味子8克，桑螵蛸（剪碎）30克。5剂（1101101），水煎服。

2月5日二诊。服药1剂，当夜即未遗尿，5剂服竟，周内全无遗尿，且咳嗽亦未见之，夜间有梦醒，脉舌如上。治法大略不变，上方去桑叶、桔梗，而加黄连5克，炒酸枣仁（打碎）15克，白芍30克。12剂（110101010110110110101），水煎服。

2019年2月11日三诊。去年治其遗尿，两诊而愈，年内鲜少发生。昨日食冰淇淋，夜间遗尿一次，且见后头偏左侧有一处脱发，未知其发于何时，近来夜间时有惊醒之情。脉细软，舌淡红，尖有芒刺，苔薄白。法当益元固肾宁心。疏方：

生黄芪30克，黄连5克，天麻（打碎）10克，合欢皮15克，夜交藤12克，炒酸枣仁（打碎）20克，萹蓄15克，车前草15克，木香10克，补骨脂125克，山茱萸15克，桑螵蛸（剪碎）30克。9剂（11010110101101），水煎服。

2月25日四诊。服药期间，遗尿一次。盖以当天因学习不力，受父责备，夜间遂见遗尿，殆其所因也。脱发处未见变化，舌脉如上诊。法不更易，小调其药，上方去山萸肉，而加覆盆子12克，五味子12克。5剂（1110110），水煎服。

3月11日五诊。服药一周，停药一周，俱无遗尿。再用上方善后。12剂（110101101011010101）。水煎服。嘱服药后停药一月，再服其方9剂，杜其疾复萌。

按 此儿遗尿有年，不期一诊而应，再诊已平，历时一年不发，疗效可谓速矣！所用方药，即通关锁钥汤加减。前后用药，益肾固元为主，故令桑螵蛸、五味子、山萸萸、补骨脂、覆盆子为君臣。方内不用白芷、皂刺者，以小儿脏器稚嫩，溺道本无积滞瘀血也；加桑叶、桔梗者，以其喉涩咳嗽，肺系不利也；加黄连、天麻、合欢皮、夜交藤、炒酸枣仁、白芍者，以其夜寐欠安，心神、肝魂不宁也。

■ **遗尿**：刘某，男，8岁，2011年11月24日初诊。遗尿数载，年内加重。夜间每由父母唤醒如厕三次，尚且难免尿床。脉细沉，舌尖芒刺，苔薄白腻。益肾固脬，佐以清利。疏方：

车前子（包煎）10克，栀子10克，白芍30克，杜仲15克，狗脊12克，莲子10克，莲须15克，金樱子15克，五味子10克，益智仁12克，桑螵蛸（剪碎）30克。5剂（1110110），水煎服。

12月1日二诊。用药中，周内遗尿三次。细察舌象：舌尖刺芒，苔薄白腻，有芒刺透苔而出。脉细小滑。治而无应，仍用原法，小调其方：

萹蓄10克，瞿麦8克，木香8克，杜仲18克，天麻（打碎）6克，炒酸枣仁（打碎）12克，桑螵蛸（剪碎）30克，五味子10克，山萸萸12克，乌药10克，益智仁20克。5剂（1101101），水煎服。

12月8日三诊。遗尿仍未平，周内三四次，脉舌如前。药用上方化裁：

生黄芪40克，杜仲20克，桑螵蛸（剪碎）30克，天麻（打碎）10克，山萸萸12克，五味子10克，金樱子15克，茯苓20克，车前子（包煎）12克，木香8克，黄柏8克。5剂（1101110），水煎服。

12月15日四诊。遗尿之情仍无显著改善，周内依然三四次。窃谓：与其由父母唤醒而难免尿床，设不予唤醒，又当如何？遂嘱其父，本周内不予叫醒，以观察患儿自行遗尿情况。治法不变，上方去黄柏、茯苓、金樱子、车前子，而加益智仁20克，乌药12克，白芍30克。5剂（1110110），水煎服。

12月22日五诊。夜间父母未再唤醒患儿，可自行醒来小便，周内才有一次遗尿。家人甚觉欣慰，表示今后不再叫醒，听其自主。脉细弦，舌淡红苔白薄。疏方：

生黄芪30克，杜仲20克，桑螵蛸（剪碎）30克，天麻（打碎）12克，山茱萸12克，五味子10克，益智仁18克，乌药12克，白芍30克，萹蓄15克，瞿麦10克，木香10克。5剂（1101110），水煎服。

其后又来诊五次，两月间再无遗尿。

按 医者治遗溺，尝谓患儿夜间熟睡，尿已盈而不能醒来，故而遗出也。故主张定时唤醒患儿，俾无遗尿。以仆拙见，斯论偏于一隅，殊觉得不偿失也。诚然，每夜屡次叫醒患儿排尿，则膀胱无以充盈，自然不致遗尿。然眠寐必日益不宁，尿储必越见不盈，而自主之睡眠何日得建立？自觉之夜尿复何日方能称心？是以想当然而未必然也。故仆于此情，必嘱患儿家人切莫干扰患儿睡眠，借助服药，使肾阴渐长，肾阳渐盛，二仪和谐，心肾交通，肾气得固，肾关锁钥有时，何愁遗尿之不平哉！本案患儿，父母夜扰三番，尚不能止其遗溺，停止叫醒，当即遗尿锐减，直至痊愈。此药力不能独建其功者，而夜无所扰，听其自主，阴阳协调，尤为显效之本根焉。

■ **漏尿不禁**：迟某，女，13岁，家住博乐。2013年8月20日初诊。幼时遗尿，稍长渐愈。近年则苦尿液不时溢出，每每沾湿内裤，易感冒，感则尿液更能漏出，而夜间小溲频多，可三四次起夜。脉细弦尺沉，舌黯红，苔白腻而满。益肾固元，兼清湿热。疏方：

杜仲20克，续断15克，白芍30克，五味子12克，萹蓄20克，瞿麦15克，木香10克，茯苓30克，山茱萸15克，金樱子15克，乌药15克，桑螵蛸（剪碎）30克。10剂（11011011011011），水煎服。

9月3日二诊。服药后，尿液仍有漏出，活动多时尤然。脉如前，舌苔之腻满较前变化，周边已不见腻苔。上方去续断，加车前草15克。10剂（110101101101101），水煎服。

9月17日三诊。尿之渗漏未平，活动时尤觉漏出，常湿内裤。舌黯红，苔白，脉细弦。勉借重剂扫除湿热，冀其溺道廓清，始能锁钥关口，开阖有常。疏方：

鱼腥草30克，败酱草30克，黄柏12克，萹蓄20克，淡竹叶10克，石韦12克，木香10克，砂仁10克，杜仲20克，苍术15克，椿根皮15克，五倍子（打破）10克。10剂（110101101101101），水煎服。

10月24日四诊。上诊服药后，漏尿大减，内裤已不觉湿。辍药两旬，近日因学习紧张，又见尿液漏出，然已较昔轻微，却又见夜尿增多，如厕四次。脉细弦尺沉，舌苔白腻。治法不变，略增固涩。上方去砂仁、苍术，加山茱萸15克，五味子12克。15剂（1101101101101101101101），水煎服。

11月21日五诊。白昼漏尿几无，夜尿已敛，才一次耳，脉舌如前。仍与清利，稍佐益气固肾。疏方：

鱼腥草30克，败酱草18克，生黄芪30克，萹蓄18克，淡竹叶10克，石韦10克，木香12克，杜仲20克，山茱萸15克，茯苓30克，车前子（包煎）15克。12剂（1101011010101101011），水煎服。并嘱服完后停一月，再自购其方10剂服用，杜其复发。

按 凡尿漏不禁者，多见于老年，本案少女患此，盖有因也。幼时曾有遗尿，其心肾本未谐和；稍长遗尿虽无，而夜尿频多，则肾阴未充，肾气未固可知；与固肾锁关而疗效非显，当责湿热蕴积溺道，关门不利，非止关失锁钥一端焉，故其既尿漏于昼，而复频于夜也。是以三诊而后，借重清热除湿，佐用益气固肾，终至向愈。

仆治尿路之疾，多用清利下焦之品，如萹蓄、瞿麦、车前草、淡竹叶、石韦、滑石、栀子、灯心草、玉米须、生甘草等，本案之用鱼腥草、败酱草、苍术、黄柏等，当属特例，以其有奇恒之情也。尿失禁多在老年，此则少女，昼则漏尿，夜则尿频，证不一出，俱非常例可比，故其治也未循常法软。

■ **漏尿不禁**：李某，女，55岁。2014年11月4日初诊。尿液不时漏出，常湿内裤，走路时尤然，已历三年，久治未平。并述自45岁绝经后，患尿路炎症，尿急尿频尿痛，反复发作，经中西药调治有年而愈，其后乃发今病。脉细弦，舌黯红，苔白腻根厚。锁钥下元，佐清湿热。疏方：

萹蓄20克，瞿麦15克，木香10克，车前草15克，淡竹叶12克，白芷15克，皂角刺10克，生黄芪40克，金樱子15克，五味子12克，桑螵蛸（剪碎）30克。5剂（1110110），水煎服。

11月11日二诊。漏尿有减，只在走路时见之，坐卧时已无遗漏，时有阴痒。脉细弦，舌黯红苔腻。治已应手，再行其法，上方去淡竹叶，加白鲜皮15克，升麻10克。5剂（1101101），水煎服。

11月18日三诊。服药中，外出走路时尿漏几无，然行走疾急，或于走路稍远时仍有。近日常觉口干，阴处干而痒，睡眠不实，脉舌如上。治已大应，或有伤阴，所当兼及育阴养肝疏风。疏方：

白芍 40 克，麦冬 20 克，天麻（打碎）12 克，萹蓄 20 克，瞿麦 15 克，木香 10 克，车前草 15 克，白芷 15 克，皂角刺 10 克，地肤子 20 克，生黄芪 30 克，金樱子 15 克，五味子 12 克，桑螵蛸（剪碎）30 克。9 剂（1110110101101），水煎服。

12 月 2 日四诊。漏尿已平，虽行走稍远亦未见之。睡眠已安，阴干阴痒较前减轻，而口干仍有，脉舌如前。再与上法，上方不变，12 剂（110101101011010101101），水煎服。并嘱停药两周后，可再服此方数剂。

按 更年期后发尿路炎症者不少，本例曾患之而治愈，检看其先治疗药物，西药之消炎抑菌，自不待言，即中药之方，亦不外清热利湿，其顾及益气养肾之味者鲜少。斯情或为伤阴损肾之渐焉，则其尿漏之成者，良有因也。是以利涩兼行之法，当普适于尿路诸疾，无论尿涩不利、尿漏不禁，均宜早用，若非俟尿之涩与漏兼见而方思调遣，则恐此症未已，他症又起矣。本例独见尿漏不固，而无溲涩尿频，径直与利涩兼行之法，用通关锁钥汤加减而平。所云"证繁而治约，证简而治复"，此之谓也。

七　益气清固

益气清固，益气以治气虚，清热以治热证，固冲以治下血，三法合治也。既合三法，岂必三证兼有方可施治乎？曰：实未必也。盖治之与证，既可恰相对应，如气虚而用补气，血热而用凉血等，此正治（逆治）策略也；又可顺势相从，如热证反用温药，虚证却施泻法等，此反治（从治）策略也；复可旁攻侧击，如肝病而治其脾，血虚而补其气等，此旁治（从旁而治。见前文）策略也。有斯三策，故证治之间，错综相连，固非凿凿相对者！是以证繁者，或治以约，证简者，或治用复，辨证论治之有奇恒也。今设益气清固治法，专为女科血证而施，缘其益气可以摄血，清热可以凉血，固涩可以止血，三法合用，和而不同，相得益彰，疗效益显。凡崩漏下血、月经过多、经间出血、胎漏等症，无论其证情之繁简、证势之间甚，俱可施用，第须随证化裁，而勿胶固不变可也。

（一）治法梗概

1. 基本治法

益气、清热、固冲，合称益气清固。益气在脾，清热于胞，固摄冲任，三法合用，以治女科血症也。女科血症，包括崩漏下血、月经过多、经间出血、胎漏等症，其基本病机为冲任不固，而脾气虚亏与血热郁火则为旁从病机之最易见者，故临床所遇，总以此三证为多。然则益气清固之三法，恰与女科血症之三证相偶，殆可推为通治之法欤。《女科秘要》曰："凡治崩漏，先止血，以塞其流；次清热凉血，以清其源；后补气血，以复其旧。"是以益气清固之法，盖集塞流、清源、复旧于为一体者也。仆所经验，若将塞流、清源、复旧先后次第而行，非不可，实不宜也。倘塞流纯用止血，血未必可止，以血无统领而热复推波也。若止血而加补气，则脾奋提摄之力，再兼清热，则血无助澜之邪，血崩爰止矣。至于血止而后，清源与复旧，便不必拘泥于成法，依证论治而已。

前辈治崩漏方药，总可启迪后人。《普济方》用地黄汤（生干地黄、艾叶、黄芩、当归、地榆、伏龙肝、柏叶、生姜、蒲黄）治妇人经血不止，用白芍药散（白芍药、牡蛎、熟干地黄、白芷、干姜、桂心、乌贼鱼骨、黄芪、龙骨）治妇人漏下五色不止。《古今医鉴》用胶艾四物汤（阿胶、艾叶、当归、川芎、白芍、熟地、蒲黄、黄连、黄芩、生地、栀子、地榆、白术、甘草）治血崩。《女科切要》用益母汤（熟地、陈皮、香附、阿胶、益母草、白术、蒲黄、甘草、黄芩）治血崩。观其所涉治法，虽有清热凉血、止血和血、补血柔肝、益气健脾、滋阴补肾等，然以益气清固概之，谅非不妥也。学习前人，参以己验，拟定益气清固治法：益气，含补脾益肾和中；清热，统凉血泻火滋阴；固冲，概止血和血柔肝。

2. 预制方药

（1）三合固冲汤通治女科血症

女科血症，概女子非经期出血及月经过多而言。以其共有冲任不固，血热妄行病机，故可通用益气清固之法。拟定三合固冲汤为基本方药。

三合固冲汤：生黄芪，党参（或用生晒参、西洋参、红人参），白术，白芍，益母草，黄芩，鱼腥草，败酱草，地榆，大蓟，小蓟，海螵蛸，五倍子

（打碎）。

主治：月经过多，非经期而前阴出血，以及妊娠期胎漏出血，血出如崩，或漏下不止者；西医所称功能性子宫出血、子宫肌瘤所致月经过多、先兆流产等，均可以此治之。

方用固冲汤加减化裁而成，以黄芪为君，参术为臣，益气以固摄；佐以黄芩、鱼腥草、败酱草，清除冲任、胞宫之积热郁火；佐以地榆、大蓟、小蓟、海螵蛸、五倍子，凉血止血固精。此益气清固之大体也。至于加用白芍，则取其柔肝养血，约束肝气防其横逆，以安抚冲脉也；加用益母草者，复取其铲除胞宫既瘀之血，所谓瘀血不除，出血难止，新血难生也。因将益气、清热、固冲，三法相合为方，故称三合固冲汤。

方歌：三合固冲参术芪，二蓟海螵榆倍子，

　　　　芍坤芩腥败酱草，崩漏胎漏俱可止。

（2）随证加减法

凡女科血症俱可用三合固冲汤原方通治。而临证所见，或有某症偏重者，故原方仍需加减运用，今设以下数条备用。

益气摄血：若出血量多如崩，其势正猛，为防气随血脱，可重用黄芪，且红人参、生晒参、党参诸参并用，而去海螵蛸、五倍子、益母草。

祛瘀止血：若出血不多，淋漓不止，色黯黑，为血瘀不畅，可重用益母草，并加蒲黄、茜草，三七粉（分冲），而去党参、黄芪。

化癥散滞：若属子宫肌瘤之月经量多，俟出血既止，可去大蓟、小蓟、海螵蛸、五倍子，而加夏枯草、三棱、莪术、桂枝。

乘间清养：凡崩漏血止之后，无论有无血虚征象，均宜加以清养，可加当归、阿胶、陈皮、砂仁，而去鱼腥草、大蓟、小蓟、海螵蛸、五倍子，同时适当减小其余各药之用量。

（二）临证运用

1. 功能性子宫出血

功能性子宫出血病，乃系卵巢功能失调所致，表现为月经周期缩短，经期延长，血量多或经前后淋漓出血等。以其出血状况特点，中医称作崩漏。早年经验少，治此病多着眼于辨证之寒热虚实，治疗之初中末期，看似遵循辨证论

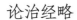

治原则，实则常常喧宾夺主，有忽于其病之基本病机。近些年来，幡然有悟，不再拳拳于寻觅症状而识别证候，却注意其基本病机所在，着力调治。姑拟益气清固治法，用三合固冲汤加减治疗。用药原则凡三：一者，崩依气摄，清固佐之：即遇崩下血多时，加大补气药量，而以清热、固涩之品为佐。二者，漏借固止，勿远清瘀：遇漏下血少淋漓不止者，加大固涩止血药量，仍用补气清热之味为佐，并加祛瘀之品。三者，间小其制，并调二仪：当崩漏血止之后，适当减少原方药味药量，而加补肾气、调阴阳之味。

■功能性子宫出血：罗某，女，31岁，2016年12月1日初诊。生子后三年来月经失常，每淋漓不止，时多时少。西医或责之"内分泌失调"，或提示有"子宫肌瘤"，曾接受性激素治疗两月，辍药后仍如此。来诊时月经已行，旬日不止，近几日忽多如崩，并见头晕乏力。脉细弦，舌黯淡，边有齿印，苔黄腻。所当益气清固。疏方：

当归15克，益母草30克，泽兰15克，鱼腥草30克，败酱草20克，红藤15克，地榆20克，党参20克，大小蓟（各）18克，仙鹤草20克，血余炭15克，棕榈炭15克。5剂（1110110），水煎服。

12月9日二诊。药进二剂，经血即净，服竟五剂，血未再出。今觉咽痒欲咳，咽中有痰，不易咳出。冲任已安，郁火或有上发，仍当清解。疏方：

当归10克，香附15克，泽兰12克，鱼腥草20克，红藤15克，麦冬15克，桔梗10克，生甘草10克，陈皮10克，砂仁10克。9剂（11010110101101），水煎服。

2017年2月17日三诊。上诊后咽痒不适已平，并述月经已来潮两次，每次自购初诊方药5剂服用，月经4天即净，经量正常，未再淋漓。今因受凉而发咽痛咳嗽，旬日不平，故来求治。脉细弦寸滑，舌黯红，苔白微腻。风寒化热，肺失宣肃，当从清解。疏方：

桑叶10克，桑白皮15克，前胡12克，黄芩12克，鱼腥草30克，桔梗12克，麦冬18克，炙麻黄12克，款冬花15克，生甘草12克。4剂（1101010），水煎服。

2月24日四诊。药后咳嗽咽痛已平，欲求一方而能兼顾月经并预防咽痛咳嗽者。所求何其侈也！权与下方：

当归10克，益母草15克，鱼腥草20克，黄芩10克，地榆20克，党参15克，桔梗10克，麦冬15克，小蓟18克，仙鹤草20克，生甘草10克。7剂（1101010101010），水煎服。

按 功能性子宫出血，其经血淋漓不净，调治非易。本案罹患此症三年，治疗三月，令两次月经正常来潮，允为显效迅速者。首诊以经行旬日不止，且血量增多，治从益气清固之法，用党参益气，鱼腥草、败酱草、红藤清热，当归、益母草、泽兰和血祛瘀，地榆、大小蓟、仙鹤草、血余炭、棕榈炭止血固冲，五剂而血止。其后病人又照方自购药服用，月经转常，未再淋漓。三诊因咽痛咳嗽而暂用清宣肺气，旋即治平，四诊仍取益气清固法小其制以善后。

■ **功能性子宫出血：** 朱某，女，43岁，2017年8月11日初诊。两年来月经失常，崩漏与闭经交互出现，西医诊断功能性子宫出血，服性激素类药治疗未愈，诣诊中医。本次月经8月1日来潮，迄今一周，量少，点滴不净，小腹隐痛。脉细弦，舌黯红，苔白腻。郁火滞于冲任，瘀血阻于胞宫，清解之。疏方：

当归15克，白芍30克，益母草30克，泽兰15克，15克，鱼腥草30克，黄芩12克，白芷15克，木香10克，砂仁10克。5剂（1110110），水煎服。

10月13日二诊。上诊用药两剂后，月经增多，夹有血块，如是者两日，经血即净，其后未再来诊。不期今又两月，不见经潮。脉细弦，舌黯红，苔白腻。六七之年，二仪渐虚，天癸已馁，先事和血通经。疏方：

当归18克，益母草30克，红花12克，桃仁12克，赤芍15克，川芎15克，土鳖虫15克，水蛭10克，肉桂20克，砂仁10克。4剂（1111000），水煎服。

10月27日三诊。用上药4剂，月经仍无来潮，而见白带增多，或乃础润而雨也。再施上法，近来左少腹隐痛，西医诊断降结肠炎，兼行清解。疏方：

当归15克，益母草20克，红花12克，桃仁12克，赤芍15克，丹参15克，土鳖虫15克，水蛭10克，川牛膝30克，肉桂20克，蒲公英18克，马齿苋30克。4剂（1111000），水煎服，黄酒为引。

11月24日四诊。上诊4剂药后6天，即11月6日月经来潮，7天净，且腹痛亦平。近日又见左少腹痛，便下带血而求治。脉舌如前。调和肝脾，佐以清肠。疏方：

白芍50克，炙甘草12克，黄连6克，黄芩12克，木香12克，马齿苋30克，白头翁15克，黄柏10克，秦皮12克，地榆20克，槐花10克，砂仁10克。5剂（1110110），水煎服。

12月18日五诊。上诊用药5剂后，腹痛、便脓血即平。且月经于12月5

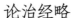

日来潮，6 日即净，体况良佳，脉细弦，舌黯红，苔薄白根腻。遂与继后之方：

当归 10 克，白芍 18 克，益母草 20 克，泽兰 10 克，党参 15 克，延胡索 10 克，鱼腥草 30 克，黄芩 10 克，马齿苋 20 克，地榆 20 克，木香 10 克。9 剂（11010110101101），水煎服。

按 本案功血与闭经交替发生，料为无排卵月经，又有结肠炎腹痛便血，经调治四诊而两病均平。首诊用药，取当归、白芍、益母草、泽兰、延胡索和血祛瘀，鱼腥草、黄芩清热祛浊，白芷、木香、砂仁理气解郁，使月经由淋漓不尽转而增多，终致血止。其后月经三月不行，再用和血通经，先见白带增多，复致经血来潮，其间治腹痛便血取黄芩汤加减亦应手而愈。故本案属随拨随应，见效之显著者。虽其前三诊未用益气清固之法，而继后之方则仍用之，盖病人已近七七，不虑其经事后愆或闭经，独恐其崩漏失血过多伤身也。

2. 子宫肌瘤月经过多

子宫肌瘤之生于黏膜下及肌壁间者，容易导致月经过多或不规则出血。子宫肌瘤，勿论大小，亦勿论有无月经过多，其中医论治，当从癥瘕之例，而月经过多者，宜用益气清固治法。故凡月经过多而系子宫肌瘤所致者，便当运用消瘀化癥与清固益气合法调治。

仆所历验，行经期及经前经后三日，当施益气清固，方用三合固冲汤加减。就中又有分别：经将行之时，原方去参、芪，而加当归、川芎、泽兰、香附；月经既行，用药稍变，可用原方去大小蓟、海螵蛸、五倍子，而加当归、泽兰、香附，更须加重益气药，可三参（党参、西洋参、生晒参或红人参）并用；至月经将净而淋漓不净时，则径直使用原方而无需加减。当经血已净之后，则当转为消瘀化癥与清固益气两法交互用之，消瘀化癥方用加减桂枝茯苓丸：桂枝、茯苓、牡丹皮、赤芍、三棱、莪术、夏枯草、浙贝母、海螵蛸、生牡蛎；清固益气方用三合固冲汤而减小剂量。

虽然，医家欲行此法而依时用药，而临证却难尽然。盖病家来诊多不应期，欲分经前经后经期而施治者，寥寥无几。既不得已，只好从权，多半于非经期内仍用三合固冲汤小其制，酌加桂枝、茯苓、牡丹皮、三棱、莪术、夏枯草、浙贝母等品而已。

■ **子宫肌瘤致崩漏**：常某，女，51 岁，2015 年 3 月 19 日初诊。七七已过，月经未绝，且血量殊多而经期延长，每十余日方止，查有子宫多发肌瘤，不欲西医治疗，故诣诊中医。前此月经崩下七天，继以漏血又七天，近日已净。舌淡有齿印，苔白腻，脉细弦。癥积滞于胞宫，郁火结于冲任，当调冲任、去癥积、清郁火。疏方：

当归15克，益母草30克，夏枯草20克，鱼腥草30克，败酱草20克，地榆20克，大小蓟（各）15克，牡丹皮12克，栀子10克，生龙牡（各）30克，木香10克。9剂（11010110110101），水煎服。

4月2日二诊。月经于3月29日潮，今日第5天，血量正多之际，其势如崩，伴见头晕乏力，心慌气短。脉滑利，舌淡红，边见齿痕，苔白腻。亟防虚脱，遽与摄固。疏方：

党参30克，西洋参（打碎同煎）15克，红人参（打碎同煎）15克，生黄芪30克，白芍30克，地榆20克，海螵蛸（打碎）20克，山茱萸15克，五倍子（打）10克，血余炭15克，大小蓟（各）15克，三七粉（分冲）8克。三剂，水煎服。

4月30日三诊。述其服药一剂而血量顿减，服完三剂，经血已止。因故未及时来诊，却仍自购上方三次共9剂药服用，今月经于4月23日来潮，其量不大，6日即净。其间亦未见心悸，偶有头痛、头晕，咽干。脉细弦，舌淡红，边有齿印，苔白微腻。取养血祛风益阴法。疏方：

当归15克，白芍30克，天麻（打碎）12克，合欢皮15克，夜交藤15克，益母草30克，泽兰15克，羌活15克，白芷15克，蒲公英20克，麦冬20克，砂仁10克。9剂（11010110101101），水煎服。

按 凡月经过多因于子宫肌瘤者，当从化癥消瘀与益气清固两法调理。内中又有不同情势。其生育期妇女，须顾及调理月经，令其趋常。而于更年期妇女，已无生育之累，则唯两事是从：一者，防止经血过多，令勿气血脱失；一者，调治所患疾症，令勿损伤心身。本案病人，年过七七，罹患癥瘕，经水崩漏不绝，首当治其经事，俾经来无如崩之势，经末无淋漏之累；次则治其癥瘕，令癥块渐消，瘀积散化，勿碍经血之潮汐。案中首诊，月经甫净之际，取调冲任、去癥积、清郁火之法，乃益气清固之变法也。因经初止，血失过多，故加当归以养血；血既止住，复无气虚之象，无须益气摄血，故去参芪。二诊时，经行五日，血下如崩，其势正猛，故用三合固冲汤而并用三参（党参、西洋参、红人参），且加山茱萸、血余炭、三七以增强固冲止血之力；出血正盛，无暇他顾，不必清热，故去黄芩、鱼腥草、败酱草。用药制巨而力宏，见效亦显，一剂而血量顿减，三剂而血止。三诊以养血祛风益阴法为方，乃调适之治，以平其头痛、头晕、咽干之症也。本当再用消瘀去癥之治以消其子宫肌瘤，奈何病人未再来诊，遂令法无运用之机矣。

■ **子宫肌瘤致经漏不净**：王某，女，43 岁，2015 年 5 月 19 日初诊。两年来月经每行则淋漓不止，十余日方净。西医检查提示有多发子宫肌瘤，大者约 5.3cm×4.5cm。今经行已 9 日未净，量不多。脉细小弦，舌淡黯，苔白腻根厚。素有胃炎，月经期间脘胀食少，腰酸腿软，近日又复如此。益气清固，佐以和中。疏方：

生黄芪 30 克，党参 18 克，白术 30 克，法半夏 10 克，枳壳 12 克，厚朴 18 克，木香 10 克，益母草 30 克，黄芩 12 克，败酱草 20 克，地榆 20 克，大小蓟（各）15 克，海螵蛸（打碎）30 克，五倍子（打碎）10 克。5 剂（1110110），水煎服。

5 月 26 日二诊。上诊服药两剂而经血即止，胃脘之胀满有消，纳食增加，腰腿仍有酸困。脉小弦，舌淡红，苔白微腻。益气和中，佐以消癥。疏方：

党参 20 克，白术 30 克，茯苓 30 克，法半夏 10 克，厚朴 15 克，木香 10 克，黄芩 12 克，夏枯草 20 克，三棱 12 克，莪术 12 克，桂枝 12 克，浙贝母 15 克，生牡蛎 30 克。9 剂（11010110101101），水煎服。

6 月 12 日三诊。药已服竟三日，月经于昨日来潮，经量不多，胃脘舒适，腰膝尚无酸痛，纳食亦可。脉细弦关上小滑，舌淡红，苔白微腻。和血调冲，益气清固。疏方：

当归 15 克，益母草 30 克，香附 12 克，泽兰 12 克，白术 30 克，法半夏 10 克，枳壳 12 克，木香 10 克，黄芩 12 克，鱼腥草 30 克，败酱草 20 克，地榆 20 克，大小蓟（各）15 克，五倍子（打碎）10 克。5 剂（1110110），水煎服。

6 月 19 日四诊。月经于 16 日干净，共 6 天，胃脘安和，体况良佳。脉细小弦，舌淡红，苔薄白根微腻。气血虽和，而癥积必仍在也，转从化癥。疏方：

党参 20 克，当归 12 克，法半夏 10 克，枳壳 15 克，木香 10 克，黄芩 12 克，地榆 18 克，夏枯草 20 克，三棱 12 克，莪术 12 克，桂枝 12 克，浙贝母 15 克，生牡蛎 30 克。9 剂（11010110101101），水煎服。

其后仍用上述经期及经净后方药，治疗三月，月经再无淋漓不止，复查 B 超，其肌瘤亦缩小至 3.0cm×2.2cm。

按 临证繁忙，往往只顾辨证用药，较少嘱咐病人做西医检查，故所治子宫肌瘤病人虽多，而证实其瘤体缩小者尚少。本案病人，治数月而自行复查B超，已示肌瘤缩小，可为病家医家增强治疗信心矣。仆治子宫肌瘤，凡不影响月经者，当其不在月经期时，法取化癥消瘀为主，佐以益气养血；正当行经之时，则用和血调冲为主，佐以消癥化瘀。倘属子宫肌瘤而致月经过多或淋漓不净者，则无论经期或非经期，俱当以益气清固为主，仅于出血全止时，方虑运用化瘀消癥。何也？盖出血不止，不唯伤耗正气，尤能妨害心志，令病人心生恐惧忧愁，一旦血止，则气血有保，且心神得安，愈加配合治疗；而其癥瘕瘀积，既非近日才生者，且又非指日可消祛者，故可不必急于调治，而作次治后治，假以时日缓图之可也。

3. 经间期出血

经间期出血，亦即排卵期出血，乃指两次月经中间期，当排卵之际，因雌激素水平短暂下降，使子宫内膜失去激素支持而出现部分子宫内膜脱落所致阴道出血。从中医而论，总由气虚、湿热、血瘀、冲任气血运为有乖所致。寻常辨证论治，其肾阴虚者，滋肾养阴固冲；脾气虚者，益气摄血固冲；湿热蕴积者，清热利湿固冲；血分瘀滞者，化瘀止血固冲。仆则取其大略，综其方药，用三合固冲汤加减治之，以生黄芪、续断、当归、白芍、黄芩、鱼腥草、地榆、大小蓟、海螵蛸为基本方，临证再据证候不同，酌情加减。阴虚者加生地、麦冬、阿胶、女贞子、墨旱莲等；气虚者加西洋参、党参、白术等；湿热者加苍术、黄柏、椿根皮等；血瘀者加蒲黄炭、血余炭、三七等。本病治疗，与崩漏相比，其益气不再为主，而清固最为根本。

■ **经间期出血**：王某，女，22 岁，2015 年 3 月 31 日初诊。五年来，每于月经中间期出血，三天方净。月经或小后怨，经量经色尚属正常。末次月经 2 月 25 日，7 天净，之后 4 天，又见少量出血，3 天而净。今已逾月月经未潮，脉细弦，舌红苔白腻。先事和血达冲。疏方：

当归 9 克，川芎 9 克，红花 9 克，泽兰 9 克，香附 9 克，鸡血藤 9 克，益母草 27 克，鱼腥草 18 克，败酱草 18 克，砂仁 9 克。免煎剂，3 剂（1010100），开水冲服。

4 月 14 日二诊。上诊服第一剂药，月经来潮，9 天方净，脉舌如前。着力清固。疏方：

当归 10 克，黄芩 10 克，泽兰 10 克，香附 12 克，鸡血藤 15 克，地榆 20 克，大小蓟（各）15 克，黄柏 12 克，白芍 30 克，砂仁 10 克。5 剂（1101101），水煎服。

4月21日三诊。今已经净旬日，未见经间出血。脉细弦，舌淡红，苔白微腻。前法加益气。疏方：

党参20克，太子参15克，当归12克，白芍30克，黄芩10克，地榆20克，大小蓟（各）15克，黄柏10克，生白术30克，木香10克，砂仁10克。5剂（1101011），水煎服。

5月12日四诊。上诊服药毕，辍药两周，月经于5月2日来潮，4天即净，经量尚多而集中，未再见经间期出血，脉舌如上。和血清固以继之。疏方：

当归15克，川芎10克，牡丹皮12克，栀子10克，大小蓟（各）12克，地榆20克，益母草30克，白芍30克，鱼腥草30克，黄芩10克，砂仁10克。9剂（11010110101101），水煎服。

按 五年之恙，三月而愈，用药才十余剂，其效可谓著而速也。顾其治法，益气清固变法；顾所处方，三合固冲汤小其制耳。首诊因经已后愆，治从通经达冲，非清固之剂；二诊以经行淋漓不爽，知有郁火瘀血阻于冲脉胞宫，故施清热固冲而佐以和血，经量不大，未用益气；三诊时已过经间期而未见出血，则用益气清固佐以和血养血，望能当出之经血如期出之，不当期之出血应时固之；四诊因见月经正行，再无淋漓不爽与夫经间出血，特设和血调冲合以清热固冲方而善后。各诊俱属益气清固之权变法而三合固冲汤之化裁方也。

■ 经间期出血：胡某，女，35岁，2015年9月1日初诊。大半年来苦于经间期出血，西医诊断患有盆腔炎、乳腺结节；3年前曾有怀孕而"药流"终止，后欲再孕而不果。素来大便溏稀。舌黯红，苔白腻近黄。末次月经8月6日，其后于8月18日又见阴道出血，量少，3日方净。热郁冲脉胞宫，非清不除；血出于非经之时，所当固止。疏方：

鱼腥草30克，败酱草20克，黄柏10克，砂仁10克，黄芩10克，炒白术30克，茯苓30克，炮姜10克，白芍30克，地榆20克，木香10克。3剂（1010100），水煎服。

9月8日二诊。服药中，月经于9月4日来潮，第二三天较多，今尚未净，大便已无溏稀。法从初诊，稍佐和血。疏方：

当归15克，白芍30克，益母草30克，香附12克，鱼腥草20克，败酱草20克，蒲公英15克，茯苓20克，木香10克，地榆20克，砂仁10克。5剂（1101101），水煎服。

9月15日三诊。月经5天即净，经量较昔集中而经期缩短，昔日7天才净。今已经中间期，未见出血。上方去益母草、香附，加大小蓟（各）15克，海螵蛸（打碎）20克。5剂（1101101），水煎服。

9月22日四诊。经中间期已过，未见出血，适值经前，乳房胀痛，脉弦细，舌黯红，苔白腻。和血清热，佐以固冲。疏方：

当归15克，白芍30克，益母草18克，鱼腥草30克，败酱草20克，蒲公英15克，茯苓30克，木香10克，地榆20克，大小蓟（各）10克，砂仁10克。8剂（1101101010101），水煎服。

10月8日五诊。月经于9月28日潮，5天净。仍用上方5剂（1101101），水煎服。

其后仍用上法调理数诊，月经于10月22日潮，5天净，未见经间期出血。兹后则转调经以备嗣事。

按 仆早年治女子之病，凡用清热等药时，逢月经期则嘱停药。近年则变更此例，无论何病何证，亦勿计用药若何，经期概不停药，唯于方内加一二味和血调经之品而已。本案首诊，更有甚者，临经之前，全用清热固冲，既无归芍等和血，反有地榆之止血，然月经非但应期而至，尤且较昔犹常，何也？盖月经之出血，不同于寻常之出血。寻常出血，为不当出之血，止血药固可止之；月经出血，乃当出之血，非止血药可止也。然则经期可用止血药乎？又非也。《素问·六元正纪大论》曰："黄帝问曰：妇人重身，毒之何如？岐伯曰：有故无殒，亦无殒也。"乃言孕期若有某病，可用相应之药，虽有毒药，药力由病当之，并无损于胎儿。以此为比照，月经期内，若有某病，亦可用调治之药，药力由病当之，亦将无损于月经正行也。本案热郁于冲脉胞宫，故经行淋漓不爽，复于经间期阴阳变动之际，血自溢出。用方清其郁热，固其冲脉，则郁热之邪为凉药所清，血溢之势为涩药所固，故经期血顺以正行，经间血固而无出。

4. 先兆流产

妊娠28周前，先见少量阴道出血，继见下腹痛或腰痛，而检查子宫、胎儿，尚与孕周相符者，称为先兆流产。中医论之，其阴道出血而无腰酸腹痛者，谓之"胎漏"；兼有腰酸腹痛者，谓之"胎动不安"。前人治此，多用益肾养血和中固冲，如《太平圣惠方》之阿胶散方用阿胶、熟干地黄、当归、桑寄生、龙骨、甘草、白术、白茯苓、川芎、干姜，黄芪散方用黄芪、桑寄生、地榆、艾叶、龙骨、熟干地黄，人参散方用人参、当归、阿胶、川芎、艾叶；

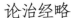

《圣济总录》之续断丸方用续断、附子、蒲黄、干姜、芍药、川芎、山茱萸、白术、肉苁蓉、菟丝子、黄芪、山芋、熟干地黄；《绛雪丹书》之加味补中安胎饮用白术、当归、人参、熟地、生地、白芍、条芩、续断、炙草、阿胶、艾叶等。

前人其法其方，足供我辈学用，然当有所取舍。仆于此病，认为其基本病机乃脾肾气虚，冲脉郁火，胞宫下血，故恰合益气清固之法。至于用药，则宜将三合固冲汤化裁，常以下方为基本方药：西洋参、党参、黄芪、杜仲、续断、黄芩、白术、砂仁、地榆、仙鹤草，临证时再作加减。另外，前人保胎方中常用当归、川芎、干姜、艾叶，仆则不予使用，嫌其有动血之虞也。

■**先兆流产**：于某，女，33岁，2013年5月21日初诊。结婚5年，曾怀孕2次，均因孕7周时阴道出血而难免流产，近两年来月经量减少，欲嗣而无果，体况尚可，纳食较钝。脉细弦，舌淡红，边显齿印，苔白腻。益元养血调冲。疏方：

党参15克，生白术20克，茯苓20克，当归12克，益母草15克，泽兰12克，紫河车6克，阿胶（烊化）10克，续断15克，菟丝子15克，砂仁10克。9剂（11011010101101），水煎服。

6月4日二诊。月经于5月29日潮，5天干净，血量较昔有增。脉细弦，舌淡红，苔薄白微腻。嘱工具避孕调理两月。仍用上方，加蒲公英18克。9剂（11011010110101），水煎服。

11月12日复诊。自6月迄今数次就诊，先经避孕调理两月，后即备孕，并用益元调冲方促进受孕，嘱每于月经第20日测试早孕，今喜已孕4周，近两日小腹隐痛。脉小弦，关上小滑，舌淡红，苔白腻。旧有流产历史，亟须益气清固。疏方：

党参30克，生黄芪30克，西洋参（打碎同煎）20克，白芍30克，杜仲20克，续断18克，桑寄生15克，地榆20克，黄芩12克，仙鹤草20克，陈皮10克，砂仁10克。6剂（1110111），水煎服。嘱注意休息，保护腰腹，不可做剧烈活动。

11月19日复诊。孕已5周，腹痛已少见，未见阴道出血，舌脉如上。上方去陈皮，加大小蓟（各）15克。6剂（1110111），水煎服。

11月26日复诊。孕6周，腹痛已平，未见阴道出血，偶有恶心。脉弦而滑，舌淡红，苔白腻。上方加蒲公英15克，炒白术20克。12剂（111011101110111），水煎服。

12 月 10 日复诊。孕 8 周，未见腹痛与阴道出血，纳食尚好，已无恶心，脉舌如上诊。上方去桑寄生、黄芩，加枳壳 12 克。6 剂（1110111），水煎服。

其后又连续用药数月，于 2014 年 7 月顺产一男，母子健康。

按 本案病人经两次流产，而致两年不孕。调理数月而孕，因于 4 周时测出已孕，及早保胎，至往昔阴道出血之时而未见出血，故能防患未然，免于先兆流产，终保生子。治法无非益气清固，用药不外三合固冲。仆以两点经验共同道参考：其一，早知孕，早保胎。今有早早孕试纸，方便自测，必嘱病人于末次月经第 1 日数至第 20 日即行测尿，三天测一次，直至月经再行。一旦测出已孕，即行保胎治疗。其二，重益气，必清固。为预防先兆流产，益气清固非但必用，犹当重用。其益气也，提摄益肾以保元，非为有气虚之征方用，不见气虚仍当用之，且宜诸参共施，参芪并用，又加杜仲、续断。其清热也，防其郁火动血，非唯见热象方用，不见热象亦当用之，宜用黄芩、金银花、蒲公英等品。其固冲也，防其胎漏出血，非待见出血而后用，未见出血即当用之，地榆必用，再加仙鹤草、大小蓟、乌贼骨、五倍子等品。

■ **先兆流产**：袁某，女，32 岁，2015 年 3 月 10 日初诊。孕 6 周，阴道出血 4 天，昨日有见小腹疼痛，急来求治。病人曾有 3 次妊娠，第一次因不慎怀孕而刮宫，后两次皆因先兆流产西药保胎不果而殒，其后年余避孕。去年曾来诊调理数月，嘱其可试孕之，早作保胎，孰料病人以为身况已佳，自行停药两月，今已怀孕，至见出血时，方来就诊。脉小数而滑，舌黯红，边见齿印，苔白腻根厚。极力保元固冲。疏方：

党参 30 克，西洋参（打碎同煎）20 克，生黄芪 40 克，续断 20 克，黄芩 12 克，白芍 30 克，炙甘草 15 克，地榆 20 克，大小蓟（各）15 克，乌贼骨（打碎）30 克，五倍子（打）12 克，仙鹤草 20 克。5 剂（1110110），水煎服。

3 月 17 日二诊。服药两剂，腹痛已平，出血减少，5 剂服竟，出血已止。觉胃脘胀，食欲差，大便干燥，脉舌几如前。再用上法，原方去甘草，加炒白术 30 克，厚朴 18 克，砂仁 10 克。5 剂（1101101），水煎服。

3 月 24 日三诊。周内未再见出血，胃脘较前舒畅，纳食有加，大便仍干。脉小弦小滑，舌黯红，苔白微腻。法不变，上方去五倍子，加黑芝麻 30 克。5 剂（1101101），水煎服。

3 月 31 日四诊。脘腹舒适，纳食尚可，大便稍干。近日感冒，鼻塞清涕，咽痒而痛，脉细弦小滑，舌黯红，苔白腻。保元固冲，佐以清疏肺卫。

西洋参（打碎同煎）20 克，羌活 12 克，白芷 12 克，麦冬 20 克，桔梗 12

克，金银花 12 克，蒲公英 20 克，黄芩 12 克，生甘草 12 克，白芍 30 克，地榆 20 克，大小蓟（各）15 克，乌贼骨（打碎）30 克，仙鹤草 20 克。5 剂（1110110），水煎服。

4 月 7 日五诊。上诊用药，鼻咽之症俱平。孕已 10 周，妇科检查符合孕期，脉舌如前。仍复前法，用初诊方药去黄芪、五倍子，加金银花 12 克，麦冬 15 克。5 剂（1110110），水煎服。

其后又依照上述治法用药加减，治疗数月，而于 39 周时剖腹产一女，母女健康。因乳汁少，又曾为之调治数诊，乳汁增加。

按 凡有先兆流产者，再孕极易出血，多次者便为习惯性流产。仆于此症，必嘱病人，须早作测试，一旦测得已孕，及早来诊保胎，此举多可避免再次流产。本案病人，置再三叮嘱于不顾，自行停药，又不早做测试，直至已孕 6 周，见阴道出血并见腹痛时方才来诊，好在经治而血止痛平，终于产子。然于出血腹痛之际，胎气岌岌可危，实难确保无虞也。

八　清解郁火

郁火虽亦为火，然与诸火不同。《医方集解》曰："相火起于肝肾，虚火由于劳损，实火生于亢害，燥火本乎血虚，湿火因于湿热，郁火出于遏抑。"言郁火非虚非实，乃由气机遏止抑阻而成者也。故郁火之象，外壳裹火于内耳。壳内之火何来？既有自生，气机郁滞化火也；复有他生，诸火遇气机遏抑也。火外之壳焉结？郁滞之气裹挟痰浊瘀血诸邪凝集而成也。因本属火，故其为害必具火症之炎灼：或发痈肿，或发疮疡，或生烦热。因有外裹，故又异于寻常之火：常火每恶热，郁火反恶寒；常火易升散，郁火反板结；常火显红活，郁火反晦黯。及其治也，势必有别于常火之法。前人方法，足供借鉴。如风火伏郁之头痛，设川芎茶调散而用薄荷、荆芥、防风以清散之；肝胆两经郁火之胁痛头眩等症，设逍遥散而用柴胡、煨姜、薄荷以疏导之；肝经郁火，设泻青丸而用山栀、川芎、羌活、防风清泻宣达；三焦郁火，设三黄石膏汤而用麻黄、豆豉开解肌表。俱乃治郁火妙法良药也。古方治郁火之最为简明者，又当推左金丸，其方专治肝经火郁，用黄连苦寒清心，即所以清肝，吴茱萸辛热入肝，以行气解郁，内清而外解，洵为郁火治疗之正鹄。宗法前贤，庶有畔岸可依；合以己验，不难厘定策略。特为郁火立法，唯清与解也，故曰清解郁火。

（一）治法梗概

1. 基本治法

清解郁火，内清而外解，以消散郁火也。郁火为患，无论在经在络，在脏在腑，在肌表，在孔窍，均有火郁于内而气结于外之情。故其治也，须外解其结气，内清其火热。内清，清热、泻火、解毒也；外解，理气、化痰、散风、开结也。举凡以郁火结聚为病机之疾病，均可运用清解郁火法调治。

2. 预制方药

（1）清火解郁汤通治郁火之疾

火毒所致疾病甚众，包括疮疡肿毒、疼痛斑痤等，其中有因郁火而生者，可通用清解郁火之法治疗。拟定清火解郁汤为基本方药。

清火解郁汤：黄芩，黄柏，栀子，蒲公英，白芷，白芥子，皂角刺，羌活，生黄芪。

主治：郁火结聚所致痈肿、疮疡、斑痤、肿毒、疼痛等症；凡痤疮、口腔溃疡、乳腺炎、盆腔炎、痛经、黄褐斑等病，均可由本方调治。

本方配伍，药凡三类，黄芩、黄柏、栀子、蒲公英为清火一类，清热泻火解毒也；白芷、白芥子、皂角刺、羌活为解郁一类，开郁破坚散结也；黄芪自成一类，益气托疮扶正也。其主辅设置，随病证情势而左右，当火毒较重而兼郁结时，加大清火类药剂量，用黄芩为君，黄柏、栀子、蒲公英为臣，白芷、白芥子、皂角刺、羌活、黄芪为佐；当郁滞较显而火势非甚时，加大解郁类药剂量，用白芷为君，白芥子、皂角刺、羌活为臣，黄柏、栀子、蒲公英、黄芪为佐；当久病正虚，抑或郁火经治而强半已平，则重用黄芪为君，其余八味俱充佐药。

方歌：清火解郁芩柏栀，公英芷芥刺羌芪。
痈肿疮疡斑痤毒，清火必与解郁齐。

（2）随证加减法

凡痈肿疮毒、溃疡内痈以及郁火腹痛诸疾，俱可用清火解郁汤原方调治。

因郁火情势与所在部位不同，郁结兼夹邪气有异，尚需据以适当加减，兹预设数条如次。

粉刺痤疮：痤疮之小而不红者称粉刺，稍大而红者为痤疮，大而红有脓液者为脓疱，俱为心肺两经郁火结聚为患，治宜清火解郁汤。其中属粉刺者可用原方，而痤疮脓疱则可将原方去羌活、白芥子，而加黄连、金银花、连翘、鱼腥草。痤疮满面及于胸背，而疮势重者，可加制大黄（先煎）。

疖肿痈毒：凡邪气聚结于一处者，便谓之毒，以其处邪气密集壅盛也。火热之邪郁滞于肌肤，为疖为疮为痈为肿，均作火毒论。此类病症可用清火解郁汤调治，宜于原方去羌活、白芥子，而加黄连、制大黄（先煎）、夏枯草、鱼腥草、败酱草。

阴疽久疮：阴疽、臁疮，以及痈肿疮毒之经久不愈者，多半曾经中西两法治疗，想必屡用消炎抗菌与夫清热解毒，俾其郁滞坚结而阳气损伤，可用清火解郁汤调治。宜将原方去栀子、蒲公英，而加大黄芪用量，更加夏枯草、炙麻黄、鹿角霜。

溃疡口疮：大凡疮肿至溃疡难以愈合，或口内疮疡反复不愈者，多属肌表营卫之气虚亏，或气血运行不周，此类病症亦可用清火解郁汤调治。宜于原方去黄柏、栀子、羌活、白芥子，而加西洋参（打碎如大米粒大小同煎）、苦参、白及（打碎）、乌贼骨（打碎）、五倍子（打破）。

乳痈奶疮：乳痈，亦称奶疮，多发于产妇哺乳期。此病亦可用清火解郁汤治疗。原方当有化裁：可去羌活、白芥子、栀子，而加鱼腥草、夏枯草、王不留行、路路通、通草、丝瓜络、漏芦、炮山甲。

郁火腹痛：腹痛多由气滞寒凝血瘀所致，然有其痛屡经行气散寒化瘀而不愈者，当责之郁火壅滞于内，气结包裹于外也。可用清火解郁汤调治。当于原方去栀子、蒲公英、白芥子，加牡丹皮、制大黄（先煎）、木香、延胡索、白芍、威灵仙。

面斑黄褐：颜面生出黄褐斑块，多见于中年女子，常属气血虚滞，郁火结于面肤而成，可用清火解郁汤治之。宜将原方去黄柏、蒲公英，而加桑白皮、生姜皮、白鲜皮、当归、紫河车、益母草。

（二）临证运用

1. 痤疮

痤疮为毛囊皮脂腺慢性炎症所致皮肤疾病，好发于颜面及胸背，多见于青少年，临床表现以粉刺、丘疹、脓疱、结节等多形性皮损为特点。粉刺属初期非炎症性皮损。粉刺不愈，又可演变为炎症性皮损，表现为炎性丘疹、脓疱，甚者发为结节、囊肿或瘢痕。调治之法，清热解毒化湿，解郁散结破坚，仆用清火解郁汤加减。以粉刺为主者，火势轻，毒热浅，可以解郁为主，方用白芷、白芥子、皂角刺、羌活、生黄芪、黄芩、黄柏、栀子、蒲公英、金银花等药；若以炎性丘疹为主，其色黯红，则宜以清火为主，方用黄芩、黄连、黄柏、栀子、蒲公英、鱼腥草、夏枯草、白鲜皮、白芷、白芥子、皂角刺等药；若痤疮较大而有脓疱，乃热毒炽盛，当借重清火解毒，方用制大黄、黄芩、黄连、黄柏、栀子、蒲公英、紫花地丁、鱼腥草、败酱草、白芷、皂角刺等药；若有结节肿块触痛，为火毒痰瘀结聚，当加解毒化痰祛瘀，方用大黄、黄芩、栀子、鱼腥草、夏枯草、玄参、没药、三棱、法半夏、浙贝母、白芷、皂角刺等药。

■ **面部痤疮月经先期**：摆某，女，23岁，回族，2015年8月18日初诊。面生痤疮3年，久治不平。见其痤疮满面，延及胸背，尤以口周为多，疮丘如大米粒，黯红，鼻翼两侧则见数枚已有化脓，触之觉痛。并述两年来，月经周期变短，每超前一周即至，末次月经7月25日行，5天净，今日似有欲潮之兆。脉细弦，舌淡红，舌尖深红多芒刺。心肺二经郁火，冲脉血热，着力清解，佐以和血。疏方：

制大黄（先煎1小时）30克，白芍30克，黄芩10克，黄连6克，白芷15克，皂角刺15克，蒲公英20克，紫花地丁15克，金银花12克，益母草20克，当归15克，地肤子15克。5剂（1101101），水煎服。

8月25日二诊。服药已毕，痤疮周内未见新发，旧有疮损红肿之势顿敛，且月经8月23日潮，应期而至，未见超前。效莫易法，与原方，稍调两药药量：益母草30克，当归10克。4剂（1011010），水煎服。

11月3日三诊。上诊用药后，病人又照初诊方药自行购药两次服用，痤疮再无新发，原有疮损逐渐消退，留有褐色痕迹，即便口周、鼻侧之较大痤疮，亦已变小而色淡。月经连续两月应期正行，末次月经10月18日潮，5天净。孰料一周前去湖南探亲，痤疮复发，只面部即有六七枚，触之痛而痒，且月经又提前十余天，于昨日忽至，血量较多，有血块，小腹坠痛。舌淡红边显齿印，苔白腻，脉细弦。郁火湿热发于心部，溢出冲脉。治当疏导郁滞、清除湿热，佐以益气提摄。疏方：

制大黄（先煎 1 小时）30 克，白芍 30 克，黄芩 10 克，黄连 5 克，黄柏 10 克，白芷 15 克，皂角刺 12 克，白鲜皮 15 克，地肤子 20 克，党参 20 克，砂仁 10 克。5 剂（1101101），水煎服。

11 月 10 日四诊。月经 8 天方净，面痤见消退，未再新发。脉如前，舌苔变薄，舌边仍显齿痕。郁火暂伏，未可辍治；冲脉非固，预加堤防。拟益气固冲，佐以清火解郁。疏方：

党参 30 克，生黄芪 30 克，白芍 30 克，杜仲 20 克，续断 15 克，白芷 15 克，皂角刺 10 克，金银花 15 克，地肤子 20 克，制大黄（先煎 1 小时）30 克，砂仁 10 克。9 剂（11011010101101），水煎服。

2016 年 4 月 26 日五诊。去岁数诊后，迄今连续数月经水正行，且痤疮未见新发，旧有疮损几平。近日外出受凉，咽痒而痛，咳嗽阵发，特来就诊。法当宣肃肺气，清火化痰。疏方：

桑叶 12 克，桑白皮 15 克，炙麻黄 10 克，新贝母 15 克，前胡 12 克，桔梗 2 克，麦冬 18 克，黄芩 12 克，鱼腥草 30 克，款冬花 12 克，生甘草 12 克。5 剂（1110110），水煎服。

按 痤疮乃心肺两经之气有余，壅滞于所部皮肤，而成郁火积毒也。故其治也，清火故属首务，然非解郁，则搏壅结滞难开，其火莫能清除也。本案病例，属痤疮之较重者，故用药亦重。动用大黄、芩、连、公英、地丁、银花、地肤子，清热解毒除湿；白芷、皂刺，开郁化滞：此治痤必行之法也。病人又有月经先期之苦，故加当归、益母草以和血调冲。历经数诊，治法继续，方药稍事变化，俾得痤疮几平，而月经应期正行。可证清解郁火允为治痤当行之法欤。

■ **头面痤疮**：狄某，男，26 岁，2014 年 10 月 9 日初诊。罹患痤疮 8 年，始发仅在口鼻四周，后渐波及面颊前额，近年则蔓延至头项及后背，时见渗液化脓。既往曾患荨麻疹，经治已一年未发。素常身体疲惫，精力不足，口味浊臭，大便偏干，一二日方一行。脉细弦小数，舌淡红，边见齿印，苔薄白微腻。先治痤疮，取法清解。疏方：

金银花 15 克，连翘 15 克，紫花地丁 15 克，蒲公英 15 克，黄柏 10 克，砂仁 10 克，栀子 10 克，茯苓 30 克，白芷 15 克，皂角刺 12 克，苍术 15 克，生黄芪 30 克。4 剂（1011010），水煎服。

10 月 16 日二诊。上诊服药后，面部痤疮有敛，新发无多，口臭顿减，困乏亦消，然近日眠寐困难。法不变，方小调。上方去黄柏、茯苓、黄芪，加黄芩 12 克，炒酸枣仁（打）15 克，制大黄（先煎半小时）18 克。5 剂（1101101），水煎服。

10 月 23 日三诊。周内无发新痤，旧有者其疮丘渐敛，黯红之色转淡，寐亦向安。脉细弦，舌淡红，苔白薄微腻。再行原法。初诊方去茯苓、苍术、黄芪，加天麻（打碎）10 克，炒酸枣仁（打）18 克，马齿苋 18 克，制大黄（先煎半小时）18 克。4 剂（1011010）水煎服。

10 月 30 日四诊。面痤几平，疮丘渐敛而色变浅，项背处已少见，仅余后头处新发一二枚。然近日荨麻疹发作，四肢发丘疹而痒，睡眠仍艰，大便 2 日一行，不干，脉舌如前。继用清解，合以祛风。疏方：

制大黄（先煎 1 小时）30 克，马齿苋 30 克，蚤休 15 克，乌梢蛇 12 克，天麻（打碎）12 克，炒酸枣仁（打）20 克，白鲜皮 18 克，地肤子 20 克，荆芥 12 克，金银花 15 克，白芷 15 克，皂角刺 10 克。7 剂（101101010101），水煎服。

其后间断来诊数次，两病均已平愈。

按 本案痤疮生于面，扩至头，累及项背，且有脓肿，当属重症。四诊而后，痤势大折，继续用药，终获治愈。顾其治法，未远清火解郁之制；所用方药，殆亦无出清火解郁汤之加减。因有寐艰，故加天麻、酸枣仁，安神定志也；又因疹痒，故加乌蛇、荆芥、白鲜皮、地肤子，祛风强卫也。仆治痤疮，凡重症者，好用大黄，视大便燥润、便次多寡而调适用量及煎煮时间。便次多于每日一行而不干者，用量稍少而先煎 1 小时；便次少于每日一行者，用量稍大而先煎小于 1 小时。本案即如此运用。

■ **面部痤疮便秘月经后愆**：丁某，女，18 岁，2015 年 2 月 5 日初诊。面生痤疮一年有余。察其面痤以鼻头与鼻两侧、口周为多。鼻头黯红，上生两枚痤疮较大，月经每后愆十余日而量少，行经时周身困乏，素常大便干结，二三日一行。舌黯红，苔白微腻，脉细弦。清解郁火，疏通阳明。疏方：

制大黄（先煎 1 小时）30 克，厚朴 20 克，金银花 15 克，连翘 15 克，紫花地丁 15 克，蒲公英 20 克，白芷 15 克，皂角刺 12 克，天麻（打碎）12 克，合欢皮 15 克，白芍 30 克。5 剂（1101101），水煎服。

4月2日二诊。上诊用药后，面痤有敛，便结已开。以春节故，未及时复诊，却自购原方两次服用。近日大便不干，日可一行，面痤几平，旧疮收敛，鼻头者亦缩小，鼻色变浅而接近周围皮肤，只在下颌处新发两枚而小。唯苦双目干涩，不耐久视，西医疑诊干眼症，或认作视觉疲劳症，未确也。月经3月7日潮，5天净，脉舌如昔。颐养肝肾之阴精，清解肺肝之风火。疏方：

生地24克，山茱萸15克，车前草15克，决明子（打）12克，石决明30克，天麻（打碎）12克，五味子12克，白芷15克，菊花10克，桑叶12克，制大黄（先煎半小时）20克。9剂（11010110101101），水煎服。

4月16日三诊。月经于4月9日来潮，5天净，量色正常，未再后愆，两周内痤无新发，目之干涩锐减，大便日一行，脉舌如前。火势虽暂平息，难保不再郁滞而生，仍当清解。疏方：

金银花15克，连翘15克，车前草15克，延胡索12克，天麻（打碎）12克，五味子12克，白芷15克，当归15克，皂角刺15克，益母草30克，制大黄（先煎半小时）20克。8剂（1101010101101），水煎服。

其后又断续来诊，凡一年，面痤几无新发，旧痤皮损已消退。月经应期而行，大便正常，目涩视疲亦平。

〔按〕 本案治验有所启示者凡三：其一，痤疮、便秘、月经后愆，三症惟从清火解郁治之而均得平愈，足见郁火病机为祟非一，而清解郁火治疾尚多也。其二，寻常病机，血热则经先期，血寒则经后愆，今则法用清解，药性寒凉，未碍月经，反令后愆之经应期而行，以证有火热之邪，便当清之，无虑月经之先后也。其三，世俗认识，治病之时，每于经期停药，恐动血分而有害经行，今虽用凉药，并未加归芎等调经之品，经期照常服药，非但无碍月经，且又拨乱反正，月事得以正行，当知辨证论治有常法常理，亦有变法奇恒也。

2. 痈疖

痈疖乃毛囊及其周围、深部组织因葡萄球菌感染所致化脓性炎症。其发于单一毛囊者谓之疖，而多个毛囊感染、炎症融合者谓之痈。疖好发于面、颈、臂、臀等处，表现为皮肤红色结节，肿胀压痛，数日后硬结中心坏死形成脓疡，破溃后，排出脓液、脓栓及坏死组织，肿胀消退，1~2周后愈合，常有发热、附近淋巴结肿大等症状。痈好发于颈、肩、背、臀及大腿等处，表现为皮肤大片紫红色硬块，化脓后表面有多个脓头，伴见发热、畏寒、头痛等全身症状，可以引起败血症。疖与痈虽有轻重浅深之异，要皆毒热郁火所发，故可一并论治，本来证候清楚，治无异议，无奈现今临证所见，患疖肿痈毒者，多半已经西医消炎抑菌治疗，其有效者自已痊愈，唯其苦于无效者，方求中医调治，故凡接诊者，毒热之势，未必显著，然郁滞之情，往往而深，寻常清热解毒，已难奏效，恰可从清解郁火法调治，是即清火解郁汤用场反多也。

■**头颈背疖肿**：冯某，男，32 岁，2019 年 3 月 4 日初诊。头、颈、背处患疖肿一年，反复发作，彼伏此起，抗菌治疗罔效，故求诊中医。今见其颈部右侧、右肩部各一枚，红肿明显，尚未化脓，衣物触碰其痛。舌黯红，苔白腻，脉弦细。先事清解郁火，以折其炎灼之势。疏方：

夏枯草 20 克，蒲公英 30 克，白芷 15 克，皂角刺 10 克，黄柏 12 克，黄芩 10 克，黄连 6 克，败酱草 20 克，金银花 15 克，紫花地丁 15 克，当归 15 克。4 剂（1101010），水煎服。

3 月 11 日二诊。服药后两枚疖肿收敛，而背部又发一枚，然较小而不甚红活，脉舌如前。再从清解，上方去败酱草、金银花、紫花地丁，加鱼腥草 30 克，生甘草 10 克。9 剂（11010110101101），水煎服。

4 月 8 日三诊。疖肿再无新发，背处疖肿已消，留有结节。三枚疖肿均消于未脓之先，知其郁火毒热大势已折，余火必未尽除，仍当清解。在用原方 9 剂（110101101010101），水煎服。

后又来诊三次，疖肿尽平。

■**头疖**：刘某，男，34 岁，2017 年 11 月 2 日初诊。头部疖肿反复发作两年，少则一二枚，多则同时发四五枚。今后头处新发一枚，疼痛较甚。脉细弦，舌黯红，苔白腻欠津。热毒郁滞，非清解不能平。疏方：

黄芩 15 克，黄连 6 克，黄柏 12 克，蒲公英 30 克，紫花地丁 15 克，白芷 15 克，皂角刺 10 克，蚤休 15 克，生黄芪 30 克，败酱草 20 克，当归 15 克，制大黄（先煎）30 克。5 剂（1110110），水煎服。

11 月 13 日二诊。后头之疖肿见消，已无疼痛。脉如前，舌苔腻而润。再施上法。原方去蚤休。9 剂（11010110101101），水煎服。

其后又间断来诊多次，终至痊愈，无复发。

（按）两例疖肿，明明郁火结毒为患，仅遵清解郁火之法，而用清火解郁汤化裁，允其数诊平愈，意料中事也。第一例未用大黄，以其郁火较浅，毒热非深。第二例则用大黄，以其结毒深而郁火盛也。

3. 口腔溃疡

口腔溃疡，亦称口疮，为常见口腔黏膜溃疡性损伤病症。口腔溃疡发作时疼痛剧烈，局部灼痛明显，严重者还会影响饮食、言语，可并发口臭、慢性咽炎、便秘、头痛、头晕、恶心、乏力、烦躁、发热、淋巴结肿大等全身症状。溃疡可于十天左右自愈，但极易反复发作。据其发病部位与临床特点，当责心脾两经郁火，上逆其窍，炎灼气分阴分而成。盖火逆气分则红肿，火蚀阴分则塌陷，故见中央凹陷而周边隆起，溃疡之状也。议其治也，便当清解心脾之郁火，颐养既伤之气阴。方取清心莲子饮、半夏泻心汤、泻黄散之意，而用清火解郁汤加减，药用法半夏、黄芩、黄连、苦参、生黄芪、西洋参、麦冬、茯苓、白芷、白及、乌贼骨、五倍子等品。由于其病易于反复，故治疗见效后，不可即行辍药，仍当继续调理，俟其逾月不发乃止。

■ **口腔溃疡**：张某，女，28 岁，2015 年 12 月 24 日初诊。有子 3 岁，欲生二胎而就诊。素患口腔溃疡，近两天劳顿而发两枚，一在下唇内，一在舌左边，时发疼痛，不敢食辣。脉细，舌淡红，苔白微腻。嗣事非指日可求，口疡亟待调治。心脾郁火内发，先与清解。疏方：

法半夏 12 克，黄连 6 克，黄芩 12 克，蒲公英 15 克，败酱草 20 克，鱼腥草 30 克，苦参 15 克，白芷 15 克，黄柏 10 克，海螵蛸（打碎）30 克，白芍 30 克。5 剂（1101101），水煎服。

12 月 31 日二诊。服药有应，舌侧之溃疡已平，余下唇内者未消，然其痛已减，脉舌如前。再用原方。5 剂（1101101），水煎服。

2016 年 1 月 7 日三诊。口疡仍余一枚未消，已无灼痛。上方去黄柏，加青皮 10 克。9 剂（1101101101101），水煎服。

1 月 21 日四诊。口疡已尽平，舌淡红，苔薄白，脉细小弦。清解之法不可即停，宜小其制而兼调冲任血分。疏方：

法半夏 10 克，黄连 6 克，黄芩 10 克，蒲公英 18 克，鱼腥草 20 克，败酱草 20 克，苦参 15 克，白芷 15 克，白及 15 克，当归 15 克，益母草 18 克，香附 12 克。9 剂（1101101101101），水煎服。

按 凡嗣育之治，治疗周期特长。其间兼见体患疾病，必先治之，以扫清障碍，预备持久之战也。本案欲生二胎，需调肾元冲任，然患口疡，有碍饮食，故予先治。法宜清解郁火，用清火解郁汤加减为方。加半夏者，取其开郁结而化痰；加败酱草、鱼腥草、苦参者，取其清火毒而去湿热；加乌贼骨、白芍者，取其益阴分而敛疮生肌也。虽去白芥子、羌活，却留白芷，而加半夏，仍不失通达开郁之功；虽减黄芪，却加用白芍、乌贼骨，亦未少颐养固敛之能。

■ **口腔溃疡结肠炎**：翟某，男，45岁，家住伊宁市，2016年5月9日初诊。患口腔溃疡反复发作半年余。近日新发3枚，舌尖、舌右侧各一枚，下唇内一枚，灼痛难耐。两月以来，又罹结肠炎，便泻日三次，便前腹痛。脉细弦，舌黯红，苔白腻中根厚。心脾郁火于上，肝脾不和于下，湿热蕴积大肠。上下兼顾，治下为主，拟柔肝清心，健脾理肠。疏方：

白芍40克，黄连6克，黄芩12克，木香10克，肉桂10克，炮姜12克，茯苓30克，藿香12克，炒白术30克，五倍子（打）10克，肉豆蔻12克，砂仁10克。12剂（1101011010110101101），水煎服。

6月6日二诊。上诊服药后腹泻渐止，大便日才一行，且口内溃疡亦平复。怎奈一周前吃火锅，当晚即见腹痛便泻，数日来痛泻不止，日三四行，前日又发唇内、舌尖溃疡，灼热疼痛，舌脉如前。郁火湿热，因药而暂退，余烬未除也。一旦过食辛辣，引动上下之邪，东山再起矣。再拟前法，小易其方。原方去藿香，加香附12克。15剂（110110110110110101101），水煎服。

6月27日三诊。口腔溃疡于用药后3日即平，半月来未见再发，腹痛便泻亦已缓解，大便日一行。然于近日脘腹作胀，食欲稍钝。脉细而弦，舌黯红，边有齿印，白腻苔。柔肝健脾和中，佐以清解郁火。疏方：

白芍30克，黄连6克，黄芩12克，法半夏12克，木香10克，炮姜12克，茯苓30克，炒白术20克，肉豆蔻12克，五倍子（打）10克，香附10克，厚朴20克。12剂（1101011010110101101），水煎服。并嘱：路远不便来诊，上药服竟，停药半月，再自购12剂服用，以期旧疾不发。

按 结肠炎、口腔溃疡，均非易治之疾，好在本案病人罹患未久，故而治疗尚速。倘若病人只患口腔溃疡，则方取清火解郁汤加减，药用半夏、黄连、黄芩、白芷、皂角刺、白及、乌贼骨、五倍子、黄芪、西洋参、茯苓、白术等；又或只患结肠炎痛泻，则方取弛张敷和汤加减，药用白芍、黄芩、黄连、木香、砂仁、藿香、白头翁、马齿苋、炒白术、地榆、茯苓、肉豆蔻等。今则患有两病，岂可两方并举而集众药哉？不可也！必当有先后取舍，权衡主次而治。初诊时斟酌再三，以结肠炎病期较短而治疗或易，口腔溃疡病程已长而治疗固难，先易后难可也，故拟方以治痛泻为主，口疡为辅，选取白芍、黄连、黄芩、木香、肉桂、炮姜、茯苓、藿香、炒白术、五倍子、肉豆蔻、砂仁等药。虽云有主次取舍，实则两相兼顾，调肝脾、清郁火、去湿热均已及之，惟无益气养阴之味耳。本欲待痛泻平愈之后，再专治口疮，孰料两诊而两病俱平，其效允为过望欤。似可推论，凡两病或多病同患时，可只治其一，勿需面面俱到，宜选易治易愈者治之，然后各个击破。而一病既平，正气解放一层，余病或陷于孤立无援，竟有不治而愈之机，亦未可知也。

4. 乳腺炎

乳腺炎为女性常见病，尤以急性化脓性乳腺炎最为多见。其病好发于哺乳期，中医称为"乳痈"。源于乳汁淤积伴发细菌感染，临床表现为急性炎症，红肿胀痛，高热寒战。据其特殊部位与特定情势，当责胃经郁火成毒之过，治法自宜清解郁火，疏经通乳，故本处将此病归入清解郁火治法所辖。至于素常所行中医治乳痈之法，郁滞期疏肝解郁、消肿通乳，成脓期清热解毒、托里排脓，溃后期颐养气血、清除瘀毒，亦需借鉴。

今拟用清火解郁汤加减为治乳痈基本方药：蒲公英、连翘、鱼腥草、白芷、生黄芪、丝瓜络、路路通、王不留行。郁滞期加青皮、苏梗、香附、漏芦等；成脓期加皂角刺、瓜蒌、金银花、炮山甲等；溃后期加党参、西洋参、当归、香附、麦冬等；乳汁少加通草、漏芦、桔梗、炮山甲等。

既往认为，一旦发生乳腺炎，便不能继续哺乳。然据仆所历验，对于较轻病例，即便已经化脓，亦可服用中药，同时继续哺乳。就所治病案以观，俱取边治疗边哺乳策略，均能痛渐平愈而哺乳无碍。仅有一例乳痈重症者，西医欲为之中断哺乳，消炎退热，切开排脓，病家则钟情于中医，非欲仆治不可。勉为清解郁火调治一年，哺乳不辍，儿体良健，然乳痈之肿虽几消，而久不收口，时有少许脓液排出。

■ **乳腺炎**：马某，女，35岁，回族。2018年6月28日初诊。剖宫产生女后旬日而发热寒战，左乳头外侧起肿块疼痛殊甚，西医诊断为急性化脓性乳腺炎，欲为之切开排脓未允。因其有子五岁，欲二嗣不果，于仆处调治数月，喜得有孕，方产此女，故笃信于仆，特来求治。今发病四日，仍有发热畏冷，左乳肿块如核桃大，焮红而热，中见薄皮下黄脓，疼痛正厉，莫敢触碰。脉弦滑微数，舌红苔白腻中厚。郁火结毒，发于阳明之经，非清解不办，当兼通乳。疏方：

蒲公英50克，白芷15克，桔梗12克，金银花15克，连翘15克，黄芩15克，鱼腥草30克，紫花地丁15克，黄柏12克，路路通15克，生黄芪50

克，制大黄（同煎）10克。3剂，水煎服。令其当天即服第一剂药，连服三天而复诊；并嘱继续哺乳。

7月2日二诊。上诊当天服药，晚间发热已退，乳痈之痛已止，翌日痈头溃破，流出脓液，肿势渐消。今见肿块已自向中收敛，哺乳尚无所异，唯乳汁稍少，双乳觉有微胀。脉细弦，舌黯红，苔白腻。郁火毒热大势已折，余者当清，略小其制；通乳之治宜增之。疏方：

蒲公英50克，白芷15克，皂角刺12克，金银花15克，连翘15克，黄芩12克，鱼腥草30克，紫花地丁15克，黄柏12克，漏芦15克，丝瓜络15克，王不留行15克，路路通15克，生白术30克。5剂（1110110），水煎服。

7月13日三诊。服药5剂，停药数日，乳汁有增，可足儿吮；痈之红肿几平，然疮口尚未愈合，内仍有些许脓液。脉细小弦，舌黯红，苔薄白微腻。托疮清瘀，上方去黄柏、漏芦、丝瓜络，加当归15克，制大黄（同煎）12克。7剂（1011010101010），水煎服。

2019年6月3日四诊。因哺乳已断月余，月经未复，故来邀治。询其去岁乳痈事，知于三诊后肿渐消而疮口合，哺乳畅利。遂为之施以和血调经法，桃红四物汤加减（方药从略）。并嘱月经自然可复，莫之急也。

按 《经》言："病为本，工为标；标本不得，邪气不服。"（《素问·汤液醪醴论》）又言："病不许治者，病必不治，治之无功矣。"（《素问·五脏别论》）病者为本，医者为标，必两者相得，则邪气易服，若不相得，则邪气难服，病无从愈。纵有良医良方，倘病人不之信，不许治，欲觅为疗，复奚见功！本案病人欲二胎而不孕，因仆调治而生女，乃笃信于仆，故再病亦委以治任。斯则病与工标本相得也，是以听任施疗，治获全功，固不敢自诩良医良方耶。虽然，毒热郁火，发痈碍乳之症，处以清热解毒，开郁通乳之药，证治凿凿，方药切切，既而显效，亦意料之容有欤！

■**老年乳腺炎**：时某，女，77岁。2017年7月13日初诊。四阅月前，忽觉左乳头外侧疼痛，渐次红肿，赴医院外科，局部穿刺检查，诊断为乳腺炎。经消炎治疗，久难见效，今仍肿痛，遂来求治。察见肿块几如核桃大小，中间黯红，敏于触痛，食纳睡眠尚可，唯大便干结，二三日一行。脉弦而滑，舌质不平，其色黯红不匀，苔白腻，覆以腐浊。湿热郁滞成毒，发于乳房，所喜体况尚可，胃气不衰，料能耐得药治。直与清解郁火，佐以通疏乳络。疏方：

蒲公英50克，夏枯草20克，鱼腥草30克，白芷15克，皂角刺10克，黄柏12克，黄芩15克，路路通15克，丝瓜络15克，漏芦15克，王不留行

15 克，青皮 12 克。6 剂（1110111），水煎服。

7 月 20 日二诊。服药期间，顿觉肿痛锐减，大便通畅。脉弦小滑，舌苔之腐退去，仍白腻而厚。上方去王不留行、漏芦，加土茯苓 30 克。6 剂（1110111），水煎服。

7 月 27 日三诊。脉弦小滑，舌黯红，苔白腻中根厚。乳痈肿痛虽不似往昔之甚，然仍未消除。余邪不尽，奚可辍药，借重解毒之味。上方去黄芩、皂角刺、王不留行、路路通，加败酱草 20 克，金银花 15 克，紫花地丁 20 克，蚤休 15 克。10 剂（11101101101101），水煎服。

8 月 10 日四诊。乳痈肿痛已微，然前时穿刺之孔处有少许渗液。殆毒热烈势虽挫，瘀毒湿浊犹在，亟防潜患为灾。借重化除湿毒。疏方：

蒲公英 30 克，夏枯草 20 克，土茯苓 20 克，卷柏 12 克，三棱 12 克，白芷 12 克，玄参 15 克，王不留行 15 克，紫花地丁 15 克，连翘 15 克，浙贝母 12 克。10 剂（11011011011011），水煎服。

8 月 24 日五诊。乳痈之肿痛几平，唯穿刺孔未愈合，然已不见渗液，脉舌如上。清余邪，消瘀毒。疏方：

制大黄（先煎 1 小时）30 克，蒲公英 30 克，夏枯草 20 克，土茯苓 30 克，卷柏 15 克，麦冬 15 克，黄芩 12 克，黄柏 12 克，玄参 15 克，苍术 15 克，鱼腥草 30 克，败酱草 20 克。5 剂（1101101），水煎服。

8 月 31 日六诊。痈肿并痛尽平，穿刺孔愈合。上方略小其制而减其量，以为善后之计。再与 10 剂（110100110100110101），水煎服。

按 年将八旬，而患乳痈，正所谓病无佑幼怜老之情也。高年罹此，何堪其苦！然彼媪先已屡受西药之攻伐，而食常寐安，今又几经中药之清扫，仍餐寝无碍，良足庆幸也。顾其现证，红肿热痛，脉弦而滑，舌苔腻腐，在在实邪之象。年虽高而体非虚也。故议其治，径直解郁祛邪，勿需补正，是以疗病几近两月，用方四十余剂，法未补养，药无参芪，竟能平愈。当知年事非补泻之必参，凡治，量病所见脉症而施药，兼顾体况之虚实。少年具衰症，犹当兼补；老者有壮质，何妨用泻！辨证论治之真谛也。

5. 慢性盆腔炎

盆腔炎乃指女性生殖器官、子宫周围结缔组织及盆腔腹膜所发炎症。其病多由生殖系统细菌逆行感染所致，慢性盆腔炎症则因急性期治疗不力迁延而来，病程较长，缠绵难愈。其临床症状为下腹坠胀疼痛，腰骶酸痛，多于劳累、房后及月经前后加剧，或致月经不调、不孕、输卵管妊娠等。中医辨证向有湿热瘀结、气滞血瘀、寒湿凝滞、气虚血瘀之分，治从清热、除湿、化瘀、理气、补气诸法入手。仆于学习古今理法之中，又有己见焉。该病当以郁火结滞为基本病机，盖郁火既成，阻滞气机，固成气滞；气既艰行，可致瘀血；合以湿浊，蕴成湿热；久必耗气，复见气虚；阳气为阻，则为寒凝；津滞难布，遂生燥结：俱乃郁火为祟欤！是以不解其郁而清其火，终非的治也！故辟开结解郁清火为主治，方用清火解郁汤加减，药取黄芪、当归、白芍、鱼腥草、败酱草、红藤、蒲公英、黄柏、白芷、皂角刺、白术、木香等品。其偏湿热者，加苍术、椿根皮；偏瘀血者，加蒲黄、桃仁、三棱；偏寒湿者，加黑附片、肉桂、吴茱萸；偏气滞者，加香附、延胡索、莪术；偏气虚者，加党参、西洋参；偏燥热者，加麦冬、生地、墨旱莲。

■ **慢性盆腔炎兼卵巢囊肿**：曹某，女，31岁，家住吐鲁番。2014年9月15日初诊。下腹疼痛反复发作几近两年，西医诊断：慢性盆腔炎，右侧卵巢囊肿（B超示有炎性包块，又示囊肿大约 6.5cm×3.4cm×5.6cm），西医欲为之手术切除囊肿未允，求治中医。刻下下腹时痛，右少腹尤然，近日又见咳嗽，上身皮肤瘙痒。已婚，月经稍少，近不欲求嗣。脉细弦，尺部沉，舌淡红，舌苔白，根腻。且从解郁清火法，少佐祛风。疏方：

桑叶15克，桑白皮15克，白鲜皮15克，地肤子15克，当归15克，白芷15克，皂角刺15克，鱼腥草20克，败酱草20克，红藤20克，莪术12克，马齿苋30克，延胡索15克。10剂（11011011011011），水煎服。

2015年3月16日二诊。去岁一诊，服药后腹痛锐减，咳嗽、肤痒已平，复自购原方药继服，腹痛尽消，俨若无病。不期近来劳顿，下腹又见作痛，动则多汗。脉细弦，舌淡红，苔白腻。郁火本未尽除，烦劳则张，肝脾不和，复夹以湿热也，当清解调和之。疏方：

白芍30克，炙甘草12克，五味子10克，木香10克，当归15克，香附10克，延胡索12克，鱼腥草20克，败酱草20克，黄柏10克，砂仁10克。10剂（11011011011011），水煎服。

4月13日三诊。上药10剂既服，腹痛顿减，复购5剂再服，痛已几平。且周内复查B超，未见包块，右巢处无回声区较昔缩小减半（仅为3.2cm×1.4cm×2.5cm）。汗出仍多。法莫更易，略调其方：

当归15克，白芍30克，五味子10克，延胡索12克，鱼腥草30克，败酱草20克，黄柏12克，夏枯草20克，白芷15克，三棱10克，莪术10克，砂仁 10 克。10 剂（11011011011011），水煎服。

4月27日四诊。腹痛已消，汗出已减，时见便溏。脉细弦，舌苔白微腻。小左其方：加鳖甲（打碎）10 克。12 剂（11011011011011011），水煎服。

按 有诸内必形诸外，察其外可揣其内。盆腔炎，其外症以腹痛为主，亦有不见腹痛者。凡不见腹痛者，疗效之判定，必待相关妇科检查之后方知；而显见腹痛之患者，腹痛既失，则其盆内炎症之消也，虽不查验亦当知之矣。本案经治，腹痛消失，包块遂无，囊肿半缩，外证之平，更兼内查佐证欤！至于用药，清火解郁汤化裁耳，并无殊情足陈。因兼咳嗽，故加桑叶、桑白皮；又有皮肤瘙痒，故加白鲜皮、地肤子；复因烦劳多汗，故加五味子，并重用白芍，养阴敛阴也。

■ **慢性盆腔炎痛经衄疾**：张某，女，32岁。2016年3月17日初诊。一年前有孕，而于50余日时自然流产，三月前又孕，却为右侧输卵管妊娠，西医予保守治疗，迄今逾两月，月经未复，时见下腹疼痛。妇科检查仍有右下腹包块，B超提示：右侧卵巢外下方见中低回声区，大小约19mm×20mm×11mm。诊断为慢性盆腔炎，给消炎药，病人未允，特诣诊中医。素有痛经，月经量较少，又患过敏性鼻炎，不时而发。脉细弦尺沉，舌黯红，苔白腻。且与解郁清火散结。疏方：

黄芩 12 克，鱼腥草 20 克，败酱草 20 克，夏枯草 20 克，三棱 10 克，莪术 10 克，鳖甲（打碎）10 克，牡蛎 30 克，白芷 15 克，白芥子 12 克，当归 12 克，砂仁 10 克。4 剂（1101010），水煎服。

3月24日二诊。药进两剂后，腹痛即消。昨日行经，小腹殊痛，量少，有血块，今日痛减，量稍增。曾罹衄疾，今晨发作，鼻塞喷嚏，清涕目痒。脉细略滑，舌黯红，苔白腻。上方小调，加养血疏风之味：

当归 15 克，益母草 15 克，泽兰 12 克，白芍 30 克，黄芩 12 克，鱼腥草 20 克，羌活 15 克，白芷 12 克，辛夷 10 克，薄荷（后下）12 克，香附 15 克，砂仁 10 克。4 剂（1101010），水煎服。

8月26日三诊。上诊服药后，衄疾几平。因工作缘故，须去外地数月，遂自行取初诊方药，间断服用凡三阅月，其间腹痛再未发作，而行经四次，亦无痛经。昨又行经，并无腹痛，唯经量仍不多耳，衄疾近日小发，鼻痒喷嚏。脉细弦，舌黯红，苔微腻。用二诊法，调适其方：

当归 15 克，白芍 30 克，川芎 12 克，羌活 18 克，白芷 15 克，辛夷 10 克，薄荷（后下）12 克，益母草 30 克，鱼腥草 30 克，泽兰 12 克，香附 15 克。4

剂（1010110），水煎服。

其后又来诊多次，方药略有加减。至11月4日复诊，腹痛早已平愈，出示妇科检查结果，其右侧输卵管处包块已消失，且痛经再无发生，瘑疾亦平。末次月经10月24日潮，无腹痛，量不多，4天净。今特为孕嗣之事求治。遂与养血益元之方（略）。

〖按〗 本案虽为慢性盆腔炎患者，却兼痛经与瘑疾两症，不可不斟酌其治也。凡病症繁杂者，论治当有主次先后取舍。以仆经验，易治易愈者先治或主治或专治，难治难愈者后治或次治或竟不予施治；症重情急者先治或主治或专治，症轻情缓者后治或次治或竟不予施治。倘各病症俱无重急，均属顺症缓症，则可同时一并治疗，谓之"间者并治，甚者独治"。本案病人，身罹三症，尚无重而急者，故可并行施治。其盆腔炎责之郁火湿热蕴积下焦，痛经责之郁火瘀血阻滞气机，瘑疾责之伏风郁火壅塞肺窍。三者皆有郁火，故用清火解郁汤为主方加减。因湿热郁火在于下焦，故加鱼腥草、败酱草、夏枯草，而替栀子、蒲公英；因痛经病在血分而有瘀，故去黄芪，而加当归、三棱、莪术、鳖甲、牡蛎；因瘑疾时发而非著，故仅以原方白芷、白芥子通舒肺窍，未加他药；因用莪、棱，便不再用皂刺：诸般化裁，枝叶剪接耳，实未改清解郁火之主旨也。至二诊借重养血疏风，调经之用也；三诊增以辛香通窍，治瘑之任也，俱乃随证而施。

6. 痛经

前文于"搜风定痛"章中，曾述痛经治验，认其病系伏风兼寒夹湿，凝滞气血而成。虽然，病机有常变，证候有奇恒。痛经之发，强半因于伏风寒凝，瘀血阻滞，却仍见乖于常情者。临床尝遇久治不愈之例，无意间与清解郁火而显效，后即辟以此法，与搜风定痛相为补充。然此终非常法，必于辨证确系郁火结聚，或虽无显证，而经搜风定痛等法治疗罔效者，方可使用。有时尚可与搜风定痛法合用，则适应于证情复杂，郁火结聚与伏风寒凝兼而有之者。至于方药，即取清火解郁汤去黄芪、制大黄，并选加鱼腥草、败酱草、金银花、连翘等品。若兼伏风寒凝，可从姜黄、白芍、威灵仙、木香、延胡索、艾叶、乌药等品中选加三四味即可。

■**痛经头项背痤疮**：李某，女，31岁，2013年9月17日初诊。两年来痤疮发于头与背，好在面部未见，故前此未加重视，近半月以来，时发痛且痒，不堪其苦，方才求诊。查看后头发际，以至项背处，新旧痤疮，累累多枚，尚有较大而现脓头者。脉细弦，舌黯红，苔薄白，舌面有芒刺透苔而出。郁火结滞于阳经，必当清解。疏方：

蒲公英30克，金银花15克，黄芩15克，黄柏10克，栀子10克，羌活12克，白芷15克，白芥子12克，皂角刺10克，白鲜皮18克，制大黄（先煎）30克。5剂（1101101），水煎服。

9月24日二诊。服药后，痤疮有敛，痛痒消失，周内未发新枚，唯大便稍溏，日二三行。原来病人未能遵嘱先煎大黄至1小时，只先煎10分钟，叮嘱必先煎1小时方可。脉舌如上。上方去栀子，加炒白术20克，炮姜10克。9剂（11010110101101），水煎服。

10月15日三诊。服药半月，辍药一周，痤疮未见新发，旧者渐次消退，留有褐色痕迹，而便溏已平，大便日仅一行。病人更觉欣慰者，罹痛经七年，本月9日行经，竟无腹痛！舌脉无易，再与首诊方去栀子、黄柏，加炮姜10克，延胡索12克。8剂（11010101011010），水煎服。并嘱下次月经前5天来诊。

11月5日四诊。两旬间痤疮未发，旧痤痕迹次第缩退，大便正常。今月事将至，应嘱来诊。脉小弦，舌黯红，苔薄白，透芒不显。疏方：

蒲公英30克，金银花12克，黄芩12克，羌活12克，姜黄12克，延胡索15克，香附15克，白芷15克，当归15克，白芍30克，木香12克，制大黄（先煎）20克。9剂（1101110101101），水煎服。

11月19日五诊。痤疮未发，大便日一次，月经11月7日来潮，未现腹痛，但有小血块。结婚两年，迄今仍在避孕，欲于近期备孕，求与调理。郁火想必大半廓清，转从调和气血，疏理冲任为主可也。疏方：

当归15克，川芎10克，白芍30克，益母草18克，蒲公英20克，金银花10克，黄芩10克，羌活12克，延胡索10克，香附15克，白芷15克，木香10克。9剂（1101110101101），水煎服。

后来诊多次，痛经、痤疮均平，并已怀孕，为之保胎，足月剖宫产子。

〔按〕 本案本以痤疮初诊，竟能并治痛经而得愈，实属出乎意料，令人欣慰。然检点诊迹用药，不无赧颜。细细思来，所当自责之失者三：首诊问病不全，诊诀有十问，其中有问旧病，妇人尤必问经带之情，而仆未曾问，一失也。凡用特殊药物，或需有非常规煎服方法时，必须反复叮嘱病家，令其切记勿忘，仆未曾重视，二失也。前二诊不知有痛经，无意于治，而已显效，则知方药对证矣，便当守方再施；四诊既知有痛经且已将愈，而再加当归、白芍、延胡索、香附，岂非蛇足，抑少自信！三失也。

又有所当汲取经验者二：痛经之由郁火结滞而致者，多见痤疮、口疮等外症，放胆清解郁火，其痛可除，未必拳拳于和血止痛，此其一。大黄用制者，先煎愈久，去其清肠通便之性，留其清热祛瘀之能，可治痤疮，亦可治痛经之由郁火而成者，此其二。拙见如此，同道正之。

■ **痛经面部痤疮**：王某，女，27岁，未婚。2015年10月23日初诊。痛经2年，行经第一天腹痛如搅，伴见恶心呕吐，月经量素少，夹有血块。面发痤疮5年，年内尤著，往年较轻，仅在月经来潮前数日发作，行经后渐消，近数月则加重，无时不发，每周发七八枚，满面疮粒，羞于见人。脉来细弦，舌黯红苔白腻。末次月经9月25日，两天即净。郁火结于心肺所部，故发面痤；伏风凝寒，匿藏胞宫，气血凝滞于冲任。正宜清火解郁，搜风祛寒，柔肝通经。疏方：

金银花15克，蒲公英30克，羌活20克，姜黄15克，白芍30克，威灵仙30克，木香12克，延胡索15克，艾叶8克，乌药12克，制大黄（先煎1小时）30克。3剂（1010100），水煎服。

10月30日二诊。月经于昨日（29日）潮，痛势大挫，可忍受，未见恶心呕吐，今日已无不适，且喜周内痤疮有敛，未见新发。脉细小弦而滑，舌黯红，苔白微腻。仍用原法，小调其方：

制大黄（先煎1小时）30克，威灵仙30克，白芍30克，金银花15克，连翘15克，蒲公英20克，紫花地丁15克，羌活20克，白芷15克，延胡索12克，木香10克，艾叶6克。3剂（1010100），水煎服。

11月6日三诊。月经两天净，痤疮本已敛，前日食米粉甚辣，两天内又发4枚。脉细弦，舌黯红，苔白微腻。着力于清火解郁。疏方：

制大黄（先煎1小时）30克，威灵仙30克，白芍30克，白芷15克，皂角刺12克，羌活15克，金银花15克，延胡索12克，连翘12克，紫花地丁15克，蒲公英15克。4剂（1011010），水煎服。

2016年1月4日四诊。上诊后，痤疮再无新发，旧疮之皮损亦见消退。将行经时，病人自购初诊方3剂服用，月经于11月28日潮，无腹痛呕吐。其后未再服药，12月28日月经复行，2天净，未见腹痛及恶心呕吐，唯经量仍少耳。今来询问是否仍需用药。脉舌如上。嘱再服数剂可停药，之后将专治月经量少。上方去白芍，7剂（101101010101），水煎服。

按 本案病人，痛经两年，痤疮五年，俱非轻症，治才两月而平，允为

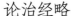

见效著而速也。郁火结于心经，故发面痤；伏风凝寒于胞宫，故见痛经。检点所行治法，清火解郁与搜风定痛合用也。首诊以月经将行，重在治其痛经，辅治其痤。故用药以搜风定痛为主，羌活、姜黄、白芍、威灵仙、木香、延胡索、艾叶、乌药，方之主体也；清火解郁为次，仅用金银花、蒲公英、大黄三味，方之附翼也。

或问：三味俱清火者，何来解郁？曰：虽未用白芷、皂角刺，而已用羌活，又有姜黄、木香、威灵仙，皆能辛散温通，亦解郁通滞之别制也。至二诊加白芷，三诊再加皂角刺，则清热解郁与搜风定痛并驾齐驱矣。因两法同施于一方，故每法所系药味数较独用一法时减少，复因两病皆非轻症，用药味数既少，故用药剂量宜大，斯则药少量大力宏之制欤。

本案痛经而兼见痤疮者。据我经验，痤疮、痛经俱可调治不久即能显效，而月经量少则收效甚迟，非经久不能治愈。故拟先易后难之策，先治痤疮与痛经。经两月数诊而痤疮得平，痛经不发。月经量少仍在，奈何病人半年中未再来诊，遂令欲治而弓矢无鹄矣。

7. 孢子丝菌病

孢子丝菌病为慢性深部真菌病，乃由申克孢子丝菌感染所引致。主要侵犯皮肤、皮下组织及附近淋巴管，亦偶尔累及黏膜和内脏。病损好发于直接暴露部位，例如手部、腕部、前臂、足背及小腿外侧，且以活动较频繁处为多，故而右上肢最为多见。病原菌从外伤处侵入机体后须经数周乃至半年潜伏期方能发病。最初皮疹为原外伤部位见一坚圆而有弹性结节，临床称为初疮，原发结节无压痛，可移动，表面皮肤始为淡红色，进而转变成紫红色乃至发黑坏死。随后结节逐渐增大，可与上面皮肤粘连，最终破溃而成溃疡，从中流出少量脓液。初疮发生之后，再经一至数周之久，又有新结节出现，该结节常沿淋巴管做向心性扩散，呈带状分布，多局限于单侧肢体。继发性结节，数目不定，自数个至几十个，其大小如花生米或蚕豆，亦可缓慢发展转变为脓肿或溃疡。西医治疗采取抑菌消炎法，疗程3个月以上。依据该病临床表现，拙见以为当从郁火结毒论治，可用清火解郁汤加味治之。除取原方芩、柏、栀、蒲公英清热解毒，白芷、白芥子、皂角刺破滞开结，黄芪益气外托之外，更加大青叶、连翘、夏枯草、大黄等，以加强解除结毒之力。

■ **皮肤型孢子丝菌病**：马某，女，35岁，2019年6月3日初诊。大约于三个月前发现右手无名指背发起一皮丘结节，其后几周，又见右手背、前臂陆续发起相似结节十余枚，如黄豆至花生米大小，表面皮肤由淡红渐至紫红，其后便有多枚破溃流脓形成溃疡者。西医诊断为皮肤型孢子丝菌病，住院治疗多日，不见好转，反有新发加重，遂来求治中医。脉细弦，舌黯红，有瘀斑。认作污秽浊邪侵犯三焦经，结毒郁火而成。着力清火解郁，疏方：

大青叶 15 克，夏枯草 20 克，野菊花 15 克，紫花地丁 15 克，蒲公英 30克，连翘 15 克，白芷 15 克，皂角刺 10 克，黄柏 12 克，黄芩 12 克，生黄芪 30 克，制大黄（先煎 1 小时）30 克。5 剂（1110110），水煎服。

6 月 10 日二诊。服药后皮损未见新发，既有者已见缩敛，色亦变浅。脉舌如前。法勿更改，上方加蚤休 15 克。5 剂（1101101），水煎服。

其后仍用上方稍事加减，凡五诊，间断治疗，至 2020 年 1 月 20 日来诊，皮损强半已消，手指前臂结节皮丘已平，只余肘部四枚尚在，但其颜色已浅。脉细弦，舌黯，未见瘀斑。仍行原法。疏方：

大青叶 18 克，夏枯草 20 克，蒲公英 30 克，马齿苋 30 克，野菊花 12 克，金银花 15 克，白芷 15 克，皂角刺 10 克，黄芩 12 克，败酱草 30 克，黄柏 12克，土茯苓 20 克，蚤休 15 克。9 剂（11010110101101），水煎服。

按 本例孢子丝菌病，实乃仆所仅见，所谓"孤证难立"，未足为凭者也。所以仍予举述者，盖以病人经西医治疗罔效，反见加重，相比之下，中医治疗几至痊愈，其中医优势足可彰显矣。可以认为，该病乃秽浊郁火结聚成毒所致，故治疗应为解毒清火开结，以清火解郁汤加减恰可契合也。大青叶、夏枯草、野菊花、紫花地丁、蒲公英、连翘、黄柏、黄芩所以解毒清火；白芷、皂角刺所以破解郁结；黄芪所以益气而托毒也。更用制大黄 30 克先煎 1 小时，取其清血分郁热瘀血也。治得显效，可为兹后再遇其病之用药参考，或将有裨于同道临证，则尤为所望。

九　排闷宗阳

排闷，排解、推启；宗阳，胸中之阳气。排闷宗阳者，疏畅宗气，振奋胸阳之谓也。《灵枢·邪客》："宗气积于胸中，出于喉咙，以贯心脉而行呼吸焉。"斯言宗气之分布与功能。《黄帝内经太素》："五谷入于胃也，其糟粕、津液、宗气，分为三隧。故宗气积于胸中，出于喉咙，以贯心肺而行呼吸焉。"斯言水谷入胃后，分糟粕，泌精微；精微复两分之，一者属阴为精液，一者属阳为宗气。又，《灵素节注类编》："宗气者，先天元阳之气，与谷气相合也。"综以观之，宗气者，乃先天元阳与后天谷气相合，积于胸中，贯通心脉而司理呼吸之阳气，即胸中之阳气也。故宗气之为病，或为太过而壅塞，或为不及而郁滞，至其为害者四：一害心，一害肺，一害胃，一害头。在心则心脉痹阻，血气郁滞，而见胸痹、心痛、心悸；在肺则气失宣肃，痰气胶结，而见胸闷、气喘、咳嗽；在胃则上下窒碍，气逆郁火，而见呃逆、呕哕、痞满；在头则清气不升，浊气不降，而见头痛、头晕、目眩。凡此诸症，古法向有专治。通痹化滞复脉以治心，瓜蒌薤白半夏汤、瓜蒌薤白桂枝汤、复脉汤等可用；宣肃开结化痰以治肺，止嗽散、苏子降气汤、麻杏石甘汤等可用；降逆和中清火以治胃，半夏泻心汤、平胃散、小陷胸汤等可用；息风清火祛痰以治头，天麻钩藤饮、川芎茶调散、旋覆花散等可用。虽然，仆无意于因循守成，而欲执简以御繁，承先以辟新。盖证候固有三歧，涉心、涉肺、涉胃也；而病机容由一出，宗阳郁滞也。既如此，殆可以一法为主而统治三症焉！故而特立排闼宗阳之法，以治心肺，兼以治胃也。

（一）治法梗概

1. 基本治法

排闼宗阳法，专治宗气郁滞之证。宗气积于胸中，策动左右、迎送上下者也，故能贯心脉而运营血，司呼吸而行宣肃，利食管而降胃气，司上下而清头目。心之主血脉，肺之司呼吸，胃之主通降，升清而降浊，俱赖宗气之助，方能施行也。然则宗气郁滞，所病非一，血脉滞碍见焉，宣肃失司见焉，胃气不降见焉，邪害清窍见焉。治以排闼宗阳，则宗气得以复常，斡旋于上下左右，可令心、肺、胃各司其职，清窍安和，皆适所宜，一举而四得矣。古无调治宗气专方，排闼宗阳法，乃从心、肺、胃、头部治法中提取公共因素，综合而成。方取旋覆花汤、丹参饮、半夏泻心汤、旋覆代赭汤、苏子降气汤、旋覆花散、半夏白术天麻汤等裁化整合，药用旋覆花、丹参、茜草、檀香、砂仁、延胡索、苏子、白芥子、半夏、枳壳、西洋参、白术、茯苓等品为主，随证加减。凡由宗气郁滞，胸阳不振所致之胸闷心悸、气短心痛、咳嗽哮喘、呃逆干哕、吞酸痞满等疾病，均可运用排闼宗阳法调治。

2. 预制方药

（1）排闼宗阳汤通治心肺胃三家气血结滞症

宗气郁滞，胸阳不振，无从贯心脉而司呼吸，难以调上下以顺升降，故见证四出焉：在心为胸痹、心痛、心悸，在肺为喘咳、气短、胸闷，在胃为呃逆、呕哕、痞满，在头为头痛、头晕、目眩。治当疏解宗气，振奋胸阳，权立统治主方，曰排闼宗阳汤。

或问：心病治心，肺病治肺，胃病治胃，头病治头，自然之理，何故而统治宗气？曰：若独见一脏一部之病，自当独治其脏其部；倘症非一出，或心肺兼病，或心胃兼病，或肺胃兼病，或头胸兼病，或数者兼病，多系宗气郁滞而然，斯时便当主治宗气，可一举而并治也。

排闼宗阳汤：旋覆花（包煎），茜草，丹参，檀香（后下），苏子，西洋参，法半夏，砂仁。

主治：胸痹、心痛、心悸，喘咳、气短、胸闷，呃逆、呕哕、痞满，头痛、目眩、头晕等症之由宗气郁滞所致者；凡冠心病，支气管炎，哮喘，反流性食管炎，胃炎，头痛等病而见上述诸症者，均可用此方化裁调治。

本方组成，取旋覆花开结散满，消痰下气，以解宗阳之郁滞，用为君药。复取茜草、丹参活血行血，化瘀通痹，以振奋宗气贯心脉之功；檀香、苏子疏利胸膈，降气肃肺，以激发宗气司呼吸之能；四药无非旋覆花之助，俱为臣药。诸药辛散，恐耗气伤津，故加西洋参为佐，兼以补心益脾养肺也。又佐用半夏、砂仁者，以能消痞散结，降胃和中，助宗气之调上下，顺升降也。

方以"排闼"为名，实仆偏好而然。因喜王安石诗《书湖阴先生壁》"两山排闼送青来"之句，觉排闼送青，犹似排郁解结，推送清阳，振作胸中宗气也，故借以为名焉。

至于何以独取旋覆花为主药，则另有以也。《金匮要略》："肝着，其人常欲蹈其胸上，先未苦时，但欲饮热，旋覆花汤主之。"该方三药：旋覆花、葱茎、新绛（陶弘景以绛为茜草）。何梦瑶曰："《金鉴》谓与证不合，疑误。愚谓此乃停饮，而阳气不宣，故用此逐饮通阳，加绛以和血也。"（《医碥》）拙见以为，肝着，非肝家之病，乃胸中宗气郁滞，累及胁下者，即如肾着非肾病，乃脾湿下注肾府者类同也。是以取旋覆花、茜草两药为主，再加数味以成排闼宗阳汤。

方歌：排闼宗阳君旋覆，助以茜丹与檀苏，洋参砂夏共参治，心肺胃家气血郁。

（2）随证加减法

凡胸痹心痛，气短心悸，喘咳气逆，呃逆脘痞等症，其舌黯红，其脉双寸偏沉或涩，多由宗气郁滞而致，可用排闷宗阳汤调治。临证尚需依据具体证候侧重之情以行用药加减。兹举其要者数条如次。

胸痹心痛：排闷宗阳汤治疗胸痹最为适宜，盖宗气贯心脉而通心血，振心气而奋心阳，合当通其痹而止其痛。遇胸痹心痛为主症时，只将本方稍事加减即可：若胸闷明显，可去砂仁，加瓜蒌、薤白；若胸痛较甚，可去半夏，加五灵脂、延胡索。

心悸气短：若以心悸、气短为主症时，当责宗气郁滞，心、肺两脏均受其累，治宜疏导宗气，兼以益气养心宣肺，仍用排闷宗阳汤为主方加减：可去苏子、半夏，其心悸显著者，加炙甘草、麦冬、五味子、苦参、天麻、生龙骨；而气短显著者，加党参、生白术、枳壳、炙甘草。

喘咳气逆：若见哮喘咳嗽、呛咳气逆为主症时，当责宗气郁滞，肺失宣肃，治宜疏理宗气，兼以宣肃肺气，用排闷宗阳汤加减：去丹参、檀香、半夏，加白芥子、葶苈子、五味子、炙麻黄、款冬花、紫菀。

呃逆脘痞：若见呃逆、干哕、脘痞为主症时，则属宗气郁滞，胃失和降，治当疏理宗气，兼用降逆和中，亦取排闷宗阳汤化裁：去丹参、檀香、苏子，加黄芩、炒白术、厚朴、枳壳、丁香。

头痛眩晕：若见头痛、眩晕为主症时，当责宗阳郁滞，清气不升，痰浊不降，风邪侵袭，清窍不利，治当排闷宗阳，升清降浊，祛风化痰，由排闷宗阳汤加减组方：其以头痛为主者，可去丹参、檀香、西洋参，加羌活、川芎、蔓荆子、白芷、天麻；其以眩晕为主者，可去丹参、檀香、苏子，加天麻、白术、僵蚕、生龙骨。

（二）临证运用

1. 冠心病

冠状动脉硬化性心脏病简称冠心病，主要症状为胸痛或胸次憋闷。因其发病率高、危害严重而最受关注。西医治疗冠心病已有系统理论与方法，但仍有不尽如人意之处。本病大抵相当于中医胸痹、心痛范畴，殆以胸阳不振、寒凝气滞为病因病机，治疗多从温阳散寒通滞入手。《金匮要略》瓜蒌诸汤为其代表方，后世医家复以此为本，辟有新方多首，用药每以薤白、瓜蒌、半夏、桂枝、枳实、厚朴、干姜、白术、人参、甘草、茯苓、杏仁、橘皮等品，选其四五味为临证处方。现代医家更从本病动脉硬化引申认识，将治疗侧重于活血化瘀，尊崇王清任诸逐瘀汤，尤将丹参、川芎、红花等药推为首用，允为创新发展。

然于以解剖之心脏血管等同于中医之心脏血脉，仆未以为然。中医活血化瘀药未必能消除斑块、软化血管，而非活血化瘀药未必不能消除斑块、软化血管，要在重视冠心病之临证表现。胸痹既以心痛、胸闷、气憋为症状，则病机当以胸阳不振、气滞寒凝为主，血分瘀阻为次，故治宜振奋胸阳，行气散寒，佐以化瘀活血，排闷宗阳汤恰乃符合之方。仆常以此方加减治疗冠心病，每能收效显著。药用旋覆花、茜草、丹参、檀香、苏子、西洋参、法半夏、枳壳、砂仁为主，复取瓜蒌、薤白、五灵脂、延胡索、桂枝、枳实、厚朴、人参、吴茱萸、干姜、茯苓等药中，据证选用三五味，组成临证处方。其中见舌淡胖，边有齿印者，知有气虚水饮，可加人参、茯苓、桂枝；见舌黯不均，脉细涩者，知系心脉郁滞，可加瓜蒌、薤白、五灵脂、延胡索；若脉弦迟，舌淡苔白腻，知为寒凝气滞，可加吴茱萸、干姜、枳实、厚朴。其余有兼他症者，则加相应之药可也。

■ **冠心病胸痹**：金某，女，85岁，2013年5月17日初诊。胸闷，心区隐隐作痛，半月不平。病人素有冠心病、高血压，常服西药，血压尚属稳定。半月前因心情不畅，即觉胸中憋闷而隐痛，曾服速效救心丸，虽能暂时缓解，辍药又复如是，今来欲求中医调治。脉弦滑，舌黯红，苔少。年高气阴本亏，稍遇情志不遂，宗气郁积胸膺，不得伸展，以致痹滞。所当排闷宗阳。疏方：

旋覆花（包煎）15克，丹参15克，苏子18克，檀香（后下）10克，薄荷（后下）12克，红景天12克，茜草15克，砂仁10克，西洋参（打碎同煎）20克，枳壳12克，延胡索12克，薤白10克。4剂（1101010），水煎服。

5月24日二诊。服药1剂，胸次宽舒，不见闷痛；2剂服后，益觉舒适；第三日虽不服药，亦未再发闷痛；4剂服竟，胸闷胸痛已除。但两日来夜寐不宁，梦多。脉弦小滑，舌黯红，苔少。宗阳已达，气阴不可过耗，原方加减：去枳壳、延胡索、薤白，加炒酸枣仁（打碎）20克，合欢皮15克，五味子10克。8剂（1101010110101），水煎服。

按 医家每见情志不遂，必加柴胡，其实多非所宜也。若果因于气恼，且见胁胀而痛，用以疏泄肝胆经脉，则用之固当；然虽有情志所因，而无两胁偏头之症，却见胸次满闷气短，则用之无由也。本案便属后者。因心情不遂而发胸闷胸痛，不用柴胡疏肝之剂，直与排闷宗阳汤加减，遽见痛平闷散，想必药与病机切对使然。假令以疏肝为主治之，未必能如是效，即便能效，亦未必如是速也。本案首诊处方，乃排闷宗阳汤去半夏，加薄荷、红景天、枳壳、延胡索、薤白，可加强疏达宗气之功，又可补益心气，活血止痛。二诊时，因闷痛已平，而寐艰多梦，故稍事加减化裁。

■ **冠心病胸痛脉结**：刘某，男，61 岁，2019 年 3 月 25 日初诊。素罹冠心病、高血压病。近两月以来，胸痛而闷，且心内有悸动空虚坠落之感。西医检查，示有心率迟缓，停搏明显，建议装起搏器，而病人未允，特来求诊中医。舌淡红，苔白腻，脉缓，时有结滞。振奋宗阳，益气养心。疏方：

旋覆花（包煎）15 克，丹参 15 克，茜草 15 克，苏子 20 克，檀香（后下）12 克，西洋参（打碎同煎）20 克，生晒参（打碎）15 克，党参 20 克，茯苓 30 克，白芷 15 克，炙麻黄 10 克，苦参 15 克，天麻（打碎）10 克。4 剂（1101010），水煎服。

4 月 1 日二诊。服药之后，胸痛已平，悸动坠落之感顿失，自觉体况舒适。脉小弦，未见结脉，舌淡黯，苔白腻。效不易法，原方稍变其药其量：

旋覆花（包煎）15 克，丹参 15 克，茜草 12 克，苏子 15 克，檀香（后下）10 克，西洋参（打碎同煎）20 克，茯苓 30 克，白芷 15 克，苦参 15 克，天麻（打碎）12 克，夜交藤 15 克。12 剂（110101101011010110101），水煎服。

7 月 19 日三诊。服药甚觉合宜，故又自行购药两次，迄今两月余，身况尚佳。近日不慎饮食，忽觉胃脘胀痛，今晨又见恶心呃逆，故来求治。脉弦小滑，舌苔厚腻。急当和中化滞。疏方：

法半夏 12 克，厚朴 30 克，枳壳 15 克，炒白术 30 克，黄连 6 克，黄芩12 克，旋覆花（包煎）15 克，藿香 12 克，苏梗 12 克，白芷 12 克，砂仁 10 克。5 剂（1110110），水煎服。

按 本案胸痹心痛，兼见心动缓、脉结涩，乃宗阳郁滞不振，兼有心气亏虚也。若单用排闷宗阳汤，尚嫌不足以应对病机，故加生晒参、党参以峻补心气。宗阳心气既虚，则易生风痰，易于结滞心脉，故加天麻、白芷，以祛散风痰。至于加用麻黄、苦参，实非中医理法所使，据说麻黄能增加心率，而苦参能稳定心律，从俗之用耳。好在本案疗效允著，则虽用药有不当不宜处，亦得敷衍且过矣。

又及,《证类本草》载白芷恶旋覆花,然仆治胸痹常将两药并用,却未见有何不良反应,本案即如此,故而提出以供同道参考。

■ **冠心病胸痹兼胃脘痛**:马某,女,61岁,2017年5月26日初诊。患冠心病、胃炎有年。今年4月以来胸次憋闷而痛,胃脘亦见胀痛,且见胁痛,胫踝浮肿。脉细弦,舌黯红欠匀,苔白根腻。宗阳郁滞,心胃之气不得顺畅,当振奋宗阳,益心和中。疏方:

旋覆花(包煎)15克,丹参15克,檀香(后下)12克,苏子20克,茜草12克,砂仁12克,西洋参(打碎同煎)20克,茯苓40克,五味子10克,法半夏12克,黄连6克,黄芩12克。7剂(1101010101010),水煎服。

6月9日二诊。服药两剂后胸痛已平,及至7剂药服竟,胸闷胁痛亦除。然胃脘之痛仍在,胫踝之肿未尽平复,且又觉后头涨痛,脉舌几如前。方转祛风和中为主。疏方:

法半夏12克,黄连6克,黄芩12克,炒白术30克,茯苓30克,羌活15克,白芷15克,西洋参(打碎同煎)20克,延胡索12克,旋覆花(包煎)12克,苏子15克,天麻(打碎)10克,五味子10克。8剂(11010110101010),水煎服。

6月23日三诊。上诊服药大见效验,其头痛、胃脘之痛几平,胸痛胸闷未见复发,唯胫踝仍有浮肿,头皮入夜作痒。上方加白鲜皮18克。9剂(11010110101011),水煎服。

2018年12月24日四诊。去岁三诊后,又自购药三次,诸症俱已屏除。近日因家事操劳,又见胸闷而痛,胃脘亦胀痛不适,故来求治。脉弦小紧,舌黯红,苔白腻。仍从前法。疏方:

法半夏10克,黄连6克,黄芩12克,炒白术30克,枳壳15克,苏子15克,旋覆花(包煎)15克,丹参15克,西洋参(打碎同煎)15克,茯苓20克,天麻(打碎)10克,砂仁10克。9剂(11010110101101),水煎服。

2019年8月11日五诊。去岁之诊,用药显效。近日因烦劳复见胸闷,卧寐为碍,左胸牵背而痛,下午胫踝又见浮肿,好在本次发病未见胃脘痛。脉细而弦,舌黯苔腻。直与排闷宗阳。疏方:

旋覆花(包煎)15克,丹参15克,茜草15克,檀香(后下)10克,苏子20克,砂仁12克,西洋参(打碎同煎)20克,麦冬20克,五味子12克,白芷15克,红景天10克,薄荷(后下)10克。4剂(1011010),水煎服。

按 本案病人罹患冠心病与胃炎,以胸痛、胸闷、胃脘痛为主症,兼见胁痛、胫踝之肿，以排闷宗阳汤为主方，佐用半夏泻心汤之药，即治即效。虽因操劳反复，而终令症状愈来愈轻，愈觉排闷宗阳汤不失为治疗冠心病良方之一也。

■ **冠心病胸痹兼头晕自汗**：热某，女，55岁，维吾尔族，2017年7月13日初诊。经绝已三年，近一年内常觉胸闷而痛，伴见心烦、头晕，汗出亦多。西医查有心肌缺血。脉细弦小数，舌黯红苔白腻。奋宗阳，养心气，敛心阴。疏方：

旋覆花（包煎）15克，丹参15克，茜草15克，苏子20克，砂仁12克，檀香（后下）10克，天麻（打碎）12克，西洋参（打碎同煎）20克，麦冬20克，五味子12克，生龙骨30克，生牡蛎30克，珍珠母30克。5剂（1101101），水煎服。

7月27日二诊。服药后胸闷、心痛大减，头晕、心烦、汗出亦去强半，但近日脘腹觉胀，脉细弦，舌黯红，苔薄白微腻。上方去生龙骨、生牡蛎、珍珠母，加炒白术30克，陈皮10克，枳壳12克。9剂（11010110101101），水煎服。

8月10日三诊。经两番用药，其胸闷胸痛已平，头晕未再发生，活动或饭后汗出仍多，脘胀则不明显，脉舌如上。仍用前法，方小其制。疏方：

旋覆花（包煎）10克，丹参10克，茜草10克，苏子12克，砂仁8克，天麻（打碎）10克，西洋参（打碎同煎）10克，麦冬15克，五味子12克，炒白术20克，枳壳10克，合欢皮12克。7剂（110101010101），水煎服。

按 妇女更年期疾病，症状非一，累及脏腑亦多。本案病人，虽已绝经三年，而仍有头晕，心烦，汗出不平，又罹胸痹之闷痛，显系阴阳失调，心肾、肝肺同病者。若从调阴阳、交心肾、理肺肝论治，非不可也，然头绪歧出，组方用药颇费周折。故本案不求面面俱到，仅取排闷宗阳为主，稍加敛阴宁神，一诊而症平强半，二诊顾及和中安胃，诸症几得解除，继后之治，小其方制，以保不致复发。

2. 支气管炎哮喘

慢性支气管炎常以咳嗽为主症，时兼喘息；支气管哮喘常以哮喘为主症，或见咳嗽。故中医调治两类疾病，多从咳嗽、哮证、喘证设法。既往医家治咳喘方药殊多，足供采用。拙见以为，咳嗽以肺失宣发为主要病机，哮喘以肺失肃降为主要病机。治咳嗽当取宣发肺气为本，治哮喘当取清肃肺气为本，治本为主，然后方可依据所见兼证而佐以相应治法。然其咳嗽常有兼喘，哮喘每易兼咳，故治咳与治喘固难凿分也。是以治咳嗽与治哮喘，常用药多有重合者。如治咳嗽，常用麻黄、杏仁、桔梗、紫菀、款冬花、桑叶、桑白皮、枇杷叶等药为主方而随证加减；治哮喘，常用紫苏子、桑白皮、前胡、白芥子、葶苈子、麻黄、杏仁、厚朴等药为主方而随证加减。若系由宗气郁滞所致者，无论咳嗽或气喘，必兼见胸闷或胸痛、心悸等症，此时便当启用排闷宗阳之法，而加治咳治喘之制。

■ **慢性支气管炎咳嗽**：邵某，男，43 岁，2015 年 10 月 16 日初诊。咳嗽反复发作 4 年，近来尤甚，伴见胸闷而痛，心悸气短，西医检查提示为慢性支气管炎，心脏检查尚无所获。脉细弦，舌黯红欠匀，苔白腻。开解宗阳，宣肃肺气。排闷宗阳汤加减：

旋覆花（包煎）15 克，茜草 12 克，丹参 15 克，苏子 15 克，炙麻黄 12 克，新贝母 15 克，黄芩 12 克，厚朴 15 克，桑叶 12 克，桑白皮 15 克，款冬花 15 克。5 剂（1101101），水煎服。

10 月 23 日二诊。服药而即应，其咳嗽几平，心悸、胸闷等亦锐减，但有胃脘不适，舌脉如前。上方去丹参、桑叶、桑白皮，加法半夏 10 克，炒白术 18 克，陈皮 10 克。5 剂（1101011），水煎服。

12 月 11 日三诊。病人服药后症状已少，胃脘亦安。又自行取药两次，本觉病痊，不料近日劳累汗出受凉，又发咳嗽、胸闷，且见偏侧头痛。脉小滑，舌尖红，苔白腻。上方入清疏外邪之品：

旋覆花（包煎）15 克，茜草 12 克，丹参 15 克，苏子 15 克，炙麻黄 12 克，新贝母 15 克，黄芩 12 克，厚朴 15 克，桑叶 12 克，款冬花 15 克，羌活 15 克，蔓荆子 15 克。5 剂（1101101），水煎服。

按 本案病人以咳嗽、胸闷、心悸、气短见症，明明心肺两脏症状具矣，而西医诊断为支气管炎，虽未见心脏病之诊，仍当以两脏俱病为治。取排闷宗阳汤为主方，以解宗气之郁滞，复其贯心脉、司呼吸之功。然本案尚有肺脏之失司，肺经因气郁而生火，复加麻黄、桑叶、桑白皮、厚朴、款冬花，助苏子以宣肃肺气，加黄芩以清肺经之郁火，故能一举而症几屏除。二诊见胃脘不适，想必药未顾及中气，故加和中安胃之品。

■ **哮喘胸闷**：李某，女，84 岁，2018 年 4 月 2 日初诊。素有慢性支气管炎，后又诊出变应性哮喘。数年前曾因喘息胸闷来诊，调治半月而安。近月复发，喘息不得平卧，喉内有痰，不易咳出，伴有胸闷气憋，故来求治，脉细小滑，关上弦，舌黯红边见齿印，苔白厚腻。认作宗阳郁滞，肺失肃宣，当与清疏。疏方：

旋覆花（包煎）15克，丹参15克，檀香（后下）12克，紫苏子20克，茜草15克，砂仁12克，白芥子15克，葶苈子15克，前胡15克，桔梗12克，枳壳12克，陈皮10克。4剂（1101010），水煎服。

4月9日二诊。病人未解间断服药之法，而行连续服药，故服药4日，喘息、胸闷即平，而停药3日，又见复发。脉小弦小滑，舌淡红边见齿印，苔薄白腻。莫更其法，上方去陈皮，加天麻（打碎）10克。5剂（1101101），水煎服。

4月16日三诊。胸闷、喘息俱平，但夜寐不实，脉舌如前。上方稍事加减：

旋覆花（包煎）15克，丹参15克，檀香（后下）10克，紫苏子18克，茜草15克，砂仁12克，炒酸枣仁18克，天麻（打碎）12克，合欢皮15克，前胡12克，桔梗12克，生龙骨30克，生牡蛎30克。9剂（110101101011010），水煎服。

5月7日四诊。服药两周，辍药一周，喘息未发，胸次稍闷，夜寐不宁。且旧年有腿疼，近来遇阴天而发作，尤以双胫肌肉酸痛为苦，大便干结，三日一行。脉细弦，舌黯红，边现齿印，苔白腻。肺气虽复，宗阳未尽舒展，而风寒有侵于经络，仍与排闷宗阳，佐以祛邪通络。疏方：

旋覆花（包煎）15克，丹参15克，檀香（后下）12克，紫苏子20克，茜草15克，炒酸枣仁20克，天麻（打碎）12克，钩藤15克，合欢皮15克，夜交藤15克，秦艽15克，杜仲20克。10剂（110101101011011），水煎服。

按 高年患喘证，欲愈其疾也非易。本案胸闷而兼喘息，责之宗气郁滞，肺失宣肃，与排闷宗阳汤加减，殆无疑义，是以一诊即效，其症应药而平；但辍药复发，当知斯人斯病，见效非难而根治难也。故而二诊，继用原方，小作加减，以图维持疗效也。三诊见寐不宁而加枣仁、龙牡，四诊见腿痛而加秦艽、杜仲，虽知喘闷俱平，而排闷宗阳主法主方未变，无非防其复发之计，所谓"欲矫其枉，尚需过正"也。

3. 反流性食管炎胃炎

凡西医诊断为胃炎、反流性食管炎，或有食管裂孔疝者，当其临床兼见胸闷或疼痛不适时，单行治胃往往收效甚微。仆于斯症，多责之宗阳郁滞化火，治疗采取排闷宗阳，并施和中解郁清火，方用半夏泻心汤合排闷宗阳汤裁化。药以旋覆花、檀香、苏子、丹参、茜草解宗气之郁，强其贯心脉、司呼吸之能；再以半夏、枳壳、厚朴、白术、砂仁、西洋参消痞散结化湿、降逆和中健脾；复取黄连、黄芩清郁火、除湿热：共使食管廓清，无邪气之束缚滞留；上下顺畅，复水谷之通降平和。

■ **反流性食管炎**：万某，女，42 岁，2019 年 1 月 25 日初诊。罹患慢性胃炎多年，近两月来加重，胃脘疼痛胀满，曾服西药稍有缓解，然停药后又复发作，不思饮食。近又查出甲状腺结节，心情不畅，欲求中医调治。脉细弦，舌黯红，苔白微腻，有芒刺透苔而出。温中化湿理气，解郁散结清火。疏方：

法半夏 10 克，黄连 6 克，黄芩 10 克，炒白术 30 克，枳壳 15 克，夏枯草 15 克，前胡 15 克，三棱 10 克，莪术 10 克，高良姜 10 克，砂仁 10 克，青皮 10 克。9 剂（11011011010110），水煎服。

2 月 15 日二诊。上诊服药有效，其胃脘胀痛强半已平。然春节饮食不慎，加之心情不畅，又见脘痛胀满，且有胸闷气短。脉细弦，舌黯红，苔白腻，仍有透芒。上法合以排闷宗阳。疏方：

法半夏 10 克，黄连 6 克，黄芩 12 克，旋覆花（包煎）12 克，丹参 10 克，紫苏子 15 克，茜草 12 克，炒白术 30 克，枳壳 15 克，高良姜 10 克，白芷 10 克。9 剂（11010110101101），水煎服。

4 月 5 日三诊。服上药后，胸闷与脘胀痛均解，虽停药一月，仍无复发。近日睡眠不实，梦多纷纭，脉舌几如前。和中闷宗宁心。疏方：

法半夏 10 克，黄连 6 克，旋覆花（包煎）12 克，丹参 10 克，紫苏子 12 克，炒白术 30 克，枳壳 15 克，高良姜 10 克，炒酸枣仁（打碎）18 克，天麻（打碎）12 克，珍珠母 40 克。9 剂（11010110101101），水煎服。

按 以仆经验，心情不遂者，多责之肝气之郁，其次则推宗气郁滞。本案病人，初诊用温中理气以治胃，胃脘之胀痛几平，而其心情不畅，则未顾及，虽加夏枯草、前胡、三棱、莪术，乃消瘰散结之治，用以迎合西医所谓甲状腺结节者也。细思之，其心情不畅，实已属于宗气之郁，故二诊时已见胸闷，方才加以排闷宗阳之法，设若初诊即用此法，想必其胸闷当不会发生。拙见如此耳。

■ **慢性胃炎**：任某，女，59 岁，家住阿勒泰，2015 年 9 月 22 日初诊。自6 年前绝经迄今，时常感觉胃脘胀满不适，并胸中憋闷，近半年加重，胃脘胀而痛，心悸胸闷，夜间或被憋醒，西医检查诊断为慢性浅表性胃炎伴糜烂。曾

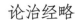

患慢性盆腔炎，小腹时痛，带下色黄。舌黯红，苔白腻，脉细。清热和中、排闷宗阳。疏方：

法半夏 10 克，黄连 6 克，黄芩 10 克，炒白术 30 克，枳壳 12 克，厚朴 20 克，西洋参（打碎同煎）12 克，旋覆花（包煎）12 克，丹参 12 克，苏子 12 克，木香 10 克，砂仁 10 克。4 剂（1101010），水煎服。嘱先莫回家，下周再诊。

9 月 29 日二诊。服药显应，其胃脘胀痛、胸闷心悸几平，且腹痛带黄亦减。唯诉其素常于着急时右手抖动，并欲治之，脉舌如前。上方去苏子、砂仁，加天麻（打碎）10 克，生龙骨 30 克，生牡蛎 30 克。12 剂（110110110101101101），水煎服。

2016 年 2 月 25 日三诊。服以上药，胸闷心悸已除，胃脘胀痛亦极少发作，更喜其手之抖动已不明显。于当地照原方再购药 12 剂服后，迄今胃脘安和，胸次舒畅。只是近来小腹疼痛，带下黄而多。脉细弦，舌苔黄腻中根厚。清利下焦，兼顾和中。疏方：

法半夏 12 克，黄连 6 克，黄芩 12 克，炒白术 30 克，枳壳 15 克，白芍 30 克，西洋参（打碎同煎）15 克，延胡索 12 克，鱼腥草 30 克，败酱草 20 克，木香 10 克。12 剂（1101101011011010101），水煎服。

按 仆治慢性胃炎，常取半夏泻心汤为主方而随证加减，药用半夏消痞散结为主，辅以白术、枳壳、厚朴以健脾除湿，理气散满，黄连、黄芩以清除郁火，是乃主方，再据临证加用他药。本案病人胃脘疼痛而兼见胸次闷痛而心悸，知非胃家独病，当兼宗阳郁滞，故用半夏泻心汤合排闷宗阳汤加减。取半夏、黄连、黄芩、白术、枳壳、厚朴、木香、西洋参以和中清火，理气健脾，旋覆花、丹参、苏子、砂仁以排闷宗阳，共治宗气之郁、胃家之滞也。虽见腹痛带下，而未治下焦者，唯恐分兵多而阵营乱，反难取胜，故舍其下，先治上病也。二诊见腹痛带黄亦减，殆由脾气一健，中焦和顺，则下焦湿热得清，须知病固多端而治有取舍，若权衡得当，尚可收不治而治之功欤。三诊时又见腹痛带下，恐下焦郁火未清而复燃也，故施以中下两调之方。盖诸病俱可从脾而治，况湿病本当以健脾为根基，虽不见脾胃之症，亦不舍调中之药也。

4. 头痛眩晕

头痛、眩晕，病机固繁，起因多矣。然总以风邪袭留为关要，盖无风不作眩，颠顶招风也。至于兼寒兼热、夹痰夹湿、化火化燥，时或见之；而阴虚阳亢、滞气散气、瘀血耗血，亦尝有之。是以治法则以祛风为根本，而兼散寒、清热、化痰、除燥，或佐理气和血，燮理阴阳。同为祛风，而头痛者更着眼于寒热气血，眩晕者尤留意于痰火阴阳，容有别焉。若遇寻常头痛、眩晕，可用川芎散、天麻钩藤饮、调中益气汤、半夏白术天麻汤等方加减治疗，多能见效。倘遇既有头痛、眩晕，且见胸膈满闷，或气短心悸者，当知宗阳必有郁滞，以致清浊升降有碍，风袭清窍也，治当排闷宗阳，祛风化痰，升清降浊。《圣惠方》载有旋覆花散，由旋覆花、蔓荆子、石膏、枳壳、甘草、甘菊花组成，专治胸膈风壅、上攻头痛不止者，足可参考。仆治此类疾证，每用排闷宗阳汤为主，头痛者合以川芎茶调散，眩晕者合以天麻钩藤饮或半夏白术天麻汤。

■ 眩晕头痛兼胸闷：马某，女，47岁，回族，2017年11月11日初诊。罹患高血压多年，虽服西药而仍有眩晕、头痛，伴有胸闷，偶见气短心悸，曾住院检查，提示有心肌缺血。脉细弦，舌黯红，苔白腻。宗阳郁滞，风痰结于清窍，所当疏达。疏方：

羌活15克，白芷15克，天麻（打碎）12克，法半夏12克，炒白术30克，枳壳12克，旋覆花（包煎）15克，丹参15克，茜草15克，苏子18克，檀香（后下）10克，砂仁10克。5剂（1101101），水煎服。

11月18日二诊。服药3剂，其头痛、眩晕已平，胸闷有减，心悸、气短周内未见；唯苦动则出汗，脉舌如前。上方去白芷、羌活、苏子，加西洋参（打碎同煎）18克，麦冬20克，五味子12克。9剂（11010110101101），水煎服。

12月15日三诊。汗出虽敛，停药旬日，又见头痛、心痛，并右肩痛及手指麻木。仍复原治，初诊方去羌活、枳壳，加姜黄15克，木香10克。9剂（11010110101101），水煎服。

其后又依上方加减调理月余，诸症尽平，体况良佳。

(按) 本案病人用西药治高血压，血压虽降，而头痛眩晕不平，且见胸闷心悸等症，知非单有风邪阻窍，当兼宗阳郁滞，清气不升，痰浊失降。故用祛风化痰，排闷宗阳，一鼓而应，再诊治其多汗，后诊仍复原治，两月调理而愈。内有疑问者，常理而论，凡有心肌缺血或冠心病心绞痛者，其手麻肩痛当在左侧，然本案却见于右侧，其情何故，容再探讨。

■ 眩晕心悸失眠：孙某，男，60岁，2016年2月2日初诊。素患高血压病、冠心病心律不齐，常服西药。近半年来失眠多梦，需服安眠西药方可入睡，并见头晕心悸，不欲常服安眠药，故求诊中医。脉细小数，寸滑而关弦，舌黯红，苔白腻。先当潜阳宁心。疏方：

珍珠母30克，生龙骨30克，生牡蛎30克，天麻（打碎）12克，合欢皮18克，炒酸枣仁（打碎）20克，茯苓30克，五味子12克，柏子仁15克，龟甲（打碎）15克，远志12克，砂仁12克。10剂（11011011011011），水煎服。

2月25日二诊。服上药后睡眠改善，无需再服安眠药，但上楼时每见眩晕心悸，气短胸闷。停药一周，又有失眠。脉细弦，舌黯红，苔白腻。法未尽合，再加排闷宗阳。疏方：

珍珠母40克，生龙骨30克，生牡蛎30克，天麻（打碎）12克，合欢皮15克，夜交藤15克，炒酸枣仁（打碎）18克，西洋参（打碎同煎）15克，麦冬15克，五味子12克，旋覆花（包煎）15克，丹参15克，檀香（后下）12克。5剂（1101101），水煎服。

4月14日三诊。服药大应，睡眠得安，且眩晕未作而心悸气短几平，走路上楼亦较前有力，故又自行照方取药数次，症状未发。但近来胃脘时胀，大便溏稀。脉小弦，舌黯红，苔白腻而厚。兼和中化浊。疏方：

西洋参（打碎同煎）15克，炒白术30克，茯苓30克，法半夏10克，陈皮10克，天麻（打碎）10克，夜交藤15克，合欢皮12克，旋覆花（包煎）12克，紫苏子12克，砂仁10克。4剂（1011010），水煎服。

按 本案首诊，初觉眩晕、失眠、心悸，无非阳气亢奋、心神不宁、心气躁动之证，故治以潜阳宁心，本欲一举并疗也。然睡眠虽安，而眩晕、心悸未平。二诊加排闷宗阳而诸症几平，可知治疗虽尚简约，亦非尽然。当病机互有牵制之际，必须辨明其先其后，孰因孰果，执定牛耳方可。本案殆有宗气郁滞之情，心肺为抑故有心悸、气短；清气为阻而不得升，痰浊为隔而不得降，故有眩晕，至用排闷宗阳法后，宗气一伸，上下无碍，纵横疏达，故诸症见除。

十　潜阳和阴

潜阳和阴者，潜其阳以与阴和也。《素问·生气通天论》曰："凡阴阳之要，阳密乃固，两者不和，若春无秋，若冬无夏，因而和之，是谓圣度。故阳强不能密，阴气乃绝，阴平阳秘，精神乃治，阴阳离决，精气乃绝。"此论要旨有二：阴阳宜和不宜离，和则治，不和则乱，一也；欲和阴阳，要在其阳，阳密不越则其和稳固，阳强不羁则离决失和，一也。故治阴阳不和之病，当以潜阳为主。本处潜阳和阴，即潜纳阳气，以和于阴也。人体阴阳，其本在肾，其余四脏，亦具阴阳，然体用不同。五脏体阴而用阳，阴体者各脏俱见，阳用则各有其异。肺主气，司呼吸，其用宣肃，称作肺气，而不称阳；脾主运化，其用布散水谷精微，称脾气，其温煦之功，虽称脾阳，然其病仅见不及，未闻有脾阳太过者。是则脾肺两脏，不涉潜阳和阴之法。唯心、肝、肾三脏，均有阳之名，复有阳太过之病。如心阳主藏神、主血脉，心阳过激则不寐，多梦，心悸，多汗；肝阳主疏泄、主藏血，肝阳亢逆则头痛，易怒，眩晕，目赤；肾阳主封藏、主纳气，肾阳不固则遗精，遗尿，喘逆。俱属阳亢不密，失和于阴者。若论其治，便当潜阳以和阴。

（一）治法梗概

1. 基本治法

所谓潜阳和阴，潜肝阳、安心阳、固肾阳，以和三脏之阴也。肝阳亢逆，失于疏泄，神魂不藏，则烦躁易怒；其气冲逆于上，扰乱清空，引动风邪，激奋血脉，则见头痛，眩晕，目赤。故其治也，必当潜肝阳以和肝阴。心阳过激，其气躁动，则心慌心悸；神不守舍，则不寐，多梦；心液失藏，则常自汗出。治当安心阳而和心阴。肾阳不固，纳气难归，则喘息气逆；肾关失守，则遗精，遗溺。治当固肾阳而和肾阴。治心、治肝、治肾，固可分别而行。然乙癸同源，肝肾精血相生，手足少阴心肾上下相交，是以三脏之平时共安，病时相累者，并非少见，而治此脏而彼脏得愈，调彼脏而此脏受益者，往往而多。有鉴于此，设一法而统治三脏者，非不可也，潜阳和阴，殆即其法。举凡心阳过激、肝阳亢动、肾阳不固所生疾证，俱可由潜阳和阴法调治。

2. 预制方药

（1）潜和汤通治心肝肾阳强不密诸疾

阳强不密，阳气亢奋，失于固密，与阴不和也。无论在心在肝在肾，病机均为阴阳失衡，二仪相乖，故可统治于潜阳和阴。拟以潜和汤为基本方药。

潜和汤：珍珠母，生龙骨，生牡蛎，天麻（打碎），白芍，麦冬，五味子，熟地黄，桑螵蛸（剪碎）。

主治：不寐多梦、自汗盗汗、烦躁易怒、头痛眩晕、遗精遗溺等症；高血压病、失眠、更年期综合征等病见有上述疾症者。

本方用药，分作两类，珍珠母、生龙骨、生牡蛎为一类，潜阳以和阴者也；其余六药为一类，益阴以纳阳者也。复划三组，珍珠母、麦冬、五味子为一组，以潜心宁神；生龙骨、天麻、白芍为一组，以潜肝息风；生牡蛎、熟地黄、桑螵蛸为一组，以固肾敛精。

至于君臣佐使配伍，则视主症而有别焉：治心经症，珍珠母为君，龙骨、牡蛎为臣；治肝经症，龙骨为君，珍珠母、牡蛎为臣；治肾经症，牡蛎为君，龙骨、珍珠母为臣。其余六味，均充佐药。

方歌：潜和汤治心肝肾，阳强不密易亢奋。

　　　　龙牡珠母天麻芍，麦味熟地桑螵任。

（2）随证加减法

凡心肝肾阳强不密诸疾，俱可用潜和汤原方调治。然临证变化繁杂，病机容有出入，尚需据以化裁方药，谨举数条如下。

不寐多梦：当临证见不寐、多梦为主要症状时，当责心神不宁，治以宁神为本，可用潜和汤去熟地黄、桑螵蛸、白芍，而加炒酸枣仁、合欢皮、夜交藤、茯神等，其梦多者则加炒酸枣仁、龟甲、石菖蒲、远志、柏子仁等。

自汗盗汗：若以自汗为主症，而兼见乏力、头昏等，料必为心阳激奋，兼有心气不足，心液不敛，可用潜和汤去熟地黄、桑螵蛸，而加西洋参、黄芪、浮小麦、麻黄根等；若以盗汗为主症，而兼见烦躁、睡眠欠实等，则为心阳激奋，兼有心阴不足，心液外溢，可用潜和汤去熟地黄、桑螵蛸，而加生地黄、山茱萸、金樱子、黄连等。

烦躁易怒：若以烦躁、易怒为主症，认作肝阳亢奋，疏泄太过，可用潜和汤去熟地黄、桑螵蛸、麦冬、五味子，而加栀子、黄连、夜交藤、合欢皮等。

头痛眩晕：若以头痛为主症，当属肝阳亢奋，充逆清空，可用潜和汤去熟地黄、桑螵蛸、麦冬、五味子，而加石决明、钩藤、白芷、蔓荆子等；若以眩晕为主症，当责肝阳亢奋，扰乱清窍，可用潜和汤去熟地黄、桑螵蛸、麦冬，而加菊花、枸杞子、山茱萸、薄荷等。

遗精梦泄：夜间阳当入于阴，倘肾阴不足，不能藏纳肾阳，肾阳躁动，关锁不密，精关不固，故见遗精梦泄。治宜潜肾阳而滋肾阴，佐以敛固下元，可用潜和汤去天麻、白芍、麦冬，加山茱萸、补骨脂、菟丝子、金樱子、益智仁、五倍子等。

（二）临证运用

1. 失眠

失眠所病，寤多寐少也，或称不寐、少寐。中西两医，俱以症状为名，互无异议也。西医论述失眠病因殊众，治疗药物复杂而繁多。中医则可执简御繁，从辨证论治而调治。传统治不寐，多从虚实寒热、在心在肝在胃而辨证，用高枕无忧散、酸枣仁汤、安神定志丸、朱砂安神丸、温胆汤、半夏秫米汤等治疗。管见以为，不寐之基本病机为心神不宁，故潜心宁神为主要治法，乃用潜和汤加减组成基本方，然后随临床证候而增损药味，以开具临证处方。其基本方由珍珠母、生龙骨、生牡蛎、天麻、炒酸枣仁、合欢皮、夜交藤、麦冬、五味子等药组成。若兼昼间乏困，加西洋参、茯苓；兼心悸心烦，加黄连、栀子、肉桂；兼烦躁易怒，加柴胡、白芍；兼脘痞腹满，去麦冬、五味子，加半夏、厚朴、白术。若同时见有其他疾病者，则可据标本缓急而行主次先后取舍之治。

■ **失眠兼耳鸣**：胡某，男，35岁，2015年3月9日初诊。睡眠困难已历五年，近两年又见耳鸣。半年来症状加重，久难入睡，睡不过4小时，双耳鸣响如蝉。偶服安眠西药，服则能睡，辍则难眠。脉细弦，舌尖红，苔白腻。阳亢扰神，肾阴有亏。与潜和法。疏方：

珍珠母30克，生龙骨30克，生牡蛎30克，天麻（打碎）12克，钩藤20克，合欢皮15克，夜交藤18克，炒酸枣仁（打碎）18克，茯苓30克，五味子12克，石菖蒲12克，龟甲（打碎）10克。5剂（1101011），水煎服。

3月16日二诊。服药5剂，症状无明显变化，舌脉如前，再用原法，上方去茯苓、钩藤、龟甲，加远志12克，山茱萸15克，蝉蜕12克，薄荷（后下）12克。5剂（1101101），水煎服。

3月23日三诊。服药后入寐已易，唯仍有早醒，耳鸣有所减轻，舌脉无变化。上方去薄荷、山茱萸，加石决明30克，柏子仁15克。5剂（1101101），水煎服。

2016年3月8日四诊。去岁调治不寐，三诊服药，其效显著，已几近正常睡眠，耳鸣亦得半平。后因工作忙，未来就诊，但曾照三诊方自行取药服用多次，睡眠已正常，耳鸣仍有偶发。近来劳顿，寐有不实，耳鸣复起，且见腰酸困，舌黯红，苔白腻。仍用潜和法。疏方：

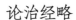

珍珠母 40 克，生龙骨 40 克，生牡蛎 30 克，天麻（打碎）15 克，钩藤 15 克，白芍 30 克，合欢皮 15 克，夜交藤 15 克，炒酸枣仁（打碎）20 克，茯苓 30 克，杜仲 20 克，五味子 12 克，砂仁 10 克。9 剂（11010110101101），水煎服。

4 月 26 日五诊。服上方后睡眠已实，耳鸣亦折消强半，停药数十天亦不见复发。只是月内出现鼻塞，目痒，喷嚏，西医诊断为变应性鼻炎。受风而发衄疾也。治当疏风通窍，而潜和之法，不可即停。疏方：

羌活 18 克，白芷 15 克，辛夷 10 克，薄荷（后下）12 克，黄芩 12 克，乌梢蛇 12 克，白鲜皮 15 克，炒酸枣仁（打碎）20 克，合欢皮 15 克，生龙骨 30 克，珍珠母 30 克。8 剂（11010101011010），水煎服。

其后又来诊两次，诸症俱平，唯耳鸣尚于繁忙时见之。

按 本案治失眠，初诊未效，二诊小应，至三诊而效果显著，故病人自行取药，只用三诊方。然细究之，各诊用药虽有加减，而主旨主药未变。前两诊所以不能显效者，药力积累未足也；三诊殊效，乃随药力逐日加增，阳气渐次潜降，心神得以安宁，故能入寐。以仆观察，治失眠用药，起先三五剂药即服即效者虽有，而多半于二三诊后方得见效，故当耐心守方，以俟其效，不可以首战未捷而遽更弦辙。忽而虑及一事：中医院校讲义于治不寐方药，叮嘱须在睡前服药，其实不必亦不宜也，药力发挥，常于旬日后方显，而服药之睡前与否，又何差异之有哉！

■ **失眠心悸**：王某，男，73 岁，2015 年 12 月 15 日初诊。寐艰而易醒，时有心悸气短，且见耳鸣腿软，已近一年。脉弦小滑，舌淡红，边见齿印，苔少。当与潜阳宁心。疏方：

珍珠母 30 克，生龙骨 30 克，生牡蛎 30 克，天麻（打碎）12 克，合欢皮 15 克，夜交藤 18 克，炒酸枣仁（打碎）18 克，西洋参（打碎同煎）12 克，麦冬 15 克，五味子 12 克，茯苓 30 克，柏子仁 15 克。5 剂（1110110），水煎服。

12 月 22 日二诊。服药三剂，心悸即安，入睡转速，5 剂服竟，睡后亦无早醒，但耳鸣仍有，尚觉口干唇燥，脉舌如前。效莫更法，只于原方加沙参 15 克。9 剂（11011010101101），水煎服。

2016 年 1 月 19 日三诊。睡眠已实，心悸不作，唯时有耳鸣，舌脉仍如前。再用前方 9 剂（1101101101101），水煎服。并嘱可自购麦味地黄丸服用。

按 人至高年，水亏火升，少寐耳鸣往往多发。本案病人，七旬已过，苦于寐艰不实，心悸气短，腿软耳鸣，恰乃阴亏阳亢之候。阴亏在于肾阴，而肝阴、心阴亦有虚损；阳亢在于心阳，而心气、心神亦必激奋。经治一诊而心悸平，二诊而入睡快，三诊而眠寐已常，唯余耳鸣未消。于此可以推测，治心则易，治肾每难；平心气尚易，安心神稍难；易者疗程可短，难者治期当长。

■ **失眠经少发脱**：邹某，女，40 岁，家住伊犁，2019 年 1 月 24 日初诊。一年以来，寐艰多梦，月经量减少过半，且梳头时发丝散落殊多。末次月经 1 月 9 日行，3 日即止。脉细弦，舌黯红，边见齿印，舌苔白，厚腻而满。阴血见亏，阳气时亢，心神为扰，发失其华。治当潜阳和阴，养血宁神。疏方：

珍珠母 30 克，生龙骨 30 克，生牡蛎 30 克，天麻（打碎）12 克，炒酸枣仁（打碎）18 克，合欢皮 15 克，夜交藤 18 克，西洋参（打碎同煎）12 克，五味子 12 克，茯苓 30 克，当归 15 克，益母草 15 克，远志 12 克。5 剂（1110110），水煎服。

1 月 31 日二诊。服药后入睡已速，但尚有梦，头发仍见散落，舌脉如前。潜和宁神益阴为主，暂舍养血和血。上方去当归、益母草，加大酸枣仁量至 24 克，另加麦冬 18 克，柏子仁 12 克，淫羊藿 12 克，陈皮 10 克。9 剂（11010110101101），水煎服。

2 月 14 日三诊。眠寐已实，周内少梦，头发散落强半已减。月经 2 月 4 日行，3 天净，仍少。脉细，舌淡红，边见齿印，苔白腻。神志虽已暂宁，潜和勿即辍用；肝血心阴未充，滋养自当加之。疏方：

当归 15 克，阿胶 10 克，珍珠母 30 克，生龙骨 30 克，生牡蛎 30 克，天麻（打碎）12 克，炒酸枣仁（打碎）18 克，合欢皮 15 克，夜交藤 18 克，五味子 12 克，茯苓 30 克，砂仁 10 克。15 剂（111011011101101101101），水煎服。

按 本案病人，几六七之岁，天癸将竭未尽之际，阴阳已见失衡，阴分不足，阳气渐亢，故见症不寐多梦，月经量少，头发散落。治之以潜和养血，滋阴宁心之法，用珍珠母、龙牡、天麻潜阳育阴，炒酸枣仁、合欢皮、夜交藤、远志安神定志，西洋参、茯苓、五味子益心气、养心阴，当归、益母草养血和血，一诊而寐艰半释。再诊欲集中药力以平寐梦，故舍弃养血和血不用，如愿而寐安梦除，且发散落亦止，然月经仍少，知阴血之复，绝非指日可待者。是以三诊转用养血和血法。而依旧用潜和者，防其阳亢复起也。

2. 头痛

头痛一症，西医论之甚详而分类复杂，中医虽不能于每种头痛设计特异性治疗，然却可从辨证论治原则中寻求有效治法。其中偏头痛一类，已在搜风定痛章内述及治法，本处殆以紧张型头痛、神经性头痛等为主探讨治法。其实，中医辨识头痛亦非一端，古代医家，各具经验，向来便有头风、热厥、湿热、寒湿、痰厥、肾虚、肝厥、食积、血虚、气虚等不同病机。然仆不欲条分缕析，尤喜提纲挈领。夫不通则痛，凡头痛之发，必有邪气盘踞、清窍不利之情。而廓清邪祟、疏理正气，乃为基本治法。然邪气尚多，何者为要？殆推之风，以其为诸邪首领，易侵乎上也；正气非一，关键者谁？当责亢阳，以其失和于阴，扰乱气血也。故拟潜阳祛风，定为治头痛总纲，用潜和汤之主药为基本方，其下随证分设众法，或清热化痰，或散寒除湿，或柔肝和血，或消食化积，或益气养血，或滋阴益肾，选羌活、白芷、川芎、蔓荆子、菊花、钩藤、杜仲、当归、龟甲、山茱萸、僵蚕、全蝎等药中几味加入，以组成不同临证处方，均无不可也。

■ 头痛头鸣：王某，女，64岁，2018年11月19日初诊。患有头痛，以前额、双侧太阳处痛为主，已忘记何年始发。近几月有加，头痛每日发作，约一小时缓解，兼见头中鸣响，甚觉烦恼，故来求治。素有腰痛困，腿膝痛，带下黄而多。脉细弦，舌黯红，苔白腻厚。风邪侵于上，湿热困于下，先施祛风通阳，清热化湿。疏方：

羌活20克，白芷15克，天麻（打碎）12克，旋覆花（包煎）12克，丹参15克，西洋参（打碎同煎）20克，茯苓30克，杜仲20克，椿根皮15克，黄芩12克，黄连6克，苍术15克，白鲜皮18克。5剂（1110110），水煎服。

11月26日二诊。服药5剂，头痛、头鸣未平，而心悸已失，腰膝困痛见缓，带下仍黄，舌脉如上。法不更易。疏方：

羌活20克，川芎15克，荆芥12克，蔓荆子15克，延胡索12克，薄荷（后下）12克，白芍30克，天麻（打碎）12克，椿根皮15克，黄柏12克，地榆20克，党参18克。5剂（1110110），水煎服。

12月3日三诊。头痛而鸣仍在，而腰腿痛则大减，黄带几无，脉弦，舌黯红，苔白微腻。祛风而不应，想必肝阳上亢而风阳合邪者，转从潜阳祛风和阴。疏方：

珍珠母30克，生龙骨30克，生牡蛎30克，天麻（打碎）15克，钩藤20克，羌活20克，辛夷10克，薄荷（后下）12克，白芷15克，荆芥12克，防风12克，全蝎3克，白芍40克。5剂（1110110），水煎服。

12月10日四诊。头鸣已平，头痛小见，腰酸困，带下极少，却增左手持物时抖动不已，舌脉几如上诊。法勿更易，加祛风解痉之味。上方去荆芥、珍珠母，加僵蚕15克，威灵仙30克。5剂（1110110），水煎服。

12月17日五诊。头痛、头鸣均平，手之抖动亦已不发，余症未见；近日有心悸气短。上法加益气，增损其药，调适用量。疏方：

珍珠母30克，生龙骨30克，生牡蛎30克，天麻（打碎）12克，钩藤20克，羌活15克，白芷15克，薄荷（后下）12克，全蝎3克，威灵仙30克，白芍15克，西洋参（打碎同煎）20克。5剂（1110110），水煎服。

2019年1月7日六诊。诸症皆平，唯寐欠实，舌脉如上。治仍上方，酌加炒酸枣仁（打碎）20克。5剂（1110110），水煎服。

（按）明明头风而痛而鸣，用祛风止痛之羌活、白芷、天麻、川芎、荆芥、蔓荆子、延胡索、薄荷，两诊而未平；至三诊改潜和祛风法，加用珍珠母、龙牡、钩藤、全蝎、白芍后，方令头痛头鸣消失。何也？盖证本风阳亢逆于清空，只祛其风而不潜其阳，则风依附于亢阳，必难独去；矧亢阳本可生风，风即暂去，旋又生出，何能祛除？故当以潜阳为主，或潜阳与祛风并行，乃为正治也。至四诊头痛、头鸣已平，却又见左手抖动，当责亢阳得潜，而风邪下窜经络，即加威灵仙、僵蚕以祛风解痉，即用即应，手抖遂止。

■ **头痛痼疾**：安某，女，55岁，锡伯族，家住伊犁，2016年2月26日初诊。头痛多年，据述始发于生子当月，迄三十年矣。近一年来加重，其痛性或如锥刺，或如顶胀，或随血管跳动而痛；其痛处无定，或在额头目眶，或偏双侧，或在后头；其发无定时，或数日一发，或一日数发，近来则每日必发；每发持续时间，数分钟至一小时不等。发作时烦躁易怒。西医曾诊断为血管神经性头痛、偏头痛、神经官能症等，治疗效应未显，故诣诊中医。脉弦而寸滑，舌边齿印，苔薄白。潜阳搜风，柔肝和阴。疏方：

生龙骨30克，生牡蛎30克，天麻（打碎）12克，钩藤18克，羌活20克，白芷15克，葛根18克，川芎12克，柴胡10克，延胡索15克。12剂（11011011011011011），水煎服。

3月25日二诊。服上药一周，即见显效，其头痛大减，发作已稀，发时其痛势已缓。然服药之日痛平，不服药之日（即"0"之日）仍痛，停药后十天中之头痛，又较服药之半月内者为多为显。脉弦小滑，舌黯红，边见齿痕，苔白。风阳半平未尽，法不可更。上方加珍珠母30克。12剂（11011011011011011），水煎服。

2017年2月17日三诊。去岁两诊用药后，头痛已去强半，又照二诊方取药两次，痛已失，未再复发。近两月间胃脘痞满或痛，纳食呆钝，或见呃逆嗳气，当地医院诊断为胃炎，因不欲西医治疗，故来求治。舌黯红，苔黄腻，脉弦细。和中清热可也。疏方：

法半夏 10 克，黄芩 12 克，黄连 6 克，炒白术 20 克，枳壳 15 克，厚朴 18 克，陈皮 10 克，白芷 10 克，砂仁 10 克。7 剂（11010110101），水煎服。

按 本案头痛，始发于产子当月，血虚受风可知，三十年不愈，风伏清空，而成头风痼疾。治用潜和搜风法，一诊而知，两诊半平，持续用药近五十剂而愈。所用方剂，潜和汤与搜风定痛汤相合加减耳。或问：既为伏风，何不独用搜风定痛汤？曰：搜风定痛汤所治头痛，乃实而无虚者，今病人产后发病，体虚在先，舌见齿印，脉寸滑，知有阴亏阳亢之情，故而不可只去其风，犹当顾及调和阴阳。

3. 高血压

高血压发病甚众，西医治疗有效，且已形成较完整治疗方案。无论医家病家，均以为患此病必须终生服药，此一观念，似乎已成共识，即便中医亦多认可。仆早年经验不足，遇高血压病人，每婉辞之。后治一妇科病人，因疗效显著，其夫患高血压，非邀仆治不罢，权与开具一方，嘱服两周，不料竟获良效，其服药当日，即自行停用降压药，而两周内血压正常。自此而后，便不再拒绝高血压患者，治疗效果尚可，取得些许经验。凡初期高血压，可以独用中药控制；中期而已服用西药者，同时加服中药，可以减少西药用量，甚至能停用西药。内中尚有体质差异，有敏于中药者，疗效则显；若钝于中药者，每难收效。从辨证而言，多见肝阳亢奋、阴虚阳亢、风火炎灼、痰湿壅积等证，故潜阳和阴治法运用较多。仆常用潜和汤加减为基本方，由珍珠母、生龙牡、天麻、白芍、钩藤、夏枯草、杜仲、茯苓、罗布麻等药组成。临证时再随时加相应药物。若遇脉压小者，认作痰湿较重，可加用渗利化痰药如茯苓、泽泻、猪苓、苍术、白术、浙贝母等，同时加黄芪，以防渗利太过而耗伤气阴；若遇脉压大者，认作阴分亏虚已甚，可加用滋阴养血药如生地黄、龟甲、山茱萸、当归、天冬等，同时加砂仁，以防滋腻凉滞而有碍脾胃。

■ **高血压眩晕**：张某，男，65 岁，2016 年 9 月 23 日初诊。患高血压十余年，一直服用降压药，可维持血压于正常范围。近一月来血压较高，至 190/105 mmHg，头涨晕眩，面色潮红。舌红暗，苔白厚腻，脉弦滑。肝阳亢动，风扰清窍，所当潜和。疏方：

珍珠母 40 克，生龙骨 30 克，生牡蛎 30 克，石决明 30 克，白芍 50 克，夏枯草20克，杜仲20克，钩藤20克，天麻（打碎）12克，夜交藤15克，威灵仙30克，羌活15克，茯苓30克。5剂（1110110），水煎服。嘱每天固定时间测量血压，原来所服降压药不变。

10月14日二诊。服上药显效，头涨、头晕、面红顿减，量血压逐日下降，最低时竟至136/74mmHg，大便稍溏。近虽辍药旬日，而血压未再超过150/90mmHg，头晕头涨亦未复作。脉弦，舌黯红，苔白腻。仍与原法。上方去石决明，加泽泻20克。10剂（11011011011011），水煎服。

按 本案病人，患高血压多年，常服降压药，血压稳定于正常水平。月内血压升高，头晕头涨，面色潮红，乃风阳亢逆之候。用潜和祛风，恰合其证，故其效迅速，血压得降，症状遂平。二诊见大便溏泻，料乃潜降之品，令水气过走阳明大肠，实无所碍，加泽泻以令水湿改走前阴可也。此案提示，高血压病人服西药降压，倘见血压波动升高，伴有眩晕等症状，原药不灵时，不必改换调整另外西药，用中药治疗多可平复。

■ 高血压耳鸣：铁某，女，50岁，家住阿勒泰，2016年11月18日初诊。三年间常有耳鸣，曾就诊西医，诊断为高血压，嘱其用降压药而未允，求治中医。其血压在140～160/85～90mmHg之间，双耳俱见鸣响，大声说话或遇强音时则觉耳内痛，时有烦闷头涨痛，项背酸痛，月经已绝4年，身形偏胖。舌黯红，苔白腻，脉弦。风阳上扰，当施潜和祛风。疏方：

珍珠母30克，生龙骨30克，生牡蛎30克，天麻（打碎）12克，钩藤20克，合欢皮18克，夜交藤15克，白芷15克，蝉蜕15克，白芍30克，浮萍10克，白芥子12克，地龙10克。5剂（1110110），水煎服。嘱每天固定时间测量血压。

11月25日二诊。血压已有所降，数日间未超过140/85mmHg，耳鸣稍减，头痛、头涨、烦闷、项背酸痛等均减，脉舌如前。仍施原法。上方去浮萍、地龙，加夏枯草20克，杜仲20克。5剂（1101101），水煎服。

12月2日三诊。周内血压已降至正常，在110～123/63～73mmHg之间，耳鸣几平，余症亦已轻微。然数年来偶有心悸气短，近日又有发作。脉细弦，舌黯红，苔白微腻。阳气已潜，风邪几息，心气或有所伤。仍用潜和之法，佐以益气养心。疏方：

珍珠母30克，生龙骨30克，生牡蛎30克，天麻（打碎）12克，钩藤20克，合欢皮18克，夜交藤15克，蝉蜕15克，夏枯草20克，杜仲20克，西洋参（打碎同煎）12克，茯苓30克，五味子10克。12剂（111011011011010101），水煎服。

按 病人于绝经后一年发病，其阴阳失衡之秋也；而双耳鸣响，伴见头涨头痛、项背酸痛、烦闷，阳亢风摇之象也。故与潜阳和阴息风法，用药十剂而平，显效允谓迅速矣。然心悸气短却见频发，殆由潜镇阳气而折损心气，祛除风邪复耗散心阴所致焉。故三诊加西洋参、茯苓、五味子，益气养阴也。其中不用党参、人参，而取西洋参者，以本品气阴双补，不火不燥，无动风激阳之虞也。

■ **高血压头痛眩闷**：赵某，男，49岁，2018年5月4日初诊。头痛眩晕10余日。10天前因生气着急，突发头痛眩晕，头重沉闷，如布帛缠裹然。查血压数次，均较高，在170～180/100～120mmHg之间。西医诊断为高血压，开具降压药，因不欲服西药，乃求仆治。脉弦细，舌淡红边有齿痕，苔白腻。郁怒伤肝，肝阳亢逆，引动风痰上阻清窍者也。当潜阳柔肝，佐以化痰息风。疏方：

天麻（打碎）12克，钩藤18克，白芷15克，羌活18克，白芍30克，杜仲20克，夏枯草18克，车前草15克，茯苓30克，泽泻20克，罗布麻12克，生龙骨30克，生牡蛎30克，石决明30克。6剂（11011011），水煎服。

5月5日下午来电话相告：昨晚服药头煎，1小时许，头痛眩晕几平，头重沉闷如裹之感顿解；今日服完后两煎，更觉脑清气爽，身体轻松，连测血压多次，均已降至正常，末次测值为120/82mmHg。嘱继续服药，以防反复。

5月12日复诊。病人未按所嘱间断服药，而连服6剂，血压稳定于120～130/90mmHg间，本自庆幸，然于前日下午，忽发头痛，满头觉涨，电话急诉求方。或系阳气潜降，清空偶遭寒风入侵，当散寒止痛。手机短信疏方：

荆芥12克，蔓荆子15克，葛根30克，白芷15克，地龙10克，九香虫10克，天麻（打碎）15克，夜交藤15克，威灵仙30克，白芍50克，五味子12克，杜仲20克，茯苓30克，生龙骨30克，生牡蛎30克。3剂（1110），水煎服。

5月19日复诊。上药当天取而未服，因头痛剧烈，即日住院，行CT等项检查，未获阳性结果，故未曾给药。入夜其痛尤甚，乃服去痛片，片刻缓解，然两小时后又复作痛，遂自服布洛芬片，亦可缓解，却仍数小时后复发。如此反复头痛三日，乃煎服上方中药，1剂而痛止，3剂于昨日服竟，至今日不见再发，但觉后头涨闷，血压仍稳定于120～130/90mmHg，脉压较小。脉弦。舌黯红，苔白腻。法当散风潜阳。疏方：

羌活 18 克，蔓荆子 15 克，葛根 30 克，白芷 15 克，地龙 10 克，天麻（打碎）15 克，夜交藤 15 克，钩藤 15 克，草决明 15 克，威灵仙 30 克，白芍 50 克，薄荷（后下）12 克，茯苓 30 克，生龙骨 30 克，生牡蛎 30 克。5 剂（1110110），水煎服。

5 月 29 日复诊。头痛已平，而血压未能低于 130/90mmHg，后头觉闷。再用下方：

羌活 20 克，防风 15 克，汉防己 15 克，罗布麻 15 克，杜仲 20 克，天麻（打碎）15 克，夜交藤 15 克，钩藤 18 克，生黄芪 30 克，白芍 50 克，茯苓 30 克，泽泻 30 克，夏枯草 20 克，生龙骨 30 克，生牡蛎 30 克。5 剂（1110110），水煎服。

6 月 6 日复诊。头痛已愈，仅见头闷，而血压仍在 120～130/90mmHg 间。仍用上方。6 剂（1110111），水煎服。

6 月 19 日复诊。血压已常，在 120/86 mmHg 左右，未再超过 130/90mmHg，头痛早已痊愈，然仍有头闷，大便偏频，日三行。舌淡有齿印，脉细弦。改以祛风柔肝，化痰除湿。疏方：

羌活 20 克，汉防己 15 克，天麻（打碎）15 克，罗布麻 15 克，杜仲 20 克，白芍 50 克，茯苓 40 克，猪苓 30 克，夏枯草 20 克，法半夏 12 克，炒白术 30 克，柴胡 15 克，薄荷（后下）15 克。9 剂（11010110101101），水煎服。

7 月 12 日复诊。血压降至 122/80mmHg，未再升高。头闷大减，觉裹束之感已散开。原法不变，上方加防风 10 克。9 剂（11010110101101），水煎服。

按　本案中年突发高血压，因于着急生气，其肝气郁滞可知。肝郁则欲发，是以肝阳必致亢奋，阳亢引风夹痰夹湿，上攻于头，则见头痛头涨满闷。治当潜和祛风除湿，则潜和汤宜为主方也。故取其主药略行加减，以龙牡、石决明、钩藤潜纳亢阳，天麻、白芷、羌活、罗布麻祛风疏窍，复以夏枯草、车前草、茯苓、泽泻清火利湿，如此则阴阳和而邪风除。又恐清利疏散之药伤及肝肾，故以杜仲益肾气，白芍养肝阴。效如所期，服药一煎，头之胀满痛闷几平，一剂三煎服下，血压得降。

至于治疗中忽见剧烈头痛，而无头涨满闷，血压未见升高，料乃亢阳既潜，清窍遂虚，寒风乘虚而突袭也。治须散寒疏风，故取荆芥、蔓荆子、葛根、白芷、地龙、威灵仙、九香虫等散风而通络止痛；然恐阳气有复亢之变，故潜和之法不可遽撤，仍用天麻、夜交藤、白芍、五味子、杜仲、茯苓、生龙骨、生牡蛎等原方之药。待头痛既平，再恢复潜和祛风之法，以保阴平阳

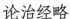

秘，二仪和谐。

又及，本案用药中，杜仲、夏枯草、罗布麻、天麻、钩藤等味，除外据中药性能而用，尚有别情焉。据称五药皆能降低血压，故每逢治高血压，处方时惯于信手书之，自诩为中西合璧，而不免追随时俗之嫌。勿论如何，本案属于高血压而未用西药，独施中药降为正常者，足可解除高血压必须西治之成见束缚，增强中医治疗信心。

4. 汗证

《类证治裁》："汗为心液，肾主五液，故汗出皆由心肾虚致之。有自汗，有盗汗，自汗属阳虚，盗汗属阴虚。自汗者，不因劳动，不因发散，然自出，由阳虚不能卫外而固密也；盗汗者，寐中窃出，醒后倏收，由阴虚不能内营而敛藏也。阳虚自汗，治宜补气以卫外；阴虚盗汗，治宜补阴以营内。固卫则表气实而腠理不疏；填营则里真固而阴液不泄。"此论甚当。然依仆病机本从思维而论，又有别情焉。拙见以为，汗证之基本病机或称直接病机，当为心液外泄，即其本证；而导致心液外泄之阳虚、阴虚，并心火、湿热等，虽乃病因，却属旁从病机或称间接病机，即其从证。故其治也，当以本证为主，从证为辅方可。盖阳虚者，临证非止自汗，尚有畏寒、身痛、困乏、阳痿、泄泻等；而阴虚者，临证非止盗汗，尚有烦热、不寐、腰酸、遗溺、遗精等：诸症各有本证在焉。是则治当本从兼顾，只重阴虚阳虚，则倒置本末矣。仆治汗证，常以潜和法收纳心液，再加从证之药。用珍珠母、龙牡、天麻、白芍、麦冬、五味子为基本方，再据从证而加臣佐之药，或益气助阳，或养血滋阴，或清热降火，或交通心肾，量证主次轻重而化裁。

■ **自汗**：江某，男，43 岁，2016 年 7 月 11 日初诊。常自汗出有年，以头项与背部出汗较多，并有手足心多汗。脉细，舌尖红有芒刺，苔白。肺金不足以生水，心火亢，心液溢；脾运不及，湿渍于四心。当敛心益肺，健脾化湿。潜和汤加减：

生龙骨 30 克，生牡蛎 30 克，天麻（打碎）10 克，白芍 30 克，五味子 10 克，生黄芪 30 克，浮小麦 30 克，麻黄根 10 克，茯苓 30 克，泽泻 15 克，车前子 12 克，蒲公英 15 克。4 剂（1101010），水煎服。

7 月 18 日二诊。汗出几敛，头项、背部已不见汗渍，手足心渗汗亦少，舌尖芒刺色变浅。上方去泽泻，白芍减少量为 20 克，加麦冬 20 克。5 剂（1110110），水煎服。

9月12日三诊。来述，前经两诊治疗，汗出已平，手足心汗仍有，但较昔大减。素有慢性咽炎，近日发作，咽喉痛而干，并求调治。舌黯红，苔薄白腻，脉细弦。清利上焦。疏方：

玄参15克，麦冬18克，生甘草15克，金银花10克，桑叶12克，山豆根8克，木蝴蝶8克，白芍18克，茯苓18克，五味子10克。5剂（1101101）。每剂药水煎三遍，前两遍分两次服下；后一遍汤夜加适量白糖，代茶频饮慢咽。

按 本例汗证为自汗，伴见手足心汗出，责之心液外失，脾湿四溢。与潜和汤加减，用龙牡、天麻、白芍潜心收液柔肝，黄芪、五味子、浮小麦、麻黄根益气固表敛阴，复取茯苓、泽泻、车前子健脾利湿，蒲公英清解浮火，故一诊应，二诊平。后则治其慢性咽炎，不过寻常清热养阴利咽耳。

■ **盗汗自汗**：朱某，女，41岁，2015年9月3日初诊。盗汗已经一年，几乎每晚皆见，睡眠困难，昼间又常自汗出。月经量少后愆，近已两月不行。脉细弦尺沉，舌黯红，苔白腻。潜阳和阴，养心益肾。疏方：

生龙骨30克，生牡蛎30克，天麻（打碎）12克，白芍30克，五味子10克，山茱萸15克，当归10克，黄柏10克，知母10克，仙茅15克，淫羊藿15克，巴戟天15克。5剂（1101101），水煎服。

9月11日二诊。服药而应，盗汗有减，却不明显，自汗、寐艰如故。脉舌无显易。莫急于调和二仪，所当潜和清心，宁神敛汗。疏方：

生龙骨30克，生牡蛎30克，天麻（打碎）12克，炒酸枣仁（打碎）15克，合欢皮15克，夜交藤15克，黄连6克，西洋参（打碎同煎）15克，黄芪30克，浮小麦30克，白芍30克，五味子10克。5剂（1101101），水煎服。

9月18日三诊。盗汗、自汗几平，寐已安，时觉烦躁，月经未行。脉细弦，舌黯苔白。阳气有潜，肌表渐固，而经血或瘀。和血通经，佐以宁心。疏方：

当归15克，白芍30克，丹参10克，益母草30克，香附10克，天麻（打碎）10克，炒酸枣仁（打碎）15克，五味子10克，黄芩10克，砂仁10克。9剂（1101101101101），水煎服。

10月30日四诊。上方服药两天而月经来潮，6天净；9剂药服竟，汗症尽除，寐亦安和，又自取其方9剂服用，迄今体况尚佳。转从调经养血安神。疏方：

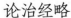

当归 10 克，川芎 6 克，益母草 18 克，天麻（打碎）10 克，炒酸枣仁（打碎）20 克，红花 10 克，丹参 10 克，泽兰 10 克，香附 15 克，砂仁 10 克。9 剂（1101101101101），水煎服。

按 本案病人，身罹三症，汗出、寐艰、经少而愆也。若论治疗策略，可三症并治，亦可先后分治，尤宜先治汗症与寐艰，后调月经。盖以仆经验，经少、后愆调平非易，而汗症、寐艰治愈不难，本当先易后难也；复因寐艰与汗症俱乃心家之病，故可合而治之焉。然本案首诊，望能以调二仪法以使经通量增，故用潜和汤而合以二仙汤加减，不料三症皆未显效。二诊遂改以潜和宁心，不顾调经，确也获得著功，自汗、盗汗、寐艰均应药而愈。三诊复加通经和血，而经即行而量有增。或问：四诊时，睡眠既安，何反为酸枣仁加量？曰：四诊虽见寐已安，恐其复发，故仍当佐用安神。然组方当以调经养血为主，不便加较多安神药，只取酸枣仁即可，而酸枣仁固可养血，是以加量以显其功也。又，前三诊枣仁俱用 15 克，却有合欢皮、夜交藤、五味子等药之助，安神之力大，四诊欲一药担当，故加其量，所谓独用量宜大，合用量宜小也。

■ **产后汗证**：孜某，女，28 岁，柯尔克孜族，2016 年 7 月 7 日初诊。产褥受风，汗出恶风，头晕乏力，当时失治，迁延迄今，几两年矣。今昼则自汗，夜则盗汗，乏力头晕，且月经量少三分之一。脉细弦尺沉，舌黯红，边见齿痕，舌尖红刺。益气养血，潜阳和阴。疏方：

生黄芪 30 克，西洋参（打碎同煎）12 克，当归 10 克，白芍 30 克，干地黄 20 克，山茱萸 15 克，五味子 12 克，泽兰 12 克，天麻（打碎）10 克，浮小麦 30 克，生龙骨 30 克，生牡蛎 30 克，砂仁 10 克。4 剂（1101010），水煎服。

7 月 21 日二诊。服药 4 剂后，辍药一周，汗出略有所减，仍见乏力，舌脉如前。治法不变。小易方药：

生黄芪 40 克，西洋参（打碎同煎）12 克，白芍 30 克，干地黄 30 克，山茱萸 15 克，五味子 12 克，沙参 18 克，麦冬 18 克，天麻（打碎）12 克，浮小麦 30 克，合欢皮 15 克，生龙骨 30 克，生牡蛎 30 克。9 剂（11010110101101），水煎服。

8 月 4 日三诊。服药后自汗、盗汗均有收敛，乏力头晕亦减。月经 7 月 29 日行，5 天净，经量较昔略增。昨日又见头晕乏力，汗出复多。法未可更。疏方：

生黄芪30克，白芍30克，干地黄30克，天麻（打碎）12克，西洋参（打碎同煎）10克，党参15克，山茱萸10克，浮小麦30克，合欢皮15克，砂仁10克，蒲公英15克，生龙骨30克，生牡蛎30克。8剂（1101010101101），水煎服。

8月18日四诊。自汗盗汗均除，头晕或痛，胃纳钝滞，脉如前，舌苔白腻。当加祛风和中。疏方：

生黄芪30克，白芍30克，天麻（打碎）12克，五味子10克，西洋参（打碎同煎）10克，合欢皮15克，羌活12克，白芷12克，薄荷（后下）10克，炒白术20克，茯苓30克，生龙骨30克，生牡蛎30克。9剂（11010110101101），水煎服。

12月1日五诊。自上诊服药后，汗症、乏力、头晕再未发作，食纳已常。但近两月左侧上下肢疼痛，西医查无所获。殆由肝血不足，血不养筋，复受风邪，困滞经络致之。法当祛风通络养血。疏方：

羌活18克，白芷15克，薄荷（后下）10克，当归15克，白芍30克，生黄芪30克，秦艽15克，威灵仙30克，天麻（打碎）12克，五味子10克，杜仲20克，海风藤12克。5剂（1110110），水煎服。

按 产后汗证，并非少见。俗谓产后之病，须再生子时治之，此言误人匪浅。盖产后气血虚亏，最易感受风寒，感则多发虚劳、头痛、眩晕、汗证、痹证等恙，复因其体虚而受邪，多见虚实夹杂之证，而治之亦较素常罹病者尤难。然虽其难也，非不能治，仆接治产后病不少，治愈者比比！又何疑惧推诿之有哉！本例产后汗证，法宗潜阳和阴，方用潜和汤与牡蛎散化裁，两诊而应，三诊而平，不敢妄称速效，亦自欣慰欤。

5. 遗精

《证治要诀》："遗精有四：有用心过度，心不摄肾而失精者；有思欲不遂而精遗者；有色欲太过而精遗滑者；有久旷欲事而精满梦泄者。皆因心肾不接，水火不相济以致此也。"此皆以发病源头而言，唯供病家自慎，清心寡欲以杜之也。若论虚实，前人多以心虚、肾虚、湿热分别之。治法则每以厚味以填之，介类以潜之，咸寒以清之，酸涩以敛之，方用知柏地黄丸、三才封髓丹、金锁固精丸、秘精丸、斑龙丸等据证加减。仆于此病，仍分本从之证施治，责其本证为阳动不密，精关不固，从证则有心火肝火、心肾阴虚、肾气不固等。取潜和汤主药加固精之味为基本方，由生牡蛎、生龙骨、白芍、五味子、熟地黄、山茱萸、补骨脂、菟丝子、金樱子等组成，然后据从证类型加用相应药物。

■ **滑精**：李某，男，31岁，2013年7月18日初诊。腰困酸痛，耳鸣，或见头晕，已三年之久；近半年间，更苦于夜间滑精，每周凡二三次，腰酸、头晕、耳鸣加重，又复乏力神疲。因少年时犯手淫，自恐伤肾，终日惶惶然，面色㿠白而见愁容。脉细弦，舌淡红，边见齿痕，苔薄白根腻。阴虚阳越，肾气不藏。治当潜和益气固肾。疏方：

熟地黄30克，杜仲20克，续断15克，白芍30克，西洋参（打碎同煎）15克，合欢皮15克，茯苓20克，淫羊藿15克，麦冬20克，五味子12克，生龙骨30克，生牡蛎30克。8剂（11010101101010），水煎服。并嘱：莫以手淫为惧，今既杜绝，即无所伤；而滑精等症，服药必能治愈，勿以为怀。遂见病人眉宇稍展。

8月8日二诊。用药两周内未见滑精，辍药一周依然未见。头晕已平，腰酸、乏力有减，精神较前清爽，但耳鸣犹在。既已收效，仍施原法，借重固精。上方去续断、淫羊藿，加桑螵蛸（剪碎）30克，山茱萸15克，五倍子（打碎）12克。12剂（11101101110110101），水煎服。嘱病人调适睡眠体位，被褥宜轻软，以免刺激阴茎。

9月5日三诊。服药半月，停药过旬，再无滑精，然仍见耳鸣。可停用汤剂，嘱备麦味地黄丸，服一日，休一日，连用两月，以防复发。

（按） 青年男子之患遗精滑泄，精神压力殊重，而有手淫史者尤然。医家务必开导之，以解除其心理症结，切忌不可说肾虚精亏之语，令其殊加惶恐。本例即属滑精而曾有手淫者，因兼腰痛，头晕，耳鸣，神疲乏力，辨为阴虚阳越，肾气不藏，与潜和益气固肾之法。再叮嘱病人，手淫未足为害，滑精定可痊愈。治心与治病合力，故能首诊而效，再诊而平，三诊以图久安。滑精治平，头晕腰痛、神疲乏力并除，不无欣喜，唯余耳鸣未愈，复留缺憾焉。

■ **遗精前列腺炎**：苏某，男，26岁，2018年1月11日初诊。患前列腺炎4年，伴见遗精。月内症状加重，每周遗精3～5次，或梦遗，或无梦而精泄；尿频而余沥，会阴处胀坠而隐痛；睡眠不安，乏力身倦。脉细弦，舌黯红，苔白腻厚。湿热困滞下焦，久则伤阴，肾水不能纳藏相火，相火妄动则遗精；复不能上济心阴，心火扰神则寐艰。治当滋阴潜阳，安神固精。疏方：

珍珠母30克，生牡蛎30克，熟地黄30克，杜仲20克，续断15克，天麻（打碎）10克，炒酸枣仁（打碎）15克，萹蓄18克，瞿麦15克，白芷15克，皂角刺12克，山茱萸18克，菟丝子20克，五味子12克。5剂（1101011），水煎服。

1月18日二诊。服药已效，遗精顿减，周内才一次，近3天未见，尿次减少，会阴胀痛半消，睡眠转安，乏困亦减。但连日来大便溏泻，日二三行。脉细弦，舌黯红，苔白腻而厚。药力令阳潜而阴敛，心肾得调，神将定而精几固，而脾运反为清利药所抑。治当遽护脾阳，而佐以益肾宁心。疏方：

炒白术30克，茯苓30克，炮姜10克，熟地黄30克，白芍30克，杜仲20克，续断15克，白芷15克，皂角刺12克，天麻（打碎）10克，炒酸枣仁（打碎）15克，黄连5克。8剂（11010101101010），水煎服。

2月1日三诊。大便已复常，日一行，睡眠尚可，会阴胀已平而尿频仍有，遗精未尽愈，两周内梦遗3次。脾运既复，唯恐再犯；神未全安，精未封固。上方去白芷、皂角刺，加五味子10克，砂仁10克。12剂（11010110101101011010），水煎服。

3月1日四诊。服药三周，停药一周。尿频、会阴胀尽除，唯寐梦稍多，所幸未见遗精。脉细弦，舌苔中根白腻。以潜和汤加减为方：

珍珠母40克，生牡蛎30克，生龙骨30克，熟地黄30克，杜仲15克，续断12克，天麻（打碎）10克，炒酸枣仁（打碎）20克，夜交藤15克，车前子12克，白芷12克，山茱萸18克，五味子12克。15剂（110101101110110110101），水煎服。

其后又曾来诊5次，迄2018年8月来诊，述其遗精数月未见，睡眠亦安和。嘱服麦味地黄丸一月。

按 本例遗精，或梦遗，或无梦而遗，终属阳亢阴虚，精关不固之过。虽初药即应，却虑治而不能尽愈。当知既已成疾，非止一日，即便辨证精准，亦难应如桴鼓，盖固精或可即药即效，而肾阴之虚，二仪之离，乌能瞬间可平乎？矧又兼夹他证哉！是必假之时日，渐次调适，方可病去体安。本例治经八月，方药九易，始得平愈，慢则慢矣，殆亦非无可取者也。

6. 更年期综合征

更年期综合征并非女性独见，男亦有之，第少耳。女性更年期综合征，乃卵巢功能衰退而激素水平失调，出现以自主神经功能紊乱为主之诸多症状。从中医而言，本病症非一出，可称作经绝前后杂症。女子二七而天癸至，月事以时下；七七任脉虚，太冲脉衰少，天癸竭，地道不通而月经断绝。故女子月经之行止乃天癸所主。天癸即天一癸水，肾精之关乎生育者也。是时天癸将绝，肾精阴亏，既不能滋生肝血，复难以涵养心神；阴亏及阳，肝阳亢奋，则引火而扰心。故临证见头晕头涨，胫酸腰软，心悸烦躁，少寐多梦，潮热面红，自汗盗汗，尿频阴干等症。症状虽繁，殆以阴虚阳浮为源也。因而无论见证若何，必当从滋阴潜阳论治。常法治此，分阴虚、阳虚、阴阳两虚而用左归、右归、知柏地黄丸、二仙汤等方。仆治此统以潜和汤与上述各方相合而加减。其中有以头痛、眩晕、汗出等为主者，可参前文各症论治，唯其见症不一而杂者，则治依本症。

■ **更年期综合征潮热汗出**：程某，女，48 岁，2013 年 4 月 20 日初诊。5 年前曾为之治腰痛而愈。今月经绝已年余，而仍有潮热烦燥，盗汗自汗，手足心热。舌淡红，边见齿印，苔薄白根腻，脉细小数，寸关小弦。天癸既竭，肾阴亏虚，阳气亢动，心液不敛。所当滋阴潜阳。六味地黄丸与潜和汤合用化裁。疏方：

熟地黄 15 克，生地黄 20 克，山茱萸 12 克，茯苓 20 克，牡丹皮 10 克，泽泻 10 克，五味子 10 克，炒酸枣仁（打碎）18 克，黄连 6 克，天麻（打碎）10 克，生龙骨 30 克，生牡蛎 30 克。5 剂（1110110），水煎服。

5 月 11 日二诊。上诊服药 5 剂，烦热几消，汗出已少，手足心热仍有。辍药两周，今又见烦热多汗。法仍潜阳滋阴。上方去黄连、炒酸枣仁，加知母 12 克，白芍 30 克。5 剂（1101101），水煎服。

5 月 18 日三诊。上药服竟，潮热汗出已平，足汗已敛，手心仍湿，脉细弦，舌淡红，齿印不显，苔白微腻。不可即行辍治，仍施其法。上方去五味子，加珍珠母 30 克。9 剂（1101101101101），水煎服。

按 或言烦躁责心，潮热责肾，盗汗阴虚，自汗阳虚，良有以也，然非尽然，要在症症之相合彼此耳。其盗汗而潮热，必在肾而属阴虚；自汗而盗汗，当责阴阳两虚于心。设自汗而烦躁，在心无疑，又当视孰轻孰重以别阴阳：自汗为主者多系阳虚，烦躁为主者或为阴虚。本案潮热烦躁、自汗盗汗俱见，当为心肾阴虚为主，兼有心气不足，而用潜和汤与六味丸，正养阴潜阳，心肾两调也。两诊几平，显效允为速也。仆治本症，亦有显效甚迟者，数周不能小效，孰知遽于某次殊效，当知辨证既认其确，即须守持治法，最忌恍惚无定而致功亏一篑也。

■ **更年期综合征兼乳癖**：崔某，女，47 岁，2015 年 3 月 26 日初诊。半年来月经渐少而后愆，近三阅月间，头痛目眩，烦躁心悸，自汗盗汗，不胜其苦，乳房时有胀痛，素常畏寒，腰酸乏力，小溲频频。西医诊断为更年期症候群、乳腺结节。病人未允西药治疗，故诣诊中医。舌黯红，苔白腻，脉细弦。年近七七，天癸将竭，肾阴先亏，阳难自全，虚阳上越。潜和二仪，乃其本也。疏方：

当归 15 克，知母 12 克，黄柏 12 克，栀子 10 克，天麻（打碎）10 克，五味子 10 克，仙茅 15 克，淫羊藿 15 克，巴戟天 15 克，生龙骨 30 克，生牡蛎 30 克，砂仁 12 克。5 剂（1101101），水煎服。

4 月 2 日二诊。服药 5 剂而显效，其头痛目眩已平，烦心汗出心悸亦去强半，尤喜小便再无频仍，脉舌如前。效不更方。只去砂仁，加木香 10 克，珍珠母 30 克。5 剂（1101101），水煎服。

4 月 16 日三诊。服药一周，辍药一周，诸症均已不显，唯月经逾两月不行，亟望调之使常，又恐乳腺结节向恶性转化，亦期治之，脉舌几如前。潜阳和阴，佐以散结消癥。疏方：

生龙骨 30 克，生牡蛎 30 克，当归 15 克，知母 10 克，栀子 10 克，天麻（打碎）10 克，五味子 10 克，淫羊藿 15 克，柴胡 10 克，浙贝母 15 克，夏枯草 15 克，莪术 12 克。9 剂（11011010101101），水煎服。并嘱月经将绝，自然之归，不必治之，他症尽可调理。

按 本案更年期症状不少，一诊而应，二诊已平，效属著者。用方取潜和汤与二仙汤合以加减，责其阴阳俱见不足也。症状已失而经仍不至，其经之当绝而已近绝者可知矣。而病人则误以为病症因月经不调而发，病症既平，月经当复常也。嘱其无再顾虑月经，只为其乳腺结节调治可也。

更年期既至，月经必紊乱乖常，而病人期望挽回，以令月事依时正行者，比比是也。本案仅其一，嘱勿作此想，反曰：月经早绝，衰老亦早，吾不欲早衰。问：孰出斯论？必曰：众人皆如此传言也。噫！生长壮老已，天然之理；畏死而恶老，人心之常。明明经应绝已将绝，非欲用药挽回之，且以早衰畏吓之，拴住畏老之心，是以众人听之信之，而延更丹、更年灵等药盛行焉。作俑者始于谁何？不得而知，得亦勿知欤！凡遇病人之有求推后更年期者，必谆谆嘱之：月经将绝，不必调治，顺其自然可也，体有他症，则当调治，令身心舒适也。须知绝经早者，本未必寿短，而其晚者，亦无关命长，莫信谬传耶。

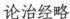

■ **更年期综合征兼胃炎**：姬某，女，51岁，家居昌吉，2015年11月10日初诊。经绝已两年，而潮热、盗汗、自汗、腰困迄今未平。素罹慢性胃炎十余年，时见脘痛而胀，或见呃逆，舌面糜烂、溃疡七年，时而灼痛，久治不应，又查有肝包虫，尚待手术。脉细弦尺沉，舌黯红，边有齿痕，苔白有剥脱，有溃疡一枚。肾阴不足，心液不敛；寒热滞胃，中气不和。潜和二仪，佐以和中。疏方：

生龙骨30克，生牡蛎30克，白芍30克，天麻（打碎）12克，知母12克，黄柏12克，半夏12克，黄连6克，黄芩12克，炒白术30克，枳壳15克。5剂（1101101），水煎服。

11月26日二诊。药后潮热盗汗顿减，胃脘之痛胀几消，然腰困、自汗仍在，且舌面糜烂、溃疡如故，脉舌几如前。阴伤有抚而阳气未密，脾虚湿蕴。转治中焦为主。疏方：

半夏12克，黄连6克，黄芩12克，白芷15克，生甘草12克，党参20克，生黄芪30克，黄柏12克，栀子10克，乌贼骨30克，白及（打碎）15克，天麻（打碎）10克。9剂（11011010101101），水煎服。

12月22日三诊。自汗、盗汗俱止，潮热时见，胃脘痛胀几平，仍有呃逆，舌觉微痛，腰仍酸困，头觉蒙闷。舌黯红有齿印，舌苔白微腻，舌面溃疡已消，仍见斑剥，第已缩小，脉细弦尺沉。潜阳之法不可撤也。疏方：

生龙骨（打碎）30克，生牡蛎30克，白芍30克，天麻（打碎）12克，栀子10克，知母10克，半夏15克，黄连6克，黄芩10克，黄柏10克，白芷10克，茯苓30克，土茯苓30克。5剂（1101101），水煎服。

2016年1月7日四诊。潮热、汗出尽平，头蒙闷，胃脘未见痛胀，呃逆无再，舌面之花剥已消退，但腰酸有之，走路稍急则心悸。仍与上方，加砂仁10克。5剂（1101101），水煎服。

1月21日五诊。诸症均平，唯上楼时心悸明显。肾家阴阳趋和，而心气不足。当养心交肾和中。疏方：

珍珠母30克，西洋参（打碎同煎）20克，红景天10克，麦冬18克，五味子10克，丹参10克，天麻（打碎）12克，茯苓30克，黄连5克，肉桂8克，半夏15克，陈皮10克。7剂（11011010101），水煎服。

按 本案素有胃炎，又至更年期，见证相间，治宜权衡主次取舍。以仆经验，无论何病，只要证非危重，凡伴有脾胃疾患者，当先治胃调脾。

盖治疾之药，必假道于胃，胃既病则药滞于此，脾不健运，湿浊蕴积，纵有良药，无以运达病所，焉能愈之。本案潜阳和阴与清胃理气化湿并行，两治两效。至于四诊而后，时见心悸，或潜阳清热，有伤心气也，乃转益气养心，加西洋参、红景天、麦冬、五味子。虽未见病人复诊，料必一振而安。

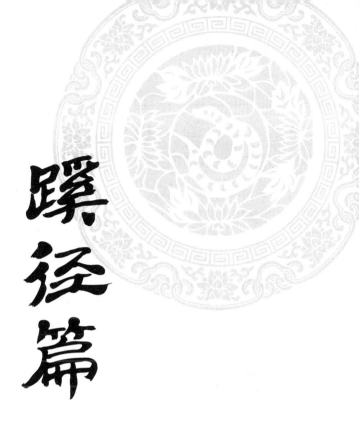

蹊径篇

本篇取蹊径为名，盖有特立独行之意焉。临证四十余年，记偶得之新识，集点滴之历验，内见奇于恒而出于矩者，窃以为有可取处，遂推敲其理，详发其用，反复验证，立为法式，以便自勉自用。今则叙诸兹篇，篇内共收条目凡十项，首以身试药，次外揣内揣，次发于机先，次拓扑启新，次升因升用，次惯性破立，次弹性利用，次有故无殒，次众寡跌宕，末节律服药。究其理数，既难以归属治法，亦不宜谓之治策，然又与治策治法相关，无非论治之思路，故权名蹊径。内中或有所见偶与古论合者，非欲掩美前人，尤不敢以"所见略同"而鸣高，当责读书不广，自惭孤闻寡识可也。倘能见择于同仁，有裨于临证，则所愿慰矣。

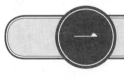

以身试药

古籍曾载谚云：卢医不自医。今则每听人言：中医治不了自家病。仆颇不解，既可医人，何不自医，岂己病人病，其理不同？况所苦所痛，自知最真，无须询查辨识；不似他人所病，犹赖望闻问切方得其详，矧又隔以人情世故虚实之碍乎！然则医不自医者实谬说也，不然，则乃医家推诿之词。医无自信，技艺非精，于他人则任意试药而无计安危，于己身则畏首畏尾而唯恐药误，轻人重己，私心所发也。尝见有业中医者，非但自身病不自医，即家人病，亦不自调，其临诊则劝说病人服其方药，一俟自身小恙，家人微疾，动辄委诸西医，针药兼施，不惟不自信，并中医学术亦不之信矣，更遑论其仁术仁心耶。

中医果有不自医之尚乎？考诸医史，当知其非。古今名医，多见自医并医至亲之例。读曹颖甫《经方实验录》，其序曰："嗣是以来，慨然兴救世之志，然其端实起于家庭。用大剂附子理中，则自先母邢太安人病洞泄始；用皂荚丸，则自母氏病但坐不眠，时吐浊痰始；用十枣汤，则自母氏病痰饮始；用甘草粉蜜汤，则自家婢病蛔厥始；用大黄牡丹汤，则自若华母潘氏病肠痈始。"曹颖甫，经方大家也。其临证多用仲景方药，竟肇端于自家亲人之试治，所历亲切，宜其效验卓著。我辈何不仿之！每欲以身试药，并欲调治家人亲戚病症，终如所期，体验良深。

（一）自身体验

仆初学中医，畏惧针刺。针灸课需自行施针，或同学互相扎针，每见手抖心跳，后渐适应。然于中药，则虽苦不惮，为学生时便喜品尝药味，工作之初，先在中药房司药半年，亦曾遍尝百药（大毒者例外）。倘有疾须服中药，犹饮茶食粟之易。是故以身试针固难实施，而以身试药则可畅行。

1. 中药亦有速效

《左传》尝载秦医缓和之事，医缓诊晋景公，医和诊晋平公，咸称良医。近世有讥中医难治急症者每曰："中医急不得，莫嫌慢郎中，自古良医，非缓即和也。"固知为戏言，但如应对急症，中医诚逊于西医。虽然，若俗所谓中医只治慢性病，则大失公允。中医亦可急诊，第世情有不宜不便耳，中药亦能速效，第性味有或急或缓耳，不可一概而论也。

■ **自治心律不齐**：20世纪90年代初，仆当壮年，以公私多故，烦心劳顿，发为心悸，早搏频频，胸次憋闷，时有窒息之感。西医诊断为窦性心律不齐伴室性早搏，斯时仆无此病治疗经验，且曾轻信某医所谓中医不能治心脏病、高血压等疾病，故诣诊西医，给服心得安（普萘洛尔）、心律平（普罗帕酮）等药，逾数周方渐平复。不料翌年入秋，心悸复发，遂又取原所用药服之，竟时轻时重，逾两阅月，才得痊愈。其后几年，每逢操劳稍过，仍有小发，发则心悸，胸闷，脉时有结，虽用原药，亦难即平，必休息服药多日，方才消失。

1999年秋，初立国庆长假，10月1日，正欲外出作数日游，讵知午后突发心悸，频现期前收缩，胸闷窒息殊甚，呼吸亦觉气短，不得少安。兴致索然，游心遂罢，专于治疾。因思前用西药，其效已钝，盍用中药，一试究竟，俟其无效，再改服西药不迟。《伤寒论》有载："伤寒，脉结代，心动悸，炙甘草汤主之。"仆今见心动悸，脉亦有结，证已吻合，固当取用其方；然仆胸次之闷窒不畅，似又不宜用其生地、阿胶、大枣等滋腻碍气者。复思：心悸在心，而胸闷在肺，其关乎两脏者，唯宗气尔，所谓"贯心脉而司呼吸"者也。然宗气向无专药，窃谓《金匮要略》旋覆花汤差足近之，于是合两方而选药于次：

旋覆花（包煎）15克，炙甘草15克，茜草12克，丹参15克，檀香（后下）10克，砂仁10克，苏梗12克，党参30克，麦冬15克，五味子10克，苦参12克，生龙骨30克，生牡蛎30克。

购药5剂。先将1剂，加水浸泡数分钟，即刻煎药。取头煎约200ml，稍凉饮下，服药才半小时，早搏遽消，心悸顿平，胸次畅快。真望外之欣，孰谓中医缓和而中药迟慢也！连服3剂，再无心悸，身觉轻爽。遂留所余2剂，以备再发时用。虽已治愈，每逢国庆假日，不无惮惧，好在之后数年，竟无复发。近年又曾小发，仍取原药调治而平。

按 炙甘草汤，方用甘草、生姜、桂枝、人参、生地、阿胶、麦冬、麻仁、大枣也。虽为经方之专治脉结代、心动悸者，亦当据证而用。其心悸由气阴不足、心脉失养而生者宜用；而其独阴虚而气不弱，或但气虚而阴尚足者则不尽宜；又其因血瘀、痰阻、阳馁而发心悸，则非所宜矣。

仆所病心悸，心气之虚有之，心血之虚亦或有之，用炙甘草汤未为不可。

而胸之窒闷，气息之短，盖由宗气郁滞，俾心血之瘀，肺痰之结，亦或有之，则其方非所尽宜焉。故仅取其主药合以旋覆花汤化裁而用。后方出自《金匮要略》："肝着，其人常欲蹈其胸上，先未苦时，但欲饮热，旋覆花汤主之。"《医宗金鉴》曾疑"旋覆花汤主之"为衍文，而仆则信乃原文。盖"肝着"者，第其名耳，实则非肝家本病，当为宗气郁滞不开，莫能辅助心肺以贯心脉而司呼吸，令人胸痞窒闷，抑郁不快，故欲蹈其胸上，按摩之也。内中允有肝气郁结之情，故以为名焉。方由旋覆花、葱茎、新绛三药组成，旋覆花苦辛而温，属手足太阴、阳明经药，《本经》载其"主结气胁下满，惊悸"，《别录》载其"消胸上痰结"，则用治胸痞心悸可也。葱茎通阳达气，亦自宜用。其新绛一药，本草无此名，陶弘景认作茜草，另有认作降真香者，仆则曾闻某老先生谓乃古代将军之盔缨，由生丝血染而制，故可代之以破旧渔网（丝线以猪血浸染者）。仆则综合诸说，认其乃散血化瘀药，故可用茜草、丹参、檀香、砂仁四药而代新绛。仆所疏方，取四药共助旋覆花以排闼宗阳之闭郁，再合炙甘草汤之参、草、麦冬以益心气，养心阴，此方之主力也。方中又加五味、龙牡以养心宁神，用为佐治。至于苦参，时下尝谓能治心律不齐，实则取其大苦入心，用以祛心经或生之郁火尔。

业医者谁无治验，何偶效而沾沾自得？仆所以举述本案者，不惟以方药中病可资借鉴，尤在以身试药，体验真切，遂启自信之门，由此而推及病人，无存忐忑矣。此验以来，接治心律不齐、冠心病心绞痛等病而见胸闷胸痛、心悸气短者，屡用此方加减，多有显效。故又加以总结，订立排闼宗阳之法，可治心、肺、脾胃三家之疾，则此案乃其肇始也。详见本书治法篇专论。

■ **自治高血压头痛**：前述仆于国庆长假中发作心律不齐，经治已愈。仆尚另有一疾，竟于翌年五一长假而发。早在 20 世纪 70 年代，仆应招工体检，连夜步行五十公里，早间方到，因测血压高（数值不详）而被淘汰。其后偶遇烦劳或情绪激动，则发头痛，数日后痛渐止，其病发多在春夏，秋冬则未之见。当时未及测量血压，素间曾测之，则在正常范围，以症状不重，从无用药。至 2000 年五一劳动节放假第二天，头痛突发，其势较昔剧烈，头涨目眩，并觉有血管搏击之感，项部亦僵硬酸痛，遂测血压，竟至 160/98 mmHg，因有去岁治心悸之经验，不愿西药治疗，惟欲再试以中药。即自切脉，弦而有力，寸部尤然，镜内望舌，质淡尖红，苔白不腻，思病所因，恐为当年夜行，劳汗受风，未做治疗，其邪伏于清窍，故每届春时，肝家主令之际，再遇外风，或逢烦劳，风阳亢动，乃发头痛。遂拟潜阳祛风方：

珍珠母 30 克，生龙骨 30 克，生牡蛎 30 克，天麻 12 克，钩藤 18 克，白芍 30 克，葛根 15 克，茯苓 30 克，羌活 15 克，白芷 15 克，荆芥 12 克，蔓荆子 12 克，夏枯草 18 克。

取药 5 剂。先用 1 剂，水煎三遍，当日下午三服而尽。至晚间头痛即止，并目眩项强亦消，本欲测量血压，而心意忐忑，惮惮乎未降，是以几番起意而终作罢。又连服 3 剂，头目清爽，料血压已平，乃敢测之，竟为 116/74mmHg，喜不自胜。所余药 1 剂，未再服用，而连续数日，痛眩不见，每日测血压，均在 120/80mmHg 之下。所幸其后数年，头痛再未发作，血压亦无升高。

按 前人治头痛，计有气虚、血虚、肝阳、痰厥之辨，并偏正、六经之分；治眩晕，则具阳亢、水亏、痰阻、饮泛之别，兼虚实、火风之情。其治则据证选用方药，若补中益气汤、四物汤、羚羊角汤、半夏白术天麻汤、羌活胜湿汤、川芎茶调散、杞菊地黄汤、归脾汤、真武汤等，皆有所用。据仆统计古方用药，无论辨证如何，总有数药无分证候类别，屡屡使用者，如头痛所用之蔓荆子、藁本、白芷、羌活、荆芥、防风、细辛、薄荷等，眩晕所用天麻、菊花、女贞子、钩藤、白蒺藜等，窃谓此类药即疾病本证所适应之专药。故临证遇头痛眩晕，仆好于此类药内选取几味，用为主干，再据旁从证候之虚实寒热及经络所属而加用相宜品味。

仆所患头痛而兼目眩，认是伏风为祟，引动肝阳亢逆所致，故其治当以搜风祛风与潜阳镇逆为法。珠母、龙牡、白芍、钩藤所以潜降肝阳也；天麻、葛根、羌活、白芷、荆芥、蔓荆所以祛内外之风也。内中蔓荆子苦辛而微寒，入足厥阴、太阳之经，最能搜剔肝经之风；而白芷辛温，主入手足阳明及手太阴，芳香而通九窍，尤善去三经之风。是则诸经在头在窍之风，无论其伏藏者，或亢逆者，俱有搜剔祛散之药以敌之。方又用茯苓健脾化湿，防其生痰以引风也。用夏枯草者，以其味苦辛，性寒无毒，入足厥阴、少阳经，丹溪谓其补厥阴肝家之血，又辛能散结，故可治风痰结滞，伏邪蛰藏，且今人又云其能降血压，是以取用。

此验之后，仆常以其方加减，治头痛眩晕，自不待言，犹以之治疗高血压病之初期者，亦见效验。曾有高血压病人已服西药而仍难降至正常者，用本方加减配合原用西药治之，其血压乃渐降下。后将此方树为潜阳和阴之法，用治失眠、更年期综合征等疾患，颇多弋获。

2. 持久颐养之功

■ **自调腰椎间盘突出症**：中年之后，仆有三疾：心律不齐心悸、高血压头痛、腰椎间盘突出腰痛腿麻。素常极少发病，几无所苦，至其发也，必逢两因。头痛、心悸，好发于节日长假；腰痛腿麻，则发于购置家具之际。尝自叹曰：购物而莫能享其新，假期而莫能乐其闲，毋乃福薄而所遇不偶耶？前述两疾之遘发，一逢国庆，一逢五一，好在俱已治愈。而腰痛腿麻，自1994年春杪初发，以情势非重，未做治疗，迁延数周而渐平。1996年、1997年又见两发，均当春时。一因新购沙发，弯腰抬挪之间，突觉腰中有错位之响，随即疼痛而不敢屈伸，卧床休息，翌日复见右腿麻木，数日后始能活动。一因新买电视机，亦于搬动时突发腰痛，症亦相似。1998年乔迁新居，添置沙发，又复发病，且较前者犹重。痛势稍缓后才行CT检查，提示为腰椎间盘突出伴椎管狭窄，未接受牵引、按摩等治疗，决意自行调治。

忆仆所病，当属旧年宿伤所致。1974年，曾与几位同学比试搬一石墩，腰部突感疼痛，逾旬方愈，其经筋拉伤可知。二十年后，因腰部用力出现腰痛腿麻，盖腰脊经筋宿伤复发也。虑其素间无症状，而发病皆有所因，故议其治，不用药物，唯从颐养可也。拟定方案：①平素多走路，加强腰部活动，以锻炼腰脊经筋；②注意保暖，以免风寒侵袭；③腰部活动宜轻柔，勿突然用力，必欲弯腰时先行小试，预作准备，以免经筋重遭伤损；④刷牙、洗脸须弯腰时，弯曲幅度宜小，且不宜久，复用一手扶水池，以减轻腰部肌肉紧张，避免过度牵拉经筋。如此调理颐养，谨记莫忘，迄今未再出现腰痛腿麻等症。近年来甚至可以搬抬提举稍重物件，亦不曾复发，允为根治矣。

按 本案未用药物，不足称以身试药，却可称以身试治。自此而后，复由己而及人，凡接诊颈椎病、腰椎间盘突出病人，则现身说法，嘱其如法调养，再配合中药，多能获效。

以仆体验，腰椎间盘突出症，并颈椎病，殆由小恙不顾，重复劳伤，旧损叠加，终成其病。若论其治，西法自有规范，其优劣成败，不宜妄加评骘。而中医治疗，则可略作辨析。急性发作期，休息颐养为首务，次则配合按摩，次则加服中药。中药以益气养血、活血通络为法，药用羌活、天麻、当归、川芎、白芍、狗脊、鸡血藤、三七、黄芪、延胡索、威灵仙等品组方。缓解期治疗，以颐养锻炼为首务，其次配合药物。锻炼之法，步行为主，间以腰部屈伸、踢腿屈膝等运动，却要循序渐进，尤忌猛烈。颐养之法，保护腰部，审慎扭曲转侧；御寒保暖，避免受凉；体位变化，切忌突然。关于腰部保暖，以我经验，最好不用护腰，因用后腰部环境与他处不同，当如厕或脱穿衣裤时，腰部反而尤易受风着凉。药物调养，以益肾养肝、化瘀舒筋为法，可取熟地、山茱萸、杜仲、续断、牛膝、天麻、当归、白芍、伸筋草、透骨草、羌活、威灵仙等品组方。缓解期之调养，药物治疗可间断而行，运动锻炼则需长期坚持，颐养事项，更须时时留心方可。

3. 偶得因果信息存疑

■ **自治咳嗽而见白眉转乌**：仆于中年之后，素体渐偏阳盛，故常恶热而不畏寒，较少感冒。然亦因此而不慎衣被，偶以汗出当风、裳单受凉而病；病则寒热，既而咳嗽，每须自行处方，用药十数日方平。迩来几乎年必一发，多在秋杪冬初。2012年11月，因晚饭饮粥，头身大汗，遂遽脱衣裸背，坐看电视，不觉入梦，醒来喷嚏连连，以困乏而覆衾而睡。翌日便见恶寒、发热，且有咽痛，即服银翘解毒丸两丸，午前又连服两次，亦各两丸，并饮水数杯，午后寒热、咽痛均已渐平。不意晚间即发喉痒咳嗽，接连数十声乃止，片刻又复一阵，好歹入眠，晨起仍有咳嗽，头觉发热，鼻塞瓮声，涕多而黄，咽中微痛，咳痰黄白，黏结不利。自知外风引动宿恙，料难即愈，急取汤药5剂，以清热宣肺化痰。其方：

桑叶12克，桑白皮12克，白芷12克，前胡15克，金银花12克，黄芩12克，鱼腥草30克，新贝母15克，炙麻黄12克，款冬花15克，紫菀15克，桔梗12克，麦冬15克。

服药既尽，寒热已平，鼻塞、咽痛等亦渐减轻，唯咳嗽不除。上方去桑叶、白芷、金银花，加百部15克，白前12克，枇杷叶12克。7剂（111011011），水煎服。服竟而咳平。

多日后，忽对镜而讶曰："怪哉！长眉毛何时变黑？"盖仆左侧眉毛，多年来便有一枚独长而白者，已熟知之，是以怪其变也。前月曾见白眉，得非服药俾其变乎？孤证难凭。不期未及三月，其长眉复又变白矣。料其眉毛非原有者，乃旧者蜕去，新者由原毛孔生出，而变异其色焉。

2013年元旦，又复感冒风寒，其先恶寒发热，旋即转为咳嗽，频频阵发，痰黄而多，咽痒而痛，惟不似前发之有鼻塞流涕尔。风寒从阳化热，盛于肺家，宣肃失宜也。遂又开具汤剂。方药如次：

金银花12克，连翘15克，黄芩12克，鱼腥草30克，山豆根10克，前胡 15 克，新贝母 15 克，炙麻黄 12 克，款冬花 15 克，紫菀 15 克，桔梗 12 克，麦冬 15 克，生甘草 12 克。5 剂。

药后轻减，咽痛已无，咳嗽减少，痰热半已消除，宣肃未尽平复，仍当调治。稍变其方：

黄芩 12 克，鱼腥草 30 克，前胡 15 克，新贝母 15 克，炙麻黄 12 克，旋覆花（包煎）12 克，款冬花 15 克，紫菀 15 克，桔梗 12 克，麦冬 15 克，生甘草 12 克。再 5 剂。

服毕咳嗽仍未平息，咽干而痒。余邪未尽，阴分有伤，所当养阴肃肺。再变方药：

鱼腥草 30 克，黄芩 10 克，前胡 10 克，新贝母 10 克，炙麻黄 10 克，紫菀 15 克，桔梗 12 克，麦冬 15 克，沙参 15 克，太子参 20 克，陈皮 8 克，生甘草 10 克。5 剂。

服药后咳已极少，又数日而瘥。多日后，忽然忆及长眉毛变化之事，对镜以观，竟又黑矣！

以后不久，眉毛再复变白。私意眉毛两番黑白之变，当非偶然，岂乃服药致也者？而顾所用药，唯清热化痰，宣肃肺气耳，竟能乌此眉毛？疑信参半，姑留后验。既过两年，未发感冒咳嗽，而白眉亦无变化。直至 2016 年 8 月，又以不慎受寒而生咳嗽，几如往年之状，仍与前番方药加减治之，半月才得痊愈。所喜者，其眉又复转乌軟！然数月再致白变矣。

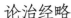 按　仆所以举述此案，非汲汲于区区一毛之黑白，第欲由此而探知须发之变化也。仆于十六七岁时，便生出若干白发，即俗称"少白头"，约三十五岁后，全变黑发，至四十五岁许，复见白发，既而日渐增多，近年则满头染霜矣。因家母头发变化亦如是，则知为先天所禀，由乎遗传，故不为意，从无染发，亦未服乌须黑发之药。十余年前，复见胡须亦有斑白，并见左眉有一毛独白且长。唯其白而长，方能轻易察知其变；若似须发之强半已霜，则些许之黑白逆转，焉能辨之于当月间哉！由是推之，当此白眉转黑之际，白发亦应有转黑者，第以时暂量少而不察耳。若然，则本案方药，当具乌须黑发之功軟。盖肺朝百脉而主皮毛，发为血之余。倘肺经郁火，痰热结聚，非止皮毛失于润养，且百脉朝汇有碍，亦将瘀滞不畅，其精气之荣于发者必涩而少，以至须发眉毛，容华乖常，而见白化也。

检视古今治白发用药，鲜见有用寒凉清热药者。如七宝美颜丹、旱莲丸、青云独步丹、五煎膏、千金固精丸、固精明目菟丝子丸等，俱言能乌须发，用

药强半为益肾、滋阴、填精、养血、活血之品，如何首乌、当归、菟丝子、枸杞子、生地黄、熟地黄、天麦、麦冬、怀牛膝、补骨脂、核桃仁、枣肉、人参、桑椹、黄精、杜仲、续断、鹿角胶、鹿角霜、没石子、沙苑蒺藜、芡实、莲肉、墨旱莲、川芎、没药等，比比是也；而阴分、血分之外者寥寥无几，唯茯苓、生姜、细辛、五加皮、赤茯苓、菊花、大贝母、远志肉等品耳。偶见乌须黑发复方中选用蒲公英、黄柏，而径直用清热肃肺化痰药组方者，则未之有也。故仆迄今仍未敢将此法试治于临床，唯恐顾此失彼而攻伐无过，发未黑转而复增新疾，得不偿失矣。兹后倘遇求治须发早白者，若兼见肺家有郁火痰热之征，当试用之以探消息。

（二）家人体验

仆中年以前，医技非熟，经验尚寡，家人鲜少受惠，甚或偾事。家母常苦便秘，老年后日渐加重，竟继发肾衰竭故去。今日思之，母之便秘，本当用下法，然仆当时辨证，但以舌淡苔滑而认作虚寒，竟不敢用大黄等品，只与小剂益气养阴润肠，诚于燥屎闭结无损分毫；复用西法开塞露通便，尤唯治标，亦于病机根本不着边际，是以迁延贻误。若于未剧之先，施以承气汤类方药，荡涤燥结，继以颐养，俾中气运为，浊邪廓清，料可轻减病情，得享寿考。每见古人有因母病而弃儒学医者，仆既已业医，反不能治母病，岂止技艺肤浅，犹不孝也，深自愧之。因思医者所当亲其亲以及于人。盖施药于家人，乃亲亲之为；复用真切体验以治他人之疾，则亲于人之为欤。

1. 急症遽治

■ **急性尿道炎治验**：家人有患高血压病、糖尿病者，俱已西药治疗。或问：君既为中医，何不以中药调之？曰：非仆不欲为，奈何其先拒服中药，仆所不能为也。早年曾为之开具中药，才服一剂，犹咽鸩砒，便拒不再服，及至发现高血压、糖尿病，径直委以西治。

2011 年 8 月某日，早饭后，彼欲外出，而觉乏力困顿，遂卧床休息。午后忽见小腹抽痛，急欲小便，而排尿艰涩，量少而深黄，片刻又复急痛如厕。如是反复者数十次，至晚间 9 点许，竟见鲜红血尿，而尿痛频急之势尤重，三五分钟即须小便一次。仆认是热淋、血淋，西医所谓急性尿路炎症也。欲住院治疗，又虑恰逢周日，多有不便，莫若先用中药试治，倘无所应，翌日住院可也。情急之下，彼亦未拒，仆乃于临街药店购中药两剂，方取八正散与小蓟饮子之意：车前草15克，藕节15克，瞿麦15克，萹蓄15克，生甘草12克，通草6克，山栀子12克，淡竹叶12克，小蓟15克。未及浸泡，即刻煎煮一剂。将头煎约150ml稍凉，促其坚持服下。初服半小时之内，小便仍频急而痛，约40分钟之后，其尿痛、尿急渐能忍受，尿次渐少，尿中血色转浅，斯时第二煎药汁已滤出，再使服下。其后小腹再无痛坠，竟无尿意，约过一小时方才如厕，见小便已清。翌日又将第二剂药煎服。迄今九年，从未再发。

按 人之常情，好顺恶逆，喜甘畏苦，多以逆耳而不纳忠言，每嫌苦口而拒服良药，往往行至颠覆，方悟其言之可信，病至痛深，才允其药之可服。本案即畏药惧苦之人，直至淋痛尿血，病苦不堪，乃不畏药苦，方允服之。既病苦顿除，乃信服中医，无拒中药矣。此后凡有小恙，便央仆调治。而本案之效，令仆坚信，中医不惟治慢病，犹能治急疾，且获效之著之速，有不次于西药者也。

目前我国中西医并举，固乃大有益于防病治病，然于中医治病范围，却多有局限。中医病房中常见急性病人，动辄中西两法并进，其效与不效，关乎中药者，已无从知晓；而门诊多为慢性病患者，急症罕有诣诊，渐使医家病家，习以为常，咸谓中医与急病无涉。长此以往，将置传统治急症方法于不问矣。仆业医数十年，虽亦常用八正散、小蓟饮子等方，然此前鲜有治热淋血淋之重而急者。故本案所治，其急剧之情也，实乃首遇；目睹其痛苦之状也，亦为首遇；亲历其服药之效也，尤属首遇。且其来也速，其去也捷，效力立见，故治家人病，亦犹以身试药，所验尤当宝之也。

2. 奇恒历验

■ **尿后小腹若磬治案：** 家人某既曾见治急性尿路炎得愈，遂笃信中医中药，尝企望并其高血压、糖尿病亦改用中药，而仆则自知该两病治之非易，故仍劝其继续西治，而许以外此之症，概用中药调治。至2013年末，竟发一特殊症状，每于小便时急不可待，尿毕即觉小腹如掏空之感，约半小时许，方渐缓解，且伴双胫酸软不支，全身乏力。咨询西医，以其常服海捷亚（氯沙坦钾氢氯噻嗪片），或疑为内含利尿成分，导致缺钾使然，遂服氯化钾缓释片，岂料竟无微效，后又变换用药，停服海捷亚，改用科索亚（氯沙坦钾片），小便较前稍舒，然血压又复偏高，只好再加原药，使两药交替服用，并间断饮用氯化钾口服液，而尿后小腹空虚之症终不能除。

先是，仆意其高血压既用西药控制，则其不良反应，亦当由西法消除，未曾虑及中药治疗，故而拖延姑息。及至 2014 年初，症状不减犹加，尿后小腹空虚，坐卧不宁，胫酸乏力，以致畏惧小便，常自呻吟，仆方重视，决意施以中药。以仆浅识，降血压西药，由中医视之，无非抑阳而利水者也，长时服用，久利耗阴，久抑损阳，必致肾肝两家阴阳俱伤：阴精匮乏则下腹空虚，阳气亏损则双胫酸软，当从益肾填精设治。切其脉，细而弦，尺部觉沉，亦肾家不足之征。唯舌淡红，边有齿印，苔白腻，当有中气失运之虞。窃谓治宜补肾阳、和肝阴、健脾气，佐以清疏敛精。于是开具一方：

熟地黄 20 克，杜仲 20 克，白芍 30 克，天麻（打碎）10 克，栀子 12 克，合欢皮 15 克，茯苓 30 克，五味子 10 克，生黄芪 40 克，党参 20 克，蒲公英 18 克，砂仁 10 克。先取药三剂，隔日一剂，每剂水煎三遍，一日内分多次服完。

服药一剂，尿后小腹空虚感渐少，二剂服毕，尿时舒适，再无痛苦。仆欲使休息数日观察之，故暂留一剂未服，以备复发。不想此后竟无再发。

按 尿后小腹如掏空之感，症状特殊，乃仆前所未见未闻者，而所读有限中医经籍内，亦未之载。以脉症而论，辨为肝肾阴阳两亏、脾运失健，尚不为谬。故以熟地、杜仲、白芍、天麻、合欢皮、五味子补肾和肝敛精为主治，而佐以栀子、公英清利前阴，以防留湿郁火，再用党参、黄芪、茯苓、砂仁益气健脾化湿，以顾护中焦既伤之气，提升下焦失陷之气，宜其治有响应。然本案所历，却有奇恒之处。

虚损之症，其起也渐，其留也久；及其治也，见效必钝，痊愈必迟。本案所病，小腹如空，双胫酸软，证属虚损无疑，而病发数月，非不渐而久也，故补之以药，须假时日，亦在意料之中。然药仅二剂而愈，何其速耶！若非自家人病，而又亲历亲见者，断不之信。乃知世间尚多奇突之事，人自作井底蛙耳。病症千变，证候万端，固有出乎寻常之情；而治法纷呈，方药丛出，亦当有不合恒理之效。拙见止此，惟俟宏博者正焉。

■ **治痔疮而鼻衄得平案**：家人晚辈某，因屡见仆治疾应验，亦颇信中药之效。2015 年春，苦肛门肿痛，大便夹血，西医诊断为混合痔，未允其治，却委仆以中药调之。询知近日大便并见干结，想必阳明燥热，结毒魄门，血络有伤，乃见斯疾。遂为疏方：

制大黄（同煎）8 克，厚朴 24 克，枳实 10 克，何首乌 15 克，金银花 10 克，马齿苋 30 克，紫花地丁 15 克，黄柏 10 克，白芷 12 克，桑白皮 12 克，地榆 12 克，槐花 10 克。7 剂（11010110101），水煎服。

旬日后来诉：服药后痛肿已消，便畅血止。不惟如此，尤喜夜间鼻鼾亦瘥。盖其鼾症已数年，遽得不发，如释重负。乍闻其言，仆亦奇之，转念以思，或属巧合。即嘱暂莫服药，以观后效。既数月而痔未再发，而鼾症亦无复萌。

按 痔疮一症，发病较多，致人痛苦亦显，西法以手术为主治疗，中医多施内治，亦有消痔、挂线等外治法，中西医各具特长，均有显效。鼻鼾看似微疾，而寐中有碍呼吸，以致胸闷气憋，难以安睡，尚不可小视；西医或认作睡眠呼吸暂停综合征，重者可影响心肺功能，不得不加以防治。仆因门诊所限，疗痔疮仅取内治，疗效尚可，而治鼻鼾病人则少，偶遇之多用化湿通窍法。本案原为痔疮设治，竟将鼻鼾一并治平，虽犹不治而治，亦乃病机相通，异病同治耳。诚能为鼾症添一治法，则亦幸矣。前贤论痔尝曰：由热居肺经，传注大肠，又大肠久虚，风热留滞，故令肛边生疮而出血也。然则痔疮虽生魄门，为火毒所伤而成，第其火毒本由肺经热邪下注以化，手阳明经火毒壅积大肠，既已侵滞谷道于下，而成痔疮，则手太阴经热邪本居肺脏，得勿阻碍气道于上，而为鼻鼾乎？案中用大黄、厚朴、枳实、黄柏、地榆、槐花、金银花、马齿苋、紫花地丁清泻阳明、太阴两经火毒积热，如何首乌养血润肠，复用白芷、桑白皮开宣肺气，以利鼻窍，令火毒散去，上热无从下注而下极利，下热无由上熏而上窍通，则痔之与鼾，两疾并愈，亦在情理之中矣。《经》言肺合大肠，两相表里，于本案尤信之。

■ 将治足痛而未药自愈：家人某每有小疾，必委治于仆。2013 年春节甫过，忽感右足底酸痛，步履因之欲跛，始认鞋不合足，两番更换，辗转十余日，仍莫能释，遂以为病，竟怨仆漠然不睬。乃视其痛处，并无红肿，色形与左足无异，唯涌泉穴与足趾根间压之而痛。舌淡暗而胖，边现齿痕，苔白腻根厚，脉细小弦。因其素患糖尿病、高血压病，已用西药，固有气血阴阳之偏，或生身肤之变症；见一足痛，不必深究其因，权从标治，养血通络止痛可也。疏方：

生黄芪 30 克，当归 12 克，白芍 30 克，茯苓 30 克，威灵仙 30 克，独活 12 克，络石藤 12 克，白芷 12 克，天麻 10 克，秦艽 12 克，延胡索 12 克，木香 10 克。取药 3 剂，当天未煎，翌日正欲煎药，却道足痛似已不觉，行走亦无不便，又过数日，亦未再痛，不药而愈矣。

按 病有自愈之机，为医者不可不知。《伤寒论》述病，有一日太阳、二日阳明，六日传遍六经而自已之论。非止伤寒，杂病当亦不乏自痊者。病如癌症之厉，尚偶有自愈倾向，况他疾乎！是故养生之道，未病者先炼其身，增强体魄，俾病不发；已病者先治其神，坚固心志，望能痊返；然后施以药治，既以拔除病邪，亦以鞭策正气。于是则人有必胜之志，医无过失之误，将自愈之力，加以药愈之功，病必易却。

医家临床，目无非病，笔下皆药，固多见用药愈病之验，所当记取，然内中宁无本将自愈而恰逢用药者？乌可见所验而尽归己功也已！本案足痛，已取药矣，却未及煎，竟不药而愈；倘或即煎而即服，其愈也必谓药力所致矣！又或有病本当自愈者，适已用药，药复不合于证，反莫能愈，再因循治之，更生新疾，则新疾之生，前病之淹，毋乃药之害耶？古谓："有病不治，可得中医。"非谬说也。因并录之以为临证启悟之助云。

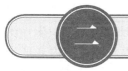

外揣内揣

医家尝谓："有诸内必形诸外。"仆则补之曰："见诸外必应诸内。"盖疾病内景与外形相应，如桴之应鼓，影之随形也。虽然，光晦则影不显，桴轻则鼓弗闻，疾病亦可因多故而有外形与内景不相应之情，非真不应，乃应而未能察知也。当斯之时，便当以相应之理，或由外而内，或由内而外，揣测其当有之景之形，此外揣内揣之本义也。凡所言内外，不止于体内与体外，犹有宏观与微观，病机与证候，亦皆内外之对待。外揣与内揣，固为中医学整体观念与辨证论治之基本思想方法，欲使辨证视野由宏观深入微观，必当重新认识与运用该法。仆将略陈管见，尝试别解外揣内揣之情，拓宽辨证视野，权衡论治策略。

外揣内揣之论，源自《灵枢·外揣》："昭昭之明，不可蔽。其不可蔽，不失阴阳也。合而察之，切而验之，见而得之，若清水明镜之不失其形也。五音不彰，五色不明，五脏波荡，若是则外内相袭，若鼓之应桴，响之应声，影之似形。故远者司外揣内，近者司内揣外，是谓阴阳之极，天地之盖。"斯论大意，以阴阳之理，察内外之情，故可昭昭而明。合察，切验，见得，诊察不厌其细、不失其全也；以在外之五音不彰，五色不明，而知在内五脏之神性波荡也；此内外之相因，彼此近远，相应相似也。故自外而知内，自内而知外，

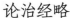

论治经略

由近而及远，由远而及近，皆因已知易知而推断未知难知者，俱可两相揣度其情其状矣。

以外揣内，谓之外揣，由观察外征而揣测内景之法；以内揣外，谓之内揣，由已知内景而揣测外征之法。两法相向以行，关乎视野之内外延伸、宏微拓展也者。人体有内外，平病有显隐；证候显于外，病机隐于内。是以既往所云辨证论治，外察证候而内断病机，从而却病保身，实则外揣之学也。或问：辨证论治囊括中医疾病防治，何独外揣是用？盍将内揣兼行？曰：非不欲内揣也，盖以视野所囿，固有不宜不易之情在焉。

（一）以外揣内揣为辨证途径

自古迄今，中医辨证论治所依赖者，实惟外揣耳。何以见之？盖其擅于司外，鲜能司内也。司外，主司于外，观察外证也；司内，主司于内，剖析内景也。中医解剖之学粗疏，故鲜能司内；辨证之学发达，故擅于司外。朱丹溪曰："欲知其内者，当以观乎外；诊于外者，斯以知其内。盖有诸内者形诸外。"惟其有以司外，则由外揣内可凭；鲜能司内，则自内揣外无据，是以内揣难用而外揣独行焉。

1. 更新外揣，突破宏观

虽云中医擅于外揣，然非尽善也。中医自发运用系统论思想，以辨证论治方法认识人体平病，此情与控制论黑箱学说道理相当，即使解剖粗疏，亦无妨于却病疗疾、调适心身，此中医学特色优势之所在。第有缺憾者，中医系统论思想终究与现代系统论有所不同：现代系统论既符合整体观，又不排斥还原论；中医则长于整体观，却无缘于还原论。故现代系统论不只利用黑箱，尚可开启黑箱，令变白箱；中医系统思想则只停留于黑箱阶段，难以开启变白。因此，中医于整体调控人体平病也，得心应手，效应显著；而于分解内脏，剖析器官也，将束手乏术矣。

然则可否重整旗鼓，增补还原论思想，再建解剖之学？无须也。西医解剖学已详而尽矣，何苦重蹈旧辙！直接利用西医解剖成果可也。何以用之？拙见以为，可以于不动摇传统藏象理论前提下，实现中医外揣之更新。其法，凭借现代检测仪器，将中医四诊向微观层次延伸，而不改变传统中医内脏之名实，一概以辨证论治原则为指导，将所有检测之理化指标直接或间接与"证"建立相关联系,使前者纳入后者之中,成为"新证",或成为"老证"之组成部分,然后据此"证"以联系中医藏象,使脏腑辨证向微观化迈进。该项工作之最终目标,旨在使中医病证不仅有宏观症状与体征之特定表现,且有一系列微观指标支持,形成宏观为主,佐以微观之辨证论治体系。

2. 兼行内揣,利用微观

司内揣外,谓之内揣。既往中医因难以司内,故未尝运用内揣之法,其所以不能司内者,仍在解剖之学几废也。古代解剖内脏之形态名称,曾用于藏象学形成之初,第唯命名脏腑,状彼雏形耳。然自藏象理论形成伊始,便借用阴阳五行学说为指导,以整体观与辨证论治为方法,自发运用系统论、控制论、黑箱学说,五脏系统既成,便自然抛开内脏解剖形态而独立发展,并日臻完善。是以中医解剖形态学因无以致用而未能发展,至今仍处于原始粗疏状态,以致中医多半讳言解剖。然则中医何以司内而行内揣耶?复何必行斯内揣耶?仆有说焉。

先论何凭而可行内揣。中医所以不能行内揣者,辨证微观视野缺失,司内无凭也;今西医形态之学已将人体内景剖析昭然,形成形态生理病理系统,业已为中医开拓微观辨证资源,足可将司内无凭转为有凭矣!故可行使内揣也。目前就诊中医者,多数已经西医诊断,确诊为西医某病,既已知其病,便知其内景状态,只需辨识当时之外证,便可将西医病与中医证取得联系;经验既久,则可建立西医病之中医证候系统。

次论何故而当行内揣。上文既云可借西医形态学而更新外揣,由宏观而挺进微观,则独以外揣便可展延视野而横跨两观,此处又云凭借微观而兼行内揣,得毋重复赘余乎?非也。上文所说更新外揣,乃建立以中医证为纲,由宏观至微观之辨证论治体系;此处则为建立以西医病为纲,由微观至宏观之辨证论治体系:主次不同,先后两异也,故可并行不替也。

(二)从揣内揣外以拓展证治

外揣以外证揣内病,内揣以内病揣外证,盖可互补有无,羽翼辨证论治。然其外揣内揣而行辨证论治者何以行之?拙见以为,其一要借用现代医学知识,此事有难有易,当先由易处施行。西医各科疾病之解剖、生理、病理等理论精细而详备,然与中医多不相涉,故暂难借鉴,尚待今后深入研究方可运用；唯其疾病之临床表现部分，症状信息丰富，显而易知，可直接为我所用。其二要建立西医疾病与中医证候之对应关系。本书前文曾专论病机本末与证候主从之理，业已设立由病而证之津梁，有此二者，盖可奠基外揣内揣，俾其行有所凭。捡取西医疾病临床表现为依据而行外揣内揣论治，犹须常备以下工作：①学习西医各病之临床表现，将其转化为中医四诊习见之症状；②临床中注意记录西医已确诊病例之脉舌特征；③辨识各病之特征脉舌与特征症状，判定为相应证候类型，作为各病之本病证候，简称本证；④总结各病与其本证，建立常见病本证证候谱系。自然，未作成此病证谱系之前，亦不妨于部分疾病内先行外揣内揣之论治。

1. 有证无病，外揣论治

中医辨证，皆由外在症状与舌脉表征而推测内在病机，其所行无非外揣，然非此处所论外揣也。此言外揣，乃指由外在中医证候而推测内在西医疾病之谓，即由辨识西医疾病本证而判断其病存在，亦即由辨证而诊病。据此而立法处方施治，便为外揣论治。故外揣论治适应于已有中医证候可察，尚无西医疾病诊断者，斯时于西医尚属未病，于中医则为已病矣。

临床常见不少病人，症状明显，自觉痛苦，即有外证可循，却暂无西医疾病诊断，西医多斥之为无病。近年西医渐由纯生理医学模式向生理 - 心理 - 社会环境医学模式转变，方将此类病人称作亚健康状态，足见西医亦已重视病人主观症状，允为一大进步。中医遇此类病人，从无推诿，必以四诊合参而行辨证论治，多能解除其痛苦。今仆接诊时，除按传统方法辨证论治外，尚复启动外揣之法，依据素常经验，视病人主要症状是否为西医某病之特征症状。若否之，则照寻常辨证论治；若然之，则进而辨识病人有无该病本证所属之其余症状。若无之，则其本证辨证不成立，排除该病，仍当按寻常辨证论治；若其余症状确与该病本证脉症大致吻合，则其本证辨证成立，当认为患有该病，而应依其本证论治，开具相应方药，并据旁从症状稍事加减。不惟施以治疗，犹要嘱病人作相关检查以证实之。当知疾病之生，其情非一，多有先见病理变化而后见证候者，亦常有先见证候而后见病理变化者。若为后者，西医每忽之，中医当知其渐而防乎微，治其未病可也。又，病人感知症状之觉悟，耐受痛苦之阈值，固有不同，既有病变已深而尚无知觉者，亦有病尚隐匿而已身现疾症者，为医者所当审慎从事，以防贻误病机。

■ **从本证外揣作胆囊炎论治案：**孙某，女，37 岁。2012 年 3 月 22 日初诊。诉其患慢性胃炎多年，常见胃脘疼痛，右胁胀满，嗳气反酸，纳食呆滞，近半年来有所加重，且四肢困乏，烦躁易怒殊甚。诊其脉细小弦，右大于左，舌红，边现芒刺，苔白腻。认作中焦寒滞湿蕴，肝胃不和，郁火萌生。治当和中疏肝，化湿达郁。疏方：

法半夏 12 克，陈皮 10 克，黄连 6 克，黄芩 12 克，炒白术 30 克，茯苓 20 克，木香 10 克，砂仁 8 克，香附 12 克，柴胡 10 克。5 剂（1101101），水煎服。

3 月 29 日二诊。胃脘之痛半却，纳食有增，而胁胀胸闷、嗳气反酸、急躁心烦等症明显，脉仍弦细，左右不匀，舌红边芒，苔白腻欠津，右厚而左薄。胃滞有开，而胆经湿热，少阳气郁显之，此胆囊炎本证也。遂问病人，有否胆囊疾患？云两年前曾作肝胆检查，并无其病。再问有否牙齿疾病，又复否认。然两年未查，岂知病无新发？既见胆囊炎本证，即据以拟方：

柴胡 12 克，郁金 12 克，黄芩 15 克，香附 12 克，金钱草 18 克，鸡内金 15 克，青皮 10 克，川楝子 12 克，白芍 30 克，枳壳 12 克，法半夏 12 克，砂仁 8 克。5 剂（1110110），水煎服。并嘱作肝胆 B 型超声波检查。

4 月 12 日三诊。上诊 5 剂药服竟，觉诸症有减，便又自行取药 5 剂继服，今脘痛已平，胁胀、嗳气、反酸、烦躁等，俱不明显。上周行 B 型超声波检查，证实有胆囊炎并多发泥沙样结石，脉几似前，右侧舌苔则已变薄。不宜停药，再与原方加减而小其制：

柴胡 10 克，苏梗 10 克，黄芩 12 克，香附 12 克，金钱草 15 克，鸡内金 12 克，青皮 10 克，白芍 30 克，枳壳 12 克，法半夏 10 克，茯苓 20 克，砂仁 8 克。12 剂（110101011011010101010），水煎服。嘱其用药后如无不适，可停药两周后来诊。

6 月 30 日四诊。服上诊之药后，症状几已解除，停药两周，亦未见发。因事不及来诊，自行取药间断服用，迄今未见旧症发作，而饮食如常，唯大便干结，舌苔已薄，脉小弦。上方去半夏、茯苓、苏梗，加制大黄（后下）6 克，厚朴 18 克，黑芝麻 30 克。10 剂（11010101101010101），水煎服。

按 初诊施治，辨证论治常法也。二诊虽胃家之症有应，而肝家之症仍显，故须变化其治。因见舌苔右厚，并症脉所见，判为胆经湿热，少阳气郁。而此证恰乃胆囊炎本证，故依之论治，得以显效，据本证而测病，遂查得胆囊炎症及结石，俱属外揣之功也。二诊处方，仆常用以治胆囊疾患，内中柴胡、郁金、青皮、川楝子、香附，所以疏肝解郁，舒达少阳；黄芩、金钱草、鸡内金，所以清利湿热，廓清胆府；白芍、枳壳、半夏、砂仁，所以缓肝急，解脾困，和胃气，俾浊邪无留，胆气中正，肝脾调和，其病得平矣。其中以偏苔而论病，乃仆经验。仆曾作120余例偏苔病人临床观察，统计分析后，发现某些病症关系。凡右侧舌苔偏厚者，非口腔牙齿之病，即胆囊、阑尾之疾。本例既无口齿疾病，却见胆囊炎本证，故而疑有胆囊炎，查之果有，治之显效，复为胆疾诊治辟一蹊径矣。

2. 有病无证，内揣论治

传统中医辨证论治，实际尚无内揣行迹，何也？盖以内景难明，无以为据也。今西医详于内景之解剖，精于生理病理之描述，大可为中医所用。时至近年，人们保健意识普遍增强，多数人定期体检业已成习，故不少病人，诣诊中医之前，已先有详细西医疾病诊断，实有裨于内揣论治。内揣所指，乃由西医确诊之内在疾病，揣测当有其外在本证，从而施以治疗，亦即由内病揣外证也。内揣论治适应于疾病处于隐证、潜证阶段之治疗，斯时于西医虽属已病，于中医则属未病也。

临床常见众多病人，先有西医诊断为某病，但症状较少，甚或竟无症状；又或本有症状，经治已见消减，唯西医实验室检查仍有阳性结果，欲求中医调治。当遇此证据不全，或无证可辨时，既有西医疾病诊断，便可启动内揣法，依据素常该病有证可辨时之证治方法施以治疗。此外尚有不少慢性病患者，如糖尿病、高血压病等，西医认为属于终身疾病，已接受相应治疗，且已不再见有其病之本证症状，其时亦可由其病本证论治，或从其病并发症之本证论治。

■ 从卵巢囊肿内揣作气结血瘀论治案：阿某，女，44岁，维吾尔族。2010年4月6日初诊。四年前体检发现右侧卵巢囊肿较大，当月施行手术切除，一年后复发，且增为两枚，乃再行手术治疗，不期术后又见复发，仍在右侧卵巢，大者一枚，小者三枚，且有增大趋势，今大者已5.0cm×4.4cm矣。因见手术难以控制再发，故诣诊中医，欲图根除。身体素健，生有一子一女，月经尚调。问其所苦，则无腹胀腹痛，亦无白带异常，只近年面生褐斑耳。脉虽细而不涩，舌淡红不黯，更无瘀点瘀斑，苔薄白不腻。脉症鲜少证据，何以辨证！权从西医疾病而行内揣论治，施以疏肝解郁、散结化瘀之法。疏方：

柴胡10克，香附15克，白芷12克，青皮12克，川芎10克，当归12克，白芍30克，牡丹皮12克，三棱12克，莪术12克，炙鳖甲（打碎）12克，皂角刺12克，夏枯草15克。5剂（1101011），水煎服。并嘱此病非易治者，先试治三阅月，行 B 型超声波检查，视囊肿消长情势再论后治。

4 月 13 日二诊。服药无不适之感，脉舌如前。原方加减：

柴胡 10 克，香附 15 克，制乳香 12 克，制没药 10 克，丹参 15 克，三棱 12 克，莪术 12 克，炙鳖甲（打碎）12 克，生牡蛎 30 克，浙贝母 15 克，白芷 12 克，皂角刺 12 克，夏枯草 15 克。9 剂（11011011010101），水煎服。

4 月 27 日三诊。述服上诊药前数剂并无所苦，近一周内渐觉胃脘微胀而痛，故尚余 2 剂药未服。今日带来，问仍服也未？脉弦细，舌淡红，苔白微腻。料为乳香、没药碍胃，当顾护中焦。改以另方：

柴胡 10 克，香附 15 克，白芷 12 克，陈皮 10 克，木香 10 克，延胡索 12 克，白芍 30 克，三棱 12 克，莪术 12 克，炙鳖甲（打碎）12 克，生牡蛎 30 克，浙贝母 15 克。7 剂。并从所余 2 剂药内选出乳香、没药之粒大可辨者，而加入木香 10 克，砂仁 10 克，延胡索 12 克。共 9 剂药（110 △ 01 △ 0101101），水煎服。括号内"△"标识为上诊所余 2 剂药服用次第安排。

5 月 11 日四诊。两周之内，胃脘未再痛胀，亦未见其他不适症状，脉舌似前。上法不变，只于原方去三棱、莪术，加夏枯草 18 克，白芥子 15 克。再 9 剂（11010101101011），水煎服。

其后每两三周来诊一次，方药稍事变化，加减不过二三味。其间曾有腹泻，变化方药后即平。服药三月，复查 B 型超声波，其囊肿大者 3.0cm×2.5cm，已见缩小。病人仍欲继续服药，遂依前式再为调治。

按 卵巢囊肿，可视同癥瘕。以其位当少腹，仆每从少阳厥阴论经，复以其较少脉症表征，故权作癥瘕本证即气滞血瘀、湿浊结聚看。今治癥瘕，众医动辄用《金匮要略》桂枝茯苓丸，仆则但效其法而不用原方，每去其桂枝、桃仁，止用牡丹皮、茯苓、芍药尔。常用香附、白芷、柴胡等品代桂枝以疏导气血，温通经脉；而用三棱、莪术、川芎、延胡索等品代桃仁以活血化瘀；仍用茯苓、芍药，并加大其量，或加白术、泽泻，以渗湿健脾，柔肝养血；再加夏枯草、鳖甲、牡蛎以软坚散结消积；青皮、陈皮、木香、砂仁以理气和中醒脾。共成疏肝化瘀消癥之功。

至于仆不欲用桃仁，嫌其易致便溏。而不用桂枝者，则另有所思，非独本案本病，多年来已极少使用其药。其原因或涉臆想。因早年曾在药房司药半年，尝药几遍，殊觉桂枝淡而无味，不似肉桂之辛浓香烈，每疑其效不符实。又见《医宗金鉴·金匮要略注》责桂枝去皮用曰："桂枝气味辛甘，全在于皮，若去皮是枯木矣，如何有解肌发汗之功？"若然，则清以前用桂枝必去皮，岂能见效？仆之所疑，尤莫能解。

另须赘言，仆治慢性病患者，多半约其一周或两周复诊更方一次，最多三周。或问：此类病人，既无证可辨，盍开一方，长期服用，而反琐琐于复诊，得勿繁乎？非也。盖此诊虽似无证，服药中岂无变异？而药各有性，或生偏颇，人体异禀，耐受不同，敢保必无不良反应？是以药莫久用，而须随时变更，断续服之也。本案治疗期间，便曾见药后胃痛或腹泻，若非随时调整方药，必难坚持治疗。

3. 病证交见，内揣外揣

有病而无证，或无病而有证，可行内揣或外揣论治，已如上述。临床更多见既有外证，又有内病病人，其中病与证大致切合者，自当由寻常辨证论治调理；而其病与证交互出现，或病简而证繁，或证简而病繁者，则仍可从内揣外揣论治。

（1）证简病繁，相揣择病而治

外揣所施，不止由外证而揣内病之有无，尚可由外证而揣内病之主次，以行先后取舍之治。常有病人，既具内病，而病非一种，又具外证，而证则简约，当此之时，固可依常法而辨证论治，仆则另行外揣论治。其法，先视其外证症状有无与内在某病之特征症状相同者，若有之，则依该病之本证辨识其余症状，若本证辨证成立，则认为该病为具有显证者，其余各病则处于潜证之中，从而先治该病本证，所余各病可不治或后治。若外证与内在各病均无所涉，却与另外某病之本证吻合，则从另病本证施治，其并不与另外疾病相涉者，则仍按常法辨证论治，可勿计内病之多寡。

（2）病简证繁，相揣择证而治

病简证繁，即仅有一种疾病已作明确诊断，而外证纷纷丛出，此类病人，亦不少见。证候既繁而杂，则寻常辨证漫无头绪，不得要领，斯时便可行施内揣辨证，从其病揣测其本证而治之。其法，从病人外现繁杂症状中寻找与所患疾病之本证症状相一致者，若有所吻合，或大致相合，则本证成立，认为该病为有显证之病，而其本证以外证候，则均属无显病之证；病证俱显者为主，病隐证显者为从，故当从该病之本证论治。若未能吻合，则只好作寻常辨证论治。

■ **从本证外揣作前列腺疾患论治案**：郑某，男，55岁。2009年5月16日初诊。诉有多病，其糖尿病、高血压病、冠心病均已服西药治疗，而近期体检又查有前列腺中度肥大，并见慢性浅表性胃炎伴肠上皮化生，或云易致癌变，不无恐惧，但欲中医调治其胃。见其身形壮实，语声洪亮，舌红苔白腻根厚，脉弦而滑，尺部不沉，遂问有无胃脘不适，则述无之；复问有无小便不畅，则曰有之，常觉不利，尿犹不尽，夜尿频，可四五行。虽有五病，而见外证者，第前列腺疾尔。所余四病，三者已由西治，暂不与顾；至其胃炎癌变之虑，后作调治未晚；今但治前列腺疾患本证可也。法当清利湿热、开合肾关，权与自拟通关锁钥汤（方见治法篇）加减：

萹蓄 18 克，瞿麦 15 克，木香 10 克，石韦 12 克，车前草 15 克，茯苓 20 克，白芷 15 克，皂角刺 12 克，三棱 12 克，威灵仙 30 克，炒酸枣仁 18 克，白芍 30 克，桑螵蛸（剪碎）30 克。5 剂（1101011），水煎服。

2009 年 5 月 23 日二诊。服药后小便顿觉较前爽利，夜尿减为三两次。脉弦而小滑，舌苔根厚。仍与原法，上方去车前草、茯苓，加天麻、钩藤各 12 克。9 剂（11010110101101），水煎服。

2009 年 6 月 13 日三诊。服上方 9 剂，小便畅利，夜尿仅为一次，因其年轻时亦每有一次起夜，故认为痊愈，自欲停药数日。不意上周应邀宴饮微醉，遂又尿涩而频，夜尿增多，甚者六七行。舌苔白腻而厚，舌质黯红，边见齿痕，脉弦而滑。前列腺疾患，最忌酒伤，矧已至醉，安得不发？伤由湿热，治必清利。乃将初诊方裁化之：

萹蓄 18 克，瞿麦 15 克，小蓟 15 克，石韦 12 克，淡竹叶 12 克，车前草 15 克，茯苓 30 克，生黄芪 40 克，白芷 15 克，皂角刺 12 克，威灵仙 30 克，白芍 30 克，白蔻仁 10 克。5 剂（1101101），水煎服。

2009 年 6 月 20 日四诊。小溲已畅，夜尿减至二三行。脉弦小滑，舌苔仍白腻。湿热大势已挫，尚有余留；肾气未复常化，锁钥非牢。调左方制，以期全胜。疏方：

萹蓄 18 克，瞿麦 15 克，木香 10 克，淡竹叶 12 克，车前草 12 克，泽泻 15 克，生黄芪 30 克，白芷 15 克，皂角刺 12 克，威灵仙 30 克，五味子 10 克，白芍 30 克，桑螵蛸（剪碎）30 克。15 剂（111011101101101101011），水煎服。

2009 年 11 月 14 日五诊。上诊后，因多故未能复诊，但曾自购原方服用。今觉小便畅达，夜尿只一行，近一周中，竟有不起夜者。今日来诊，问可否加治胃之药。脉舌几如前诊。前列腺疾患，最不易根除，不可即行停药；而胃家有病无证者，可照其病本证调治之。遂疏以中焦下焦两顾之方：

萹蓄 15 克，瞿麦 12 克，木香 10 克，车前草 12 克，茯苓 20 克，生黄芪

30克，炒白术20克，黄芩10克，白芷15克，皂角刺12克，威灵仙30克，白芍30克，桑螵蛸（剪碎）30克。12剂（11010110101101010110），水煎服。

按 本案外所见证甚简，而内所病者则繁。究竟何病当治，何病可不治？或先治何病，后治何病？抑诸病俱治？欲加决断，可从外揣。今外证仅见小便之症，复有内应之前列腺肥大，故当依前列腺疾患主证治之。且《内经》曰："小大不利治其标。"谓无论何病，凡兼见大小便不利者，视为急当解除之标症，所当主治先治。是以确定清利湿热、开合肾关之法。方用自拟前列腺疾患主证验方，名曰通关锁钥汤。该方选萹蓄、瞿麦、车前草清利湿热，所谓通淋者也；木香、白芷、皂角刺、威灵仙辛散祛风，通滞开结；白芍、黄芪、桑螵蛸酸甘敛阴，益气固精，一开一合，所谓锁钥者也：故以为名。方以萹蓄、瞿麦为君，余者皆为臣佐，而木香尚可抵挡苦寒抑阳，黄芪又能防止清利伤气，俱兼佐治之用。案中稍有加减，加石韦、淡竹叶以助萹蓄、瞿麦，加炒酸枣仁、五味子为能宁心安神，或可抑制起夜之勤；加泽泻不过变化利湿之品味；加小蓟者，恐酒气伤及血分；至于天麻、钩藤，则用其柔肝祛风，缓肝之急，可助肾气之开合也。

三 发于机先

发于机先，即先机而发。《素问·至真要大论》曰："谨候气宜，无失病机。"又曰："审察病机，无失气宜。"乃言医家务必占候气化所变，审察病机所征，以知其相应与否，勿令相失而延误也。又曰："谨守病机，各司其属，有者求之，无者求之。"则言由外之见证而揣内之病机，不惟求之于有，尤必求之于无，防患于未然。即《缪松心医案》所谓"发于机先"者也。窃思仲景《伤寒论》，累世奉为圭臬而后难企及者，盖其方治则能先于六经传变之机也。检点论中语句，其以"欲"字提示疾证传变趋势者凡百余条，乃知仲景辨证，不止着眼于既成已显之证，犹且预见将成未显之证；至其论治，则歼除既成，断绝未成，先于病机传变而药之，故其获效也，必若桴鼓之应。前人尝曰："圣人不治已病治未病。"又曰："圣人治未病，贤人治已病。"又曰："上工治未病，中工治已病，下工治已乱。"俱尊未病先治，施治于病机将发未发之先，防病于微茫之间，杜绝病发，发于机先之谓也。既言未病，治将何从？

盖病之生，必有微兆，惟圣明者是察，庸工不之知也。治未病之事，所涉盖广，有未病先防，诸如冬伤于寒，春必病温，先固表散寒于春前者是；有已病防变，诸如见肝之病，知其传脾，当先实脾者是。此二项，均乃发于机先而治所未病，固为医家共知，屡用于临床者也。

向来中医临床，无论已病未病，概以传统辨证论治而行；近数十年间，西医扩展猛进，其疾病诊断详备，中医借以外揣内揣，扩宽辨证视野，治未病之范围有所增加；至近些年，西医新增亚健康防治，中医则倡行体质调理，复令辨证论治越加周详。顺应其发展，临床病人之结构亦有变化，其无病无证，欲求养生防病者陡增，医者尤须借重治未病之法。顾及此情，仆乃于向所熟知治未病常法而外，另寻萌病之机，而立先防预制之策。其机凡三：一曰先天禀赋之机，二曰素质偏颇之机，三曰旧病复发之机。知斯三者，便可从而治之。其于惩已胜而防未然，庶几备焉。

（一）治从先天

人体体魄之强弱，寿数之修短，关乎先天者尤切。若父母寿考，则儿女鲜少夭殇；父母孱弱，子女难得坚实。不惟如此，生病之类型，既病之情状，亦多与禀赋相关。常见癌症病人，动则有家族病史；父母患高血压病、糖尿病，子女亦屡有罹患；母病崩漏，其女月经亦多见淋漓。虽然，亦非先天禀赋既定而弗之能变，后天颐养得宜，相机而行预治，尚可防患未然，力夺天功。

顷年临诊，多见有病无证，或有证无病者，可行外揣内揣策略论治，已于前述。另有既无证复无病者，亦不少见。此类人就诊，率为养生保健而来，既无病证可辨，即外揣内揣亦无从运用，将何以处？此时正可从先天禀赋而施以调养之法。先问父母体况健否，所病如何，进而推及祖辈与叔伯姑姨行，询知家族病史；次则参以来诊者脉舌体态，估计受遗传因素影响，可能罹患之病，从而据以处方用药。

1. 具糖尿病、高血压病家族史者防治方略

糖尿病与高血压病，其病机有相通之理，故可一并防治。前者以气阴不足、痰浊瘀血为患，后者以风火痰瘀、阴虚阳亢发病。两病共亏阴虚，俱蕴痰瘀，而痰瘀极易郁而化火，从而生风，阴虚耗气且不敛阳，终致气渐虚而阳益亢。然则两病病机，互转有无，其始虽异，其后则趋同矣。故而防治之法，所

当益气阴而潜亢阳，化痰瘀而疏风火，拟定潜和益元汤。

潜和益元汤：生黄芪，西洋参，生地黄，麦冬，五味子，白芍，茯苓，天麻，合欢皮，生龙骨，生牡蛎，珍珠母。

本方乃治法篇中潜和汤之变方也。运用本方时，若见家族史中两病均具者，即予原方；但有高血压病家族史者，去西洋参、黄芪，加石决明、钩藤、夏枯草；只具糖尿病家族史者，去生龙骨、珍珠母，加泽泻、苍术。其但作预防者，取用其方，剂量宜小；而于已经患病者，则须加大方药剂量，并依据患者所现证候状况酌情加减用药。

方歌：潜和益元防两高，地冬参芪味苓芍，

　　　　天麻龙牡珠母欢，加减临证量病调。

■ **预防高血压治案**：陈某，男，39岁。2006年4月8日初诊。自述曰：我目前并无疾病，身体亦无不舒，而父母与大姐、二姐俱患高血压病。据称斯病极易遗传，不无担心，方行西医全项体检，查无异常，今欲请中医把脉以明究竟，能否预防，莫患父母所病。遂为诊察：体态偏胖而敦实，面有多枚痤疮，新久不等。舌淡红，尖见芒刺，苔白微腻，脉小弦，尺部略沉。处以下方：

生龙骨30克，生牡蛎30克，生地黄18克，麦冬10克，五味子8克，白芍30克，茯苓30克，天麻8克，合欢皮10克，金银花10克，白芷12克，蒲公英20克。8剂（11010011010101），水煎服。嘱两周后来诊。

4月22日二诊。药已服尽，问是否继续用药。询知尚无不适反应，脉舌如前。告之曰：此病确与家族体质遗传有关，所当预防，倘能坚持用药，可望不发。仍从上方，加重清疏品味，以挫其面痤。再为疏方：

生龙骨30克，生牡蛎30克，生地黄18克，麦冬10克，白芍30克，茯苓30克，天麻8克，金银花10克，白芷12克，皂角刺12克，黄柏12克，蒲公英20克。12剂（110101011011010101010），水煎服。嘱三周后来诊。

5月20日三诊。诉其药已服下，因节假延迟来诊。见面痤已有减轻，疮头缩小色转浅，无新发者。加减其方：

石决明30克，生龙骨30克，生牡蛎30克，麦冬10克，白芍30克，茯苓30克，天麻8克，钩藤10克，金银花10克，白芷12克，皂角刺10克，蒲公英20克。15剂（110101011011010101010101101），水煎服。嘱服竟停药半月，再照原方自取药10剂，停药两周后复诊。

2010年8月26日复诊。上诊后又曾自取药两次，身况良好，欲再请疏

方。既无违和之症，何妨仍用其法。上方去金银花，加夏枯草 10 克，砂仁 8 克。嘱长期服用本方，但须间歇服药，服半月，停半月可也。

2012 年 11 月 15 日复诊。体检复查，各项指标正常；常测血压，均在正常范围。又于上方加五味子 10 克，嘱再间断服之，服半月，停一月。

2016 年 4 月 9 日复诊。诉曰：经常徒步锻炼身体，血压正常；原药方仍时有服用，但自作主张，服一周（3 剂），停三周。近因不慎饮食引起腹泻，故来诊，为疏平胃散加味二剂。并嘱可用此前各方间断服药，以期体况平和。

按 治未病之事，非止中医奉而行之，社会民众亦已觉而信之，然必发于机先，方得其宜。医家每苦无证可察，难以设治，而先天禀赋，正可借为参照。本案求诊者不经问询，直陈家族病史，而恐遗传其病，能以无病之身，作预防之计，有其备，亦将无患矣。我辈医者，所当努力助之。案中用药，乃我素常治高血压经验方，以之治既患高血压病者，确有效验。本案取以作未病之治，虽十年不曾见高血压之发，然仆尚有所疑：高血压病虽属有遗传倾向者，却非遗传病，父母患之，子女未必患之也。本案求诊者或恰属本不该罹患者，则用药岂非蛇足？容后探讨之。

至有顾虑长期服药者谓：即便有益防病，长期服药，其可取乎？其中药有害奈何？曰：虑不在可与不可，而在能与不能也。第有防治之功，复能坚持，便不妨长期施用；害或有之，却可于方内随时化裁佐药以避之。今见高血压病、糖尿病患者，咸取终生服药，甚或针剂与口服并施，何西药则允之以为常，而中药则怪之以为异耶？

2. 具肿瘤病家族史者防治方略

近几十年来，由于 B 型超声波、CT、磁共振等检测仪器与方法广泛运用，肿瘤检出率大增，而民众防御意识亦普遍增强，诣诊病人常有欲以中药预防肿瘤者。肿瘤病变，多具遗传倾向，患者往往有家族病史。惟其如此，便为中药治未病提供借鉴。当询知求诊者父母或血亲中曾患有各类肿瘤时，即可据以施行防治方略。

防治肿瘤，须知肿瘤发生之理。肿瘤之为病，无非组织细胞异常增生所致。而增生过程有疾有缓，变异幅度有微有著，其增生处于缓慢而轻微状态者则为良性，若增生迅速而变化急剧者则为恶性。异常增生之所以出现，乃人体内外环境改变使然。外环境包括自然状况与社会状况，内环境包括生理状态与心理状态。生理状态直接影响组织细胞之新陈代谢，从而左右其生长、凋亡与异常增生变化。而心理状态无时不影响生理状态，自然与社会环境又经常影响生理与心理状态，最终作用于组织细胞，进而形成自然 - 社会 - 心理 - 生理 - 组织细胞之影响串链。所以，肿瘤防治不止于针对组织细胞，犹当着眼于改善内外环境，就个体防治而言，则应以心理 - 生理 - 组织细胞三环节为靶点。

以仆拙见，已患肿瘤者，当以祛邪为主，佐以扶正。采取中西医两法治疗，祛邪倚重西医，用手术、化疗、放疗歼灭肿瘤细胞；扶正倚重中医，用中药颐养身心，修复手术创伤，消减放化疗不良反应。其于未患肿瘤，却有肿瘤家族史者，则以扶正为主，佐以祛邪。可独用中医预防，扶正借重疏肝解郁、温阳健脾、益气和血；祛邪借重消积化癥、祛瘀通经、散寒除湿。现代药物研究有所谓抗肿瘤中药者，如山慈菇、半枝莲、白花蛇舌草、莪术等品，亦可适当取用，却不宜用为主药。窃以为此类抗肿瘤中药，药力薄弱，小量则不足以抑制肿瘤，大量则适足以损伤胃气，故但可用于未病预防，或既病而未用西法治疗者；不宜用于既病而已用西法治疗者。据此而拟定耘锄汤以预防之。

耘锄汤：白芍，柴胡，香附，夏枯草，三棱，莪术，合欢皮，青皮，生黄芪，茯苓，白花蛇舌草，干蟾皮。

所谓耘锄，松土与除草也。除草之效，在于去除杂芜榛莽，使无侵挤禾苗；松土之功，关乎保持水肥给养，改善禾苗环境。方用柴胡、白芍、香附、合欢、青皮、黄芪、茯苓疏肝健脾和血，所以松土者也；夏枯、三棱、莪术、蛇舌草、干蟾皮祛瘀消积化癥，所以除草者也。故名耘锄汤。

方歌：耘锄汤用芪柴胡，芍枯苓欢青香附，

棱莪蛇草并蟾皮，堤防预治肿瘤除。

运用本方，当视临证时机而变化其药：若就诊者目前尚无任何疾病，只因有肿瘤家族史，为防病而来，四诊复无异常脉症可察，则径直施以原方，作间断服药调治。若其患有某病，虽非肿瘤，亦不属增生、结节，却具肿瘤家族史者，则先治其现病，当现病治得半平，再小其现病方制，取其五至七味主要药，复加耘锄汤前六味药，即柴胡、白芍、香附、夏枯、三棱、莪术为方调治；至现病治愈，则改用耘锄汤间断服药治之。若来诊者既有肿瘤家族史，而所患疾病复为增生、结节类者，其无外证可察者，径直用耘锄汤；其有增生、结节类病而兼癥瘕、积聚见证者，再加强化癥消积之制，如选加半枝莲、土茯苓、浙贝母、鳖甲、牡蛎等品；其脾胃素弱，不耐药力攻伐者，可借重益气和中，如选加党参、西洋参、炒白术、枳壳、陈皮等品，或采用间断服药法，于不服汤药之日，给服香砂养胃丸、保和丸、人参健脾丸等中成药。

■ 疗乳癖兼防肿瘤治案：孙某，女，36 岁。2012 年 3 月 23 日初诊。行经前乳房胀满疼痛有年，经人介绍前来就诊。据云其乳房之痛自初潮之岁即有之，生子后五年来有所加重，西医检查诊断为双侧乳腺增生，体检复提示有多发子宫肌瘤及肝肾小囊肿，更因其母罹患乳腺癌而恐己身亦有癌变之虞，期望中医能一并治而防之。询知其月经尚准，但有血块而量多，行经第一天腰腹痛，第能耐受，尤苦行经前七天即见乳房胀痛，至行经当日方平。近日乳痛正作，料其经潮不远。舌质黯红，无瘀斑，苔薄白根腻，脉小弦，尺略沉。纳食、二便尚调。从乳癖、癥瘕论治，耘锄汤加减：

白芍 30 克，柴胡 8 克，青皮 10 克，香附 15 克，白芷 12 克，皂角刺 12 克，鳖甲（打碎）15 克，夏枯草 15 克，三棱 10 克，莪术 10 克，白花蛇舌草 15 克，干蟾皮 1 克。3 剂（1010100），水煎服。

3 月 30 日二诊：服药中尚无不适，且乳痛减缓；然 28 日月经适来，腹痛反见加剧，血块尤多，脉舌如前。检点所用方药，化癥消积有余，而和血止痛不足。所当调左之。疏方：

当归 15 克，川芎 10 克，白芍 30 克，柴胡 12 克，青皮 10 克，延胡索 12 克，香附 15 克，白芷 12 克，皂角刺 12 克，三棱 10 克，白花蛇舌草 15 克，干蟾皮 1 克。5 剂（1101101），水煎服。

4 月 13 日三诊：二诊之药服竟，月经已净三日，觉体况尚好，只大便稍溏。复自行照原方取药 5 剂，不想服至第 3 剂，竟见腹胀便泻，仍坚持服完 5 剂，今日大便溏泄已四行矣！悔不该自行取药，故来求治。脉弦小数，舌黯红，稍胖而有齿印，苔腐腻。活血攻毒之品，固伤气阴，而恰当经后，血气未复，脾胃气伤，中焦水湿不得运化。略减攻伐，增以护胃调中。疏方：

党参 18 克，炒白术 30 克，茯苓 30 克，炮姜 12 克，陈皮 10 克，白芍 30 克，柴胡 12 克，延胡索 12 克，香附 15 克，白芷 12 克，鳖甲（打碎）15 克，白花蛇舌草 15 克。5 剂（1101101），水煎服。

4 月 20 日四诊：上药服至 2 剂，大便已调，腹痛未作。今 5 剂已服完，急欲再转回乳癖、肌瘤之治。脉小弦，舌黯红，苔白腻根厚。未可依从病人所望而遽改上方，小调可也。去炮姜，加木香 10 克。5 剂（1101101），水煎服。

4 月 27 日五诊：月经于 25 日晚来潮，其前数日乳痛未作，行经当晚至翌日亦未再腹痛，仅见轻微胀满而已。纳食未减，大便尚调。脉小弦，舌黯红，苔薄白根腻。可正行化癥，佐以益气和中。疏方：

党参 15 克，炒白术 30 克，茯苓 30 克，木香 10 克，白芍 30 克，柴胡 12

克，延胡索 12 克，香附 15 克，白芷 12 克，三棱 12 克，鳖甲（打碎）15 克，干蟾皮 0.5 克，白花蛇舌草 15 克，生牡蛎 30 克。9 剂（1101101011011），水煎服。并嘱：服本方 9 剂后，可停药一周再诊；若服药无违和，又无暇来诊，亦可再取其方服用一次。

11 月 23 日六诊：因工作较忙，数月未得来诊，但一直取五诊方间断服用，大致服药两周或一周而停药一周。其经前乳痛及经期腰腹痛等均无再发，饮食二便正常。月前妇科检查云乳腺增生不明显，B 超示子宫肌瘤其大者较昔有所缩小。虽已显效，亦当小调方药，以防耐药等情。疏方：

西洋参 10 克，炒白术 30 克，茯苓 30 克，苏梗 10 克，白芍 30 克，柴胡 8 克，白芷 12 克，夏枯草 15 克，莪术 10 克，三棱 12 克，鳖甲（打碎）15 克，白花蛇舌草 15 克，半枝莲 12 克。15 剂（110101101011010110101101），水煎服。仍嘱可再照方重复取药，间断服药。

按 西医之病与中医之病，固多相通之处。如乳腺增生、乳房结节之与乳癖，子宫肌瘤、盆腔脏器囊肿之与癥瘕等即如此。故可运用上文"外揣内揣"之论，于中西病症之间施行辨证论治。内中既有病显而证亦显者，又有病显而证隐、证显而病隐者，殆需借鉴中西两医所诊以补辨证信息之缺。本例有乳腺增生而其痛著，此乳癖之有其病复显见其证者，故径直施以乳癖之治；肌瘤而无腹痛、包块、舌瘀，此癥瘕之有其病而未见其证者，故借镜西医诊断而认作癥瘕，治以化癥消瘀方药。此亦治未病之类也。

无论病家、医家，俱望速速却病，故对病之治，往往注重；而关乎体况，顾护脾胃之治，则有所忽。是以每见病证未平，中气先伤，而纳呆、便泻见焉。当此之时，食且难化，乌得药效之有乎？所宜先治其标，以健脾和胃，调理中焦为主，兼治前病，或竟罔治前病，而留待后治亦可。本例首诊、二诊，动用诸多攻伐之品，未曾顾及脾胃，虽值月经来潮，气血顿亏，亦未见违和之症。然虽体健胃强之人，亦难耐得久伐，故病人再用原方后遂生腹胀便泻。旋即更方，与健脾化湿而平。由是而言，调中护胃，关乎百病治疗，非止脾胃素馁者必用，凡需经月用药，即便中气未虚，亦当顾护之。此或东垣理法之高出诸家者欤。

3. 具过敏性疾病家族史者防治方略

西医学所谓过敏性疾病，以中医论，实属外风动肝之病尔。其起因或为风寒，或为风热，或为风湿，或为风燥，均由乎风邪所引；而病处或在鼻窍为鼽嚏，或在胸膺为咳喘，或在肌肤为疹痒，或在腹肠为泄泻，虽有责肺与责脾之异，要皆肝家失和以乘土侮金之过也。

窃以为过敏性疾病所以不同于一般性疾病之机，恰乃"动肝"二字。凡外风袭人，正气抗之，邪正交争，乃有病证之发。其寻常病者，风邪一分，则正气一分，正邪交争而发病，症状轻重与邪气多寡相当；若为过敏性疾病，风邪一分，人体误认为十分，调动十分正气与之争，故症状数倍于寻常。例如：风寒袭肺，肺气起而着力于宣发，而为喷嚏、咳嗽，虽有轻重，第与所受风寒强弱一致；倘遇过敏者则不然，风寒袭来，肺气暴起，惟事宣发，不及肃降，而为鼻塞，喷嚏，流涕，咳嗽，气促，哮喘。过敏性病之所以反应剧烈而与受邪强度不相应者，乃肝气之逆动也。夫肝主疏泄，藏血主风，凡过敏之人，肝血易燥，易为外风所激而动，其动则疏泄失宜，上则侮金而致肺气奋激，下则乘脾而令脾失运化，乃有诸风过激之患。是以治疗寻常风疾，祛除风邪而调肺运脾可也；而治过敏性疾病者，祛风邪而调肺脾之外，必当制肝之动、养肝之血。向来医中有"治风先治血，血行风自灭"之论，殆或此理欤。

虽然，预防与治疗尚有不同。治疗过敏性疾病之发作者，当从祛风和肝、调肺理脾论治；若只具过敏性疾病家族史而无发作者，可但御风和肝，不必调理肺脾。仆预制一防范之方，名和肝御风汤。

和肝御风汤：白芍，天麻，香附，柴胡，白芷，防风，生黄芪。

和肝，颐养肝血，疏理肝气，以制约其见风易动之性也；御风，巡营察卫，坚固肌表，以防范或伏或袭之风也。方用白芍、天麻、香附、柴胡和肝，白芷、防风、黄芪御风，以为有过敏性疾病家族史者设置藩篱。

运用本方，若有过敏性疾病家族史而只为预防来诊者，但用原方可也；倘已有发病迹象，则当依据病性加用相应药物。若属过敏性鼻炎，当加鼽疾之药，如辛夷、薄荷、苍耳子等；若为过敏性哮喘，则加肃肺平喘之药，如苏子、白芥子、麻黄等；若为荨麻疹等皮肤疾病，则加疏风强卫之药，如白鲜皮、地肤子、荆芥、浮萍等；若为过敏性结肠炎，则加理脾靖肠之药，如炒白术、炮姜、黄芩、黄连等。

方歌：和肝御风汤芍芪，天麻香附柴防芷。

　　　　风袭肺脾动肝者，专为过敏设藩篱。

■ 防治鼻鼽兼哮喘案：陈某，女，31岁。2008年5月17日初诊。因常陪其母来治哮喘，疗效尚好，故亦求为其本人调治。据述患过敏性鼻炎三年，夏季天热时加重，近日已有鼻塞、喷嚏症状，尚未至重时。其母早年亦患鼻炎，后至过敏性哮喘，唯恐自身亦如其母，期能早作预防。睡眠不实，多梦易醒，月经尚调。脉细小弦，舌淡红，苔薄白，舌尖有芒刺。与和肝御风方加减：

羌活15克，辛夷10克，白芷6克，防风6克，薄荷（后下）10克，白芍30克，天麻8克，香附10克，生黄芪18克，苏子15克，炒酸枣仁15克，五味子10克。5剂（1101101），水煎服。

5月24日二诊：鼻塞、喷嚏之症已平，寐仍易醒，月经适来两天，大便溏稀。脉小弦关小滑，舌淡红，苔白根腻。借重宁心和肝。疏方：

珍珠母30克，生龙骨30克，生牡蛎30克，天麻8克，炒酸枣仁15克，茯苓30克，五味子10克，合欢皮15克，白芷6克，防风6克，白芍30克，益母草15克。5剂（1010111），水煎服。

5月31日三诊：齁疾未作，睡眠已安，月经已净三日，大便亦复常。脉小弦，舌淡红，苔薄白。转从和肝御风法。疏方：

白芍30克，天麻8克，香附10克，柴胡6克，白芷6克，防风6克，生黄芪15克，苏子8克，合欢皮10克，五味子6克。12剂（11010101101010110101），水煎服。

并嘱服完上药后停药两周再诊。

8月2日四诊：服上药后，觉身况尚好，复因公私事多，未及时来诊，亦无齁疾之发。今日欲问是否仍需用药。脉舌如前。再疏原方12剂，服法如前。并嘱若无特殊变化，可照原方自行购药，每服12剂，停药4至6周，如此往复，半年为期。翌年入夏来诊，体况良好，又疏以和肝御风法，小其剂量，间断用药。

按 齁疾与哮喘，一在肺窍，一在肺体，俱为肺失宣肃之疾，故极易相继或相兼为病。本案已有齁疾三年，况有母病齁疾继以哮喘者在先，焉得不虑？首诊因有鼻塞、喷嚏，故于和肝御风方加羌活、辛夷、薄荷；因寐不实，故加酸枣仁、五味子；欲预防哮喘之继发，故加苏子。二诊从潜和宁心以专治寐梦，因月事适来而便溏又加茯苓、益母草，取其近症而舍其远期，治其标也。及至三诊，齁疾已安，寐已转宁，则与和肝御风法，专以预防为谋，缓则治本也。然既无现症，不必朝夕用药，间断服之，寄望于防患未萌可也。

（二）治从素质

素质即体质。近年体质研究已然深入，影响亦广。如有五种体质、九种体质之说，殆以体型、心理为据，类分人群，以供预防疾病之参考。以仆拙见，素质也，体质也，均包含于传统辨证论治理论之内。凡未成显病之先，其气血阴阳之亏欠，五脏六腑之不足，便为素质或体质；至若其类型划分，亦将由气血阴阳脏腑之相应名目以标识之。

仆所论素质，只言人体正气虚与不虚，不论实邪之有无。今近医家尝将实邪如痰湿、瘀血等划为体质类型，窃以为不宜；盖实邪终属正气不足演变而生者，若亦视为体质，则其失之宽泛，不免疏漏矣！此即仆所论素质有别于当下体质学说之处，故称素质，不称体质，以示不同焉。

若论素质之类型，盖可以四性与六位分之。四性者，四虚之性，即气虚、血虚、阴虚、阳虚也；六位，六虚部位，即心虚、肺虚、脾虚、胃虚、肝虚、肾虚也。

至于将四性与六位相合，尚有诸多复合型虚证。如气虚之下，分别有心、肺、脾、胃、肾之气虚；血虚之下，则有心、肝之血虚；阴虚之下，则有心、肺、脾、胃、肝、肾之阴虚；阳虚之下，则有心、脾、胃、肾之阳虚。此外，以传统气血理论而言，气虚尚包含元气、宗气之虚，血虚尚含营气虚，阴虚尚含津液虚，阳虚尚含卫气虚等情。然素质分类，旨在防御，宜粗不宜细，故此类复合型虚证，留待疾病治疗时辨析可也，不视为素质。

人体素质，由乎先天禀赋，亦因于后天养成，且随年事而有所变化。然则素质虽有定数，却非一成不变，尚可用药物或饮食起居而颐养调整。惟其如此，素质理论才具临床意义。判别素质，究竟何益于养生却病？盖可防微杜渐，令未发者不萌，已发者勿著。凡人患病，无非正邪交争之事，所谓"邪之所凑，其气必虚"也。若于发病之先，察知人体素质之强弱，虚之所在，性之所属，预加调补，可保不病。

1. 调补气血阴阳不足

辨识气血阴阳四虚之素质，一如临床辨识气血阴阳四虚之证。然素质之辨与虚证之辨同中有异，其同者，脉症依据一致也；而其异，判定准则有差焉。气血阴阳四虚之证为显著之证，须脉症悉见或强半见之，方得辨为某虚证；气血阴阳四虚之素质为微茫之证，第见其一二脉症便可认定，不必悉具。

是以见神疲乏力，少气懒言，自汗，舌胖或有齿痕，脉虚无力之一二脉症者，便为气虚质；而见面色苍白，头晕目眩，唇舌色淡，脉细之一二脉症者，便为血虚质；见五心烦热，咽燥口干，舌红或少苔、无苔，脉细数，或午后升

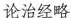

火，便结或尿短赤，盗汗之一二脉症者，便为阴虚质；见畏寒或肢冷，面足虚浮，舌淡胖苔润，脉沉微迟，或夜尿频多，便溏或尿清长之一二脉症者，便为阳虚质。

四虚素质既辨，即可据以施行调补。寻常治四虚证之四君子汤、四物汤、八珍汤、保元汤、龟鹿二仙胶、六味地黄丸、金匮肾气丸等自可选用，第于临证时相机增减药物、权衡剂量而已。

2. 调整心肺脾胃肝肾亏虚

五脏素质偏颇，乃疾病发生根苗。殆以素质之偏，每处于微茫难辨之际，人多不之察，或虽察之而不能防微杜渐，以致发为显症后才欲治疗，此治病心切而防病意缓之常情也。辨五脏素质之偏颇，亦可借鉴五脏虚证辨识之例，但显微重轻不同耳。

是以凡见心悸、胸闷失眠、多梦、健忘、脉结代或细数之一二脉症者，便为心虚质，而参合上项四性之辨，又可分辨为心气虚、心血虚、心阳虚、心阴虚之四种素质；而见久咳、痰白、气短、气促、易感冒之一二脉症者，便为肺虚质，又有肺气虚、肺阴虚之分；见便溏、纳呆、食后腹胀、面色萎黄、肌瘦乏力之一二脉症者，便为脾虚质，又有脾气虚、脾阴虚、脾阳虚之分；见脘痛得食而安、得按而缓、胃脘痞满、食减或食旺之一二脉症者，便为胃虚质，又有胃气虚、胃阴虚之分；见头晕目眩、肢体麻木、急躁易怒、抑郁喜叹息、双目干涩之一二脉症者，便为肝虚质，又有肝血虚、肝阴虚之分；见腰膝酸痛、胫酸膝软、足跟痛、耳鸣或耳聋、发脱或齿摇、尿后有余沥或失禁、性功能减退、不育、不孕之一二脉症者，便为肾虚质，又有肾阴虚、肾阳虚之分。

至若防治，自可仿效寻常治五脏虚证之例，而行颐养心肺、健脾和胃、补益肝肾诸法。而遣方用药，调适剂量，临证化裁可也。

■ **素体气阴不足调治案**：桑某，男，47 岁。2005 年 4 月 9 日初诊。因陪其母诣诊，治久咳显效，便求为其自身调理。视其身体修长，偏瘦，脉见细软，舌黯红而有齿痕，苔薄白；问其所苦，则云尚无，再追问有无稍觉不舒适之处，则谓有时疲乏，易出汗，大便干，或二三日方一行。遂以气阴不足论治。疏方：

西洋参 8 克，生黄芪 15 克，生白术 12 克，茯苓 15 克，白芍 20 克，麦冬 15 克，玄参 15 克，沙参 12 克，五味子 8 克，生龙骨 30 克，生牡蛎 30 克。9 剂（11010110101101），水煎服。

4月23日二诊。近日大便已畅通，日可一行，乏力、出汗亦不明显，舌脉几如前诊。再将原方去玄参，加重黄芪至30克，西洋参至12克。12剂（11010101101010110101），水煎服。

6月18日三诊。服上药12剂后，又自购10剂，亦间断服药。今觉身体爽朗，体力无乏困，出汗已少，大便日一行。脉细小弦，舌黯红，略见齿印，苔薄白。改与中成药：早服参苓白术丸，午服生脉饮，晚服六味地黄丸各一次。

按 临床所见，门诊病人中，有病求治者固多，犹有虽无显病而求预防调养者。本例自认无病，乃因陪母治病而顺便诣诊，虽已有乏力、汗出、便结等症，但以不重而漠然置之。其乏力、自汗，虽不甚，亦气虚之渐也；而其便结，参以舌质红、脉细，已现阴分不足。故与益气养阴增津之法，宜其收效。后继以相应中成药，可保气阴缓缓长养，素质勿偏，防病于未然也。

另由本案而思及问诊当审慎之事。病家述其疾症，殆分三类：一者，症情几何，诉说几何，恰如其分，此类居多，可十之七八；再者，症情原轻，诉说则重，夸大其词，此类虽少，亦十之一二；三者，症情重而诉说轻，或症本有而莫之觉也，忽略其症，此类最少，十不及一。本案病人，即属后者。是以问诊之时，宜审察病人心态，看其属于何类，若为第一类，便以常法问之可也；若遇二类、三类时，则当斟酌，务必反复询问，去芜存真，确认其疾症有无间甚之实情。

■ **素体心气与肝血不足调治案**：苏某，女，17岁。2011年8月9日初诊。素间时有心悸，月经净后几日则见头晕，已历半年，其母担心，趁暑假陪女诣诊。询知除上述心悸、头晕而外，并无所苦，今日恰在月经第三天，脉来细而小滑，舌淡红，苔薄白。肝血、心气并有不足，所当小补，而适值经期，莫忘和血。疏方：

熟地黄20克，当归10克，白芍15克，川芎8克，益母草18克，泽兰12克，炒酸枣仁（打碎）15克，西洋参（打碎）10克，天麻（打碎）8克，茯苓20克，珍珠母30克。4剂（101011），水煎服。

8月16日二诊。服药第三日月经干净，未见头晕，本周内亦未发心悸。脉小弦，舌淡红，苔薄白。益心养肝。疏方：

熟地黄20克，当归10克，白芍15克，炒酸枣仁（打碎）15克，阿胶（烊化）10克，西洋参（打碎）8克，党参10克，天麻（打碎）8克，茯苓20克，五味子8克，珍珠母30克，砂仁10克。9剂（11010110101101），水煎服。

8月30日三诊。连续两周未见心悸，脉舌如前。今值经前一周，预加血分之味。疏方：

当归10克，白芍15克，益母草5克，泽兰10克，香附10克，炒酸枣仁（打碎）15克，西洋参（打碎）8克，太子参20克，天麻（打碎）8克，茯苓20克，珍珠母30克，砂仁10克。9剂（11010110101101），水煎服。

9月13日四诊。母代女来诊谓：近两周内亦未见心悸，9月5日月经来潮，今已净后5天，尚无头晕；因已开学，女儿难以请假，亦难服汤剂，能否改为成药。遂疏三药：生脉饮、乌鸡白凤丸、八珍益母丸。嘱其经净后三天开始，取生脉饮与乌鸡白凤丸交替服用，每药服一天，至月经来潮前三天改服八珍益母丸，行经期照服不辍，直至经净后三日停用，再改服上两药。可如此连续用药两个月后停药观察。

2012年5月22日五诊。母代女诊谓：去年连服中成药两个月后停药，近一年来状况良好，勿论素常或经期前后，均未出现头晕、心悸等症。迩来因近高考，又发心悸，且较往年频繁，并见眠寐不实，多梦易醒，月经甫过，复觉头晕，唯恐高考难以支持，故来求治。所述之情，显系学习紧张，劳其心血，心气失养，故素质之心肝不足也有加，乃至如此。丸剂嫌过缓，当与汤药。疏方：

珍珠母30克，生龙骨30克，生牡蛎30克，当归10克，白芍15克，炒酸枣仁（打碎）15克，合欢皮15克，阿胶（烊化）10克，西洋参（打碎）12克，党参15克，天麻（打碎）10克，茯神30克，五味子10克，砂仁10克。5剂（1101101），水煎服。

5月29日六诊。其母代述：服药当日，头晕心悸皆平，一周内已无再发，并夜寐亦实。再以上方去阿胶、党参，加泽兰10克、太子参20克。12剂（101101011010110101），水煎服。嘱安心高考，勿再顾虑。

按 凡见虚证之一二症状，而确无他症可察者，便当责之素质不足。本案少女素常时有心悸，却少胸闷、失眠、多梦、健忘、脉结代等脉症相佐，未可认作心虚显证，唯心气不足耳；又其经净后头晕，而无目眩、肢麻、急躁、易怒、抑郁、叹息、目涩等症相伴，亦难认作肝虚显证，第肝血不足而已。如法补益之，喜已显效，然不可认素质即便改观，仍需常加防护调理，必令其疾症之芽勿萌，如此经年，或可收获全功。本案少女便因学业劳累而复发，且至显著之证，虽又治平，然欲保久安，犹赖其后不懈颐养。

（三）治从旧病

医家常叹曰："圣人治未病不治已病，今人治已病不治未病。"何以如此？盖已病易知，未病难察也。不治未病，又非独医者之失，病者不自求治，医者欲治而无着，如是而久，医者不得其治，自无经验，将越发不能治矣。此治未病之尤难焉。近年医界与民众虽已注重治未病之事，而临床所见多系已病者，直以治未病求诊者仍少。虽然，医者尚可于已病患者中行治未病之事，"治从旧病"，即其一也。

临诊当问旧病，乃医家之职。陈修园十问歌，有"旧病"之问；西医亦将"既往病史"列于问病之次，其论详矣。然于旧病之先机防治之义，尚需略加阐发。中医素常所言旧病，盖指病人就诊求治之病外，既往曾患之病，因非今病，故谓之旧。以仆经验，询问旧病，当审慎处有三：一问旧病何时而生，复何如而平？此追述当时也；二问其病可曾复发否，及可有后遗之症否？此察知延续也；三问其病近况若何，及其与现病有无干系？此监看目前也。临证从旧病而斟酌治疗之策亦三：一防旧病复萌，当怀兼顾之虑；二防旧病转化，当备截断之法；三防旧病禁忌，检点今病治法。

详彼三问而设此三防，则可据以议定当前治疗方法；倘或忽之，唯今病是瞻，往往有顾此失彼之虞。医家奉此而行，犹得嘱咐病家，晓示利害，使有谨慎之心，以与医家配合，共握治已病而杜未病之机。

1. 亟防旧病复萌

中老年病人，多有旧病，不可或忽。问明而后，视其病属性而作防御，以绝复萌。大抵风邪之病与肺系之病，最易复发，如旧曾患有荨麻疹、过敏性鼻炎、支气管炎、哮喘等，尤须设防于临证。而设防之法，又要分辨新病与旧病关联强度：关系切近者，治新病必兼治旧病；关系疏远者，第治新病莫顾旧病可也。例如，病人来治胆囊炎，辨证为胆经湿热郁滞，询知曾有哮喘宿疾，为肺家病，且近无发作，故仅治胆疾即可。倘病人来治过敏性鼻炎，近日发作，辨证为肺窍伏风为外风引动，旧有哮喘，经治已半年未发，斯时遂当两疾并治，治鼽亦兼治喘。同有哮喘旧病，何以治法取舍如此？盖前例胆疾，离肺家尚远，可暂不虑及犯肺；后例肺窍之疾，极易侵及肺体而引发其哮喘，故当极力预防。

2. 犹防旧病转化

治从旧病，不止防其复萌，犹要杜其转化。所谓转化，乃旧病变异其性，引发另外疾症者也。大抵寻常疾病，既经治愈，转化者固少；而某些疾病却有转化倾向，不得不虑。如慢性肝炎，日久易向肝硬化甚至肝癌转化；肌瘤、结节、囊肿等病，经手术治疗后，不惟易于复发，且有激发癌肿可能。故此类病患者，亟须定期体检，以防旧病复发与转化。另须提及，由于人体耐受性、反应性差异较大，不少患者，当其病经治后，已无自觉症状可察，实则未必治愈，恐因久病耐受性增强而反应性下降使然，故遇此等病人，不可以无外证而疏于防范。

■ **宿有哮喘近发荨麻疹治案**：刘某，女，37 岁。2012 年 4 月 10 日初诊。家住四川，来新疆打工已五年。近三年来，每至春季，四肢及颜面晚间发丘疹成片，瘙痒殊甚，西医皮肤科诊断为荨麻疹，以抗过敏药治疗可控制不发，但停药仍起，直至深秋天气转凉后始平。近日天气渐温，四肢丘疹又发，甚痒，虽已服向所用西药而不能平，且有胸闷气急欲喘等症，故欲中医治疗。询知十六岁时，曾患哮喘，经中西医治疗而愈，迄今十余年间已无发作。脉细弦，舌黯红，苔白而中根厚腻。风燥伏郁，侵渍肺家外合，其气内郁，宣肃为之不利，而宿有哮喘，极易复萌，现下胸闷气憋之症，殆其征也。疏风强卫，佐以肃肺。疏方：

羌活 20 克，白芷 15 克，白鲜皮 15 克，地肤子 18 克，浮萍 12 克，白芥子 15 克，紫苏子 20 克，葶苈子 15 克，炙麻黄 12 克，新贝母 12 克，黄芩 12 克，鱼腥草 30 克，荆芥 10 克。5 剂（1101101），水煎服。

4 月 17 日二诊。服药两天，胸闷气急已平，但皮疹晚间仍发；5 剂药服竟，丘疹之发稍有减少，痒势见衰；偶有头晕，睡眠不实，易醒，脉如前，舌苔较昔变薄。仍用原法，佐以宁神。原方加减：

乌梢蛇 15 克，羌活 15 克，白芷 15 克，白鲜皮 15 克，地肤子 18 克，浮萍 12 克，白芥子 15 克，炙麻黄 12 克，黄芩 12 克，苦参 15 克，天麻（打碎同煎）10 克，炒酸枣仁 20 克，合欢皮 15 克。9 剂（11011010110101），水煎服。

5 月 22 日三诊。服药间丘疹之发已少，瘙痒几除，胸闷未见，头晕已无，寐亦转安。停药数日，又见皮疹，却也不甚觉痒。伏风强半已除，仍当追击不舍，小其制可也。疏方：

乌梢蛇 10 克，羌活 10 克，白芷 12 克，白鲜皮 12 克，地肤子 15 克，浮萍 10 克，白芥子 10 克，蝉蜕 10 克，炙麻黄 8 克，黄芩 10 克，苦参 12 克，天麻（打碎同煎）10 克，合欢皮 15 克。12 剂（11011010110101010101），水煎服。

6 月 19 日四诊。诸症均已消退，虽辍药一周亦未见发，脉舌似前。不可停药，当间断用药，以防旧疾再起；亦当削减祛邪药而加御风固卫之品。疏方：

乌梢蛇 12 克，白鲜皮 12 克，地肤子 15 克，紫苏子 10 克，白芥子 10 克，炙麻黄 8 克，黄芩 10 克，苦参 12 克，天麻（打碎同煎）8 克，夜交藤 12 克，防风 10 克，生黄芪 30 克。12 剂（11011010110101010101），水煎服。

并嘱服药两周，停服两周，以观常变之情。倘有异常，再来就诊。

2013 年 4 月 2 日五诊。自去年末诊后，坚持间断服药两阅月，诸症不发，体况良佳，后即停药，迄未再发。今因月经后愆而量少，故来求治。脉细小弦，舌黯红，边有齿痕，苔薄白根腻。末次月经 2 月 12 日，量极少，8 天方净。理应养血注冲，而御风调肺之法，犹当及之。疏方：

当归 12 克，香附 12 克，益母草 15 克，泽兰 12 克，紫河车 6 克，菟丝子 15 克，白鲜皮 12 克，地肤子 15 克，紫苏子 10 克，炙麻黄 8 克，黄芩 10 克，防风 10 克，生黄芪 30 克。12 剂（11011010110101010101），水煎服。

按 蜀地湿渍，新疆燥盛，由蜀入疆之人，常有风燥之患。本例之罹荨麻疹，即燥夹风邪，侵犯营卫，伏郁肌肤而成者。皮表为肺之外合，既受邪伤，势必累及本脏，激发宿恙萌动，故见胸闷气急欲喘也。治以疏风强卫，所以辛通肌表，解放燥邪之束锢，搜除风邪之伏郁也；佐以宣肃肺气，所以调顺呼吸，清除已生将生之郁火，平息将发未发之宿疾也。羌活、白芷、白鲜皮、地肤子、荆芥、防风、浮萍、乌梢蛇、蝉蜕辛散走表，调治肺之外合；白芥子、紫苏子、葶苈子、麻黄、新贝母、黄芩、鱼腥草辛开苦降，调治肺之本体：共使邪祛正复，宣肃之令畅行，是以收效于预期。至于后加之天麻、炒酸枣仁、合欢皮、夜交藤，与夫黄芪、益母草、当归诸药，不过随证相佐之制，非主攻也。哮喘也，瘾疹也，皆易复发之疾，此时虽愈，难保再萌，故仍须继以善后之治，第小其制而间断用药，可冀其旧疾不发。

■ **宿有乙肝防其转化治案**：王某，男，53 岁。2003 年 7 月 19 日初诊。患慢性乙型肝炎多年，近半年间食后胃脘饱胀，右胁腹常见隐隐作痛；有高血压病已经西药治疗，血压可控制于正常范围。实验室检查有小三阳，肝功能尚

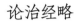

可。诣诊非止调治现症，亦恐乙型肝炎转成肝硬化或肝癌，并期防之。脉小弦而滑，舌黯红，尖有芒刺，苔白腻中根厚，欠津。肝脾不和，湿蕴中焦。所当化湿祛浊，疏肝运脾。疏方：

柴胡8克，香附12克，苍术12克，厚朴24克，法半夏12克，生白术30克，枳壳12克，薏苡仁30克，合欢皮15克，茯苓24克，川楝子10克，延胡索10克。4剂（1011010），水煎服。

7月26日二诊。服药后胃脘稍觉宽和，而食后仍胀，胁痛时现，口唇近日干燥生疮，舌脉几如上诊状。本有湿热，用药偏温，或生郁火，所当兼清。疏方：

柴胡10克，青皮10克，川楝子10克，延胡索10克，法半夏12克，厚朴30克，黄连6克，黄芩12克，栀子10克，生白术30克，枳壳12克，茯苓30克，生甘草10克。5剂（1101011），水煎服。

8月2日三诊。唇疮已收敛结痂，胃脘无再胀满，胁痛三日来未发，大便溏稀。舌苔转薄白腻，不干，脉细弦。健脾和中为主，佐以疏肝。疏方：

柴胡10克，白芍20克，延胡索10克，法半夏12克，厚朴15克，黄连6克，黄芩12克，生白术30克，枳壳12克，茯苓30克，砂仁10克。9剂（11010110101101），水煎服。

8月16日四诊。旬日来体况舒适，胃脘宽和，胁痛未作，大便转常，舌脉如前。现症既平，自当转事预防旧疾生变。拟和肝健脾消癥方：

柴胡8克，白芍30克，青皮10克，法半夏10克，厚朴15克，黄芩12克，生白术30克，枳壳12克，茯苓30克，鳖甲（打碎）12克，三棱12克，砂仁10克。12剂（110101101011010101），水煎服。

9月6日五诊。服药期间体况尚可，纳食、二便均常，唯觉时有乏力、口干，脉舌如前。或因祛湿行气，气阴有伤，当兼及之。疏方：

柴胡8克，白芍30克，西洋参（打碎同煎）10克，麦冬18克，法半夏10克，厚朴15克，黄芩12克，生白术20克，枳壳10克，茯苓30克，鳖甲（打碎）12克，三棱12克，砂仁10克。9剂（11010110101101），水煎服。

9月20日六诊。服药间乏力、口干渐平，自觉舒适。今诊欲求长期服药之方。既无不适，则治法合宜，当继用之。上方加五味子10克。9剂（11010110101101），水煎服。嘱服药两周，停服两周，再自购原方服两周，停两周，往复间断用之。可三阅月来诊一次。

其后数年，间或就诊，每以上法，加减其方，断续用药，调理迄今，已十余年。每年行 B 超及各项体检，基本正常，未见有肝硬化等迹象。

按 凡防治旧病复萌或转化，其有新病者，必先治之，或兼治之，俟其新病渐平，再作专一防御之治。本案病人，先见脾湿肝滞显证，故着力调治；首诊方药，未必尽当，试治者也。复诊既已收效，知其大法不妄，而见口唇生疮，当责药性有偏，激发郁火，故略调其方而诸症皆平。其后又复顾及大便之溏泄等情，终至方药平和，再无偏颇，遂定为久用之制。经十余年断续用药，已保其旧病不发亦无转变之害。

仆于乙型肝炎患者之防治，盖有三法三慎。一疏肝气，一健脾运，一化癥积，此三法也；一慎过散耗阴，一慎久伐损气，一慎药偏温而激郁火或偏凉而伤胃阳，此三慎也。三法之药，殆以健脾行滞为主，每用人参、党参、白术、茯苓、枳壳、厚朴、陈皮、砂仁等品；疏肝养阴为次，常取柴胡、香附、白芍、青皮诸味；化癥消积为末，选遣三棱、莪术、鳖甲、牡蛎、浙贝母、夏枯草、土茯苓、卷柏、半枝莲、瓦松中二三药：三法共成一方之制。所着意者，勿论脾虚运滞证之有无与显隐，其治脾为主之策不变。何也？盖乙肝之变，若硬化、若癌肿，无非癥积；而癥积之生，由乎脾也。《医经原旨》谓："脾滞则为癥瘕。"故治癥固需化癥之药，而运脾行滞尤为治本也；且于癥之将生未生之际，防御之制，化癥未必宜用，而运脾所当必施钦。

至于三慎之思，则或加麦冬、沙参、玄参，或以西洋参以代人参、党参，所以呵护阴分也；佐用黄芪、五味子、山茱萸，与诸参相合，所以保未损而补已损之气也；或用黄芩、黄连、半夏、高良姜，所以调和寒热、坚胃折火也：三慎共助防治之法，且须斟酌用药过程，或密集，或稀疏，断续行之，俾无太过不及之虞。若本案先后诸诊，其运用三法，审视三慎者，庶乎遍矣。

四　拓扑启新

近代数学分出一支，曰"拓扑学"，用以研究"空间"图形于连续性变化中之不变性质。以此为指导，可视三角形、正方形与圆形相同，视圆球、橄榄球与无把茶杯相同，视有把茶杯、玉石挂件与圆环相同；可用四种颜色填充世界地图，使能区分任意相邻两国；等等。仆于临床治疗中，尝借拓扑之思，以此病治法，用于彼病之治。其间病位、表征固异，然有相通之性在焉，不妨通假用之，所谓借石他山而用以攻玉也。因于人体上下、内外不同部位之间寻求线索，拓展治法，启以新域，有拓扑之义，故称作拓扑启新。仆有旁治之策，详于治策篇，此拓扑互治，实亦旁治之类也。

其实，古人异病同治之内，多有拓扑之行，如上病下取，中病旁取等，无非如斯，第未作专论耳。仆今专以为题，连缀所历临证案例，亦惟响应古人也。然此移花接木，虽近创始之奇，或将冒断鹤续凫、矫作立异之嫌欤！虽然，自知见闻非广，勿论方法与古贤契合与否，但期能疗病愈疾，则卑微之愿足矣。

上病下取，下病上取，中病旁取，用于针灸者甚多，其实亦可于药治中行之。治上之方，假以治下，治下之药，借而治上；疗内之法，不妨疗外，疗外之制，复能疗内。虽然，治法多矣，奚可随意施为！必于其间寻得联通途径，相似属性，方得拓扑互用。

（一）人体拓扑之情

以仆所验，拓扑之情，盖有两途：管道相通，一也；表面联属，二也。自拓扑法以观，人体似一圆筒而已，上下开口，内有通道。《难经》谓：唇为飞门，齿为户门，会厌为吸门，胃为贲门，太仓下口为幽门，大肠小肠会为阑门，下极为魄门，此七冲门也。"七冲门，门户与关隘也，则食管、胃、小肠、大肠，其间通道也，次第衔接，交相连属，此人体圆筒之内面。

而其外面，则颈、胸、背、腹、臀各处之外皮是也，并头与四肢手足，虽突兀枝杈，而其皮肤表层，亦属外面之延伸耳。既为拓扑圆筒，则其内外两面，便可连续翻转，视而同之。是故人体上下、内外之肤表内膜之间，当有相通之性存焉，亦有假借之情用焉。

人体表面，本非光正平坦，有突出隆起处，亦有凹陷沟壑处，然于拓扑学以观，则一抹平川而已。是则四肢可令其缩回躯干，耳目鼻孔可令其填起若无，并肺系与肺体俱可因鼻而翻出而与皮肤相联矣。即便前列腺或子宫皆可由前阴开口处将内里黏膜面向外拉出而展于表面焉。如此则因拓扑而寻求互治互用之法欤。

（二）从拓扑启新法

以仆所历验者为凭，人身之由拓扑之情而可行拓扑之用者凡三：曰上下假借，曰内外通用，曰凹凸视同。容分述之。

1. 上下假借

上下，上部下部病也。自头至腰以上为上部，其所属肤表内膜之病为上部病；自腰至足为下部，其所属肤表内膜之病为下部病。凡此上下所病，当用寻常辨证论治，久治莫能显效时，可效法拓扑之理，上病之治假以下病之法，下病之治借以上病之法。谨举两例。

■ **唇疮治用痔药案**：苏某，女，41 岁。1994 年 2 月 26 日初诊。口唇干燥生疮反复发作逾六年，虽经中西药内服外敷调治，终难痊愈。近因春节饮宴而复发加重，上下唇干燥增厚皲裂，并口角结疮，张口每致裂开出血，时作疼痛，大便干燥。脉细，舌尖红，苔白腻。口乃脾窍，想必火郁其经，因酒食不慎而引发也。当清散之，与钱氏泻黄散加减为方：

生甘草 12 克，防风 10 克，生石膏 30 克，栀子 10 克，藿香 12 克，黄芩 12 克，连翘 10 克，桑叶 10 克，麦冬 15 克，白芷 10 克，砂仁 8 克。5 剂，水煎服。

3 月 4 日二诊。唇疮未见愈合，唯燥裂似有所减，偶有出血，而服药中大便不干反溏，日二三行，5 剂药服竟，其后两天大便正常，脉舌如前。法当对证，药或未宜。小调方制：

生甘草 12 克，防风 10 克，生石膏 30 克，茯苓 30 克，炒白术 15 克，藿香 12 克，黄芩 12 克，黄连 6 克，桑叶 10 克，麦冬 15 克，白芷 10 克，砂仁 8 克。7 剂，水煎服。

3 月 11 日三诊。唇疮皲裂仍无显改，大便则未再溏泄，舌苔较前转薄，脉细小弦。汤药仍与上诊方去藿香，加枳壳 10 克。7 剂，水煎服。

嘱病人于药店自购抗生素药膏外用涂擦。而其遽云："曾屡用药膏，当时或可见效，辍用则复如故。"遂再嘱曰："兹将选未曾用者。"窃思：近曾治外痔肛裂，用痔疮膏获效尚捷。夫唇也，肛也，同为谷道之口，第上下其异耳，宁无相同之机哉？是药治肛既效，盍借治唇，或可有应。乃开具马应龙痔疮膏 1 管，令取药后来作交待。未几，病人来告曰："君岂谬乎？斯药治肛者也，乌可治口！"曰："无妨，仆尝将妇科药以治男病，岂止此药也！要之，中成药之效，旨在所含药物成分，医者据以活用之，用于肛病则肛药，用于口病则口药，固非厂家说明所囿者也；矧新药未曾开封，无从肛用污染，复何虑之有哉！"并嘱涂药宜少许，限于患处，当慎莫以舌舔舐，以防误入口内。病人乃去。

3月25日三诊。上诊用药已见显效。燥结处转润，裂口处愈合，再无出血疼痛。然停汤药一周，并药膏亦停，近两日又始发作，燥结肿胀复见，舌脉如前。年久痼疾，其治故难，即令显效，亦非朝夕间可愈，停药而发也必矣。当假以时日方可。再与上项方药，约以两周复诊。

6月24日四诊。用药两周，唇疮已平。旋因繁忙，数月未再诣诊。然仍自取原药用之，口唇已无不适；其间虽有意停药一周，亦无复发。月内又自取汤剂服用，而未再外敷药膏。脉细小弦，舌淡红，尖有芒刺，苔白微腻。和中健脾，兼清郁火，以善其后。疏方：

生甘草10克，防风6克，生石膏15克，茯苓15克，炒白术10克，黄芩10克，黄连6克，桑叶8克，麦冬12克，白芷10克，五味子6克。15剂，水煎服。仍与痔疮膏2管。嘱于唇觉干燥时少少擦之，否则不用。

按 治唇疮微乎其效，不得已借用痔药，本突发奇想，寄望幸中也，岂料果有显效，何者？盖组织结构类似焉。此唇与彼肛，上口与下口也，皆外皮向内膜过渡之处，地相远而质相近也。是以既互通其质，则可互通其治，容有互通其效欤！由是遂开拓扑之思，其后尝将彼法而治此病，常药而疗别疾，则有所获。

转念此举或有异于前人耶？搜检古籍，竟不乏类似互通用药者。如《普济方》之炒蟾蜍粪，可敷恶疮，疗肿，杂虫咬，油调之敷瘰疬，痔瘘疮，又滋唇疮；《医灯续焰》之泻白汤（橘皮、竹茹、黄芩、山栀、黄柏、芒硝、茯苓、生地黄、姜枣），治大肠实热，便结脐痛，又治口疮。而查阅《本草纲目》，其一药兼能治上下部位之病者，往往而多。如载五倍子一药，煎汤熏洗，以治大肠痔疾；为末敷之，又治唇紧作痛，天行口疮；为末冷水调涂，湿则干掺之，或以末吹之敷之，尚能治耳疮肿痛、聤耳出脓、鼻出衄血、牙龈肿痛等疾。又如人中白一药，亦治痔而复能疗口疮者等等。由是以观，仆所言拓扑互治，其于先贤用药，比比是也，深愧己之少所见而多所怪焉。

进而反思本案所处汤方，唇口病而用脾经药，郁火症而施清解剂，药证相宜矣，奚咎之有？而无显应者，盖肤表孔窍之疮疡肿毒，本当有主以外治者，若止用内服汤剂，固难奏效也。假令前贤治此症，想必将以膏、丹、散剂外用为先，且犹施以口窍专药，未尝不能愈之，恐无舍近求远，借用痔药之理；而仆所以借用者，殆少外治经验，复少外用专方，此又远不及古人处也。

■ **口疮借痔法佐治案：** 李某，男，55 岁。2004 年 7 月 17 日初诊。口舌生疮十余年。症见内唇、双颊、舌尖边等处屡发溃疡，少则一枚，多则三四枚不等，灼痛难耐，时碍饮食，彼平此起，反复发作，不胜其苦。西医诊断 复发性口炎，久治不瘥，今欲中药治疗。近日尚发溃疡二枚，一在下唇内，大逾黄豆，一在舌左侧，小若粟米。素罹高血压病，已经西药治疗，尚能控制。脉细弦，舌黯红欠匀，尖见芒刺，边有齿印，苔白腻，中根厚。心脾郁火伏藏既久，气阴俱伤，时而其火激发者也。非清疏搜解不办。疏方：

法半夏 10 克，黄连 6 克，黄芩 12 克，黄柏 10 克，麦冬 18 克，白芷 15 克，白及（打碎）15 克，苍术 10 克，乌贼骨（打碎）30 克，生黄芪 30 克，蒲公英 18 克，砂仁 8 克。5 剂（1110110），水煎服。

7 月 24 日二诊。服药后疮之小者已愈，而大者犹在，然痛有减，脉细小弦，舌如前。激发之火有折，已伤之阴小平，而潜伏之郁火仍在也。再与前法，上方去黄柏、白蔹，加苦参 12 克，地肤子 18 克。9 剂（11101101011010），水煎服。

8 月 21 日三诊。上诊方服一周而唇内溃疡已平，服药既毕，自行停药，不料一周前右颊内又发溃疡一枚，其痛殊甚。察之，其大犹豆，周边红肿，内则凹陷而白。询知大便干结，小溲深黄。脉弦小滑，舌红尖刺，苔白腻中根厚而欠津。郁火伏而未去，焉保弗发！火发上焦，并下焦亦将燃及，遽当两清。疏方：

制大黄（另包先煎 1 小时）30 克，厚朴 18 克，黄连 6 克，黄芩 12 克，法半夏 10 克，白芷 15 克，知母 10 克，麦冬 24 克，白及（打碎）15 克，五倍子（打碎）12 克，白蔹 12 克，地榆 18 克，槐花 10 克。5 剂（1110110），水煎服。

8 月 28 日四诊。一剂而疼痛遂平，服竟五剂，溃疡已消，大便不干亦不溏。脉细小弦，舌黯红，苔白腻不厚。上法显应，当继用之，可小其制。疏方：

制大黄（另包先煎 40 分钟）20 克，生甘草 10 克，黄连 5 克，黄芩 10 克，法半夏 10 克，生黄芪 20 克，苦参 10 克，麦冬 24 克，漏芦 15 克，白芷 12 克，地榆 12 克，槐花 10 克。12 剂（110110101101010101010），水煎服。嘱服药既尽，停药两周再诊。

10月23日五诊。上诊药服毕停药近一月，口疮未再复发。昨因饮酒而致呕吐，今日胃脘胀痛，欲作调治，脉舌几若前诊。心脾郁火料已无几，目下酒食伤胃，恐遗湿热，或增郁滞，激发旧疾，当清化和中。疏方：

党参15克，炒白术30克，茯苓30克，厚朴10克，枳壳10克，黄连5克，黄芩10克，法半夏10克，麦冬15克，白芷12克，砂仁10克。自加生姜5片。7剂（11010101010010），水煎服。

12月4日六诊。前此服药胃脘安和，停药多日，口疮未发，身无不适。唯近日纳食稍钝，大便觉干。脉细小弦，舌黯红，其边略见齿印，苔白腻。胃气小违，湿浊或滞，当和而疏之。只与成药可也：启脾丸，日二服，服2丸；保和丸，日二服，服1丸。并嘱病人倘再发溃疡，仍可自服前诊方药，亦可来诊。

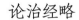 口疮一症，中西之治，俱各有效，甚或不经施治，亦可旬日自愈。唯其最易反复，根治每艰，是以西医谓之复发性口炎。中医认证，或责之心火上炎，以导赤散加减清泻之；或责之脾经痰火，以二陈汤加减疏化之；或责之脾气肾阴虚亏而生热，以四君、六味辈濡养之：多有显效。然其只可获效于当时，莫能收功于日后，辍药辄发，弗能拔除。何也？窃谓如斯辨识病证，尚隔一纸未达也。盖病责心脾，证候属火，固毋庸疑。然斯火之性，非寻常之火，乃郁火也；斯火之位，非浮游于浅显上部者，乃伏藏于心脾隐曲之处，并阳明大肠经下部，待机而发乎外者也。若作寻常之治，虽能即治即效，却只可息灭外火之炎灼，将无损乎潜于下藏于内者，余烬不泯，则难免复燃。根治之策，一宜斟酌方药，施以清解搜剔之品，令邪无伏藏；一宜权衡疗程，作持久防御之治，殆需断续用药数月，俾其不发，可望全功。本案数诊方略，盖本于此。至于所用方药，多能清火解郁，化除湿热，其白芷、白蔹、苦参、地肤子、苍术，委之以搜邪于内；大黄、黄柏、五倍子、地榆、槐花、漏芦，委之以清邪于下。而后者恰乃痔疮常用之味，故此又借治下法而疗上病之一例也。

2. 内外通用

内外，内里外表病也。胃肠为内里，其所罹病为内病；肌肤为外表，其所罹病为外病。内外之病，亦可用拓扑之理，内病用外病法施治，外病用内病法施治。兹举一例。

■ **胃溃疡借外疡法治案：** 蒲某，男，41岁。1991年3月26日初诊。胃脘疼痛、反酸四年，曾行X线钡餐检查，诊断为胃溃疡，服西药即可缓解，然辍药则见复发。近两年内更兼柏油状黑便数次，尚可自行消除，再查 X 线钡餐，仍示有胃溃疡。今因春节后酒食不节，复致脘痛加重，数日来又见便黑如柏油，其痛稍有缓和，欲行中医调治。询知其脘痛牵及两胁，几乎每日必发，发必于饭后 1 小时许，常伴以泛酸，稍进食饮可缓，约半小时可消失，素间性急易怒，睡眠不实，大便干结。脉弦小滑，舌淡黯，尖现芒刺，边有齿印，苔白腻中厚欠津。认作肝胃不和，湿热中阻。疏方：

柴胡 10 克，香附 15 克，白芍 30 克，青皮 10 克，延胡索 12 克，川楝子（打）12 克，黄芩 12 克，黄连 5 克，法半夏 12 克，砂仁 10 克，五倍子（打）10 克，乌贼骨（打碎）30 克。5 剂，日 1 剂，水煎服。

4 月 2 日二诊。服药 2 剂，胃脘疼痛大减；服竟 5 剂，两日来疼痛、反酸已平。病人未以为喜，却谓曩时西药治疗，亦往往若此，见效虽快，恐其辍药后其发也亦速，故欲作长期治疗，要求将上方药物制成丸药，以便久用，并请专治其溃疡。遂应其请，不与汤剂，虑及丸药制之非易，改以散剂。窃思：古人无钡餐透视，更无内窥之器械，料难见到胃中疮疡，却常见肤表之疮肿痛毒，且多采用外治法。遂欲以外疡治法以试治此内疡，然用药不可选有毒之品。乃选生肌玉红膏、五倍子散、金黄散等外用方中之无毒者加减组成一方：

乌贼骨 100 克，五倍子 50 克，木香 20 克，肉桂 15 克，白及 60 克，白芷 20 克，制大黄 30 克，地榆 20 克，琥珀 15 克。1 剂。嘱各药分别打成细末，合为一处，搅匀备用。每于饭后 45 分钟时，取药末 3 克，温开水冲服，每日三次。嘱其服药一周后，若已见效，且无不适反应，则可加量至每次 5 克。服完此药再诊。

4 月 23 日三诊。据述，服药一周内，胃脘未见疼痛，亦无反酸，遂于次周将每次服药量加至 5 克。今服药三周，胃脘舒适，而药将用尽，欲再取药，以期久功。既已收效，仍用原法，只加柔肝之品可也。原方加白芍 50 克。8剂。用法如前。嘱戒酒，节制饮食。

1992 年 4 月 14 日四诊。上诊之药，共服用半年有余。服药期间胃脘再无不适，饮食正常；停药近半年，尚觉体况良佳。近日感冒，头痛，咽痛，咳嗽，未服西药，仍欲中药治疗。脉细寸滑，舌黯红，苔薄白微腻。宣肃肺气，清热和中。疏方：

羌活 10 克，白芷 12 克，薄荷（后下）10 克，麦冬 18 克，桔梗 12 克，黄芩 12 克，鱼腥草 20 克，款冬花 12 克，生白术 15 克，枳壳 12 克，生甘草 12 克。3 剂，水煎服。

按 中医论疮疡，以发于身肤肌表者多，偶涉内生者，如肺痈、胃痈、肠痈等有之。胃痈者，胃中壅凸高起之肿疮也。《圣济总录》曰："证由寒气隔阳，热聚胃脘，寒热不调，血肉腐坏，气逆于胃，令人寒热如疟、咳嗽呕脓、吐血。"此阳热之证，与胃溃疡之偏阴偏虚者有异。然《杂病源流犀烛》治胃痈用东垣托里散（金银花、当归、大黄、牡蛎、天花粉、角刺、连翘、朴硝、赤芍、黄芩），似觉与胃溃疡之证相当。托里散，治外疮之药也，用治内痈，乃古人之拓扑借用也。本案西医诊为胃溃疡，当属中医内生痈疡，因其症见烦躁易怒、脘痛便结等，故与疏肝清热和中，已见疗效。奈何病人屡经西法调治，深恐服药即平、辍药即发，故不屑于眼下之效，必求根治之计。遂集古方之治外疡者，择其能敛疮生肌、托毒化滞而复无毒之药，以散剂服之。其中乌贼骨、五倍子、白及，以敛疮益阴生肌，欲令溃疡缩小收敛也；木香、肉桂、白芷，以行气通阳止痛，欲令气血莫滞于胃体也。至于选用制大黄，内清郁热，化除瘀滞，廓清胃体血分积毒也；又用琥珀，能止血生肌而合金疮之品，活血祛瘀利湿，消胃疡之壅肿也；复用地榆者，以其凉血而助大黄，止血而配琥珀，敛疮而伍五倍子、乌贼骨也。制成散剂，服下至胃，既能以性味功用获效，复可覆盖溃疡之表，防止酸液浸渍，守护胃体矣。治经半年，停药半年，病未复发，允为痊愈。

3. 凹凸视同

临床常遇慢性前列腺炎、慢性膀胱炎、后尿道炎，无论中医西医，均觉难治。盖其患处隐曲狭僻，血运固少，既病则阳气不达，药力亦难于作用。明明湿热蕴积之证，治以清热利湿，而收效迟迟，当此之时，便可运用拓扑之思，视凹若平，夷凸为川，凸处凹处之疾通治以肌表之药。兹举一例。

■ 慢性前列腺炎用内托法治案：黄某，男，40岁。2011年5月13日初诊。多年来常见小便频数，会阴处胀坠，夜尿每4~5次，西医诊断为慢性前列腺炎。亦曾接受中西医多家治疗，或效或罔，终不能愈。近二十天来，小溲频急，夜尿5~6次，会阴胀痛而下坠明显，查前列腺液，见卵磷脂（+），白细胞7~10个/HPF。脉细弦，舌黯红，苔白根腻。湿热久稽，肾关失固。治宜清利与固涩兼行，与通关锁钥汤（方见治法篇）加减：

萹蓄20克，瞿麦18克，木香10克，淡竹叶10克，石韦10克，车前草15克，泽泻15克，白芷15克，皂角刺10克，生黄芪30克，五味子10克，桑螵蛸（剪碎）30克。5剂（1101011），水煎服。

5月20日二诊。尿频稍减，会阴痛胀仍在，夜尿仍多，脉舌如前。借用外疬内托法，佐以清利与固涩。疏方：

生黄芪50克，白芥子18克，白芷15克，皂角刺10克，当归15克，炒白术20克，萹蓄15克，瞿麦15克，木香10克，石韦10克，车前草15克，茯苓30克，桑螵蛸（剪碎）30克。9剂（11010110110101），水煎服。

6月24日三诊。服药9剂，症状明显减轻；又自照方购药9剂，近日服竟，昼间尿频急几除，夜尿减为3～4次，会阴处胀痛已不明显。脉细弦，舌黯红，苔白微腻。法莫更改，小调其方。去白芥子，加香附15克。9剂（11010110101101），水煎服。

12月16日四诊。上诊后症状较昔轻微，会阴不见胀痛，夜尿才1～2次，偶尔整夜不见如厕。脉细小弦，舌苔薄白微腻。月内曾复查前列腺液，卵磷脂（+++），白细胞0～1个/HPF。湿热之邪已微，肾家所当补益。嘱服六味地黄丸，以防复发。

按 仆早年治前列腺疾患，概以清利湿热为法，虽加大剂量，亦难收得显效；后来订立利涩兼行治法，疗效渐次提高。方内有白芷、皂角刺两味，乃取法外疬透脓之制。本案初诊，即用自拟通关锁钥汤加减，取萹蓄、瞿麦、淡竹叶、石韦、车前草、泽泻清利下焦湿热；生黄芪、五味子、桑螵蛸固益肾家精气，一开一合，所以疏通肾关、重置锁钥也。而用木香、白芷、皂角刺，行气开结通滞，本于治外疬之设者。二诊时见疗效未显，虑及病人屡经治疗，内中不乏清热利湿之药，今再用其法，重蹈旧辙，安得收效？遂谋借重治外疬内托之法，用生黄芪、白芥子、白芷、皂角刺、当归、炒白术、木香以益气和血、内托通透，而以清利与收涩药相佐，以期肾关开合有节，锁钥得固。药后果收显效，当知外疬内托之法，尚可用于内里之疾也。内托，先贤治疬疡常法也。如《外科正宗》透脓散，用当归、生黄芪、炒山甲、川芎、皂角刺，益气活血，透滞排脓之制也；《医宗金鉴》托里消毒散，用人参、川芎、当归、白芍、白术、金银花、茯苓、白芷、皂角刺、甘草、桔梗、黄芪，补气养血活血，清热利湿透脓之制也。如今西医知识普及民众，病每责炎，动辄消炎，故外表之疬疡患者较昔时大减。然中医治外疬之理论与经验十分丰厚，今广其用，当谢古法无穷之师欤。

五 升因升用

《素问·至真要大论》有"热因寒用，寒因热用，塞因塞用，通因通用"之论，乃从治之策也。今仆立一"升因升用"，欲四者而外，增广从治之域也。天地气化，地气上升，升已而降；天气下降，降已而升；高下相召，升降相因，而成一体。人亦如之，脏腑之气，升而复降，降而复升；升降相宜，生命不息；升降有乖，疾病遂生；调顺升降，疾病可平。愚所立"升因升用"，非敢标树臆说，实由经验所遇，期能隅反而羽翼经论也。凡气机上逆之症，当用降法治之，为正治之法；而仆不用降法，反以升法治之，故曰升因升用，乃反治之法也。正治，常法也，易知易用；反治，变法也，难识难行。盖非躬亲经验，多不敢取法于变；或明知可用变法，亦多先试之以常，以期万全。据我肤浅认识而论，使用变法，难处有三：一为审证不详；二为重病而轻证；三为囿于中西医学理论成见。

升法因升症而用，谓之升因升用。以仆经验，运用升因升用治法当从以下几点着眼：凡呃逆、头痛、咽痛、发热、咳喘等病证，当其直接病机（直接引起该病证之病机）与间接病机（引起直接病机之上级病机）气机趋向相反时，可用升因升用法。其次，当上述病症病史较长，屡投潜降而不效者，亦可使用本法。再次，若使用补中益气汤，当重用黄芪，亦不必因求全而杂以他药，以免扰乱药物阵营。又次，摒弃中西两法不恰当对比之成见，以解放辨证论治手脚。知此四者，则用升因升用法不难。兹举升因升用运用之情两项，以与同道共勉。

（一）用补中益气法治呃逆

呃逆之症，乃脾胃升降失常而致。常规治法多为降逆和中，仅从胃家设治耳。盖寻常眼光，既为呃逆，气上行也，因而降之，自然之理。然升降固相因也，升已而降，降已而升。呃逆之因胃气上逆者必常有之，而因脾气不升以碍胃气之降者或亦有之。故治法亦当有调脾之制焉。今举述案例佐证。

■ **呃逆用补中益气法治案**：王某，男，29岁。1987年5月15日初诊。因患结核性胸膜炎、胸腔积液，经西医治疗病情好转，唯呃逆频作，愈见加重，应邀会诊。为疏二陈汤加旋覆花、代赭石、丁香。

经服五剂，患者呃逆依然。询知病人呃逆已近一年，前后服中药不下六十余剂无效。出示药方，类皆旋覆代赭、橘皮竹茹、丁香柿蒂等，无非理气降逆，且方中杂以全蝎、蜈蚣等所谓"解痉药"。因思既已屡经通降，不便复蹈故辙。察见病人舌淡苔少，脉细而寸沉，纳呆肢困，遂萌起用补中益气汤念头。但深惧呃逆之"逆"，不敢尽用升补，只在首诊原处方中加黄芪，并加服补中益气丸以探消息。

五日后，呃逆见减，便放胆予补中益气汤加味，疏方：

黄芪30克，党参、白术各15克，陈皮6克，升麻、柴胡各4.5克，当归、桔梗各9克，甘草6克，川芎3克。服至十余剂后，患者呃逆几平。复以补中益气丸善后而愈。追访半年未见复发。

按 呃逆为气逆动膈，治用补中益气，为升举之法，是则升法因升病而施，故为升因升用也。脾主升，胃主降，故治上逆之症，多从降胃，而治下陷之疾，多从升脾。然升已而降，降已而升，升降相因，故脾以有胃而能升，胃以有脾而能降，脾胃相依者也。本案病人，曾以常法从胃降逆，治久不应，知非胃家之过，盖因脾家气虚，本升清不及，却努力施为（虚性兴奋），反将浊气结滞于膈上，使胃气降下有碍。及改从脾治，升降得以复常，故而病能痊愈。

（二）用补中益气法治梅核气

梅核气，咽喉觉有异物，似梅核卡住，咯之不出，咽之不下，时而作止。病机多责之肝郁气滞，痰气胶结。治疗以半夏厚朴汤为主。人体气机之升降，四者为之主：脾升而胃降，肺降而肝升。而咽喉既为气道而通于肺，又为谷道而连于胃，故其处之病，莫不关乎肺胃两家；然论及气机，又当兼责肝与脾也。故治梅核气之法，亦有从四家立论之情。今举从脾论治者一例。

■ **梅核气用补中益气法治案**：叶某，女，45岁，1990年6月初诊。数年来咽部时觉干痛，似有黏痰阻滞，西医查有慢性咽炎，门诊就医时声言要"六神丸"，检看所携数册病历，中医、西医皆开六神丸一药，西医则合以抗生素，中医则配以半夏厚朴汤等。询察病人，见其面色㿠白，咽部稍红，脉沉细，舌淡，边多齿痕，苔薄白。素间易生闷气，但很少发作。知为郁火所致梅核气。气滞固郁火之常因，而气虚亦可致郁，已用降气开郁清火不效，遂疏以补中益气丸，嘱以米醋少许引服，日4丸。服药10日，喜得症去大半。遂减为每日2丸，月余而告愈。

按 梅核气属气火结聚，亦用补中益气法升举之，是则升法因升病而施，故亦为升因升用也。本案病人，曾以常法从胃降逆治疗，治久不应，改从脾治，令升降趋常，故能痊愈。至于治其他疾病，如头痛、咽痛、发热、咳喘等，当久治疗效仍不显著时，亦不妨启用升因升用法。

六　惯性破立

格物之理，有所谓惯性者，盖言物体于不受外力作用时，将保持静止或匀速直线运动不变；欲使静止之物移动位置，必须施以较物体与承物表面所具摩擦力更大之外力推动方可，称之为"克服静摩擦"；欲使运动之物改变运动速度和（或）方向，必须持续施加相应方向与强度之外力。认真想来，不惟诸物具此惯性，诸事亦何尝外此。某事一旦形成习惯，欲加变革每难；变革后欲维持之亦难，稍加放松，又复旧习，须持续努力方能建立新习惯。近年临床历验，不少疾病亦多有惯性因素，如习惯性便秘为典型代表，其治疗当从破旧立新，克服惯性着眼。

现代医学提出"生活习惯病"概念，亦称生活方式病。因现代紧张繁忙生活，形成不良生活习惯，故导致亚健康状态，并引发与加重诸多相关性疾病，如肥胖、糖尿病、高血压、动脉硬化、炎症、过敏、头痛、抑郁等。改变生活习惯，养成良好饮食起居规律，可以有效消除该类亚健康状态，减轻或控制相关性疾病发病与病情变化。

（一）破旧立新两法

依仆经验，对于诸如习惯性便秘等习惯病，必须决心破除旧习惯，建立新习惯。用药时有两种策略可行，一曰荡秋千法，一曰鞭陀螺法。容分述之。

荡秋千法：此法分为两节，一节曰起荡，荡秋千人坐定秋板上，退步向后，直至不能再退，乃令秋板抬高以增加势能；而后抬起双足，令秋千荡起，乃令势能释放变动能也。一节曰续力，每等秋千荡至最高点，双手用力将千绳向两边撑开，以令秋板保持提高位置，不使势能消减；然后迅速将手收回，以继续令势能变动能也。于是可使秋千往来而不停欤。

鞭陀螺法：玩陀螺与荡秋千不同，荡秋千时人坐秋千之内，可由他人推送，亦可自力而行；玩陀螺则人在其外，陀螺不能自转，非玩者鞭策不可。又，秋千往返速度因其绳长短而定，绳长既定，则往返时间不变；陀螺则无固定转速，鞭策勤，鞭力足，转速遂快，反之即慢。此法亦分两节，一节曰起转，即以鞭缠绕陀螺，用力将鞭甩开，使陀螺转起；此首次施以外力，加动能于陀螺也。一节曰鞭策，陀螺转起后，因有与地面之摩擦，转速会自行变慢，视其将慢，策之以鞭，可使转速不减；此再三施加外力，克服摩擦力，令陀螺保持动能也。比照临床，亦可将习惯性便秘治疗策略分作两节。

（二）便秘论治策略

习惯性便秘属于常见病、难治病。中医治疗方药不为不多，而彻底治愈者鲜少，何也？方药无效？非也；辨证不准？亦非也。盖失之论治策略未当也。习惯性便秘，治其便之秘也甚易，而改其秘之惯也殊难。故议其根治，必当于克服惯性、一改积蔽、渐成新习中求之。

仆早年临床阅历尚浅，自诩谙熟诸病方药，每奋愈病祛疾之激情，恨不能拔除患者疾病于顷刻。尝遇便秘病人，四诊一过，疏以小承气汤方，病人见方即曰："曾服。"再更写一方，不过加麻仁、柏子仁、决明子。曰："亦曾服。"又刮肚搜肠，组合一方，内中有黑芝麻、莱菔子、槟榔、泽泻。曰："某药未曾服。"于是取药。复诊时曰："前两剂药有效，大便已通；后几剂则罔效；已辍药数日，大便竟又秘结不下。"后又多次遇见类似病人，方知祛病固难，原非方药当与不当一事可毕者也。遂不敢大言轻许。临证既久，渐知治病不止辨证宜准、用药宜切，更须讲求策略。近年来，针对某些疾病之调治，似已悟得真谛，习惯性便秘即其一也。容述其梗概如次。

1. 防治便秘六字诀

欲根除习惯性便秘，必须寓治于防，以防佐治，防治结合。兹立荡、养、填、润、推、变六字诀，以概括防治策略。

一曰荡，荡涤胃肠也。晨起饮白开水或蜂蜜水一杯，以使胃肠中糟粕易于下行，利于大便畅达。水温以勿凉勿热为度，以保肠胃中和之性。忌饮过凉过热饮料。至于嗜饮冰水冷饮，乃欧美洋人之习，固非华人素质所宜。

二曰养，顺养便意也。一有便意，立即如厕，不可拖延；翌日多半于同一时间复见便意，当即如厕；三日又复如此，持之既久，逐渐养成定时大便习惯。若处于正常工作年龄段之人，则需选择如厕时间，只宜于早晚两段中顺其便意而行，上班时间内所生便意，只好抑制之。

三曰填，充填便质也。粪便由食物残渣形成，欲保持正常大便，必须有相当数量之饮食物摄入；无论主食、副食，总以"吃粗吃饱"（自然不可过饱）为宜。尝见减肥女子，以"少吃吃好"为务，或不用早餐，或不用晚餐，结果肥未有减，而便则愈来愈秘矣！可不慎乎？

四曰润，增液润肠也。适当饮用蜂蜜、果汁等，适当食用核桃仁、杏仁、巴旦木等果仁类食品，甚至可服用肉苁蓉、何首乌、火麻仁、郁李仁、黑芝麻等药物，多能润滑胃肠，利于大便排泄。亦可求于医家指导，润肠通便为医家治疗便秘之常法，所谓增液行舟者也。

五曰推，推舟通便也。大便之通于胃肠，犹如舟船之行于江河，必赖推挽之力；其力不足，则舟楫艰行，所当加篙添桨，或假之风帆，或引之纤拉，以增其力。中医益气以通便，即加篙桨也；承气以通便，即假风帆也；灌肠以导便，即引纤拉也。此项适宜于请医师调治，患者不宜自行用药。

六曰变，变更习惯也。六字诀中，变字最为重要。便秘之所以形成习惯，盖由患者素常不晓顺养便意，积久成习使然。若晨间本有便意，因恐延误上班，匆匆出门，便意遂消。倘若翌晨又复如此迁就，则便意必较前衰减，甚至第三日仍可忍便不解，直至多日后，粪便积满降结肠与直肠，激起较强便意，方才排便。久而久之，渐成习惯性便秘矣。变更习惯，其一要改变数日不如厕之旧习，养成每日固定时间如厕之新习；其二要改变饮食品类固定不变之旧习，养成不断变换饮食内容之新习。无论药物，抑或食品，凡欲调理大便者，必须时常变更，以免耐受性增加而效果降低。

2. 通便方药运用

习惯性便秘，习久而惯者也；及其治也，亦必久之可已，非别有谬巧也。其顽固性者，只凭饮食食疗调理与生活习惯养成尚难如愿；不良习惯既成，便具惯性，用药调治乃克服静摩擦之举，当静摩擦克服后，才需用较小维持力使新习惯保持，这便需要较长时间用药，并需要长期饮食与生活调节。

承气济川汤：治便秘方剂，如大小承气汤、济川煎、麻子仁丸、五仁丸等，临床辨证取用，均有良效。单味药如大黄、芒硝、芦荟、番泻叶、决明子、何首乌、黑芝麻、火麻仁、柏子仁等，亦可酌情使用。仆常将承气法与济川法相合组成基本方，亦借其名，曰承气济川汤；临床运用时，仍要辨证加减。

方药组成：制大黄，厚朴，黑芝麻，当归，肉苁蓉，何首乌，枳壳。

辨证加减药组：其一，阴虚液燥，便如羊矢，加玄参、生地黄、火麻仁、瓜蒌仁。其二，气机郁滞，腹胀而痛，加木香、槟榔、香附、枳实易枳壳。其三，阴寒积滞，肢冷腹痛，加附子、干姜、砂仁、木香。其四，气虚不运，便难排下，加黄芪、党参、白术、陈皮。

方歌：济川承气归首乌，大黄芝麻苁枳朴。

　　　　　虚燥郁滞及寒积，诸般便秘加味主。

3. 荡秋千与鞭陀螺法

治便秘一病，通便并非难事，方药随用随效，上述方药足可施为；所谓难治者，在于治而可通，辍治复秘也。是以权衡剂量，安排治疗周期，方为治疗关键。仆之策略，每用前述之荡秋千法与鞭陀螺法。

用荡秋千法时，分两节施行。一为起荡节：首方先以小剂量试治，服药三五日，视药后反应，调整方药剂量至最大；且服药宜密，可天天用药，以能使大便每日 1～3 次为度。旨在令大便由秘结状态变为畅达状态也。二为续力节：用药旬日之后，减小剂量；且无须每日用药，而行间断服药法，可每周服药 2～4 剂，以能令大便每日一次，或每周 5～7 次为度。旨在保持大便畅达常态也。续力节用药周期长短，当视病程久暂而定。病程已久者，宜坚持用药两个月甚至更长；病程短，仅数月者，用药月余即可。

本法可由医师为病人施治，亦可由病人自行治疗，一如荡秋千之可自荡，亦可请他人推送者，故名。

启用鞭陀螺法，亦分两节。一为起转节：此节用药与荡秋千法起荡节相同，亦先以小剂量试治几日，视药后反应而加大剂量，且密集服药，以使大便每日 1～3 次，令大便由秘结变为畅达。二为鞭策节：本节用药与荡秋千法续力节有相同亦有不同，其相同者亦为用药旬日后减小剂量，以能令大便每日一次或每周 5～7 次。其不同处乃于小剂量用药一周后，即行停药；记录每日大便有无，一旦大便次数开始减少至连续 7 天内不足 3 次时，再恢复用药；用至大便每日至少一次时，再度停药观察。如此反复间断用药，直至保持大便畅达

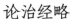

常态月余，即可停止治疗。

■ **习惯性便秘**：谭某，女，49岁，2012年9月7日初诊。便秘20余年，年内加重。今每隔数日便服酚酞片通便，否则一周内亦难行一便；且便质干结成团如羊矢，着便器如石击缶有声。目常干涩，月事已绝两年。脉细而关弦，舌苔白腻根厚。肝阴血虚，阳明燥结，非承气济川不开。疏方：

制大黄（后下）15克，厚朴30克，黑芝麻30克，火麻仁15克，生何首乌18克，枳壳15克，泽泻12克，柏子仁15克，槟榔15克，木香10克。4剂（1101010），水煎服。

2012年9月14日二诊。遵嘱服完4剂药，一周内大便二行，未服酚酞片，而便质仍干而结块，脉舌如前。药虽有应，疾重药轻，未足克之，当重其剂，以期津回气畅。左右原方：

制大黄（后下）20克，厚朴30克，黑芝麻30克，火麻仁15克，生何首乌18克，枳实（打）15克，木香10克，栀子10克，玄参15克，砂仁10克。4剂（1010101），水煎服。

2012年9月21日三诊。4剂药服竟，前四天内2次大便，后三天则无，双目之干涩有减，脉舌如前。陋习既成，非矫枉过正不可，再加重剂量，以畅其便。上诊方加药加量：

制大黄（后下）30克，厚朴30克，黑芝麻30克，生何首乌20克，火麻仁15克，莱菔子20克，枳壳15克，玄参20克，栀子12克，槟榔15克，牵牛子10克。4剂（1011010），水煎服。

2012年10月12日四诊。因遇国庆节，耽误两周，今方来诊。述三诊之药服药中便可日行一次，辍药一周内，亦能5次排便；唯辍药再周中，便仅2次。舌黯红，苔白腻，脉细小弦。二十年痼疾，冀数日以除，固知其弗之能耶！俗谓"治病如抽丝"，良非推诿之辞；如荡秋千，非依时推送，虑其往而不返焉！若不假之时日，曷能全胜？遂仍与原方加减：

制大黄（后下）30克，厚朴30克，黑芝麻30克，芦荟15克，生何首乌20克，火麻仁15克，泽泻15克，当归20克，玄参20克，槟榔15克。9剂（11010110101011），水煎服。并嘱服完9剂药，可停药两周观察。

2012年12月21日五诊。上诊后服药9剂，几可一日一便，且为较软便；辍药两周，仍能保持大便通畅；再自取原方9剂，如上法服用，今已停药三周，大便基本正常，偶有两日一行者。此诊问是否还需用药。脉细小弦，舌黯红，苔白微腻。病已几平，为免复发，当以上方小其制，以为善后之计。

疏方：

制大黄（后下）15 克，厚朴 20 克，黑芝麻 30 克，芦荟 12 克，生何首乌 20 克，火麻仁 15 克，当归 20 克，玄参 20 克，槟榔 15 克，麦冬 15 克。12 剂（110011001100101010101），水煎服。服完后可停药。并给习惯性便秘六字诀卡片一张，嘱依其法而调养饮食起居。

■ **习惯性便秘兼夜尿频频**：苏某，女，38 岁，2012 年 11 月 12 日初诊。便秘难行，夜尿频数十余年，近年加剧。夜尿 6 次，影响睡眠，大便干结，六七日方得一行，月经尚可，脉细弦尺小滑，舌黯红尖芒，苔根白腻。此脾约也，脾气失于健运，不为胃行其津液，气化走前多而走后少，膀胱水湿满溢，渐生湿热，而大肠燥结干涩，便难排下，乃有是证。治当清利湿滞于前，承气润燥于后，用承气济川汤与萹瞿桑蛸汤（自拟方，由萹蓄、瞿麦、木香、桑螵蛸、五味子、车前草、石韦、生黄芪等药组成，专治尿路炎症，小便频数或不利）。疏方：

制大黄（后下）15 克，厚朴 20 克，黑芝麻 30 克，当归 15 克，玄参 18 克，萹蓄 15 克，瞿麦 15 克，木香 10 克，生何首乌 18 克，桑螵蛸 20 克，五味子 12 克。5 剂（1101011），水煎服。

11 月 19 日二诊。服药一周内大便 2 次，而夜尿已由 6 次减为 2 次，脉舌如前。法已有应，而承气之力尚嫌不足，所当大其制而小调其药。疏方：

制大黄（后下）30 克，厚朴 30 克，黑芝麻 30 克，枳壳 15 克，火麻仁 15 克，生何首乌 20 克，当归 15 克，玄参 18 克，萹蓄 20 克，木香 10 克，金樱子 18 克，桑螵蛸 20 克。9 剂（11010110101101），水煎服。

12 月 3 日三诊。服药两周，大便日可 1 次，偶或隔日 1 次，夜尿 1～2 次，余无所苦。病虽几除，思及十余年旧疾，实不便释手辍治，如鞭陀螺，不勤加鞭，恐其懒惰止转也。仍步原法，小易其方：

制大黄（后下）30 克，厚朴 30 克，黑芝麻 30 克，枳壳 15 克，火麻仁 15 克，生何首乌 15 克，当归 15 克，玄参 18 克，萹蓄 20 克，桑螵蛸 20 克，益智仁 18 克，五味子 10 克。5 剂（1101011），水煎服。嘱其服药后停药一周观察二便情势。

12 月 17 日四诊。上药 5 剂后停药已一周，大便每日 1 次，小便每夜 1 次，偶或 2 次，月经甫过，体况尚好，脉舌如前。脾约重症，治之已平，仍与原法维持，试小其承气之制，而调其前阴之治可也。疏方：

制大黄（后下）20 克，厚朴 30 克，黑芝麻 30 克，枳壳 12 克，火麻仁 15

克，生何首乌 15 克，当归 15 克，玄参 18 克，萹蓄 20 克，桑螵蛸 30 克，金樱子 15 克，五味子 10 克。9 剂（11010101101011），水煎服。

2013 年 1 月 7 日四诊。服药并停药期间，大便已畅通，日便几可 1 次，唯夜间小溲仍有 1 次或 2 次，第病人自觉舒适，允为痊愈可矣。为疏善后方：

制大黄（后下）15 克，厚朴 20 克，黑芝麻 30 克，茯苓 20 克，生何首乌 15 克，当归 15 克，玄参 15 克，萹蓄 20 克，瞿麦 10 克，木香 10 克，益智仁 18 克，桑螵蛸 15 克。9 剂（110101011010101），水煎服。

2 月 4 日及 3 月 11 日各来诊 1 次。二便仍能保持常态，体无违和，再以原方加减而小其量，各给药 4 剂。末次嘱之，若无异常症状，便可停止用药。

按 两例病人，均系便秘重症。前例纯属便秘，证由阴虚燥结，故治法全用承气济川汤加减施治；后例便秘而兼夜尿频数，故用承气济川汤与萹瞿桑蛸汤合方而治，均获显效，又假以时日，终至全愈。思所依凭者，药力而外，更赖荡秋千与鞭陀螺两策也，而病人坚持遵嘱服药之功，亦不可没耶。

七　弹性利用

弹性，反弹、回弹之性，言物体之变形复原性也。若物体受外力作用时可发生形状改变，当外力解除后则又恢复原状，此一性质，谓之弹性。换言之，物体本有可塑与不可塑之性，其中受外力作用可以改变形状，且解除外力后仍保持新形状而不复旧貌者为可塑性；否则为不可塑性。而不可塑性尚有两种，一曰硬不可塑性，即外力小时物体形状不变，外力逐渐加大，形状亦未改变，直至外力相当大时，导致物体折断或破碎，却仍未能产生如期形变，可谓宁折不弯、玉碎不变者也；一曰软不可塑性，即于外力作用下暂时改变形状，一俟其力解除，遂复原状，可谓变而能复、暂屈后伸者也。故弹性者，实乃软不可塑性也。虽然，弹性之保持却有条件限制，当物体受力变形超过一定程度时，外力解除后便难复原形，此变形程度于可复原至不可复原之临界点称作弹性限度。所以，欲使有弹性物体改变形状，就需施以外力，令其变形程度超过弹性限度之外；而欲使其改变原状至预期形状，则需于既定方向上施以外力，令其变形至超过预期形状一定距离，方能保证外力解除后物体呈现预期形状。其实，诸物皆具弹性，第大小不等耳。又可推及诸事，亦见弹性现象。据仆体验，疾病便有弹性，利用弹性道理，可以指导辨证论治实践。

（一）木曰曲直，肝具弹性

五行之性，木曰曲直，火曰炎上，土爰稼穑，金曰从革，水曰润下。内中唯木显具弹性，盖曲直者，屈而曲，伸而直，直而复曲，曲而复直，可于曲直间变化，无非弹性所发，固树木之本性也。中医认肝属木，故肝具弹性，其病变亦具弹性，故可借鉴弹性之理以俾肝病之治焉。

五行谓木曰曲直，何也？言树木能屈伸变化也。植谷口之树虽欲静，无奈风常不止遂成弯木；生石缝之松固期伸，何如巉岩阻逼而呈虬干；制盆景之梅本亦直，不堪绳索束缚而变曲枝：俱木曲直本性使然也。绿树青竹，折可弯，释复直；枯木焦竹则不然，折易断裂。盖木生则本性现，木死则本性失欤。曲直何性，正弹性耳。木性如此，人其有之乎？固有之，即肝也；人病亦自有之，肝病也。故其治也，亦有可从弹性论之者。容叙拙见。

（二）解结缓急，曲者伸之

《素问·六元正纪大论》曰："木郁达之，火郁发之，土郁夺之，金郁泄之，水郁折之。"盖言五运胜复郁发致人疾病，治各不同，其属肝木郁结者，惟从达之。达者，通也；通犹开，故达之，即通之开之也。木欲直，而石阻之使弯，绳缚之使曲，必当开其缚而通其阻，然后能复其直，此木郁达之之义。治木郁之病，开之通之可也。

仆早年治诸痛之病，每拳拳于寒热虚实之辨。若辨为阴虚，便施以大剂养阴补虚之方；辨为风寒，便开具众多疏风散寒之药。至观其效，痛或有缓，而远非所望。后从木曰曲直思及弹性，自木郁达之悟出通曲为直之道，借以调治诸痛之病，疗效渐次提高。诸痛多属木郁之病，若头痛，若胁痛，若腹痛，若乳癖痛，若经前紧张症，若痛经等，常属此类。论其病机，或缘寒热，或因虚实，或在脾胃，或及心肾，固非一歧，然皆旁从病机也；责其基本病机，则大致相同，不外肝气郁滞之过，其临床主证亦即肝郁气滞。是以把握木郁达之，便已获得治法锁钥，疗效自可定然，再加辨识旁从病机之从证，更可获取显效。木郁达之，即曲者伸之也，临证锤炼，淬成治法，曰解结缓急。

　　适应病证：诸痛，头痛、颈项痛、腰背痛、腿膝痛、胃脘痛、胁痛、腹痛、乳痛；并现代医学所称血管神经性头痛、三叉神经痛、颈椎病、腰肌劳损、腰椎间盘突出症、坐骨神经通、痛经、经前期紧张综合征等病症，而以肝郁气滞为基本病机者。

　　基本方药：**解结缓急方**

　　A.**解结主方**：羌活，白芷，延胡索，姜黄。

　　B.**缓急主方**：白芍，甘草，钩藤，威灵仙。

　　方歌：解结羌芷胡姜黄，缓急芍草威钩详。

　　　　　　内外上下诸痛疾，从肝论治莫彷徨。

　　临证处方：临床见有诸般疼痛疾症时，可用解结与缓急主方加减组成临证处方加以治疗。

　　（1）头痛：羌活，白芷，延胡索，白芍，钩藤，威灵仙，川芎，薄荷，蔓荆子，五味子。

　　（2）颈项痛：羌活，白芷，姜黄，白芍，钩藤，威灵仙，柴胡，防风，葛根，砂仁。

　　（3）腰背痛：羌活，白芷，姜黄，白芍，钩藤，威灵仙，杜仲，狗脊，山茱萸。

　　（4）腿膝痛：羌活，延胡索，姜黄，白芍，钩藤，威灵仙，牛膝，续断，木瓜。

　　（5）胃脘痛：白芷，延胡索，姜黄，白芍，甘草，威灵仙，木香，砂仁，黄芩，法半夏。

　　（6）胁痛：白芷，延胡索，姜黄，白芍，甘草，柴胡，香附，川楝子，青皮，砂仁。

　　（7）腹痛：白芷，延胡索，姜黄，白芍，甘草，威灵仙，厚朴，枳壳，木香，黄芩。

　　（8）乳痛：羌活，白芷，延胡索，白芍，威灵仙，丝瓜络，路路通，王不留行，陈皮，蒲公英。

　　（9）痛经：羌活，白芷，延胡索，姜黄，白芍，钩藤，威灵仙，当归，肉桂，香附，艾叶，九香虫。

　　（10）经前紧张症：羌活，白芷，延胡索，白芍，钩藤，威灵仙，天麻，合欢皮，夜交藤，知母。

　　按　本法选药，多入肝经，羌活虽非肝经药而选之者，以其入足太阳少阴经而能祛风止痛，近于足厥阴少阳而关乎肝者也，故用为主方首药。临床运用 10 项，只述及西医学痛经与经前期紧张综合征两病，其余者可视其表现采用相应痛症治例调之。用药剂量决定配伍主次，各方运用，头痛、颈项痛、腿膝痛等，大 A 方相应药剂量以令为主，平 B 方剂量以令为辅，重在解结也；胃脘痛、胁痛、腹痛等，大 B 方相应药剂量以令为主，平 A 方剂量以令为辅，重在缓急也；至于腰背痛、乳痛等，则宜缓急与解结并举，勿令有偏。

（三）潜肝抑木，直者屈之

夫肝家之病，率由曲直失宜致之。或曲而不复直，或直而不复曲；或曲少而直多，或直少而曲多。《素问·五常政大论》述五运有平气、不及、太过三气。三气之纪，平气者，"木曰敷和，火曰升明，土曰备化，金曰审平，水曰静顺"；不及者，"木曰委和，火曰伏明，土曰卑监，金曰从革，水曰涸流"；太过者，"木曰发生，火曰赫曦，土曰敦阜，金曰坚成，水曰流衍"。前述解结缓急，实乃比照木运不及委和之纪肝病治法；此言泻肝抑木，则当借鉴木运太过发生之纪肝病治法。

木太过发生之纪肝病何如？曲直非常，弹性见乖，直而不得曲也。论其治也，便当潜肝抑木，直者屈之。或问：木其既欲直，今直矣，何再屈之使曲？盖肝失敷和之直，直之太过矣，过犹不及，故当潜之抑之，令其曲直得体耶。

适应病证：眩晕、耳鸣、烦躁、易怒、潮热、盗汗、不寐、手麻肢挛、半身不遂、腹痛而泻等诸症；并西医学所称高血压、颈椎病、失眠、更年期综合征、脑血管意外后遗症、溃疡性结肠炎、肠易激综合征等病症，而以肝气横逆、肝阳亢奋为基本病机者。

基本方药：潜肝抑木方

A. **潜肝主方**：珍珠母，生龙骨，生牡蛎，天麻，钩藤。

B. **抑木主方**：白芍，炒酸枣仁，五味子，茯苓，西洋参。

方歌：潜肝抑木龙牡珍，麻钩芍味苓枣仁，

洋参肺脾佐肝治，躁烦不寐汗泻晕。

临证处方：临床见有肝气横逆、肝阳亢奋诸症时，可用潜肝与抑木主方组成临证处方加以治疗。

（1）眩晕、耳鸣：珍珠母，生龙骨，生牡蛎，天麻，钩藤，白芍，五味子，石决明，磁石，石菖蒲，蝉蜕，法半夏。

（2）烦躁、易怒：生龙骨，生牡蛎，天麻，钩藤，白芍，五味子，柴胡，黄芩，知母，栀子，麦冬，合欢皮。

（3）潮热、盗汗：生龙骨，生牡蛎，天麻，钩藤，白芍，炒酸枣仁，五味子，西洋参，山茱萸，知母，麦冬，鳖甲，墨旱莲。

（4）不寐：珍珠母，生龙骨，生牡蛎，天麻，炒酸枣仁，五味子，西洋参，茯苓，合欢皮，夜交藤，远志，柏子仁，麦冬。

（5）手麻肢挛、半身不遂：珍珠母，生龙骨，天麻，钩藤，白芍，茯苓，当归，何首乌，龟甲，鸡血藤，生黄芪。

（6）腹痛而泻：钩藤，白芍，五味子，茯苓，西洋参，黄芩，黄连，木香，肉桂，炒白术，炙甘草。

（7）高血压：珍珠母，生龙骨，生牡蛎，天麻，钩藤，白芍，五味子，茯苓，生地，杜仲，夏枯草，夜交藤，合欢皮。

（8）颈椎病：生龙骨，天麻，钩藤，白芍，五味子，茯苓，葛根，羌活，姜黄，僵蚕，防风。

（9）更年期综合征：生龙骨，生牡蛎，天麻，钩藤，白芍，五味子，茯苓，当归，知母，黄柏，淫羊藿，巴戟天，栀子。

按 用药剂量随配伍主次而加调整，其眩晕、耳鸣、烦躁、易怒，以及高血压等，治以潜肝为主，抑木为辅，A 方剂量宜大；腹痛而泻，以及溃疡性结肠炎、肠易激综合征等，治以抑木为主，潜肝为辅，B 方剂量宜大；而潮热、盗汗、不寐、手麻肢挛、半身不遂，以及颈椎病、失眠、更年期综合征、脑血管意外后遗症等，则潜肝与抑木并重，A、B 两方均当用较大剂量。

（四）矫枉过正，曲直得中

所谓矫枉过正，即无论直者屈之、曲者伸之，必使过其正度，然后释其屈伸所施，方可得乎曲直之中道也。仆于少年时在毛主席文章中见到"矫枉必须过正，不过正不能矫枉"，未晓深意。后来家中做衣橱，其一扇门翘角不平，木工钉一木条向相反方向过度牵拉固定，嘱一月后松开，既至一月，取去木条，果然门扇复平。方悟欲矫既枉，非过正不可，恰如克服弹性限度也。近年临床体验，斯论盖可立为肝病治疗准则。

常理治病，药不宜过，适可而止，固为《内经》原旨。《素问·五常政大论》："有毒无毒，固宜常制矣。大毒治病，十去其六，常毒治病，十去其七，小毒治病，十去其八，无毒治病，十去其九，谷肉果菜，食养尽之，无使过之，伤其正也。不尽，行复如法。"《素问·六元正纪大论》："大积大聚，其可犯也，衰其大半而止。"是以用毒烈峻猛药以治痼积顽聚之病，惟允十去六七；用稳当缓和药以治平易寻常之病，第可十去八九：皆言不可过度治疗，此证治之常耳。仆今所举肝病治须矫枉过正者，实属过度治疗，则证治之变欤！盖奇恒之病，必行奇恒之法；肝病以具弹性而异于他病，故当突破常规而取法奇恒焉。

若要矫枉过正，务使治疗量超过常规一定比例方罢。一要增加方药剂量，一要延长治疗时间。而加量几何，延时如许，需由经验掌握。仆于实际运用中，常以序贯体验法调整方药与剂量，而以节律服药法斟酌治疗时间。

所谓序贯体验法，即初诊据病证拟定治法赋以较小剂量而开具处方，复诊时视病证变化变更方药及剂量，若已有效，则据既定治法加强原方药（包括增加臣药和/或加大君臣药剂量）；若无效或出现不良反应，则调整原方药。再诊时若原有效者仍然有效，则继续加强上诊方药；若原无效者已见起效，亦加强上诊方药；若原有效者仍然有效却出现不良反应，则调整上诊方药。之后诊次，亦仿此而行。所谓节律服药法，即不予每日服药，服药日与不服药日间隔安排，具体方法将于后文阐述。

（五）医案举例

1. 痛经

■ **原发性痛经治案**：李某，女，17岁，汉族，2010年12月16日初诊。痛经已五年，自初潮即见，近三年加剧，每于行经而小腹疼痛，如绞如锥，痛彻腰骶，冷若怀冰，伴恶心头眩，第1日尤甚，第2日下血块后稍缓，直至经净方罢。末次月经11月21日至25日，症即如是。舌黯红，苔白，尖见小芒，脉细弦小紧。当与和血缓肝，温经止痛；既属重症，非重剂不办。疏方：

当归20克，白芍60克，羌活15克，白芷15克，延胡索15克，钩藤20克，天麻（打碎）12克，威灵仙50克，炙甘草12克，肉桂20克，木香10克，九香虫12克。5剂（1110110），水煎服。

2011年1月6日二诊。上诊5剂药服竟后，月经适至（2010年12月26日至30日），腹痛竟未发作，仍有血块，血量较昔稍少，身体舒和，云为数年所未尝有者。唯近旬日间偶见鼻衄，出血不多，西查或谓鼻中隔不正，大便觉干。舌黯，苔白，尖芒，脉细小弦。既已获效，莫即更方，且小其量，略加清凉可也。疏方：

当归15克，白芍30克，白芷15，羌活12克，延胡索15克，钩藤20克，天麻（打碎）12克，威灵仙30克，肉桂12克，九香虫12克，小蓟18克，栀子12克。5剂（1101110），水煎服。

1月20日三诊。药服5剂后，迄今已两周，未再见衄血，大便不干，舌脉几与前同。月经计可于一周后来潮。法仍旧制，方可小更，而用初诊剂量：

当归20克，白芍60克，白芷15，羌活12克，威灵仙50克，延胡索15克，钩藤20克，天麻（打碎）12克，肉桂20克，九香虫12克，木香10克，肉桂20克。5剂（1110110），水煎服。

4月11日复诊。述三诊服药后行经亦无腹痛，之后两次经潮仍未见之。近因课业紧张，觉神困体乏；偶有鼻衄，然出血仅点滴即止；欲求保养身心方药。脉细小数，舌红，尖边见有芒刺与齿痕，苔白腻根厚。痛经已平，而读书劳累，必耗心家阴血；且脾胃亦难自全，运化失宜有之，舌脉已征之矣。因其不欲再服汤剂，权与丸药生脉饮、参苓白术丸、麦味地黄丸三药，分别于早、午、晚服用。

■ **原发性痛经兼头痛治案：** 甘某，女，30岁，汉族，2012年8月17日初诊。原发痛经，行经第一日小腹痛，其痛甚烈，每伴呕吐，必服西药止痛；且兼经前、经期头痛亦厉，不胜其苦。婚已六年，曾有两孕，一因无备而刮宫，一以胎漏而殒；其后月经量减少，而痛经如故。今欲先治痛经，亦兼求嗣。脉细而小弦，尺沉，舌黯，边现齿痕，苔白根腻。末次月经7月23日，今值经前，头痛已见。正可和血疏风，缓急调冲。疏方：

当归15克，川芎10克，羌活15克，白芷15克，延胡索15克，姜黄15克，白芍30克，炙甘草12克，红花10克，艾叶8克，砂仁10克。5剂（1011011），水煎服。

9月14日复诊。云服药1剂后头痛有缓，服药第4日行经，虽仍有腹痛，第势已大挫，呕吐无作，未再服止痛西药；经量仍较少，三日而净。今又至经将行。舌淡苔根腻白，脉细小弦。上方加益母草15克，木香10克。5剂（1101101），水煎服。

9月21日三诊。月经今日当行而未行，头痛未发。脉细小弦，舌苔根腻。上方左右之：

当归15克，白芍10克，羌活18克，白芷15克，延胡索15克，木香10克，钩藤20克，合欢皮15克，艾叶8克，香附15克。5剂（1101011），水煎服。

11月9日四诊。述其上诊服药第3天行经，喜已未再腹痛，经量较昔稍多。10月22日月经又至，三天后干净；经前、经期并无头痛、腹痛；唯经量仍少。脉如前，舌红苔黄腻。上法减疏风而加清热祛湿，疏方：

鱼腥草30克，败酱草20克，黄芩12克，黄柏12克，蒲公英15克，连翘15克，延胡索15克，益母草30克，当归15克，泽兰15克，红花12克，木香10克。5剂（1101101），水煎服。

后又以上法方药出入调理两月余，头痛、痛经尽平；然月经量增加无多，亦所憾者。

■原发性痛经兼痤疮治案：帕某，女，20岁，维吾尔族，2012年11月27日初诊。经行腹痛有年，近半年内更加剧烈。其痛见于行经第一、二日，痛势甚厉，小腹并两侧少腹俱痛，伴恶心欲吐，第三日血量增多后痛即缓解。且于半年内，颜面痤疮屡发不止，行经前数日、经期发尤多，经净后稍有消减。今晨已见腹痛，此时正剧，就诊前如厕，甫见经血。舌黯红，苔白腻，脉细而弦。郁火结于上焦，气血滞于任冲；清其上而解其下。疏方：

白芍60克，炙甘草12克，厚朴30克，白芷15克，皂角刺15克，黄柏12克，金银花12克，连翘15克，紫花地丁15克，蒲公英18克，延胡索15克，威灵仙30克。4剂（1010110），水煎服。

12月11日复诊。述于初诊当日，服药后半小时许，腹痛已平，至翌日亦未再痛，月经6天净，并其颜面痤疮新发已少，旧有疮痤亦见渐消。舌黯苔白腻，脉细小弦。既效，仍行原法，稍调其方：

白芍40克，炙甘草12克，白芷15克，皂角刺15克，金银花12克，连翘15克，延胡索15克，紫花地丁15克，蒲公英18克，黄柏12克，砂仁10克。9剂（11010110101011），水煎服。

2013年3月5日三诊。病人于上诊服药后，因故久未来诊，惟喜迄今已三番行经，均未再见痛经，且痤疮亦去强半，今诊欲巩固之。脉细小弦尺略沉，舌淡红，苔白。仍当调气血，和冲任，佐以清热散结。疏方：

白芍30克，炙甘草12克，白芷12克，皂角刺12克，延胡索15克，金银花12克，连翘12克，紫花地丁15克，蒲公英15克，青黛（包煎）10克，红花10克，木香10克。5剂（101010101），水煎服。

按 所举三例痛经验案，均取解结缓急法治平。第一例原发痛经殊重，下焦虚寒显著，故用和肝缓急，并借重温寒，加大药量；第二例原发痛经伴有经行头痛，且经两次流产，月经量少而痛经仍剧，故以解结缓急原法而加强祛风；第三例原发痛经兼有痤疮，故取原法而兼用清火，酌减祛风之品。三例均系痛经重症，药物剂量相对较大。因属肝经之疾，故治疗周期长而剂量重，所谓弹性曲直，矫枉必须过正也。

2. 不寐（失眠）

■ **失眠治案**：王某，女，61岁，汉族，2014年3月11日初诊。睡眠异常十余年，近一年内加重。入睡极难，夜半之后，或有小寐，旋即而寤，不能再眠，伴有耳鸣、烦躁、乏力，夜尿二三行，昼间头觉昏沉。脉小弦寸滑，舌尖多芒刺，边有齿痕。潜肝抑木，宁神健脾。疏方：

生龙牡（各）30克，珍珠母30克，炒酸枣仁18克，合欢皮15克，夜交藤15克，五味子12克，茯苓30克，灵磁石30克，钩藤15克，西洋参12克，远志12克，龟甲（打碎）12克。5剂（1110110），水煎服。

3月18日二诊。服药第2日晚间睡眠明显改善，第4日停药一天，当晚又见失眠，第5日迄第7日（当日停药）连续三天入睡已快，且未曾起夜，烦躁、乏力几平，唯觉耳鸣不减。舌淡尖芒，脉小弦。既已应手，原法所当继行，稍事加减可也。疏方：

生龙牡（各）30克，珍珠母30克，灵磁石30克，炒酸枣仁20克，合欢皮15克，五味子12克，天麻12克，白芍30克，蝉蜕12克，茯苓30克，砂仁10克。10剂（11011011011011），水煎服。

4月1日三诊。半月服药9剂（本10剂，其1剂因煎煮不慎熬干而弃之），睡眠已趋正常，停药之日亦未见反复，夜尿已少，偶或1次，身况转佳，耳鸣小挫，第不能平，脉舌如上。再以原方化裁：

灵磁石30克，生龙牡（各）30克，石决明30克，法半夏10克，炒酸枣仁20克，夜交藤15克，五味子12克，天麻12克，白芍30克，炒白术30克，陈皮10克。15剂（110110110011001100110011011001101），水煎服。

2015年3月12日四诊。自去年三诊后，睡眠转佳，一年来每月自行按第三诊原方服5至10剂药，能保持正常睡眠，身况亦觉平和。只是耳鸣仍在，近日因家事烦心，耳鸣有加，且伴头晕，故来期治。脉见小弦，尺沉寸滑，舌红黯边印。再施抑潜肝木，并及血分。疏方：

生龙牡（各）30克，珍珠母30克，炒酸枣仁18克，夜交藤15克，当归12克，白芍30克，法半夏10克，钩藤15克，天麻12克，丹参12克，砂仁8克。8剂（1101011010101），水煎服。

按 本例不寐虽久，责之肝家之过，施以潜肝抑木法而大获全胜，足见此法确已握定病机之本。第耳鸣未平，遗憾有之，后当注意于此。仆治不寐多矣，疗效亦颇不差，总以用药四五天或一周后方显效果；此案则显效尤捷，第二日即能安睡。可见病虽同证，治固一般；而人尚有异，效验未可定论也。

八　有故无殒

有故无殒，语出《黄帝内经》。原文曰："妇人重身，毒之何如？岐伯曰：有故无殒，亦无殒也。"（《素问·六元正纪大论》）王冰注曰："故，谓有大坚癥瘕，痛甚不堪，则治以破积愈癥之药。是谓不救必乃尽死，救之盖存其大也，虽服毒不死。上无殒，言母必全；亦无殒，言子亦不死也。"经文此论，乃妊娠期治疾之策略也。妊妇患有疾病且重，若治其病，唯恐药碍胎气；不治之，复惮病害双身。医者必费踌躇。故经论提示，尽可施治，第莫过量而已。至于何以用药而无伤胎气？盖药为病设，病以敌药，其力互抵，无暇他顾，故母子无伤焉。虽然，果真遇有妊娠者，治其病则有禁忌，许多平素治病当用之药，斯时仍不敢用。故于此一经论，仆早年惟知其理，却无从尝试也。后于1984年，用破血消癥法治痛经病人某，用药期间竟然怀孕，盖其多年不孕，本弗抱嗣望者也。自此而后，心智顿开，不惟妊娠期治病如此，犹引申至月经期之用药，竟也颇有所获。容述梗概如次。

（一）破血有故无殒

1. 治策概要

凡求嗣而患有某种疾病者，怀孕之前，总可依病证而加以调治，勿须顾虑有碍胎孕；亦勿须等待疾病治愈后再行怀孕，多可边治病边致孕。但须及早检测孕否（末次月经第一天向后数20日，测1次，之后每隔3天测1次，直至经潮），倘未孕，则继续前治；若已孕，则即停前治，改用益元保胎方药。

虽然，亦有不得不慎之情在焉：曾治一例，三年不嗣，治之已孕，因见我方内有桃仁，反来质疑。反复解释仍不之听，欲与我签一协议，须保其所生儿长成后能考取大学方可。噫！人情竟有如是者，亦复何言。

2. 医案举例

■ **破血法治痛经而致孕案**：张某，女，31 岁。1984 年 5 月 16 日初诊。痛经 6 年，结婚 3 年未孕。6 年来，每于经前 2 日即感小腹坠胀，至经行第 1 日，则小腹剧痛，痛及腰骶并双股，伴头痛而胀，恶心呕吐，入夜尤甚，不能入寐，其后几日痛势稍挫，直至经净后三日始得缓解。经量较多，色紫有块，周期尚准。婚后痛经不减，夫妇同居三年未孕，西医诊断为子宫内膜异位症，虽经中西医多方调治而其痛不减，今已不急于嗣孕，只望治其痛经。末次月经 5 月 2 日，4 天净，今值经前半月。脉见六部沉涩，两尺尤甚，舌黯红，目眶灰暗。认是瘀阻胞脉，宜辛温通降，直攻瘀滞，与少腹逐瘀汤变化：

当归 30 克，益母草 30 克，延胡索 10 克，乌药 10 克，炮姜 10 克，白芷 10 克，制乳没（各）10 克，肉桂 10 克，木香 6 克，丁香 1.5 克，小茴香 12 克。水煎服，隔日 1 剂。并用大黄䗪虫丸，每晚服 2 丸。嘱至经期停药，改服二益丹，日 2 次，每次 2 丸。

6 月 10 日复诊。月经于 5 月 30 日潮，无恶心呕吐及肛坠股痛，腹痛减轻，夜能入寐，经量较昔减少，仍有血块，脉舌如前。为疏丸剂：

早服八珍益母丸 2 丸，晚服大黄䗪虫丸 2 丸。约病人经前 5 日来诊。

6 月 24 日三诊。连日来自觉微热，大便稍稀，脉舌无明显变化。再疏初诊汤方去延胡索，加牛膝 10 克，每日 1 剂。成药仍如原法不变。

7 月 15 日四诊。月经逾期未行，妊娠试验阳性，妇科检查确认有孕，六脉小数。急嘱病人停用所有药物。盖病人来诊前仍在服用大黄䗪虫丸等药。并与参苓白术丸，以图健脾化湿保元。

其后足月顺产一男，产后半岁断乳，月事复行，但痛经依旧，虽再施以原法调治，终未见效。

按 以破血逐瘀法治痛经，固非求嗣之计，不想中途得孕，效出望外；而孕后仍未辍药，复无损胎元，适足庆幸。此案正可印证《内经》"有故无殒，亦无殒也"之旨。刘恒瑞《经历杂论》云："有故无殒，言有病则病受之，治邪尚且不足，焉有余力以伤胎乎？"本案所用大黄䗪虫辈，属碍胎伤胎、妊娠禁忌之品，仅望祛病，而反得孕，岂止不暇伤胎，犹能成胎养胎矣。是知患病而不孕者，治病即所以求嗣；病而适孕者，祛病即所以养胎。虽大黄䗪虫之峻，又何畏惧之有哉？然本案病人妊娠之后，痛经如故，再治不应，内中隐微，非拙见能逮，还望同道指迷。

（二）降气有故无殒

1. 治策概要

妊娠期间禁用之药，包括药性猛烈者如巴豆、牵牛、斑蝥、大戟、商陆、麝香等，亦包括破血攻瘀者如水蛭、虻虫、三棱、莪术等。而通经祛瘀、行气破滞、辛热滑利之品如桃仁、红花、大黄、枳实、厚朴、附子、干姜、肉桂、半夏、冬葵子等，又在慎用之列。尝见医家有用半夏以治妊娠呕吐者，未见其有害胎元。要在临床经验之实证也。仆用厚朴、枳实，当属突破降气行气之慎者。然须确有气上逆、气结滞之情，方可使用，是谓"降气有故无殒"也。

2. 医案举例

■ **承气法治妊娠便秘案**：吴某，女，37 岁，2018 年 5 月 14 日初诊。有子2.5 岁，欲生二胎。素体尚无疾病，唯说话多时便觉气短乏力，月经来潮前一周觉身冷畏寒。末次月经 5 月 5 日潮，5 天净。舌暗红，苔白薄，脉细软。先与养血益气，调和营卫。疏方：

当归 15 克，党参 15 克，生黄芪 20 克，炒白术 20 克，枳壳 15 克，桂枝12 克，白芍 30 克，丹参 12 克，蒲公英 15 克，砂仁 10 克，大枣（擘）6 枚。5 剂（1101101），水煎服。

2019 年 3 月 4 日复诊。此前十阅月内，曾多次来诊，经用药调理，其说话多时之气短乏力，并经前一周身冷畏寒等业已痊愈。两月前开始作备孕调治，今已测知怀孕 4 周，昨日劳顿，遂觉小腹紧拘，余无所苦。脉细弦，关上小滑，舌黯红，苔薄白微腻。益气柔肝保元。疏方：

白芍 40 克，炙甘草 12 克，续断 15 克，党参 30 克，西洋参（打碎同煎）20 克，生黄芪 30 克，地榆 20 克，大小蓟（各）15 克，乌贼骨（打碎）30 克，仙鹤草 20 克，黄芩 12 克，砂仁 10 克。5 剂（1110110），水煎服。

3 月 18 日复诊。孕已 6 周。上诊后小腹已无紧拘之感，但胃空虚，时有反酸。上方去白芍、甘草、黄芩，加炒白术 30 克，高良姜 10 克，五倍子（打碎）10 克。给免煎剂，6 剂（1110111），开水冲服。

4 月 1 日复诊。孕 9 周。胃空虚感并反酸已平。脉细小滑，舌黯红，苔薄白微腻。上方去五倍子、高良姜，加枳壳 15 克，陈皮 12 克。给免煎剂，9 剂（11010110101101），开水冲服。

4 月 29 日复诊。孕 12 周。近来大便干结，三四日方得一行，粪如羊矢，解下困难，如厕则非努力憋气而不得下，亟恐有伤胎气也。脉弦小滑，舌黯红，苔白腻。阳明热结，法当清热通下，本当用承气法，然在妊娠，暂不用大黄。上方去续断、大小蓟、乌贼骨、仙鹤草，加厚朴 20 克，枳实 15 克，肉苁蓉 15 克，白芍 30 克，火麻仁 15 克，黑芝麻 30 克。给免煎剂，6 剂（1110111），开水冲服。

5 月 6 日复诊。孕 13 周。本周内大便已通，共 6 次行便，仍干。原法不变。疏方：

西洋参（打碎同煎）20 克，生黄芪 30 克，党参 30 克，肉苁蓉 15 克，黑芝麻 30 克，杜仲 20 克，厚朴 24 克，枳壳 15 克，黄芩 12 克，地榆 20 克，栀子 10 克，砂仁 10 克。给免煎剂，6 剂（1110111），开水冲服。

5 月 20 日复诊。孕 15 周。服药一周内大便 6 次，辍药一周内大便 3 次，依然觉干，努力用劲方得便出。上方加重厚朴用量至 30 克。给免煎剂，6 剂（1110111），开水冲服。

5 月 27 日复诊。孕 16 周。大便周内 7 次，已不甚硬结。仍与原方，减厚朴之量至 20 克。给免煎剂，6 剂（1110111），开水冲服。

其后又来诊多次，大便已常。至孕 39 周时剖腹生一女，母女健康。

按 仆治不孕症殊多，凡已有孕在身者，用药十分小心，近年来尤其如此。盖唯恐触犯禁忌，惹来无端纷争。是以入血分之药一概不用，甚至如当归、川芎、香附、益母草等古代保胎方内屡用之品亦已阑选。本案病人，妊娠期便秘干结难下，本当径直施以承气汤类药，然因惮于动血殒胎，竟不敢起用大黄，仅以厚朴、枳实承气降气，肉苁蓉、白芍、火麻仁、黑芝麻柔肝和阴润肠而已。好在大便得畅而母安子保，能不偾事已足矣。夫妊娠之体，胎气宜升不宜降，实不宜用枳朴降气也；今大剂用之而无伤胎元者，殆以有粪积气结，与药之降势相抵，无暇碍胎故也。允乃"有故无殒，亦无殒也"。然仆运方谨小慎微，愧少大家之风；而胆识眼界，尤去古人远矣。

（三）止血无碍月经

1. 治策概要

治女子疾病，医家有嘱经期停药者，病家亦有至经潮自行停药者。仆早年亦尝如此，今则否矣。盖月经之常，少则三四天，多则六七天，而寻常治病，不过给药五七剂；若逢行经即辍药，而四五天后，岂病证罔变以待其药哉？是故为医者，所当随机应变，勿以陋俗作矩自框而框人也。仆治妇科病，或治女子非妇科病，俱嘱经期仍当服药莫止，第于方中佐加和血调经之品而已。以仆经验，月经期出血乃当出之血，经间期出血乃异常之血。月经期用调经活血药，虽并用止血敛血药而无妨其经；经间期用止血敛血药，虽并用调经活血药而不碍止血。故凡经间期出血，与夫经血淋漓之症，尽可调经与止血并用，权谓之"止血无碍月经"可也。

2. 医案举例

■ **经间期出血治案**：胡某，女，35 岁，2015 年 9 月 1 日初诊。年内体检诊有乳腺增生，结节，并有盆腔炎，却无明显症状；而所苦者乃月经中间期每见阴道出血四五日，血量约经血之半，此情已半年有余矣。脉细弦，舌黯红，尖边芒刺，苔白微腻。下焦积热，肝胃经气滞，火郁于胞脉，随天癸起伏而动血，故非经期而溢出也。所当清热除湿解郁。疏方：

鱼腥草 30 克，败酱草 20 克，黄柏 10 克，砂仁 10 克，黄芩 10 克，炒白术 30 克，茯苓 30 克，炮姜 10 克，白芍 30 克，地榆 20 克，木香 10 克。3 剂（1010100），水煎服。

9 月 8 日二诊。月经于 9 月 4 日来潮，今将净，脉舌如前。小调其方，减少清品，加入养血和血者：

当归 15 克，益母草 30 克，香附 12 克，鱼腥草 20 克，败酱草 20 克，蒲公英 15 克，茯苓 20 克，木香 10 克，地榆 20 克，白芍 30 克，砂仁 10 克。5 剂（1101101），水煎服。

9 月 14 日三诊。月经于 9 月 8 日晚已净，本次经行 5 日，经血量较多而集中；而昔时月经血量不多，淋漓 7 日方净。今将至经间期，所当借重清热止血。疏方：

当归 10 克，白芍 30 克，鱼腥草 20 克，败酱草 20 克，蒲公英 18 克，茯苓20克，地榆20克，大小蓟（各）15克，木香10克，砂仁10克，乌贼骨（打碎）20克。5剂（1101101），水煎服。

9月21日四诊。经间期已过，未见阴道出血；今至经前期，昨日始觉乳房胀痛，今日有所加重。舌苔白腻，脉细弦。血分郁火几平，而肝胃经气未达。治仍原法。上方去乌贼骨，加益母草18克。8剂（1101101010101），水煎服。

10月8日五诊。上诊服药中，乳房之痛几平。月经9月28日潮，5天净，经量正常，脉细弦尺沉，舌黯红，苔白腻。今又至经间期，虽上月未见出血，亦不可轻忽也。疏方：

当归15克，白芍30克，鱼腥草30克，黄芩12克，蒲公英15克，益母草30克，地榆20克，大小蓟（各）15克，砂仁10克，香附12克。5剂（1101101），水煎服。

10月13日六诊。经间期甫过，未见出血。但近日觉有胃脘胀痛。脉弦细，舌黯红，苔白腻。治应顾及理气。疏方：

白芍30克，鱼腥草30克，败酱草18克，黄芩12克，地榆20克，大小蓟（各）15克，益母草30克，王不留行12克，青皮12克，枳壳15克，香附12克，木香10克。5剂（1101101），水煎服。

其后亦曾多次复诊，其经间期出血再未发生。专于调治其乳癖与盆腔炎症。

按 所以举述本案者，非为治愈经间期出血一例也，犹在获取临证经验两则：其一，月经期用止血药，不惟无害，反而有益。首诊方内用地榆20克，月经适至，经量非但未减，反比此前行经量多而集中。四诊方内，地榆而外，尚有大小蓟，亦止血药也；用药期间行经，亦上次之常量常情。足见既有郁火动血之情在焉，则清火止血之药即可用焉；药与证相敌而力抵，将无碍乎月经软。其二，经间期用养血活血药，无妨经间期出血之治。五诊用药，适值经间期，方内虽有当归之养血活血，益母草之活血调经，而未再出血。可见调经活血之药，用于经期，则可助血畅行，施与非经期，反可令离经之血归经也。然则当归宜归，坤草益母，其名副实，所谓王道之药也。

九　众寡跌宕

众寡跌宕，处方用药策略也。众寡，言方味之多少与疏密；跌宕，言方剂之轻重与差异。医家处方，用药之众寡，剂量之轻重，亟关乎疗效，可勿审慎乎？然仆早年，每临病人，只顾病症当用何方何药，布药赋量，信手而书，鲜少虑及方味之众寡宜否？药量之轻重当否？临证既久，经验渐增；效法前贤，考究始密。便觉方药固须对证，而味数剂量尤必斟酌。究竟如何处置，已有刍议，容分述之。

（一）众寡方味

方味众寡所宜，向无定式，仆则尤允张景岳之论。《景岳全书》曰："观仲景之方，精简不杂，至多不过数味。圣贤之心，自可概见。""至若东垣之方，有十余味，及二十余味者：此其用多之道，诚自有意。""虽然，东垣之法，非不善也。然余则宁师仲景，不敢宗东垣者，正恐未得其精，先得其隘其失也，岂止一方剂也哉。明者宜辨之。"可见，景岳主张宁可少而不宜多。仆今论此，不惟多少当虑，尚有疏密布置，亦当有识。

1. 方味多少所宜

纵观既往中医药物治疾，医家临证处方，所用药品多寡不一，有三五味者，有十余味者，亦有二十余味者，向无定数，第以八九味至十余味者居多。近些年来，似有日渐增加趋势，一方开药二三十味，甚至三十味以上者，不乏其人；而仍以十余味或八九味药为方者，反已鲜见矣。究竟一方几药为当？宜乎多？抑宜少？困惑有之。

先求教前人。古代医籍偶有述及此事者。《明医杂著》："或问：仲景处方，药品甚少，及东垣用药，多至二十余味。丹溪云：余每治病，用东垣之药，效仲景处方，庶品味数少，则药力专精。丹溪何以不法东垣而效仲景耶？曰：明察药性，莫如东垣，盖所谓圣于医者也。故在东垣则可多，他人而效其多，斯乱杂矣。东垣如韩信将兵，多多益善；丹溪不过能将十万，故不敢效其多。"此言处方药品用多与用寡，本无分优劣，要在医家医术高下。仲景医中圣者，医高术精，方经而药少；东垣医中巨擘，明察药性，方大而药众；丹溪尊仲圣而法东垣，效彼方而选斯药，用品味于多少之间：三家或多或少，由理数使然，皆当其宜也。今有医理未明，药性非熟者，用药少即云仲景法，多则曰东垣法，其多少固无可责，而动辄妄比古贤，却未之允也。

处方药品多少更与病证新久缓急相关。《吴鞠通医案》："昔李东垣有方用药至三十余味者，张仲圣鳖甲煎丸，亦有三十几味，后人学问不到，妄生议论。不知治经治以急，急则用少而分量多；治络治以缓，缓则用多而分量少。治新则用急，治旧则用缓；治急可用独，治旧必用众。独则无推诿而一力成功，众则分功而互相调剂，此又用药多寡之权衡也。"新病在经，久病入络；新病多急，旧病多缓。故新病经病治以急，功在一举，用药宜少而重；旧病络病治以缓，容有分调，用药宜多而轻。

再则，处方药品多少尚需视疗疾抑养生而左右。《靖盦说医》："无病之人调理补养药品，不嫌其多何也？五家脏腑，每家施以三四品，则不为少矣！肾之水火，脾之痰湿，肝之风，皆不能不有一二品以安置之，于是乃愈加愈多，无病而言简，万万不能。若有病之人，则不可不简，多病之人，尤不可以不简，只看某病之发于某家，单刀直入，直捣其巢。病在东而源在西，病在彼而源在此，删除枝叶，擒贼擒王，无枝枝节节而为之，则乌得而不简乎？"《医述》："痘家用药，药味不宜多，多则杂""时辈煎方，合之药引，多至二三十味，杂而无绪，取效难矣。"可见，养生之治，理应整体调节，不可偏颇，故用药难免其多；疗疾之治，须切对病机，无暇他顾，故用药无虑其少。

此外，补虚之方与泻实之方，亦有宜多宜少之辨。张景岳谓："凡治实者，譬如耘禾，禾中生稗，禾之贼也，有一去一，有二去二，耘之善者也；若有一去二，伤一禾矣，有二去四，伤二禾矣……此用攻之法贵乎察得其真，不可过也。凡治虚者，譬如给饷，一人一升，十人一斗，日饷足矣；若百人一斗，千人一斛，而三军之众，岂能活者。此用补之贵乎轻重有度，难从简也；所以喜补而大胆峻补，多致误人。"是则泻不宜多，恰克其邪为度；补莫使少，普济斯虚是瞻。

2. 方味宁少勿多

用药多寡之义，前贤之论，实已备矣，仆无意复加；第欲借国画笔墨用法以条分之耳。纵观处方药品多寡，其情有五。一者，经方精审，才三五味。此仲景之法也。画家笔墨运用，有"惜墨如金"者，盖言作画务必审慎下笔，墨勿轻施。若以寥寥数笔，淡淡着墨，便能刻画山川，传神景物，定为上乘妙品。比之于医，上乘妙方，惟仲景能为，故尊为医圣。后世医家，运用方药精审者，间或有之。尝见叶天士医案，述病简约，不过二三脉症，竟能直扣主证；疏方精当，只遣三五药品，而成巧制妙构。是则学经方法而不泥其药者，虽难比肩仲景，差可近之也。是故能以至少之药，而获至大之效者，真大医圣手也。

二者，时方有致，可多可少。此后世名家之法也。既弗能以少取胜，则求其次。惜墨原旨，本不在省墨，并非愈少愈好；画以美观为本，倘若墨少不足以尽显其美，或画技未到，不能以简笔淡墨为之，固可不吝笔墨。如山水画有积墨、破墨，层层渲渗、皴染，使臻妙境，其用墨多又何妨？见笔虽多，笔笔有用，全无败笔；着墨非少，六彩绚丽，未见赘余：施于当施，着于当着，谁谓非惜墨耶？医者尊仲景而难尽传其精，则兼学众家，广采博取，踏实于临证，亦能成就大医。孙思邈、金元四家、张景岳、喻嘉言等辈，每于经方之外，自创方剂，可称时方。其药品有多有少，少者可三五味，多者至二三十味，要皆用于当用，不妄添加，虽少不遗，任多无害也。

三者，亦博亦约，能少能多。此众医学习之法也。当代画家钱松岩著《砚边点滴》，内中论画学笔墨，认为善画山水者，偶画花卉而每佳；善画花卉者，偶画山水而常拙。何也？盖画山水笔墨运用多于花卉，亦难于花卉也。能多者为少易，本少者为多难也。是以鼓励青年画家无论专攻花卉，专攻人物，均宜兼学山水，方能游刃余裕。学中医亦当如此。治内科杂病，与夫难治病，如画山水，其用药繁复多杂；治妇科、儿科、外科等病，与夫易治病，如画花卉，其用药简洁精少。必博及众病，广用方药，然后可约于少，仍可博乎多，而能少能多，无畏于临证欤。

四者，运方贵当，可少可多。医者固应如斯也。画山水笔墨固多，亦有少时；画花卉笔墨本少，仍有多时。要之，不可套用成法，必须师法自然，自然之山川，变化无穷，自然之花卉，绚丽多彩，固不可以繁简多寡概之者。尝见医家疏方，有必至其习惯用药数不罢休者，或行三列三凡九药，或行四列三凡十二药，或行四列四凡十六药，等等。岂每例病证，恰可适其药数乎？实非。仆曩年临证，亦曾如斯。自从致力于方剂计量学研究后，便着意克服之，然亦时有所返。无论多寡，当量病证所宜施而行。少已可行，莫再蛇足；非多不办，何苦适履！然则运方贵当，可少可多。

五者，权衡利弊，宁少勿多。医当勉力为之也。想"惜墨如金"之说，既云夫惜，自有宁少勿多之义，能以少墨描写者，不容多加半点。运方用药亦复如是。《祖剂》自序曰："故仲景之方，其药品甚少。后至洁古、东垣，立方有多至三十余味者。说者谓东垣如韩信将兵，多多益善，他人效之，则未免广络原野之讥矣。"内中隐然有尊少斥多之意，惟碍于崇古之习耳。虽然上述四条，均言无论多少，以是否当用为准，第有效率关系在焉。所谓宁少勿多者，要以相同疗效而衡量也。能以三药为方可治，便不用四药；能以五药为方可治，便不用六药；能以二十药为方可治，便不用二十一药；等等：无非宁少勿多之义，医者盖当勉力为之。

3. 方内宜有疏密

上文言方味多寡，乃指一方之用药味数；本节云方内宜有疏密，则指其君臣佐使配伍，各成分赋药味数之间，宜有疏密布置。《素问·至真要大论》曰："气有多少，病有盛衰，治有缓急，方有大小，愿闻其约奈何？岐伯曰：气有高下，病有远近，证有中外，治有轻重，适其至所为故也。大要曰：君一臣二，奇之制也；君二臣四，偶之制也；君二臣三，奇之制也；君二臣六，偶之制也。故曰近者奇之，远者偶之，汗者不以奇，下者不以偶。补上治上制以缓，补下治下制以急，急则气味厚，缓则气味薄，适其至所，此之谓也。病所远，而中道气味之者，食而过之，无越其制度也。是故平气之道，近而奇偶，制小其服也。远而奇偶，制大其服也。大则数少，小则数多。多则九之，少则二之。奇之不去则偶之，是谓重方。偶之不去，则反佐以取之，所谓寒热温凉，反从其病也。"此言方制之大小、方内主药与辅药、反佐药之搭配比例，应当适宜于天时气化之势与夫疾病中外、近远、轻重、缓急、盛衰、真假之情。以仆之见，临证处方配伍疏密之机凡四：

其一，独君而无臣佐。此类方如独参汤之治气陷血脱，一君无臣无佐，自为一方，故为孤君无臣少佐者也。《医便》龟鹿二仙胶之二仪双补等，《正体类要》参附汤之回阳固脱，俱乃一方二主，互为君臣，则为双龙无弼者也。斯方也，药专而力厚，略无挂碍，或以峻补欲脱之气，或以挽回式微之阳，或滋养精血之亏，足可救危抚羸于既倾焉。

其二，密君臣而无佐。此类方如《医宗金鉴》五味消毒饮，以金银花清热解毒为君，而野菊花、蒲公英、紫花地丁、天葵子四药，均能清热解毒，故共为金银花之臣。又如《伤寒论》白头翁汤，以白头翁清热解毒、凉血止痢为君，而黄柏、黄连、秦皮三药，皆可清热解毒，故共为白头翁之臣。两方俱乃君臣密集而无佐使者，故能药力集中峻厉，直捣毒热巢穴，真祛邪歼敌之劲旅也。

其三，密君臣而疏佐。此类方如《景岳全书》左归丸，重用大熟地为君，以滋阴填精；而臣以山药、枸杞子、山茱萸、菟丝子、龟鹿二胶，俱能益精血、滋肝肾者也。却仅以川牛膝一味为佐，以祛瘀通经、强腰养膝。再如《续名医类案》一贯煎，任生地黄滋阴养血、补益肝肾为君，北沙参、当归身、麦冬、枸杞子四药滋补肝肾、生津养血为臣。只佐以川楝子，疏肝泄热、理气止痛。两方布群臣于君侧，何其密之矣！而独佐一药，不亦疏之乎？是方也，集诸补药，协同其功，势众力宏，有一鼓必应之概；佐者虽唯一药，却不可或缺，疏而勿空者也。信其丛绿点朱，化板为活；率直有曲，勇而弗蛮：诚补剂之佳制欤。

其四，寡君臣而密佐。此类方如《伤寒论》炙甘草汤，任生地黄滋养心阴为君，麦冬滋阴生津为臣，君臣才两味耳；却取甘草复脉气，人参益心气，阿胶养心血，麻仁润大肠，桂枝通心阳，生姜散滞气，大枣补脾胃，七味功治不与地黄同，故均为佐药，又何其多也。又如《小儿药证直诀》补肺阿胶汤，取阿胶以滋阴补肺、养血止血，委为君药，糯米养阴补肺益胃为臣，君臣相依，仅两药也；而用牛蒡子宣肺清热利咽，马兜铃清热泻肺宁嗽，杏仁肃肺止咳定喘，甘草补脾益肺止咳，俱充佐药；甘草尚能调药和中，复为使药：佐使凡四，允为密矣（按：《方剂学》讲义将炙甘草汤之甘草、人参、大枣、阿胶、麻仁划归臣药；认补肺阿胶汤之牛蒡子、马兜铃、杏仁为臣，反将糯米为佐：皆非合宜，是未谙臣佐之异职也）。方制所以如此者，主证而外，兼证既多，不得不分而治之也。

4. 医案举例

■ **头痛项强治案**：卡某，女，37岁。2014年7月4日初诊。头痛，伴项背强几几，反复不去者两年，感冒则加重，而极易感冒，每至咽痛，平时常觉咽干。查有胆囊炎，时见胁痛。近日又复感冒，诸症发之。舌淡红苔薄白根腻，脉小弦。认作风寒袭表，太阳经输不利，郁火结于少阳阳明。治宜疏风解肌，散结益阴。疏方：

柴胡10克，羌活15克，白芷15克，延胡索12克，白芍30克，桔梗15克，麦冬15克，生甘草10克，天麻10克，合欢花12克，葛根15克，陈皮10克。5剂（1101101），水煎服。

2014 年 7 月 11 日二诊。头痛、项强于服药 1 剂后即见轻减，5 剂服竟，症状若失，并咽干、胁痛，概未再现，舌淡苔白根腻，脉小弦。仍用原方 4 剂，以保其后效。

按 仲景《伤寒论》明言："太阳病，项背强几几，无汗恶风，葛根汤主之。"葛根汤方：葛根、麻黄、桂枝、芍药、甘草、生姜、大枣。本案有项背强几几，葛根汤正宜用之。然案中尚有头痛、胁痛、咽干而痛等，可置之不顾哉？其实可也。其头痛与项强相伴而见，亦足太阳经之证，用葛根汤可并治之。至于胁痛、咽结，俟前症平后再治未迟也。斯时用药自然少而精，医家必有作如此治者。预料以此方治疗之效果，其项背强几几之症想必可得解除；而因有葛根、芍药，其头痛允能缓解；而咽痛、胁痛，因未之治，或难有解，或可不治而愈？亦未可知也。

若同时兼顾四症而设治，非不可也。比如可用柴胡、延胡索、川芎、荆芥、防风、黄芪、葛根、麻黄、桂枝、芍药、甘草、黄芩、桔梗、麦冬、生姜、大枣等 16 味药组成一方。其中用葛根汤之药，以治项强；而柴胡、延胡索，配合白芍，以治胁痛；加川芎、荆芥、防风以应头痛；加黄芪合防风，以御风固卫而防感冒；加麦冬、桔梗，合甘草，以解咽结。可谓面面俱到矣。斯时用药嫌其稍多，时医如此运用者殆非少见。然料其结局也，能否一战而捷，四症俱得显效？抑或此症效而彼症罔效？复或四症皆无所效？俱弗之晓焉。

仆于本案之用方，葛根汤加减也。既未全用经方葛根汤，又未动用多药，似折衷之制。因有头痛，故加羌活、柴胡、白芷、延胡索，并加重白芍之量，可兼治胁痛也。咽干，稍染外风而痛，为郁火伏邪也，不可不顾，特加麦冬、桔梗。以未见无汗之症，故未用麻黄；至其易于感冒，固非指日可效，留待后治可也，故不必加药。而加天麻、合欢花、陈皮者，和肝运脾宁心，绥靖之佐焉。至其收效甚捷，实出意料之外。设若只用经方，或广施众药，其效优于此，抑劣于此，概未之知也。

（二）跌宕剂量

业内俗谓：中医不言之秘，在于药量。然今泛泛之医，其开具临证处方，方内各药，动则 9 克，如此鲜少变化，仆不知其秘从何来也！又有弗知相对剂量之情者，将当归、川芎与马勃、通草等分，以龙骨、磁石与麻黄、桂枝同量，质地轻重悬殊，其量效讵能同日而语哉？既见《冯氏锦囊秘录》曰："奈何近用味药者，仅存其名，体重之药每同体轻者等分，或用钱许几分，是有名而无实效。"殆知不计药量之变化者，古亦有之。众医口心，皆欲遵从医圣，恰于方剂分量则有悖仲景者多矣。详仲景制方，其用地黄，炙甘草汤则一斤，肾气丸则八两，并重于他药；其用石膏与甘草，麻杏石甘汤甘草二两，石膏半斤；竹叶石膏汤仍用甘草二两，而石膏至一斤矣。方内、方间，跌宕变化如斯，其医圣之所以为医圣者，足见一斑欤！

1. 方内药量错落

无论预制一方备用，或即时开具临证处方，选药固为首重，而用药分量，犹当斟酌。详方内药量之谋划，当从两途。

其一，因药物质地与效力而错落其量。诸矿物药，质坚体沉，如龙骨、牡蛎、磁石等，所当重其剂；诸花叶药，体轻质松，如桑叶、菊花、薄荷等，所宜小其量。力宏性烈者，如大黄、附子等，量不宜过大；味淡性平者，如山药、茯苓等，量莫使过少。

其二，因君臣佐使配伍而错落药量。一方之内，君药量宜大，不大则无以为君；臣佐药量宜小于君药；使药更小于臣佐药。至于臣药与佐药孰大孰小，古今医家尝谓佐药小于臣药。然仆以为不然。盖臣药为君之辅，必选与君药性能相同者当之，其量可大可小，以不大于君药为度。佐药三用，一为佐治，以治兼证也，其量视兼证情势而定；因兼证轻于主证，佐药之量自当小于君药，然与臣药无涉，未必小于臣药之量也。一为佐制，抑制君药毒烈之性也，其量视君药性味强弱而定，亦与臣药无涉，大于或小于臣药之量均可也。一为反佐，药性必与君臣相悖，其量小于君可也，复何必小于臣乎？故曰：臣佐之药，各以所任职责而赋其剂量，臣既可大于佐，佐亦可大于臣，固无定数也。然则一方之中，各药不一其量，错落布置，始显君臣佐使之制焉。

此外，方内君药是否最大者，仆亦有说。若两药同量而大于他药，均有望成为君药，然一药有臣药相辅，另药却无之，则另药必降为臣佐矣。甚至有臣药相助者药量即便稍小于另药，亦可为君。判断某方中某药有无臣药，只看该药与他药性能异同之情，倘有性能与之相同或相近者，便为其臣。

方中药量大小比较，尚须考虑相对药量与绝对药量问题。绝对药量乃指开具处方时所写之实际用量；相对药量则指绝对药量除以法定常用量之商。如桑叶常用量 6～12 克，某临证处方用桑叶 9 克，则其相对药量为 1.0 [1]。判断成方或临证处方中君臣佐使药职分，需用相对药量为准。

2. 方间药量变异

方间药量变异，乃指同一药物，于不同处方间变化其量。其实，凡注重于方内药量变化者，其方间药量变化亦多；反之，弗知方内药量变化者，其方间药量亦少变化。究其所以变化之理，盖由任药之为君为臣为佐为使而然。设有某药，欲任为甲方之君，则用超常之量；欲任为乙方之臣佐，则用常量；欲任为丙方之使，则当小于常量。仲景为方，亟重药量变化，一方之内，药量参差；一药之量，因方而异。譬如厚朴，大承气汤用半斤，而小承气汤只用二两，至栀子厚朴汤又为四两，厚朴麻黄汤更用五两。后世医家亦宗仲景，运方施药，巧赋分量，以彰显君臣佐使之职。

3. 医案举例

■ **便秘治案**：马某，女，30 岁，2015 年 10 月 8 日初诊。便秘 5 年，年内加重。每五六日方得解下，且坚硬如羊矢。曾服多种保健品所云能通便者，其始尚可，既屡用则罔效。脉细弦尺沉，舌黯红，苔白腻。阳明燥结，当泻热解结润肠。疏方：

制大黄（后下）15 克，厚朴 30 克，枳壳 12 克，黑芝麻 30 克，火麻仁 15 克，槟榔 12 克，当归 15 克，泽兰 15 克，香附 15 克。3 剂（1010100），水煎服。

10 月 15 日二诊。服药三剂，周内大便仅 2 次，仍干。述有右侧乳腺增生并有结节，头发散落较多。脉舌如前。原法小调。疏方：

制大黄（后下）20 克，厚朴 30 克，枳壳 15 克，黑芝麻 30 克，何首乌 15 克，槟榔 12 克，泽泻 15 克，白芷 12 克，白鲜皮 12 克，木香 10 克。3 剂（1010100），水煎服。

10 月 22 日三诊。又服药三剂，周内仍只大便 2 次。述近日右乳胀痛，月经将行。脉细弦，舌黯红，苔白腻。燥结未能散开，想必脾气艰于运化。当加益气健脾之味。与黄龙汤加减：

---

[1] 注：即 9/[(6+12)/2]。

制大黄（后下）30 克，厚朴 30 克，枳实 15 克，党参 30 克，当归 18 克，肉苁蓉 15 克，益母草 30 克，黑芝麻 30 克，何首乌 15 克，柴胡 12 克，青皮 10 克，香附 12 克。5 剂（1101101），水煎服。

12 月 3 日四诊。据述上诊后翌日月经即行，5 天净。经期照常服药，一周内大便通畅，有时一日三行，粪块较前变软。其后又照原方购药两次，大便几可每日一行，便时亦较畅快。今停药多日，大便又有不畅，几乎两天一便。脉细弦，舌黯红，苔白微腻。燥结虽除强半，而未可即行辍药，否则邪热复蕴矣。仍行上法，方小其制，加清解癥结之品：

制大黄（后下）12 克，厚朴 30 克，枳实 12 克，党参 30 克，当归 15 克，肉苁蓉 15 克，益母草 12 克，黑芝麻 30 克，何首乌 15 克，夏枯草 18 克，三棱 10 克，莪术 10 克。15 剂（110101101011010110101101），水煎服。

按 便秘属难治疾患，仆于治法篇内曾述及防治方药并六字诀。举述本案，乃借以表明用药剂量变化之情。首诊处方，用麻子仁丸加减：大黄后下，用中量；厚朴用大量，枳实改用枳壳；而芝麻、火麻仁、槟榔、当归、泽兰、香附等药均用中量。大黄力峻，厚朴力逊于大黄，本应大黄为君，然其无臣药之助，而厚朴降气除满，则有枳壳、槟榔、香附理气降气臣辅之，故厚朴升为君药，大黄、黑芝麻、火麻仁皆为佐药。二诊大黄加量至 20 克，其力料可有过于厚朴及其臣辅者，故升为君药。又需兼顾头发散落，故加何首乌、白芷、白鲜皮以养血祛风。此方大黄独君无臣，诸药均充佐药。三诊时，知大便仍三日才得一行，故再为大黄加量至 30 克，自然仍为君药；枳实易枳壳以助厚朴。复因即将行经，故加当归、益母草、香附以活血调经；又欲兼顾乳癖，复加柴胡、青皮以理气和肝。其剂量配比，相对药量以厚朴、大黄为大，余药为中。四诊之方，用大量厚朴为君，臣以枳实，余药均取中量以充佐药。

十 节律服药

医家临证以药治病，相邻两诊所间隔日数，称为用药周期。急性疾病情势变化不居，用药周期短，大多经一到三天便须更方，其服药方法与服药时间随病情变化而不断更改，固无确定模式。慢性疾病则不然，因其情势缓和，用药周期较长，往往超过五天，医家治疗慢性疾病业已形成相对固定之服药习惯：

旧时中医常每日服药一剂，以五日为一用药周期，盖与其时集市贸易多取五日为一集有关；现今中医则每日服药一剂，以七日为一用药周期，当与七日为一周之作息制度有关。似此每日一剂、无间断服药之法，可称作连续服药。与连续服药不同，本处提出间断服药之法，即在用药周期内，按照特定节律安排服药时间，并非每日一剂，而是有间歇、有顿挫之服药方法，故谓之节律服药。

仆自上世纪 90 年代中期，便已开始尝试节律服药之法，而此前萌生念头、酝酿思路，则可上溯至 80 年代之初。当时已有一定临床经验，遇显效病例，则喜形于色，自诩辨证准确；逢治疗无效，则疑为辨证有误，鲜少从论治过程问责。临证既久，方才注意施治有取舍迎让，拟法有正治旁治，用药有主次先后，于是开始探索论治策略，疗效逐渐提高。然有一事，萦绕心际，久难释怀：时遇不少病人于复诊时云，服头三剂药疗效明显，症状减轻，后面几剂药则无甚效果。以问同事，所遇亦多如此。究竟何故使然？其识证未的，用药未准？抑药力衰减，病人抗药？初服既已见效，料非辨证用药之过，当属人体反应性减弱，而对药物耐受性增强所致。几经琢磨，突生一念：若于疗效将减未减之际停药一天如何？遂试之临证，果有证验，竟鲜少出现前述疗效先显后微之情。此后便屡屡用之，并尝试探索多种间歇服药方法，逐渐形成一组节律服药模式。

（一）短期服药节律

当用药周期小于两周（14 天）时，其间安排服药所依据之时间节律，便为短期服药节律。短期服药节律有多种模式，包括脉冲式、虎头式、豹尾式、蜂腰式、豚腹式、张弛式、重密式、交互式等。每种模式各有相应病证或相宜时机，临证时可根据病情特点与方药性能而选择运用。

1. 脉冲式

服药与间歇（不服药）交互进行，若脉搏之起伏，故称脉冲式。此式节律匀称，前后一致。具体运用模式如下：

一周三剂（1010100）；一周四剂（1010101）；两周七剂（10101010101010）；两周六剂（11001100110011）；两周九剂（11010110101101）。括号内 1 表示当天服药一剂，0 表示当天歇息，不服药；1 与 0 个数之和为用药周期长度。下同。

脉冲式为节律服药之基本形式，可适宜于任何疾病之药物治疗过程。无论内妇各科病证，凡不欲或不便用连续服药，而欲用节律服药者，当首选脉冲式服药。

2. 虎头式

用药周期内，前半期每日服药一剂，后半期服药有间歇，服药以初始几日为重心，如虎之伟乎其头，故称虎头式。该模式节律不等，前密后疏。具体运用模式如下：

一周四剂（1101010）；一周四剂（1110100）；一周五剂（1110101）；两周八剂（11101101001001）。亦可有其他格式。

虎头式为节律服药之变异形式。当需要对某些病证加大药力进行突击治疗时，却担心攻伐太过，或虑及不良反应积累等情，便可以此式服药。例如，闭经而借重破血通经剂，便秘而动用硝黄承气剂，疼痛而施以虫类镇痛剂等，均宜用之。此外，治女子非月经病，需用连续服药，而逢月经二三日间将来，可先用此模式服药，等再诊时月经已过，可恢复连续服药。

3. 豹尾式

用药周期内，前半期服药有间歇，后半期每日服药一剂，服药以终末几日为重心，如豹之壮乎其尾，故称豹尾式。此式节律不等，前疏后密。具体运用模式如下：

一周四剂（1001011）；一周五剂（1010111）；两周八剂（10101010101111）。亦可有其他格式。

豹尾式为节律服药又一变异形式。当遇有初次就诊，此前从未服用中药者；或病人曾有服中药出现过敏反应者；或病人脾胃较弱，服中药易致脘腹不适、腹胀腹泻者；或欲用药力较强之药而恐有不适者：均可以此式服药。其次，治女子非月经病正当连续服药中，而逢月经适来，可先用此式服药，等再诊时月经已过，可恢复连续服药。再次，治女子月经淋漓不爽用固冲药，而值月经甫行，可运用此模式，使药力集中于行经终末几日，防其淋漓不尽。运用时，当嘱病人相机而行，若前半期服药无不良反应，便依照模式安排继续服药，倘或出现不适症状时，则仍按前半期方式服药，而不再增加服药密度。

4. 蜂腰式

将用药周期分作前、中、后三段，前、后两段每日服药一剂，中段服药有间歇，服药两头多而中间少，如黄蜂之细腰然，故称蜂腰式。此式节律不等，疏于中间。具体运用模式如下：

一周五剂（1101011）；一周五剂（1100111）；一周六剂（1110111）；两周十剂（11110100101111）。亦可有其他格式。

蜂腰式亦为变异类节律服药形式，一般用于复诊病人。当病人上诊用虎头式服药，觉后半期效力减弱时，便可用此式服药；又或对于常规连续服药病人，需要适当减少服药量者，亦可以此式服药。此外，若上诊用其他服药模式，复诊时需要有所变更时，尚可用此。

5. 豚腹式

将用药周期分作前、中、后三段，前、后两段服药有间歇，中段每日服药一剂，服药中间多而两头少，如豚猪之硕腹然，故称豚腹式。此式与蜂腰式相反，重于中间。具体运用模式如下：

一周五剂（1011101）；一周四剂（1011010）；两周十剂（10101111101010）。还可有其他格式。

豚腹式亦为变异类节律服药形式，多用于复诊病人。当病人上诊用豹尾式服药，觉效果尚好且无不良反应时，便可用此式服药。此外，若上诊用其他服药模式，复诊时需要有所变更时，亦可以此式服药。

6. 张弛式

用药周期内，前半期每日服药一剂，后半期不服药，服药前张而后弛，故称张弛式。此式与虎头式相似，重于前而疏于后；然有异于虎头式者，后半期改间歇服药为不服药也。具体运用模式如下：

一周三剂（1110000）；一周四剂（1111000）；两周八剂（11111111000000）。还可有其他格式。

张弛式为特定节律服药模式，用于某些病证需要一定药效积累且需及时观察药后反应者。如闭经用活血通经药，可采用上述一周三剂或一周四剂式；若复诊时月经未潮，再用两周八剂式。又如，某些每日均见之病症（如疼痛、瘙痒、咳嗽等）先用脉冲式后，见服药当天无症状，停药当天仍有症状，改为虎头式服药后停药当天已无症状，此时便可改用张弛式，以观察停药一天以上之疗效维持时间。

7. 重密式

用药周期内，某几日每日服药两剂，其余几日每日服药一剂，即为重密式。具体运用模式如下：

四日六剂（1^21^211）；五日七剂（1^21^2111）。还可有其他格式，一般用药周期小于一周。括号内 1^2 表示当天服药两剂。

重密式亦为特定节律服药模式，用于某些病证需要突击加重用药，且中气尚健，料能耐受者。如崩漏出血量较多时，而病人饮食尚佳，便可以此模式服药。又如先兆流产阴道出血，而病人脾胃素健者；再如重症便秘，先用其他模式服药而大便仍二三日难得一行者，均可用之。

8. 交互式

用药周期内，需要服用两种不同方药，指定某日服此方，某日服彼方，某日不服药，交互错落安排，即为交互式。具体运用模式如下：

一周四剂（1201020）；一周五剂（1201201）。还可有其他格式。括号内1、2分别表示两首临证处方，1表示当天服用第1方1剂药，2表示当天服用第2方1剂药。

交互式为采用两种方药治疗复杂病证时之特殊服药形式。临床中常遇病证繁复、寒热虚实错杂病人，此时需要开具配伍结构复杂之临证处方。然则组方殊难：若针对病证而面面俱到，谅必药力分散，甚或药性相左；若专攻一证，又恐顾此失彼，延误时机。当此之际，莫若开具两方，交互服用，可保无虞。计有三种情形：一为此寒彼热，二为病盛体虚，三为痹证而胃弱，俱可用二方而取交互式服药。

（二）长期服药节律

当用药周期超过两周（14天）时，其间安排服药所依据之时间节律，便为长期服药节律。长期服药节律不只用于汤剂临证处方，亦可用于丸剂，主要有重复式、复合式、周期叠用式、乐曲式等四种模式。每种模式可视病情特点、方药性能以及病人心身状况而选择运用。

1. 重复式与复合式

将某种短期服药节律重复运用于长期用药过程中，便为重复式服药节律；而将两种或多种短期服药节律交互运用于长期用药过程中，则为复合式服药节律。各种慢性疾病治疗，或疾病康复用药，或月经病欲随周期变化而用药者，无论开具汤剂，或开具丸、散、膏剂，皆可采取该两类模式服药。

2. 周期叠用式

用药周期最小者为一周，其用药单位为一天。若将此小周期作为大周期（比如一月，两月，或更长）之用药单位，借以安排慢性病长期服药计划，便称为周期叠用式。如两月大周期：模式1.AA0A0A0A（A：1101101）；模式2.AB0A0B0B（A：1110110；B：1010100）。其中"A"表示本周服药，括号内为一周7天服药节律；"0"表示本周不服药。"B"表示大周期中服药之周与"A"不同之服药节律。

3. 乐曲式

按照某一乐曲简谱符号安排长期用药过程之服药时间，便为乐曲式服药节律。这一模式为特殊节律服药方法，旨在便于病人掌握服药与间断时间，同时期望时间过程与空间结构取得某种潜在规律之谐和。此法需让病人选择自己所喜爱歌曲，截取其中一句或几句，写出简谱音符1、2、3、4、5、6、7；若只用一种方药，则将简谱音符以奇偶为准转化为1、0两数；若为两种方药交替服用，则将简谱之音符1转化为0，音符2、3、4皆转化为1，音符5、6、7皆转化为2。然后依据转化后数字顺序安排服药时间：逢0当日，不服药；逢1当日，服第1方1剂药；逢2当日，服第2方1剂药。若所写数字不足用药周期时，则可重复使用。以上各类节律服药模式，仅为辅助服药形式，临证时可灵活掌握，相机而用。

（三）节律服药效应分析

药物治疗效应之发挥，与其作用类型密切相关。以仆所见，中药作用不外三类：一曰鞭策作用，或振奋，或抑制，或调整，宜施于病证之关乎阳气者也；一曰增保作用，或补益，或填充，或固涩，宜施于病证之关乎阴血者也；

一曰祛除作用，或解散，或祛除，或渗利，宜施于病证之关乎邪气者也。其鞭策作用，本可间断而行，无须天天连续服药；而祛除作用，又非长久治法，亦可间断用药；惟增保作用，似需连续用药，以图药效积累者。然中医所谓补固与西医之补充血容，补充激素、维生素等直接替代补充者不同，未必讲求连续累积。是则任何情况均可行此节律服药法矣。据多年临床经验体会，此法之效应有如下六项。

1. 加强疗效

间断服药，使每一间断后再服药，犹首剂乍服，其效不减。譬如堤流遽决，洪泻汹涌；发硎新试，其快可知。无论脉冲式、虎头式，或其他形式，凡节律服药，均能加强疗效。

2. 规避耐药

古人云："与善人居，如入芝兰之室，久而不闻其香；与恶人居，如入鲍鱼之肆，久而不闻其臭，亦与之化矣。"用药往往如此，开始几剂药本觉有效，继续服用反而无效。采取间断服药法，停药一日或两日，再服用时又如新药，不致产生耐药习性。

3. 减弱副效

对于有一定毒副作用之药，间断用药可免除毒性积累或不良反应增加。

4. 增多信息

节律用药可在一次用药周期内观察到服药与停药两类信息，可察知药效久暂缓急，以及药效属性之即时效应或积累效应等。如服药当日有效，停药当日无效，则考虑为即时效应；若皆有效，说明疗效可维持 1 天以上。

5. 节省药材

节律用药较连续用药节约药物，可提高药物利用效率。

6. 乐曲谐振

至于长期用药节律采取乐曲式，是否可与人体固有生命节律形成谐振，从而有利于人体功能自行调整优化，亦未可知，不妨加以探讨。

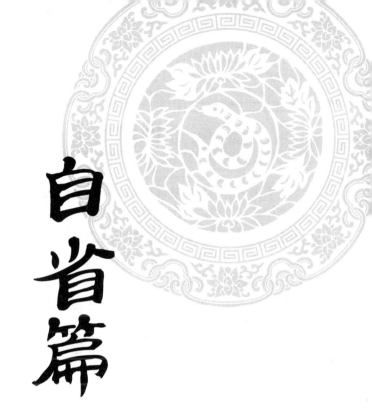

自省篇

　　自省，自我觉察也。检点临证，觉其失察，知所谬误，谓之自省。同为自省，又兼两义：一曰自省而悟，一曰自省未悟。既已自省，后遇其情，一改前愆，正所谬误，俾获新功，是谓自省而悟；虽已自省，再逢其情，明知旧咎，尚乏今策，茫然无奈，是谓自省未悟。今者取其自省而已悟者收入本篇，凡七项：曰四诊不全，曰以方套证，曰放大所验，曰轻信偏方，曰执稳当方，曰求通治方，曰从师宜忌。而于自省未悟者，则不之载，非欲掩丑讳短，盖既勿能自悟以悟人，何如俟有自悟之时，再行出示也。

一 四诊不全

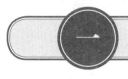

中医诊病，素以望闻问切为本，所谓四诊合参也。古今医家遵而行之，既数千年矣！宁有不行四诊而临病者乎？往往而有。自古盛传扁鹊、郭玉能以脉测症，遂有医者效颦，独依切脉，罔顾四诊相合。医家相袭，如此行者，正不胜道；而受此蒙蔽，贻误病人，再误他医，不以为偏，反而神之者，又何足怪！因循效法，陋习迄今不绝。仆早年亦尝如此，今已恍悟自省。忆及当时，不惟自愧，犹且可笑也。乌可不以片言以警未觉者焉！

（一）以不假问诊而鸣高

仆自中医学院毕业，从医之初，曾踌躇满志，欲以所学四诊八纲、辨证论治而诊病疗疾。临病人必先行望闻，再行询问，次以切脉，次以辨证处方。虽求诊者无多，而所治常能取效，亦自安然。奈何病人竟多有只许切脉、不屑问诊者。每谓："君非中医乎？盍凭脉说病，而琐琐乎问者何也？"曰："中医非独诊脉，尚需望闻问也。"曰："屡见中医只诊脉便可说准病状，君独推诿，得非不善脉者？"初闻之辄怒而恶，既而惑以疑，又既而信以就焉，竟欲效法之矣。彼医能是，我独不能？遂亦迎合病人，留意于切脉说症之事。平心而论，名虽独取其脉，实则将望所见、闻所获，统归于切脉之功欤，独不假于问耳。

如此以来，竟也略有所得。

一者，于脉象渐次由生而熟。诸般常脉，若浮，若沉，若迟，若数，若细，若滑，若弦，若紧等，印于心而明于指者，自不待言；即奇恒之脉，如结，如涩，如代，如微等，亦已知其象而留于意；更于反关、斜飞而外，发明分叉（寸脉分出枝杈）与双出（同侧寸关尺分作两条）两脉，差可羽翼脉学，俨然补古人之未备矣。

再者，由脉象而推及病候，亦多有所中。如见男子尺脉浮而应指，反大于寸者，推其罹患前列腺炎等症，十可七八，所谓"尺中溲便不流通"者是也。再如，见双寸滑大，双尺反沉者，责之喘息痰阻，强半准的。又如，见左寸细而涩，右则不然者，主心阳不足，常为冠心病患者。又如，脉来左细而右弦，当主肝脾不和，多为胆囊疾患，等等。

三者，因无问诊，故于凭脉而外，尤重望舌，是以舌体之形态、之色泽、之质地，舌苔之厚薄、之润燥、之颜色，均渐熟悉，进而尚能于舌诊常法中，悟出新义。如偏苔（舌苔偏于一侧者）主有偏侧之病，非口腔牙龈之恙，即肝胆阑尾之疾；满苔（舌苔遍布全舌者）主有经络之病，多属风寒湿邪痹阻，发为四末关节炎症。又如舌尖芒刺，主心火郁而欲发；舌边芒刺，主肝郁化火将逆；满舌有芒刺透出白腻苔下，主湿蕴于外而火郁于内，等等。因有小获，不免沾沾而喜，得意自鸣矣。

虽有所得，而所失者亦复不少，终以不假问诊而不安于心。临证渐多疑虑，时或不得要领，时或游移不定，时或顾此失彼，窘态困惑生焉，复不得不自省耶。

（二）自省所失，悟脉真谛

古今实不乏重脉轻问之医，然四诊合参之医尤多；且观大医明贤行迹，殆非不假问诊、独取寸口者。贤哲谆谆宣教，医乃仁术，必须全心全意，四诊合参，辨证论治，而世俗仍见陋习异端流行者何也？盖医家、病家，各有谬误，两相因循而然也。

历朝名医，皆重问诊，不偏倚于脉。明医张景岳论医妇人病之难易谓："使脉有弗合，未免多问，问之觉繁，必谓医学不精，往往并药不信。不知问亦非易，其有善问者，正非医之善者不能也。望闻问切，欲于四者去其三，吾恐神医不神矣。"此斥病家之不明事理。清医程钟龄举医中之误有"病家误，不直说，讳疾试医工与拙"之责，则斥病家不明且愚矣。并举苏轼就医所言曰："我有疾必尽告医者，然后诊脉，虽中医（中等水平医师）亦可治疗，我但求愈疾耳，岂以困医为事哉！"足见东坡真明理智者也。为医家当学景岳、钟龄之权衡四诊，勿自欺而欺人；为病家当学东坡之告知病状，助医而不困医。相对前贤之言，不觉汗颜，自责不及。明知四诊须合参，却曲意迎合病人，自诩善脉而鸣高！则所误者非独技艺之失，犹乃亏欠病人于医德也。于是一改旧习，着力于问诊。

然则四诊孰重孰轻，脉诊究竟何与于诊断，其真谛何在？疑问终不去心。遂求诸前贤。清医陈修园论望闻问切曰："切脉一道，不过辨其浮沉以定表里，迟数以定寒热，强弱以定虚实，其他则胸中了了，指下难明；且时大时小，忽浮忽沉，六脉亦难定准，故医家谓据脉定症，是欺人之论也。惟细问情由，则先知病之来历，细问近状，则又知病之浅深，而望其部位之色，望其唇舌之色，望其大小便之色，病情已得八九矣。而再切其脉，合诸所问所望，果相符否？稍有疑义，则默思其故，两两相形。虚与实相形，寒与热相形，表与里相形，其中自有把握之处，即可定断。慎斯术也以往，其无所失矣。"内中已将脉诊要义，四诊关系，阐发几尽。受其启迪，仆亦有所领悟焉。

脉之与证，皆属病机之外候，俱因内在病机而变化，亦因病机而彼此相应，故云有是证则有是脉。若脉之与症，则无直接相应，乃由证为桥而相联属者也。而证由一组症状构成，其中各单一症状并非证之必见者，故症状与证，或然之应也。然则由脉而测证可也，由脉而测症非宜。其所以从脉推症而能偶中者，乃因脉应于证，证复应于症也。倘有症非证所应者，则必不能由脉测之。矧脉证尚有不应，甚或相左者，故又有舍脉从证或舍证从脉之情，其时尚不能以脉测证，若再推所应症，则南其辕而北其辙者必多矣。

约而言之，切脉之用义者三：脉可协助望闻问三诊而判断阴阳、寒热、虚实之病性，一也；亦可参合三诊而指定表里、上下、脏腑之病位，二也；又可印证三诊情状之间甚、真假而审察病证之顺逆、吉凶、夷险，三也。惟斯三者而已，若夸大其义，或贬斥其用，俱非明理者之所为也。试想脉诊一道，统其寸关尺左右六部，浮中沉三候，乘以脉象之弦紧数迟缓涩滑细弱等，充其量仅得数十条耳。故由此而分辨病位病性，亦不过数十条也。以之推及阴阳表里寒热虚实八纲病性则可，测知心肝脾肺肾胃等脏腑经络病位亦可，若犹望推知交互变化之病机，繁复起伏之症状，固知其必不可，惟叹心内了了，指下难明矣。

或问：医中确有凭脉说症者，而病人诺诺，连连称是，何也？得非神医欤！曰：仆早年亦尝有此历验，内中隐以缘故，容揭之。既有神乎其脉之医者，便有神乎其脉之病人，所谓类聚群分也。且勿论此医者之脉理功夫如许，此类病人则多笃信之。据仆所历，曾遇某病人，接诊凭脉说病时问："依脉象当有头痛，未知有之乎？"病人曰："有之。"问："当有咳嗽，有之乎？"曰："亦有之。"当为之处方时，病人小声言道："敢问胃痛可曾上脉？"仆责之曰："何不早说？"病人则曰："我以为上脉之病，必是当治者，不上脉之病，未必当治。君既只言头痛、咳嗽，未说胃病，故认胃病非为重点也。"盖病人实为胃脘痛来诊，因笃信脉诊，故反将似是而非、轻微之症，认作当治之主病，其宾主颠倒者如此。而类似病人不在少数，明辨是非如东坡者鲜少焉。

近些年来，偶亦遇有曲解中医之病人，仆必尽力纠正之。如某病人来诊，仆先问其何处不适，有何症状，因何病来诊。病人曰："您号脉后自知。"仆知其为迷信中医者，故开导之曰："您应当先说有何痛苦症状，以便我了解病情。"病人却谓："我自说出，要你大夫何用？"仆曰："病人与医生，各有其责。譬如您有腰痛，您在家知之否？"曰："知之。"曰："其所以腰痛之病理，如属虚属实，在肾在脾，您知之否？"曰："尚未。"曰："是矣。知症状之轻重间甚情势者，莫如病人；分辨其病位所在、病性所属者，莫如医家。病人职责，乃告知己所自知之症状；大夫职责，乃解释所现症状之病因以加调治。若以已知者求问于大夫，而己所不知者反不之问，徒困医试医而已，奚益于疗病哉？"病人谢曰："中医原来如此，今知之矣。"

今举张景岳《类经》之论，以为自勉，亦与医者病者共勉："有讳疾而不肯言者，终当自误，有隐情而不敢露者，安得其详？然尚有故隐病情、试医以脉者，使其言而偶中，则信为明良；言有弗合，则目为庸劣。抑孰知脉之常体，仅二十四，病之变象，何啻百千？是以一脉所主非一病，一病所见非一脉。脉病相应者，如某病得某脉则吉；脉病相逆者，某脉值某病则凶。然则理之吉凶，虽融会在心；而病之变态，又安能以脉尽言哉？故知一知二知三，神圣谆谆于参伍；曰工曰神曰明，精详岂独于指端？彼俗人之浅见，固无足怪，而士夫之明慧，亦每有蹈此弊者。故忌望闻者，诊无声色之可辨；恶详问者，医避多言之自惭。是于望闻问切，已舍三而取一，且多有并一未明，而欲得夫病情者，吾知其必不能也。所以志意未通，医不免为病困，而朦胧猜摸，病不多为医困乎？"

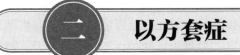

二 以方套症

俗谓：无规矩不能成方圆。医方者，治病用药之规矩也。方因证立，源于医家经验。往古医家，其医病所验，多由方书以载，欲将设绳墨而取曲直之法，传之世世也。故医者欲承继前人，无不由乎学用其方。然学方非易，用方尤难，每有不善学，不善用，学而未真，用之失当者。如学方不明病证所主，只记症状者有之；不明配伍剂量，但知药名者有之。是以用方不能切对证候，不能委任君臣佐使，惟罗列方药，以方套症而已。仆之早年，便有此误，所当检讨自省。

（一）学成方以套病症

学医之道，先学医经《内》《难》，以通医理；次学药性本草，以明药用；次学仲景及诸家方书，以能为方临证。古代师徒相传如是，现今学院教学亦复如是；第古者师徒单传，今时群授耳。然古人用志不分，背诵也熟，学问必深；今人用心浮躁，诵读未熟，功力固浅。惟其浅而生疏，故今之医者，多有不能通晓医理，亦难尽知药性者，仆即其一也。顾所学诸科讲义，虽为入门捷径，却于《本草》《伤寒》《金匮》并诸家原著，鲜少记诵，所熟者仅方歌而已。故初涉临床，辨证犹豫寡断，立法选药，鲜少定见，下笔迟滞，处方极慢，每难取信病人。偶思仲景小柴胡汤"伤寒中风，有柴胡症，但见一症便是，不必悉具"之说，遂生遐想：既小柴胡汤可如此用，盍推广之，亦将如此而用他方。于是便疏于辨证，但见有几许与某方相应之症，即行套用其方，而罔顾加减化裁。如此临病处方，自然较前快捷。初试未尝不小效，遂谓诸方之用，举可以如是行矣。

然行此不久，便生纰漏。不惟效验有乖，且此症未平，变生他症者，亦不时见之。尝遇一病人，来诊时切其脉细弦，云有寒热之症，便问：有胸胁胀满，不欲饮食否？曰：有之。问有咳嗽否？曰：亦有之。遽思：毋乃小柴胡汤证欤？方论但见一症便是，今见其四，并脉而五矣，复何疑焉？遂与其方，用柴胡、黄芩、党参、半夏、甘草、大枣、生姜七药，嘱作水煎，令服三剂。复诊时谓：寒热、胁胀似有稍减，而咽痛、咳嗽反重。问曰：初诊何不说咽痛？曰：君未之问也。盖病人此前患慢性支气管炎、咽炎，因感冒而发作，初诊实为咳嗽痰黄、咽喉肿痛而来者，遂不得不更弦另张，处以清热解毒、宣肃肺气之方治之。有鉴于此，窃谓小柴胡汤之"但见一证便是，不必悉具"者，乃须不见他方之症而后可。若见此方一症，而复有他方之几症，而竟用此方，不暇他顾，岂非悖谬之治哉！兹后再用小柴胡汤，必慎之又慎欤。

又曾治某病人苦于盗汗，见有面红口干，心烦溲赤，舌红脉数等情，便与当归六黄汤，以当归、生地黄、熟地黄、黄连、黄芩、黄柏、黄芪为方。不想服汤五剂，竟见腹痛而泻，饮食不思，已不遑盗汗之有无矣。原来病人素有慢性结肠炎，大便本已溏稀，腹脘时作胀满，今用苦寒之味，其发腹痛腹泻也必矣。当归六黄汤固乃治盗汗良方，然须审其阴虚郁火，表气不固，且又脾胃尚健，耐得寒凉者，才可用之。本例之失，误于但识当用其方处，未辨其不当用处；有当用某方之证，复有不当用之情，亦非必不可用，第须将原方斟酌加减耳。所谓师其法而不泥其方耶。

（二）不能化板为活，因证变通

清医许豫和《怡堂散记》曰："门外好名之辈，轻举送方，本不知医，无足为怪。世其业者，多执成方以应变，幸中之处固多，而失手之处亦复不少。"足见向来业医者，屡有套用成方者，非仆独误也。率由术业未精，欲求便捷而然，所当矫正之，以提高技艺，规避偏失。

医家临病如书家临池，明医李中梓曰："学书先定规矩，然后纵横跌宕，惟变所适，此亦医家之规矩。"学书者必以传世法帖为范本，学医者亦当以古今成方为范本。成方，乃历代医家经验之所立，后学之规矩也。故为医者鲜有不用成方者。临摹古代法帖，须化板为活，运笔用墨，点画字体，置陈布势，方为能书善书；而习用前贤成方，亦须因证变通，相机裁制，委立君臣，辅以佐使，方为能医善医。思仆当年套用成方，恰乃有方无药，不能化板为活，因证变通，以致贻害也。

仆今临证经验渐广，知病有隐显，证有奇恒，人体有素质之异，天地有古今之变，弗能刻舟求剑。若取不变之成方，以扣既变之病证，其有不合也必矣。顾套用成方之失，大端有四：其一，虽见某症状与某方所主证之症状相合，而非尽合；或有小效，鲜能愈病也。其次，虽几与此方证之症状合矣，却又兼见他方之证；此证或应，而无益于他证，甚或有害欤。再次，方与证尽合矣，而体虚不能耐药，或异质与药有违；已犯虚虚实实之忌，病未平而体先馁耶。又次，方之与证与人俱合矣，奈何与时势有悖，未能因时相宜，因地随化，恐有寒热反作之变。四者而外，尚要虑及病人是否着意迎合医家而使问诊失实等情。病有奇恒而证有反复，人有异质而时有变迁，故治有标本而药有取舍，焉能以方套证，而望弋获哉？成方固必当学当用，要须取方用圆，知常达变。真如许学士之云：读仲景书，用仲景法，未尝执仲景方，乃为得仲景之心也。

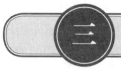

三 放大所验

论者尝谓：中医乃经验之学。仆深信此说，从无所疑。盖无论行医识药，皆由乎经验积累。世传神农尝百草之说，提示药学乃古人经验所自；医不三世不用其药，倡导医疗经验之传承；三折肱知为良医，推重亲身经验之实践也。经典医著所载，古人之经验；临床医疗所识，自身之经验。上学典籍，取经于故，古为今用；旁学时医，取经于近，人为我用；躬亲实践，取经于己，自验自用也。无论古贤时医，其经验俱当学习；而自身经验，尤当记取积累。上文言套用成方，乃学习古今医家经验之不当处；本节所欲叙说者，则为取用自身经验之偏颇者。

（一）放大既得经验

初学医时，每信古人之成方；乍践临证，常恨运用之罔效。俗谓"学方三年，无病可医；疗病三年，无方可用"，盖向来医者之同感也。今忆行医之初，复诊告以有效者甚少，或有偶中，必欣喜莫能自已，辄跃跃而欲再试之。于是检看所开处方，与夫所治之病症，苦思所以获效之故，其全方共奏之功？抑内中某二三药之力？心无定识，故再诊多仍原方，不敢变化，惕惕然唯恐效而复失也。倘再诊亦效，则信为定式，直欲以之施于后来之诣诊者矣。窃谓稚医临证，大率如斯，亦积累经验所必不能免之路径。然一而再可也，再而三或可也，乌能再四而放大之乎？实不能尽如意耶。

仆早年经验方少，复信他医偏执之说，云中医莫治高血压，治亦无功。却有一高血压病人，宁愿听仆调治，声言不效亦不之怪。因仆有成见在先，复未见高血压常见之眩晕、头涨，故未用天麻钩藤饮、镇肝熄风汤等寻常应付高血压之方，亦不加夏枯草、苦丁茶等所谓可降血压之药，但从四诊所见，辨现证而论当治。虑及病家体型丰伟肥硕，语声洪盛，舌苔黄腻，脉弦有力，又询知大便素干，三两日一行，常饮酒，酒后辄数日脘腹胀而食钝，认作痰湿中阻，阳明燥结。遂与小承气汤加二陈汤法：制大黄15克，厚朴18克，枳实12克，茯苓24克，法半夏9克，陈皮9克，炒白术15克，焦山楂12克，炒麦芽30克。5剂，水煎服。病人未应期复诊，迟半月后方来。述服药甚觉体况轻爽，不止大便通畅，纳食馨香，即饮酒后亦无素间之萎靡困顿。因又自取原方药10剂而继服，近数日则已停服降压药，而测血压仍在正常之内，故亟表感激之情。一战之捷，士气振作，而自矜之意亦生焉。于是认为，高血压非不可治，第未得其法耳；今斯通腑祛痰，即偶得妙法也。厥后遽弃成见，竟不推拒高血压病人，直欲再试锋芒矣。后此亦曾略有所得，接治者或效或不效，兼而有之。不想治无凡几，便遭折戟。

尝遇一女病人，患高血压有年，已服降压药。切其脉弦，舌苔腻滑，又兼大便常干，遂不假细询，径用小承气汤加味：制大黄15克，厚朴18克，枳实12克，茯苓24克，法半夏9克，陈皮9克，太子参18克，白芍15克，焦山楂12克，炒麦芽30克。5剂，水煎服。并嘱可尝试减少或停用降压药。复诊时谓，服药3剂，腹中鸣响，大便溏泻，日可五六次，身困肢乏，且降压药甫减两日，即觉头痛眩晕。故所余2剂药便未再服，而降压药又恢复原量。原来病人素有结肠炎宿疾，虽年内未发，曷能耐得大黄、枳朴之攻伐！纵有苓芍，药轻性缓，亦无济于顾护气阴也。即与参苓白术丸方作汤剂调治之，溏泻渐止，然于高血压之平降也远矣。自此则不敢轻许能治其病，自矜之气顿消。此放大己验之过也。

（二）小验弗遍，适足障目

躬亲临证所验，弥足宝贵，所当记取；然往往将偶得之验，幸中之效，着意放大之，以致运用偏颇，甚者谬误。究其所失，殆由小验弗遍，适足障目也。何谓小验而弗遍？较比千变万化之病证，丰富多彩之治法而为言也。譬如用某方治某病有验，便谓该方为某病之的治，因而凡见此病动辄用之，若复有效，更觉其凿凿可信矣。一旦罔效，遂生疑惑，并前此所以收效者，亦复疑而非之。其首鼠两端也如此。细想其所以有效与无效，俱各有因也。初次之效，盖切对病证也；既而有效，乃再遇对证之人，效而复诊，其不对证而无效者不来也；后见罔效者，其无效而反见不良反应，乃来问责也。是以所谓经验，只由复诊者计之，不再复诊者已然除外矣，故谓之小验而弗遍。

惟其验小而弗遍，限于一隅，故而障于目，不能扩展视野，固步不前。忆及当年，每以自验为得，遂以为古人行医所验，亦不过如此；尤其不屑于今医，更不屑于身边同事。当有病人出他医处方求抄录取药时，必不欲一顾，颐指而轻之。想来惭愧。及至仆所倡旁治法、病机本末论理论既立，方悟往昔之小验，既与辨证论治有关，又与病机本末、旁治之法有关，本不足为奇。若某方治病有验，切对其证固有之；倘其方乃本病病机所见本证之方，则可通用于该病诸证，无须辨识其他从证；进而其方尚可适用于与该病有病机联系之其他疾病。惟其如此，若得经验，当须分析其所以收效之故，其切对病证否？不然则其恰对本证否？又不然则其为旁治他病他证否？明乎此，则可因以用之。此外，尚可以之比照古今医家之经验，审察前贤有无此说？今医有否此用？他人经验优于我？抑弗如我？明乎此，则可羽翼前贤，补其未备。

四　轻信偏方

世俗认识中医，殆以两字最为笃信："脉"字，一也；"方"字，二也。何也？注重于客观也。中医诊病，虽具望闻问切，而独切脉乃触摸人体，属直接检查；至其治疗，纵有辨证治法，而惟处方为实现目标，供尝试服用：难怪病者医者共推重之。又，人之常情，往往厌繁难而喜简易，企望一脉而尽知病情，一方而悉除疾苦。是故轻信偏方奇方之神效者，自古而有，今亦不绝。仆曩年亦曾乐此不疲，几经挫折，幸已醒悟，宁无今是而昨非之叹哉！

（一）信偏方以求捷径

20 世纪 70 年代，仆于中国中医研究院西苑医院读研究生，宿舍隔壁住进医院所请四川名医范中林老先生，范老以善治关节炎、哮喘等病见著，尤好重用附子、大黄、麻黄等药。稍暇则过而俟其诊，见治喘用三拗汤，麻黄、杏仁、甘草各一两，病人述有显效。喜其方简量重效奇，遂欲一试。暑假探亲，恰有小学同学之母患哮喘多年，诚邀往诊。见其喘息气促，时而咳痰，不得平卧，脉弦而滑，舌苔腻厚。未及辨证，遽书范老方：麻黄 1 两，杏仁 1 两，甘草 1 两。嘱取三剂，水煎服。月后同学函告曰："所开处方殊效，服药一剂即应，且已停用所服西药；三剂后哮喘尽平，已可平卧。虽停药数日而仍无发作。近日又曾购药三剂，服一剂即发呕吐腹泻，急住医院治疗方平。非君处方不宜，乃第二次购药于小药店，料其药有误也。欲另求一方治疗。"仆以不能亲临面诊而婉辞。始而治，终而乱，首尾判然而反，将何以评骘其方之优劣？

虽病家仍信不疑，仆则难辞其咎。窃思或系杏仁用量过大而致氢氰酸中毒使然，自此而后，便绝少用杏仁矣。然见范老如是用却无毒性反应。又常见其每方用附子，动辄一斤，亦无不良症状，所异者必嘱病家须将附子先煎四小时，而其用大量杏仁却不曾见有特殊嘱咐，其中宁有不宣之隐情乎？无从而知。自此之后，未敢再用其方。

亦在读研究生期间，有幸聆听北京市中医医院关幼波老先生讲座。主讲肝病治疗经验，其治法用药之详情，早已遗忘，然其所述一验方，迄今记得。关老曰："余有师兄病危，探视床前，握余手而告曰：'吾老病且死矣！今传汝一方，药才三味，白芍、木瓜、甘草各一两，治膝痛如神。弟其珍藏之欤！'余用于治膝关节退行性病变之疼痛者，确有显效，量宜用足，不可减也。此师兄临终所传，今日复传与诸位，俾师兄经验发扬光大焉。"仆谨记之，毕业后见有膝关节疼痛者，屡用原方治疗，效验自有，第非显著。遂思其方，柔肝缓急祛风之制也，宜其有应于肝阴血虚、筋脉失养之腿膝疼痛。方虽切用，第无不变之理；即仲景方，尚须临机化裁，矧时方耳。于是将原方去木瓜，甘草用量至15克（五钱），再加威灵仙30克，独活12克，秦艽15克，杜仲15克，天麻10克，砂仁10克。用后效验颇佳，实优于原方。

顾两番经历，皆信偏方以求捷径之过。信名医而学用其方，固无可责；名医尚多有正方可学可用，而独钟其偏方何也？盖图其简而望其捷也。好在前者一试辄止，不致酿成大害；后者效非所期，即予加减，未再固执其用：则亦幸已。若轻信世俗庸医所谓验方偏方而执用之，其不致谬误颠覆者鲜矣。曾见某病人，突发黄疸急诊住院，查谷丙转氨酶逾千单位，高出正常值几二十倍，医师疑为药物中毒，再三追问，方知乃误信偏方，自服多枚鲤鱼胆以治糖尿病所致也。得勿慎之乎！

（二）偏方乖僻，效必不偶

轻信偏方，蒙其惑者，古今皆有。举述偏方者，多半夸大其效；闻者不之辨，而复推波助澜，以故传而信之者盖广。仆今自省矣，想必时下似仆之病家医者仍不乏其人，尚需透说原委，以警醒之。

历代所传方药众矣，何方为正，何方为偏，何以别之？拙意以为，正方与偏方之间，本难凿然以分，当视立方之论与传用之情而定。其立方者所论合于医理药性者，便为正方；其不合医理，有违药性者，则为偏方。若传用者遵循立方者所论而传而用，则正方仍为正方，偏方仍为偏方。倘传用者执正方而有乖其用，并以所乖离者传与他人，则正方已成偏方矣；又或传用者取偏方而审其性理，祛其偏颇，留其允当，然后传而用之，则偏方亦为正方矣。以此而论，仲景《伤寒杂病论》明其证而立其方，但言某证以某方主之，并假设效当如何，不效又当如何，从无炫耀夸张之词，故其所载诸方，均属正方，后人尊为经方，固宜也。仲景以降，历代医家所立之方，后人称作时方，其述病辨证选药之淳正公允者多有之，当属正方；然亦不乏炫其治而神其效者，既失其正，则成偏方矣。

《景岳全书·古方八阵》载《秘方》全鹿丸曰："此药能补诸虚百损，五劳七伤，攻效不能尽述。人制一料服之，可以延年一纪。"清·叶天士《景岳全书发挥》指斥曰："人之所赖以生者，谷肉果菜以养之。至于有病则用药以治之，无故而服药，犹无故而用兵，未免人民扰乱，反有所伤，故无病服药，脏腑有偏胜之毒。然愚昧者，以为服之则精血强壮，可以长生。不知草野之人，无药补养，年皆上寿，且精力壮盛，步履强健。富贵之人，藉此纵欲，反多疾病。至于立方之人，无有不赞其妙者。若不察而轻信之，及至发作药毒而死，犹不觉悟，委之于命，可恨也，可哀也。"可知如全鹿丸者，立方者已偏，传之用之者亦随之而偏，盖即真偏方也。

清·娄杰《温病指南》曰："黄坤载、陈修园两家医书。近世颇有好之者。按两君学问渊雅，于伤寒金匮不无发明。惟泥古太过，喜为大言高论。其于温病治法仍袭伤寒论及防风通圣散诸方，用之每多偾事。切勿轻信其言，致为所误。"黄、陈俱为名家，以其泥古太过，喜为大言高论，将前贤之方，夸大其治至于不宜治之病证，遂使正方而为偏方矣。

人好趋名，不惟笃信名医之方，尤其迷信名人所传之方。故为名人名医者，所当慎之又慎，必先自明，而后明人，切忌以其名而误人。然名人未必尽明，自古如此。苏轼，大名于宋者也，亦曾笃信偏方；旁人复以东坡之名，而笃信其所传偏方。史载其谪居黄州时，得侠客巢谷圣散子方，为之序而褒扬之曰："用圣散子者，一切不问阴阳二感，或男子女人相易；状至危笃，速饮数剂，而汗出气通，饮食渐进，神宇完复，更不用诸药，连服取瘥；其余轻者，心额微汗，正尔无恙。药性小热，而阳毒发狂之类，入口便觉清凉。此药殆不以常理而诘也。若时疾流行，不问老少良贱，平旦辄煮一釜，各饮一盏，则时气不入；平居无事，空腹一服，则饮食快美，百疾不生，真济世卫家之宝也。"叶梦得《避暑录话》曰："宣和后，此药盛行于京师，太学诸生，信之尤笃，杀人无数。""子瞻以谷（巢谷）奇侠，而取其方；天下以子瞻文章，而信其方。事本不相因，而趋名者，又至于忘性命而试其药。人之惑，盖有至是也。"东坡之传是方，诚智者之一失也。

综而言之，正方不可偏传，正方本有宜治之病证，自须正而用之，若真能于正用而外拓展其治者，当须反复验证后才可示人传人；偏方所当正用，偏方之所以偏，乃方与证不尽相宜，故须纠偏立正，确认其相宜之病证而传而用，方保有益无害。

五　执稳当方

俗谓："初犊不怕虎，老牛并畏狼。"业医者，亦见斯情。初学中医，辨得若干病证，记熟诸多方药，一旦临证，跃跃欲试，恨不能药到病除，每好套用成方；及至临证愈久，屡试有爽，甚或败北，则又畏首畏尾，手足无措矣。回望既往，仆乍临证，亦尝慷慨施方，激昂陈药；后竟棱角消磨，但求稳当钦！如今检点所历，贸然激进固谬，而畏缩不前尤失，俱当自省自勉焉。

（一）执稳当方以避颠覆

人之识见，必于成败顺逆中增广，所谓"吃一堑，长一智"也。然仆曩时吃堑有之，智则无长，反见退步矣。忆从医所遇坎阻，其经心者有三。其一，过用杏仁治喘，始显效而后见吐泻，遂致不敢再用杏仁。已见上述。

其二，用沙苑子而给药天仙子。上世纪80年代末，仆治一月经后愆病人，取补肾养血常法，两阅月而经行应期而行。再与原方小其制，调理以图巩固疗效，不期服药一剂，即致呕吐下泻，眼睑浮肿，头晕目眩，站立不稳，半日始渐缓解。翌日将所余6剂药来门诊诉说服药反应。对照处方，检看药物，均寻常补养肝肾药，不致有如此毒副反应。药房人员又照方查看，亦无所获。此时一老药师又亲自对照处方与药物，并逐一查看药斗，终于发现原委：沙苑子药斗内所盛药物并非真正沙苑子，乃与之形状相似之天仙子。所不同者，天仙子较沙苑子稍大而扁，中间有凹陷。有此一事，后来数年间不用沙苑子，唯恐错之也。

其三，活血祛瘀药治不孕而遭质疑。仆于 20 世纪 80 年代，曾用大黄䗪虫丸为主治痛经，结果却使病人之多年不孕者受孕，意外收获，遂令仆开启以活血化瘀法治不孕之路。其间亦曾治愈不少。然遇一王姓病人，数年无嗣，经治三阅月而孕，却以方中有桃仁而前来质问，云其有伤胎元，仆虽反复释解，说明用活血化瘀治不孕之理，奈何病人概不之信。兹后数年，凡遇此类为求嗣而诣诊者，必不敢贸然使用活血化瘀药矣。

有斯波折之遇，胆识顿挫，用方但求稳当，类似燥烈有毒、破血碍胎、寒凉泻越诸药，鲜少再用。

（二）求稳得稳，愈病则难

因遭遇挫折，遂致胆小慎微。唯恐万一之纰漏，避开当用显效之药；但求一万之稳妥，惯取平淡中和之方。此仆曩年临证之情也。故稳则稳矣，而望其愈病也难软。似仆之医，今当有之，古亦时见也。《市隐庐医学杂著》曰："夫病有寒热虚实，即药有温凉攻补，汗吐和下。苟中乎病，病自去矣。从未有不究病因，不问病状，而概以不着痛痒，无甚寒温之笼统十数药，一例投之，可望去病者。乃病家习闻其说，以为此稳当之方也。医者乐藏其拙，以售其欺，亦以此为稳当之方也。于是乎桑、丹、栀、豉等味，不待摇笔，而已毕集于腕下矣。不知此数味者，即不病者服之，亦无害也。倘病必以药愈者，而仅以此投之，迁延日久，使病益深，愈治愈坏，至不可起，谁执其咎。无如积习既深，牢不可破，即有对病之药，怯者惊焉，愚者惑焉，妄者议焉，忌者谤焉。此病之所以不可治也。"

持稳当方，用平和药，固可保无出事故，然治病不着痛痒，不能祛疾愈病，则身为医者何所用焉？而病家属望切切，我其忍乎哉？每虑及此，不无惭愧。则思当效古人"胆大而心细，智圆而行方"，令既敢用猛烈之药，又保不致偾事。几经斟酌，反复体验，其两全之策，竟亦有之。

其一，性烈效著药运用策略。大凡性味猛烈者，药效多半明显，如大黄、麻黄、附子、蜈蚣、全蝎等，而毒副反应亦或有之，病人体况敏于其药者亦或有之，故欲用而又惮于用也。仆今渐次历验其运用之策，欲用此类药，初诊不可全量重剂，宜由小量起始，视复诊病人反应而行增损。倘治已见效，又无不良反应，则可加量；若已见不良反应，则勿须减量，径直不用便了。盖药用小量，效显而毒亦显；若行减量，毒固不显，而效也甚微，何若勿用哉。

其二，求嗣者用药策略。如今临证，求嗣者颇多，而病家亟重优生优育，顾虑用药碍胎与否。虽有《内经》"有故无殒，亦无殒也"之训，妊娠期间，有病但治其病，药为病设，力为病衰，可无碍于胎元。奈何医家病家，能遵而行之者，未之有也。而诸家本草，明载妊娠禁忌药非少，倘医者触犯之，其妊妇与胎儿无伤分毫者便罢，若有所损，则医者之咎，无辞以辩矣。仆于斯情，亦权设应对之策。凡欲求嗣而兼有待治之病者，恐一旦怀孕，则影响治疗，故必令其以工具避孕，调治其病两阅月，倘其病得愈或将愈，则可不再避孕而备嗣。备嗣中若得怀孕，则专事益元保胎，内中勿再施用活血破血之品。

六　求通治方

仆之学医，始于北京中医学院（现北京中医药大学）读大学，后又于中国中医研究院（现中国中医科学院）读研究生，俱为院校教育。院校教育，较之师徒授受，各有优劣。前者入门快，从师众，识见广，重辨证；后者师从专，记诵多，药性熟，重方脉。此两者各有所长也。然其所短亦有之：院校科班者，其未谙经典，师法不精，泛泛无深；而徒受者，其井观天小，采集弗博，知囿一隅。是故两者固当各具自知之明，若能相敬互学，则可补所短而扬所长矣。虽然，自知者鲜少，而自矜者常多也。仆早年亦矜持自得，俗不可言者。何以至此？盖遇一军队医务所医生，当地小有名气，据传号脉如神，偶与谈，知为原籍某老中医之徒。若提及《伤寒论》，则以西医伤寒、副伤寒对，方晓其竟弗知《伤寒论》，弗知张仲景何许人也。而其所谓名医者，其不明也甚焉。仆于是亦因其低俗，而遂自高吟矣；复因其不学伤寒论，亦能临证治疾，竟欲废经典之学矣；既而风闻中医有执一方而广治众病者，遽生求简取巧之心。人其能之，我岂弗能？乃辍读经诵典之功，而辟搜罗通方之径。

（一）欲一方通治多病

尝闻有所谓银翘散大夫，又有柴胡疏肝散大夫，复有参苓白术散大夫，吾将何所适从乎？20世纪80年代，仆曾作如是想，并有所尝试。临床疾患，殆多虚实夹杂，寒热不明，脏腑非一者；倘设一方，能正邪兼顾，寒热平调，五脏并及者，岂不省却每每辨证论治之烦难哉？

其时立有两方，一偏于扶正者，以八珍汤合平胃散加减：熟地、杜仲、山茱萸、当归、白芍、党参、白术、茯苓、麦冬、陈皮、厚朴、甘草、黄芩、大枣等。冀能补气血、益阴阳，和中焦、清郁火也。一偏于祛邪者，取柴胡疏肝散合半夏泻心汤加减：柴胡、羌活、半夏、黄芩、白芍、当归、香附、枳壳、甘草、党参、白术、茯苓、牡丹皮、栀子、大枣等。旨在调肝脾、和气血、清积热也。欲图两方而治众恙也者。有此两方，确乎可以应付某些疾病，诸如内科之虚劳、痰饮、眩晕、耳鸣、胃痛、呃逆、泄泻、头痛、胁痛、腰痛、郁证等，女科之月经不调、痛经、带下、乳癖等，临证未尝不以之获效。遂以为得计，窃喜辟出终南捷径矣。

稍后不久，便生疑窦：若然其然，如此简易之事，岂唯我是知乎？古今医家多矣，其精明灵秀者亦复非少，既有捷径可寻，何苦几废食寝，甘冒寒暑，矻矻经年，而啃读圣贤经典哉？况且通治之方，临证虽有效验，第鲜有速捷显著者；较之每临证即行辨证论治以疏方者，必逊色远矣。当知通治方未之可信，尤未之可倚也。

（二）治证宽泛，鲜能显效

其实，所谓通治方，古已有之，然非仆所期望者也。如《儿科要略》曰："治赤痢宜和血，治白痢宜调气，赤白痢下，和血调气。通治方有芍药汤，赤白皆治，气血并顾，为痢疾初起之主方。"则芍药汤之为通治方，但通痢疾之赤白两证耳。再如，《疑难急症简方》称甘桔汤"此方是一切喉症之通治方，最稳便。"则甘桔汤之为通治方，第通喉症之各证耳。又如，《儿科要略》治疳积以肥儿丸、六神丸、五疳保童丸、肥气丸、分气饮等为通治方。则其通也，只在疳积之各证间焉。又如，据《先哲医话》载，治狂痫症，《本事方》之茯苓散、宁志膏、狂气丸，皆阴阳通治方。则其通也，惟于阴痫与阳痫证间矣。

通治方之稍涉宽泛者，亦非绝无。《寿世保元》有妇人通治专篇，篇首谓："夫通治方者。盖胎前产后。一切杂病。皆可治也。或一方而治数十症。不可入于专门。皆是素试之有效者。虽曰通治。不可胶柱而鼓瑟也。"所载四方，但神秘万灵丹（何首乌、当归、两头尖、川乌、大茴香、草乌、川芎、人参、防风、白芷、荆芥穗、桔梗、甘草、天麻、白术、木香、北细辛、血竭、苍术、麻黄）用药多至二十味，其余三方，佛手散（川芎、当归）二味，济阴返魂丹（益母草）、女圣丸（香附子）均只一味。此皆妇科常用药，允其有效；然与其书前文所载胎前产后病证专治之方相比，厥效固有浅深显微之异也已。

是以治证越宽，而获效遂微；涉病益泛，而愈疾辄艰。通治之方，非不可备，亦非不可用。要必暂无专方，替而用之；抑急促之间，难寻专方，取以代之：权宜之计也。

（三）陈药既广，伤及无辜

如上所论，通治方其实可备也。然须限于一定病证范围之内，且其所含病证当具共同病机者方可。通治范围愈大，则每病每证收效越少，而不良反应越显矣。同为通治方，内中又有区别焉。殆分两类：一类为寡药通治方，一类为众药通治方。寡药方如上述女圣丸、佛手散便是。该类方只顾各病证之相同病机，弗论其相异病机，其通治范围殊广，至于其效若何，想必偶可显著，而不果者常多也。

众药方如上述神秘万灵丹者是也。该类方既顾各病证之相同病机，且兼及不同病机；其所顾病机之多，乃以用药之众为凭借也。陈列多药，以图广罗原野，网撒满河，尽收全功也。然有所得，便有所失。陈药既夥，收效或易；而未病之处，药无所对，有违虚虚实实之戒，势必伤及无辜矣。即如神秘万灵丹，若遇病证并见气血两虚，寒凝气滞，风寒外袭，血瘀经愆者，各药皆有用武之地，谅能获效周全。倘无寒凝，则草乌川乌无着；若少风寒，则荆防麻辛无着；气或不虚，则人参白术无着；血又未瘀，则川芎血竭无着。彼无着之药，既已入胃，焉能闲置无为？其祛寒者，必生热也；其辛散者，必疏表也；其补气者，必助火也；其活血者，必动血也。斯时不生变乱、不添新病者幸矣，敢望其愈疾哉？

七　从师宜忌

仆自研究生毕业后，曾有前辈指教，治中医之学，宜有师从所自，无论拜师面授，抑学古私淑，当有专注。仆虽颔首应之，而心内莫以为然也。既临床多年后，方悟前辈言之不谬。乃回忆求学期间所从业师，如半年定县实习，随王绵之老师、于文忠（西学中）老师；读研于中国中医研究院西苑医院，跟随钱伯煊老师、赵树仪老师、傅方珍老师。其间本可多多求教，而仆当时却未珍惜，蹉跎光阴无算矣。迄今辄兴悔不当初之叹。是以愿就治学从师之宜忌，略陈管见，以与同道共勉。

（一）似与勿似，为学至理

周亮工《读画录》记陈老莲（洪绶）摹习李龙眠画法事："章侯（陈老莲字）儿时学画，便不规规形似。渡江拓杭州府学龙眠（李公麟）七十二贤石刻，闭户摹十日，尽得之。出示人曰：何若？曰：似矣。则喜。又摹十日，出示人曰：何若？曰：勿似也。则更喜。盖数摹而变其法，易圆以方，易整以散，人勿得辨也。"似，画物象物，写形者也，乃作画之先务；至其勿似，言似与形象而又非全象，传其神者也。勿似须自似中生出，方得传神；若无起始之似，则勿似已失其形，真勿似矣！何传神之有哉？齐白石曰："作画妙在似与不似之间，太似为媚俗，不似为欺世。"张彦远曰："得其形似，则失其气韵；以气韵求其画，则形似在其间。"可见，只知其似，不晓勿似，终乃画匠；巧言勿似，不肖于似，恐成画贼；唯其深知似与勿似之理而付诸运用，锤炼既久，方可有望而成画界巨擘。

无论描写实景，临摹古画，均宜先求其似，已似而后，乃求勿似，此则先承继、后创新也。黄庭坚曰："自作语最难，老杜作诗，退之作文，无一字无来处。盖后来读书少，故谓韩、杜自作此语耳。古人能为文章者，真能陶冶万物，虽取古人之陈言入于翰墨，如灵丹一粒，点铁成金也。"此言博学广采，融会贯通，而后可承先启后，推陈致新。学医之道，殆亦无外乎此。

中医学向以师徒传授为主要传承方式，而自学成才者亦常有之。20世纪50年代开始学院式教育，培养人才速度加快，大批院校毕业生涌入中医从业队伍，使中医学科人才结构发生巨大变化，整体学识水平普遍提升，辨证论治理论趋于规范统一。然此学院教育亦存在缺憾之处，尤其难以体现中医实践技能与临证特色，故于1992年开始实行名老中医药专家师带徒工作。至此，中医教育形成专科、本科、硕博士研究生教育与师带徒教育等多种模式并存局面。仆亦有幸作为首届全国名老中医药专家学术继承人之一，师从张绚邦教授。虽非学有所成，然亦未辱明教。谨就感想所及，略谈中医师承学习体会。

（二）初学求似，当忌勿似

中医学特殊之处，在于其辨证论治之灵活变化；是以医家各有临证方略，各有独到经验，各有好用方药。医者尝谓：辨证论治，讲求理法方药，环环相扣。然理非一统，法无一类，方非一帧，药非一性；则一环而数歧，环多歧众，其路径不可胜计矣。故临床所见，同一疾病，证有不同；同一证候，治施异法；同一治法，方选另药：而皆能获效者，何也？正治旁治，从标从本，殊途而同归焉。中医传承，形成流派，各有学说者，恰在于斯；初学中医，不得要领，难以入门者，亦在于斯；欲解疑难，拜师访友，求学高明者，复在于斯。大凡名医，临证既久，俱已养成自家证治习惯，能于纷繁疾症中，辨识标本，权衡取舍，游刃自如；若非躬亲学习，侍诊其侧，听其颐指口授，岂能得其真传？从学徒生，必当谦诚潜心，力戒浮躁，仿其望闻问切，循其辨证思路，寻其论治策略，记其遣方选药。不厌其烦，不弃于细，点滴之中，必求相似于师；师从经久，务期真似于师，是则学有初成矣。

（三）已似莫止，复期勿似

学而初成，尚非既成也。古语曰："取法乎上，仅得乎中。"倘止步于初成，虽已似于其师，然去师之学识仍远。故学刘、李、张、朱四家者，似则似矣，终不如四家；学景岳、天士者，像则像矣，终不如景岳、天士。何也？盖其所能学者，师之已显于外者耳，其隐于内者，则未之知而不曾学也；又其所能学者，师之已见于此者耳，其见于彼者，则未之知而不曾学也。更有别情，学优点常难而学缺点每易；师非圣贤，难免瑕疵，学者并瑕疵亦仿效之，似则似矣，惜乎去师尤远矣！有学景岳者，屡用大剂熟地，见者必谓景岳传习，不知当时景岳实为纠偏而为之，在景岳或是，在学之者则非也。是以从师所求，似之可也，全似固有不可，亦不必也。既如此理，岂非弟子无由齐于师，复无由而贤于师哉？非也。从师之情，一如学画，先求形似，而不规规于形似，必于似与勿似之间，传其气韵精神方得。囿于形似者，学一得一，学二得二，勿能有出蓝之胜也；学其神韵者，却可一隅而三反，变化自如矣。何谓神韵，在画则笔墨运用、置陈布势之情，在医则标本取舍、方药变化之机。从师之际，常作思考，师何以用此方，选此药？以之自比，我何以未想此方此药？既知内中原理而运用之，虽未必选此方药，亦乃师之思路方法也。

（四）既成辟新，自出机杼

从师学习，既至临证思路似其师，选方用药亦似之，且又传承乃师方略神韵，学已有成欤。自此固守既得，执业医涯，已无不可。然从师本旨，在于学医，非学人而已也；师之为人为医，所当学者固皆可学；而乃师而外，仍多可法可师之医，亦可师法之，所谓学无止境也。学虽无涯而人生有涯，出师之后，料难再从他师，第可私淑学习耳。其实，最可师法，最能师法，复能长期师法者，却在临证实践，不断总结自身经验，并学习比照古今医家经验，必能自出机杼，创出新知。然则学习古今医疗经验，既要学而求似，亦须由似中脱出，悠游于似与勿似之间，传承前贤神髓，新辟自家蹊径，共使中医发扬光大。

跋

《论治经略》初稿今日告竣，心手眼遽获缓释矣！喜固有之；而顾撰著始末，寒暑竟已八易，何岁月之悠忽耶？忧复生焉！忆仆2013年递交专著选题报告蒙允，尝谓："力争两年完稿。"时徒生张佳佳侍诊在侧，笑曰："师年六十有五，莫拖至七十成书便好。"曰："少则两年，至多三载；久拖当自咎，吾未敢也！"然今七十有二矣，仆终食言欤！得无忧伤乎哉？夫人生苦短，区区一书而费八年，仆岂成事者乎？遥想立题三年之时，以书未成，曾致电陈先生东枢编审曰："因公私多故，书稿未竣，谨期宽限。"欲卸迟滞之责也。先生则以不妨事慰勉之。其后两年，书仍未成，而说复如是，窃心已自烦矣，而先生辄复慰勉如前，未尝有厌嫌之意。迄于近年，既再四推延，与先生叙话，竟弗敢提及此情，盖赧然自惭也。

偶与同道叙谈，言及是书八载未竟，彼曰："时珍《本草纲目》，几三十年始成，盖采不厌博，精益求精也；天士《临证指南医案》，竟乃门人为之，殆诊务繁忙，无暇著述也。子岂践二家之迹也乎？"曰："斯言谬矣！仆何人也？奚敢妄比前贤！书非精博，功非无暇，概因疏懒之过也，既混混于日矣，则迟迟于事焉！"

俗语有谓：山河易改，本性难移。仆疏懒成性，已自知矣，恨难改耳。徒生吕光耀尝曰："师之拖拉迟延之习，尽合《明日歌》之戒者也；我又承继无余蕴，且有出蓝之胜欤。"又曰："师年虽过少壮，而立新猎奇之思，仍非我等所及也。"善哉其语也！责我而托以自责，誉我而殿以卑己，直言而曲意，光耀可谓知我而励我者也，所当致谢。

是书之作，其间尚得诸多徒生频予催促，脱无彼等激励，任仆迟滞蹉跎，更不知竣事何年矣。则书之既成，亦当谢诸徒生之功也。

仆今体魄尚健，心犹未老；仍欲勤于临证，多多疗病，历练医技，移暇著述，勉励徒生。然陋习不改，何以事为？正宜力戒疏懒，驱散怠惰，奋起壮心，伏枥千里欤。

周铭心 题于乌鲁木齐
时 2020 年 8 月 2 日，岁次庚子六月十三

自拟方剂索引

（以汉语拼音为序）

B

八味清咽饮 / 105

C

承气济川汤 / 334

弛张敷和汤 / 186

D

大风子泡洗方 / 144

H

和肝御风汤 / 311

J

加味玉屏风汤 / 106

解结缓急方 / 340

P

排闷宗阳汤 / 249

Q

潜肝抑木方 / 341

潜和汤 / 261

潜和益元汤 / 306

芩芥辛夷汤 / 104

清火解郁汤 / 229

清热和中汤 / 126

S

三合固冲汤 / 216

桑麻止咳汤 / 105

疏风强卫汤 / 142

四子定喘汤 / 106

搜风定痛汤 / 170

T

通关锁钥汤 / 198

W

乌倍香连散 / 127

X

香苏承气汤 / 107

Y

耘锄汤 / 308